大国医经典医案赏析系列（第二辑）

薛雪经典医案赏析

总主编　吴少祯　李家庚
主　编　刘　林　张智华

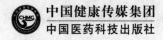

中国健康传媒集团
中国医药科技出版社

内容提要

薛雪（1681－1770 年），字生白，号一瓢，江苏苏州人，清代名医，流传于世的有《湿热条辨》《医经原旨》《扫叶庄医案》等著作。

本书精选薛雪案例，并根据医案内容，以现行中医学病名标准分门归类，按照温病、内科、妇科、儿科、外科、五官科编排。全书可读性强，能启迪后学，指导临床。

图书在版编目（CIP）数据

薛雪经典医案赏析／刘林，张智华主编 .—北京：中国医药科技出版社，2019.7

（大国医经典医案赏析系列. 第二辑）

ISBN 978－7－5214－1159－1

Ⅰ. ①薛… Ⅱ. ①刘… ②张… Ⅲ. ①医案—汇编—中国—清代 Ⅳ.①R249.48

中国版本图书馆 CIP 数据核字（2019）第 079471 号

美术编辑 陈君杞
版式设计 易维鑫

出版 **中国健康传媒集团** | 中国医药科技出版社
地址 北京市海淀区文慧园北路甲 22 号
邮编 100082
电话 发行：010－62227427 邮购：010－62236938
网址 www. cmstp. com
规格 710×1000mm ¹⁄₁₆
印张 29¾
字数 524 千字
版次 2019 年 7 月第 1 版
印次 2019 年 7 月第 1 次印刷
印刷 三河市万龙印装有限公司
经销 全国各地新华书店
书号 ISBN 978－7－5214－1159－1
定价 **62.00 元**

获取新书信息、投稿、为图书纠错，请扫码联系我们。

编写说明

　　薛雪（1681－1770年），字生白，号一瓢，又号槐云道人、磨剑道人、牧牛老朽。江苏苏州人，清代名医，流传于世的有《湿热条辨》《医经原旨》《扫叶庄医案》等主要著作。薛雪临证颇验，尤其擅长治疗温病，留有大量的医案。薛氏医案文字简洁，夹叙夹议，论治清晰，以温病、内科杂病为主，旁及妇、儿、外科，为后世研究薛雪学术思想和临床经验的主要基础，对中医临床具有很大的指导意义。

　　本书以鲁兆麟教授点评的《薛雪医案》及李成文教授主编的《温病学派医案》有关薛雪的医案为蓝本，相互检阅，精选案例，并根据医案内容，以现行中医学病名标准分门归类，按照温病、内科、妇科、儿科、外科、五官科编排，以便读者研读。

　　薛氏医案，尤其是温病医案、湿热证医案大多有方而无名，学者应多个类似病案相互参看，互相发明，并参阅其著作《湿热病篇》才能悟其思想精髓；薛氏医案均有药而无具体的药量，学者应据证揣度药量，结合当今疾病的特点灵活处变，始能临证桴鼓而应。

　　囿于编写者的理论水平和临床经验，赏析部分或存在分析解读深度欠缺，乃至错漏之处，望读者批评指正，以待再版时更正、充实、完善。

编　者
2019年1月

目　录

温病医案

内科医案

妇科医案

儿科医案

外科医案

五官科医案

温病医案

温热病案

案1　风温咳嗽案

风温，咳嗽胸闷。

苏梗、薄荷、象贝、橘红、姜皮、桔梗、杏仁。（《碎玉篇·上卷》）

【赏析】

感受风热病邪，叶天士云："温邪上受，首先犯肺"，吴鞠通曰："凡病温者，始于上焦，在手太阴"；风与热为阳邪，具上升发散之特点，易于伤及人体上位，"肺位最高，邪必先伤"，故多犯及手太阴肺经。风热犯肺，肺失宣降，气机不利，水液运行失调，聚而为痰，更加重上焦气机不通，则病人咳嗽、胸闷。治宜清热化痰，宣肺止咳。方中紫苏梗、橘红理气宽中，燥湿化痰；生姜皮辛寒利水；薄荷辛散表邪，透热外出；桔梗、杏仁、象贝（即浙贝母）合用，以宣肺祛痰，清利咽喉。诸药合用，清热宣肺，化痰止咳。

案2　阴虚风动案

津涸风动，肢强口噤，温邪内陷危笃。以甘缓生津息风，望其出音。

炙草、麦冬、阿胶、火麻仁、细生地，蔗浆代水煎。（《扫叶庄医案·卷三》）

【赏析】

病人阴液枯竭，无以濡养筋脉，筋脉失养，引动肝风，则肢体拘挛、牙关紧急、口不能开，治宜滋阴息风止痉，此组方思想与后世吴鞠通复脉辈方剂如加减复脉汤、大定风珠如出一辙。《温病条辨》卷三曰："热邪久羁，吸烁真阴，或因误表，或因妄攻，神倦瘛疭，脉气虚弱，舌绛苔少，时时欲脱者，大定风珠主之。"炙甘草滋养心血，益虚补血气而复脉；麦冬、阿胶、生地黄滋阴补血；火麻仁润燥养血；以蔗浆代水煎增强滋阴之功效。

案3　燥热咳嗽案

老年因秋燥咳嗽，食少胃弱，脉小数。当以清润甘药，不致伤胃。

南沙参、玉竹、桑叶、象贝、巴旦杏仁、炙甘草。（《扫叶庄医案·卷一》）

【赏析】

外感燥热病邪，燥邪袭人，肺先受之，肺失清肃，则咳嗽；又肺胃关系密切，肺之宣降失常，胃失和降，则病人食少胃弱；燥热病邪为温热性质邪气，易伤津液，则脉小数。治宜甘寒清润，此组药物有类后世吴鞠通《温病条辨》中桑杏汤组方思想。《温病条辨》卷一曰："秋感燥气，右脉数大，伤手太阴气分者，桑杏汤主之。"方中桑叶清宣燥热，透邪外出；杏仁宣利肺气，润燥止咳；贝母清化热痰，助杏仁止咳化痰；玉竹、沙参养阴生津，润肺止咳；炙甘草滋阴养血。张秉成《成方便读》卷三曰："此因燥邪伤上，肺之津液素亏，故见右脉数大之象，而辛苦温散之法，似又不可用矣。止宜轻扬解外，凉润清金耳。桑乃箕星之精，箕好风，故善搜风，其叶轻扬，其纹像络，其味辛苦而平，故能轻解上焦脉络之邪。杏仁苦辛温润，外解风寒，内降肺气。"

案4　燥热伤肺案

暑热伤气，秋燥上加，亦令伤气。舌干，咽痒欲呛，胃气不充肌肤，已曾失血。兼保阴液为宜，拟用：喻昌清燥救肺汤减人参。（《扫叶庄医案·卷一》）

【赏析】

《医门法律》曰："诸气膹郁之属于肺者，属于肺之燥也。"暑为热之极，暑热炽盛，"壮火食气"，病人正气不足，加之秋季燥邪当令，燥亦伤气，"燥盛则干"，则舌干、咽痒欲呛。肺胃为母子关系，肺病及胃，肺胃阴伤，宜滋养肺胃之阴，以清燥救肺汤减人参。何廉臣《重订广温热论》曰："喻氏宗缪仲淳甘凉滋润之法，制出此方，名曰清燥，实以滋水，即《易》所谓润万物者，莫润乎水是也。名曰救肺，实以补胃，以胃液为肺津之母也。"君药桑叶质轻性寒，轻宣肺燥，透邪外出。臣药石膏、麦冬；温燥犯肺，温者属热宜清，燥盛则干宜润；以石膏辛甘而寒，清泄肺热；麦冬甘寒，养阴润肺。佐药胡麻仁、阿胶、杏仁、枇杷叶；胡麻仁、阿胶助麦冬养阴润肺，肺得滋润，则治节有权；《素问·脏气法时论》曰："肺苦气上逆，急食苦以泄之"，故用少量杏仁、枇杷叶苦降肺气。使药甘草调和诸药。本证以阴伤为主，故减去人参。

案5　邪热壅肺案

汗出而喘，无大热者，与张长沙法。

麻杏石甘汤。（《碎玉篇·下卷》）

【赏析】

《伤寒论》云："发汗后，不可更行桂枝汤。汗出而喘，无大热者，可与麻黄杏仁甘草石膏汤主之。"病人里热炽盛，热邪逼迫津液外泄，则汗出；热壅于肺，肺失宣降，则喘。以麻杏石甘汤清热平喘，方中麻黄辛温开泄肺气；杏仁苦降，宣肺平喘；石膏辛甘寒，直清里热；甘草以和诸药。四味配合，有清肺定喘之功。

《医宗金鉴·删补名医方论》谓："石膏为清火之重剂，青龙、白虎皆赖以建功，然用之不当，适足以招祸。故青龙以无汗烦躁，得姜桂以宣卫外之阳也；白虎以有汗烦渴，须粳米以存胃中津液也。此但热无寒，故不用姜桂，喘不在胃而在肺，故于麻黄汤去桂枝之监制，取麻黄之开，杏仁之降，甘草之和，倍石膏之大寒，除内外之实热，斯溱溱汗出，而内外之烦热与喘悉除矣。"

案6　下后发热案

大下后，脉浮而微数，身微热，神思不爽，此邪热浮于肌表，而里已无滞也，再与小剂白虎汤，则余热复清，散外即蒸蒸汗解矣。若下后脉空而数，按之豁然如无，以其血液枯正气微也。用白虎汤加人参，凉解中外，鼓舞元气，开泄腠理。

白虎加人参汤。(《碎玉篇·上卷》)

【赏析】

如用下法后，邪热浮于肌表，在里积滞已去，则可与白虎汤清泄里热；若下后，病人脉数而芤，则应用下法后，正气有所损伤，则宜白虎汤加用人参，清泄里热同时，扶助正气。《伤寒论》曰："伤寒若吐若下后，七八日不解，热结在里，表里俱热，时时恶风，大渴，舌上干燥而烦，欲饮水数升者，白虎加人参汤主之。"以白虎汤（石膏、知母、甘草、粳米）清阳明燥热，加人参益气生津。

案7　外寒内热案

冬月温邪内伏，入春寒热咳嗽，身痛微汗乃解。与温疟同法。

桂枝白虎汤。(《扫叶庄医案·卷三》)

【赏析】

病人冬天感受温邪，伏藏体内，至春天感受寒邪，《素问·疟论》曰："此先伤于风，而后伤于寒，故先热而后寒也，亦以时作，名曰温疟。"其病因病机与温疟相类，但临床表现有异，此外寒内热，肺气郁闭，则咳嗽、身痛；若祛除表邪，清泄里热，营卫调和，则微汗而解。治法与温疟同，《金匮要略方论》曰："温疟者，其脉如平，身无寒但热，骨节疼烦，时呕，白虎加桂枝汤主之。"白虎加桂枝汤以白虎汤清热生津，桂枝疏风散寒。唐容川说："身无寒但热，为白虎之正症，加桂枝者，以有骨节烦疼症，则有伏寒在于筋节，故用桂枝以逐之也。"

案8 伏寒化热案

伏寒，病热不恶寒，渴饮。忌进香燥开泄。

黄芩汤。(《碎玉篇·上卷》)

【赏析】

感受寒邪，寒邪伏藏，郁而化热，里热炽盛，故发热不恶寒；里热伤津，故口渴欲饮。此为里热炽盛，若治以香燥开泄之品，更伤病人阴液。治宜苦寒直清里热，黄芩汤主之。清·叶天士曰："春温一证，由冬令收藏未固。昔人以冬寒内伏，藏于少阴，入春发于少阳，以春木内应肝胆也。寒邪深伏，已经化热，昔贤以黄芩汤为主方，苦寒直清里热，热伏于阴，苦味坚阴，乃正治也。"方中黄芩苦寒，清热止利；芍药滋养阴液；甘草、大枣和中缓急。张路玉《伤寒缵论》曰："按黄芩汤乃温病之主方，即桂枝汤，以黄芩易桂枝而去生姜也。盖桂枝主在表风寒，黄芩主在里风热，不易之定法也。其生姜辛散非温热所宜，故去之。"

案9 热入营血案

伏气热蕴三焦，心凛，发热，烦渴，遍体赤瘰，夜燥不寐，两脉数搏。

犀角、元参、连翘、花粉、银花、石菖蒲、羚羊角、大生地。(《碎玉篇·上卷》)

【赏析】

热蕴于内，深入营血，"营分受热，则血液受劫，心神不安，夜甚无寐，或斑点隐隐"(叶天士)；营热炽盛，伤及营阴，则发热、口渴、脉数；热入营血，扰及心神，则心烦、心中悸动不安、夜燥不寐；营血有热，窜入肌肤血络，逼迫血液妄行，则遍体赤瘰。邪热内传营分，耗伤营阴，治疗以清营凉血，透热养阴为主。本案选方与后世吴鞠通清营汤组方思想如出一辙。《温病条辨》曰："脉虚夜寐不安，烦渴舌赤，时有谵语，目常开不闭，或喜闭不开，暑入手厥阴也。手厥阴暑温，清营汤主之。"以犀角、羚羊角清营血分之热毒；生地黄凉血滋阴；玄参、天花粉清热养阴生津；用金银花、连翘清热解毒，使营分之邪外达，此即"透热转气"之意；石菖蒲开窍醒神。

案10 温邪初入营分案

温热病，斑痧隐隐，初起宜用辛凉透表。骤进苦寒，邪无由泄，陷里则泄泻，仍用开提为当。若再逆，邪入营分，所下如污泥，防喘息昏厥不治之虞。

蝉蜕、桔梗、杏仁、连翘、竹叶、枳壳、牛蒡子。(《碎玉篇·上卷》)

【赏析】

斑疹隐隐为温热之邪犯于营分，叶天士曰："营分受热，则血液受劫，心神不安，夜甚无寐，或斑点隐隐，即撤去气药。"不可再用苦寒之药，否则邪无从出，反而内陷深入，须用辛凉透表之法，陆子贤曰："斑为阳明热毒，疹为太阴风热。"宜清泄上焦肺热，给邪气以出路。方中连翘、蝉蜕、竹叶清热解毒，轻宣透表；牛蒡子、桔梗、杏仁、枳壳清热宣肺，理气。辛凉清泄上焦之热，则邪去病安。

案 11　热伤真阴案

温邪感触，气从口鼻直走膜原中道。不同伤寒阳证，邪自太阳次第传经。盖春温夏热，鼻受气则肺受病，口入之气，竟由脘中，致以手经见症，不似伤寒足六经病也。仲景论温邪不可发汗，汗则劫津伤阳，身必灼热，一逆尚引日，再逆促命期。又云：鼻息鼾，语言难，剧则惊痫瘛疭。无非重劫阴阳而然。今病发热，原不似太阳客邪见症，所投羌防，辛温表汗，即为逆矣。上窍不纳，下窍不便，亦属常事，必以攻下，希图泄热，殊不知强汗劫津而阳伤，妄下劫液而伤阴。顷诊脉两手如擂而战，舌干燥而无津，嘴前干板，目欲瞑，口欲开；周身斑纹隐跃，时有呃逆，因胃乏谷气而中空，肝阳冲突，上冒肆虐耳。为今迫正，先与糜粥，使胃中得濡，厥阳不致上冒，而神昏之累可已。进药之理，甘温可以生津除热，即斑疹亦不必虑。观仲景论中，邪少虚多，阴液阳津并涸者，复脉汤主之。今仿此意。

炙草、生地、阿胶、人参、麦冬、白芍。（《扫叶庄医案·卷三》）

【赏析】

感受温邪，邪自口鼻而入，侵犯手太阴肺经，"肺位最高，邪必先伤"，不同于伤寒先伤及足太阳膀胱经。温邪为阳邪，伤及津液，致口干、舌干；热入营血，伤及血络，则发斑疹。不宜辛温发汗之法，否则更伤阴液，变证蜂起。宜滋阴清热，以复脉汤加减。复脉汤又名炙甘草汤，《伤寒论》曰："伤寒脉结代，心动悸，炙甘草汤主之。"原方滋阴养血，通阳复脉，但此用于治疗温病，故去掉复脉汤中温燥之药桂枝、生姜、大枣等；留用生地黄、阿胶、麦冬、白芍等滋阴之品意在复脉中之阴；用炙甘草、人参之甘温，乃阳中求阴，生津除热。

案 12　阴虚发热案

夜热不止，舌绛口干。前议伏暑伤阴，用竹叶石膏汤不应，是先天禀薄。夏至一阴不复，阴虚生热成劳之象。

三才汤加丹皮、地骨皮。（《碎玉篇·上卷》）

【赏析】

病人夜晚发热，舌绛口干，为阴伤所致；予竹叶石膏汤但不效，缘于病人先天禀赋不足；再加暑热伤阴，阴虚生内热，故而夜热不止，舌绛口干。治以三才汤加牡丹皮、地骨皮益气滋阴清热。三才汤药物组成为天冬、人参、熟地黄，由于三味药物分别含有天、地、人这三才，所以称"三才汤"。方中人参益气健脾，培土伏火，天冬补肺生水，生地黄滋阴降火，合用有培土生金、金水相生、补土伏火、滋阴降火之功；人参性温热，天冬和熟地黄性寒凉，三药相配又有阴阳共济、阴阳双补之妙，阴中求阳，阳中求阴；再合牡丹皮清血中伏热，地骨皮清热凉血。

案13　热郁胸膈案

疟乃夏秋时病，入冬乃发，名为伏气。两日不解，消滞清火而不见效。寒少热多，口干，渴喜热饮，心中懊侬不能自止，是无形气急。萎半连实能治有形实热，焉能升提懊侬。况无汗而烦，表里气机不行，可知闭塞之象，与仲圣栀子豉汤。

黑山栀、淡豆豉。（《碎玉篇·上卷》）

【赏析】

病人感觉温热邪气，则发热、口干、渴喜热饮；但予以清热泄火之剂而不效，又心中懊侬、无汗而烦，乃气机不通所致。故单予清热之剂，则热无出路，以栀子豉汤清热宣郁。《伤寒论》曰："发汗若下之而烦热，胸中窒者，栀子豉汤主之。""伤寒医以丸药大下之，身热下去，微烦者，栀子豉汤主之。"栀子豉汤治疗无形热盛郁于胸膈而致的胸脘窒闷、烦扰不安的病证。栀子，性味苦寒，体轻上浮，既可清宣郁热，又可导火热下行；淡豆豉气味轻薄，既能解表宣热，又可和降胃气。二药配伍，清中有宣，宣中有降，共奏清宣郁热之功。唐容川《本草问答》中云："栀子味苦像心包，故泻心包络之火……正治心中烦热之药……故仲景治心中懊侬，必用栀子淡豆豉汤。"

案14　热入心包案

热甚，心烦，躁渴。宜宣膻中热气，兼驱伏暑。

清心牛黄丸、辰砂益元散三钱、竹叶心二钱，煎汤送下。（《扫叶庄医案·卷三》）

【赏析】

暑热内伏，热入心包，扰及心神，则心烦躁渴。治宜清心开窍，兼清暑热，以辰砂益元散、竹叶心煎汤送服清心牛黄丸。清心牛黄丸由胆南星、黄连、牛黄、当归身、甘草、朱砂组成，以牛黄、黄连清心开窍为主，佐以胆南星、朱砂化痰安神。辰砂益元散、竹叶心取其清热利尿，清导小肠之热，泄热下行，加强清心经热之力，王纶云："治暑之法，清心利小便最好。"何秀山进一步指出："是以小便清通者，包络心经之热悉从下降，神气即清矣。"

案 15　邪伏少阳案

温邪，寒热，呕恶。

小柴胡合黄芩汤。（《碎玉篇·上卷》）

【赏析】

仲景云："有柴胡证，但见一症便是，不必悉具。"此病虽为温病，然症见往来寒热、呕恶，均为小柴胡汤的主症，故以小柴胡汤治之。小柴胡汤由柴胡、半夏、人参、甘草、黄芩、生姜、大枣组成。黄芩汤中除芍药外，余药均已在小柴胡汤组成中，故合用之意，是加重黄芩用量，加强清少阳温热邪气之力。另加芍药之意，是因呕恶之症，由肝胆犯胃所致，"肝苦急，宜食酸以缓之"；虽有甘草、枣之甘缓，然芍药酸甘，尤善入肝经，柔肝气，缓肝急，以安胃气。

案 16　热伤肺络案

温邪入肺不解，遂逆传膻中，烦热昏躁，呛出血沫，犹然气喘不食。夫肺主气，心主血，辨证分经，最为要旨。

淡竹叶、阿胶、枯黄芩、六一散。（《扫叶庄医案·卷三》）

【赏析】

温邪在肺，灼伤肺络而见呛咳血沫；温邪不解而逆传厥阴心包，形成热陷心包证，故见神昏谵语。肺与心包同病，治以清热除烦，生津止渴。方中竹叶清热生津除烦；阿胶补血滋阴，润燥止血；黄芩清泄肺经之热。六一散由滑石、生甘草组成，滑石性寒质重而滑，寒能清热，重能下降，滑能利窍，故能上清水源，下利膀胱水道，除三焦内蕴之热，使热从小便而出；少佐甘草和其中气，并可缓和滑石寒凉之性。

案 17　暑热入血分案

若壮热旬日不解，神昏谵语，斑疹，当察其舌，绛干光圆硬。津液枯涸者，湿从火化，邪已入营矣。与神犀丹治之。

犀角、元参、板蓝根、银花、紫草、生地、连翘、石菖蒲、金汁、花粉。（《碎玉篇·上卷》）

【赏析】

此为温热暑疫，湿从火化，邪入营血证。热邪内陷，耗液伤营，故见神昏谵语、斑疹、舌色干光或紫绛或圆硬等症。以神犀丹清营开窍，凉血解毒。方中犀角、生地黄清心凉血；玄参、天花粉养阴生津；金银花、连翘清热泻火；紫草、板蓝根、金汁凉血解毒；石菖蒲芳香开窍。

案18　冬温上郁案

冬温上郁，目赤头痛，咽痛，颈项核结。

羚羊角、马兜铃、川贝母、夏枯草、生香附、薄荷、连翘、苦丁茶、稻叶。（《碎玉篇·上卷》）

【赏析】

《素问·金匮真言论》曰："东风生于春，病在肝，俞在颈项。"吴鞠通指出："风温者，初春阳气始升，厥阴行令，风挟温也。"冬季气候反常，应寒反暖，形成风热病邪，风热于冬袭人则为冬温。郁热上攻则目赤头痛，咽痛；热邪灼津炼痰，壅结于颈项则见颈项核结。治当疏风清热，消痰散结。方中羚羊角清热解毒；马兜铃清肺降气，化痰止咳；川贝母清热润肺，化痰止咳；夏枯草清热解毒，散结消肿，祛痰止咳；生香附行气止痛，疏肝理气；薄荷、连翘疏风散热；苦丁茶、稻叶散风热，清头目，除烦渴。

案19　阴虚温热案

温邪有升无降，经腑气机交逆，营卫失其常度，为寒热。胃津日耗，渴饮不饥，阳气独行，则头痛面赤。是皆冬春骤暖，天地阴虚温热，卫泄营热久延不已，最为棘手。拟从心营肺卫治之。

鲜生地、金银花、桑叶、小麦、郁金、犀角尖、淡黄芩。（《扫叶庄医案·卷三》）

【赏析】

此案例属温邪久羁之变证。温为热之渐，火为热之极，三者本为一体，火曰炎上，温邪袭人，气机有升无降，则经腑气机交逆失常。天气骤暖，温邪灼津，胃津日耗则渴饮不饥；阳气独行于上则头痛面赤。叶天士指出："考古人治温病忌表，误投即为劫津，逆传心包，最怕神昏谵语妄狂。治病以辛甘凉润为主，盖伤寒入足经，温邪入手经也。上润则肺降，不致膹郁，胃热下移，知饥渴解矣"，当从心营肺卫论治，以辛甘凉润之品清热凉血，养阴生津。方中犀角尖清热凉血解毒，寒而不遏，且能散瘀；生地黄清热养阴生津；金银花、桑叶清热解毒，轻宣透邪，使营分之邪透出气分而解；小麦除客热，止烦渴；郁金宣畅气机；淡黄芩清泄肺胃邪热。

案20　热入血分，津枯肠燥案

脉数，便秘气喘，急斑，色紫滞。

犀角、赤芍、元参、连翘、川连、鲜生地、银花。(《碎玉篇·上卷》)

【赏析】

本案为热入血分，阴伤之便秘。温病后期，热入血分，迫血妄行，则发斑急骤、斑色紫滞；热邪伤阴，肺津不足，肺气不降，则咳嗽气喘；阴伤肠道失于濡润，无水舟停，则大便干结、便秘。治宜清热滋阴通便。方中犀角清热解毒，凉血止血；赤芍清热凉血，散瘀止痛；鲜生地黄清热凉血，养阴生津；玄参清热凉血，解毒散结；四药合用，既清血中热毒，又滋阴散瘀；金银花、连翘清热解毒，以除气分之热而平喘止咳；川黄连清心泻火，引药入心，清心解毒。

湿热病案

案1　湿热阻络案

高年左瘫，近加风温寒热。主客皆病，防其昏痉。

厚朴、广皮、豆蔻、杏仁、木通、苓皮。（《扫叶庄医案·卷三》）

【赏析】

病人高年左瘫，以药测证可知，其病机为湿热阻滞经络。左侧肢体气血不通，则运行不利，故偏瘫；另又外感风热病邪，故见恶寒发热等症状。病人内有湿热阻滞，外感风热病邪，主客皆病，《温热论》曰："湿与温合，蒸郁而蒙蔽于上，清窍为之壅塞，浊邪害清也。"湿热交蒸，易于上犯清窍，再加之风热之邪，易上行发散，致心包机窍为湿热阻滞，则神昏；又手厥阴心包经与足厥阴肝经为同名手足经，湿热交蒸亦可引动肝风，则发生动风。药用厚朴、广陈皮、白豆蔻、杏仁、木通、茯苓皮祛湿清热，此组药物有仿三仁汤之意。其中杏仁宣利上焦肺气，气化则湿化；白豆蔻芳香化湿，行气调中；茯苓皮、木通甘寒淡渗，利湿清热；陈皮、厚朴辛开苦降，化湿行气。此共奏宣上、畅中、渗下而具清利湿热、宣畅三焦气机之功。

案2　湿热中阻案

夏季水土之湿，口鼻受气，着于脾胃。潮热汗出稍凉，少顷又热，病名湿温。医但知发散清热消导，不知湿郁不由汗解。舌白，不饥，泄泻。

滑石、白蔻仁、茯苓皮、猪苓、通草、厚朴、泽泻。（《扫叶庄医案·卷三》）

【赏析】

薛生白曰："太阴内伤，湿饮停聚，客邪再至，内外相引，故病湿热。"湿温病乃外感湿热病邪，内有脾胃功能损伤，内外相合为病。湿热交蒸，故发热汗出，但热势不为汗衰，继而复热；湿热病邪以脾胃为病变中心，脾为湿困，脾不升清，故病人脘痞不饥、泄泻；舌白为湿邪内蕴之象。治宜祛湿清热，从中下焦分利湿热。方中白豆蔻、厚朴从中焦燥化湿浊；滑石、茯苓皮、猪苓、通草、泽泻使湿热从下焦祛除。

案3 暑湿伤气案

金年久，热伤气分，水谷不化之气积湿留着胃络。已入秋凉，衰年气弱，夏令伏邪未去。议东垣清暑益气去滞药。

人参、升麻、木瓜、茯苓、泽泻、神曲、黄连、葛根、陈皮。(《碎玉篇·上卷》)

【赏析】

李东垣清暑益气汤以"气虚身热，得之伤暑""时当长夏，湿热大盛"立论，并在《脾胃论·卷中》清暑益气汤条下阐析："心火乘脾，乃血受火邪，而不能升发，阳气伏于地中；地者，人之脾也。""脾胃既虚，不能升浮，为阴火伤其生发之气，营血大亏，营气伏于地中，阴火炽盛，日渐煎熬，血气亏少……是清气不升，浊气不降，清浊相干，乱于胸中，使周身血逆行而乱。"病人老年体弱，正气亏虚，又夏季暑热未除，暑湿伤及脾胃，已至秋凉。治宜益气健脾，清暑祛湿。人参补中益气；黄连、陈皮清热燥湿行气；木瓜、茯苓、泽泻渗利除湿；升麻清热解毒又可发表；葛根苦甘平，善解肌热，又以风胜湿也；神曲消食和胃。

案4 暑湿上蒙清阳案

阴弱之质，暑风外袭，头蒙口渴。以轻剂肃之。

鲜丝瓜叶、杏仁、连翘、大豆卷、川通草、桑皮。(《扫叶庄医案·卷三》)

【赏析】

病人体虚，又暑湿病邪挟风为患，"暑为热之极"，伤及津液，则口渴；风邪上行发散，易袭人体上位，上焦清窍失宣，则病人头蒙。病轻药亦轻，以鲜丝瓜叶、杏仁、连翘、大豆卷、桑白皮清热疏散，清宣上焦；《内经》云："肺通调水道，下输膀胱"，用通草导热从小便而去。

案5 暑湿弥漫三焦案

伏暑身热渴饮，胸中按之则痛，目黄身痛。暑必兼湿，阻着气分，质薄。宣以分消，勿与重剂。

连翘、杏仁、厚朴、菖蒲、滑石、茯苓、竹叶、白蔻仁。(《碎玉篇·上卷》)

【赏析】

感受暑热病邪，又暑多挟湿，暑湿为患，暑热炽盛，伤及津液，则身热渴饮；"湿闭清阳道路也"，暑湿阻滞上焦气机，上焦气机郁滞，则胸中按之则痛；暑湿蕴结中焦，中焦脾胃升降失司，"土壅木郁"，湿热熏蒸肝胆，肝胆气机不利，则目黄、身痛。治宜分消走泄法，清利湿热。药用连翘、杏仁、厚朴、石菖蒲、滑石、茯苓、竹叶、白蔻仁，与后世吴鞠通三仁汤组方思想类似。吴鞠通《温病条辨·上焦篇》云："头痛恶寒，身重疼痛，舌白不渴，脉弦细而濡，面色淡黄，胸闷不饥，午后身热，状若阴虚，病难速已，名曰湿温。汗之则神昏耳聋，甚则目瞑不欲言，下之则洞泄，润之则病深不解。长夏、深秋、冬日同法，三仁汤主之。"杏仁、连翘、竹叶辛宣肺气，以开其上；白蔻仁、厚朴、石菖蒲苦辛温通，以降其中；茯苓、滑石淡渗湿热，以利其下。分消走泄，三焦兼顾，具"宣上、畅中、渗下"之功。

案6 湿热蕴毒案

　　癸丑年六月，施药二方。时行疠气，必应司天，癸丑太阴湿土气化，运行后天太阳，寒水寒湿合德，挟中运之。流行气交，阳光不治，疠气内行，故凡人脾胃虚者应之。邪从口鼻而进，袭于三焦。病从湿化者，发热，目黄，胸满，丹疹，泄泻。当察其舌色，淡白或舌心干焦，温邪犹在气分。与甘露消毒丹治之。

　　藿香、白蔻仁、薄荷、连翘、滑石、石菖蒲、茵陈、川贝、黄芩、射干、木通。（《碎玉篇·上卷》）

　　【赏析】

　　湿热之邪从口鼻而入，加之病人脾胃虚弱，湿土之气同类相召，以脾胃为病变中心。湿热阻滞脾胃，脾胃功能失调，气机郁滞，则胸满；脾不升清，则泄泻；"土壅木郁"，湿热熏蒸于肝胆，则发热、目黄。观其舌象，淡白或舌心干焦，系温邪未化热化燥、入营血分，仍在气分。治宜祛湿清热，与甘露消毒丹治之。《温热经纬》曰："此治湿温时疫之主方也……湿热蒸腾，更加烈日之暑，烁石流金，人在气交之中，口鼻吸受其气，留而不去，乃成湿温疫疠之病，而为发热倦怠、胸闷腹满、肢酸咽肿、斑疹身黄、颐肿口渴、溺赤便秘、吐泻疟痢、淋浊疮疡等证。但看病人舌苔淡白，或厚腻或干黄者，是暑湿热疫之邪，尚在气分，悉以此丹治之立效。并主水土不服诸病。"藿香芳香化浊，宣透上焦之湿；白蔻仁、石菖蒲芳香宣化中焦之湿；茵陈、滑石、木通渗利下焦之湿，从而三焦分消以治湿；另用薄荷、连翘、射干、黄芩、川贝母清热解毒、清利咽喉、清热化痰以治热。

案7 暑湿上蒙案

　　连续骤热，必有暑风内侵。头热目瞑，气短，神迷。正虚邪留，清补两难，先与益元散、竹叶汤送服。（《碎玉篇·上卷》）

　　【赏析】

　　暑热内侵，"暑为热之极"，火热炎上，易于伤津耗气，故表现为头热、目瞑、气短、神昏，为虚实夹杂之证。恐清热与益气养阴两相拮抗，温病"救阴不在血，而在津与汗"，清热即是保津，故先予益元散、竹叶汤清泄暑热，利尿。益元散即六一散，乃清暑利湿之剂，因暑多挟湿，正如《医方集解》所言："长夏炎蒸，湿土司令。故暑必兼湿。"方中滑石，味甘淡性寒，质重而滑，甘以和胃气，寒以散积热，淡能渗水湿，质重下降，滑能利窍，以通水道；甘草，甘缓既可清热泻火和中，又可缓滑石之寒滑重坠太过。二药配伍，清热解暑，利水通淋，使内蕴之湿从下而泄，则热可退，渴可解，正合《明医杂著》之云"治暑之法，清心利小便最好"。

案8　阴虚复感暑湿案

脉弦长，入尺而数，舌上沾苔，时或发热，大便或溏。显然素禀阴虚，复受暑湿。

草果仁、金石斛、紫厚朴、鳖甲、广橘皮、淡竹叶。（《扫叶庄医案·卷三》）

【赏析】

病人脉弦长、入尺而数为素体阴虚之象，但时发热、便溏、苔腻为感受暑湿病邪之征。感受暑邪，易于挟湿为患。叶天士曰："长夏湿令，暑必兼湿。"王孟英曰："论暑者，须知为天上烈日之炎威，不可误以湿热二气并作一气始为暑也。而治暑者须知其挟湿为多焉。"湿热交蒸，故时而发热；暑湿蕴结中焦，中焦升降失司，脾不升清，故便溏；湿浊上泛于舌，则苔腻。治宜清暑祛湿，兼以滋阴。草果、厚朴、陈皮皆苦辛温之剂，开泄气机，理气健脾燥湿；竹叶清泄暑热，滋阴利尿，如王纶《明医杂著》所说"治暑之法，清心利小便最好"；石斛、鳖甲滋阴清热。全方共奏清暑利湿，滋阴之功效。

案9　暑湿郁肺案

暑湿内郁，清肃失司，呻吟喘呼，淋漓汗出不止。起于劳动太过，剧于酸涩守补。若不清泄，难免内闭外脱。

芦根、马兜铃、天花粉、川贝母、冬瓜子、桑叶。（《碎玉篇·下卷》）

【赏析】

暑湿伤气，肺主气，暑湿郁于体内，阻碍气机，导致肺失清肃，故表现为呻吟喘呼。须与暑伤津气、气阴欲脱之生脉散证相区别，否则误用酸涩收敛之品，致闭门留寇，加重病情，喘呼更甚。如果不采用轻清外泄的药物将外邪疏散，使肺气得以正常的宣发肃降，那么日久病情愈重，必定会导致邪气闭藏于内，而气津耗散于外。芦根、天花粉均可清泻郁于体内之暑热，生津止渴；马兜铃清肺降气，化痰止咳；川贝母亦可润肺止咳；冬瓜子清肺化痰；桑叶轻宣肺热，润燥止渴。全方皆用轻清之品，正如吴鞠通所言："治上焦如羽，非轻不举。"只要将邪气宣散，使肺之宣发肃降功能正常，诸症自除。

案10　湿热入络案

新沐头痛鼻塞，状似风温，次日寒战大热，胁肋痛不可转侧，自利稀水，乃湿聚于经脉。病在气分，热渴欲饮水。今目黄上视，手肢发痉，舌苔白，齿板燥，胸中隐隐痛，皆邪深痉变，凶。

木防己、桂枝木、大豆黄卷、茯皮、天花粉、菖蒲汁。(《扫叶庄医案·卷三》)

【赏析】

病人头痛鼻塞乃有外感病邪；但次日又胁肋痛不可转侧、自利稀水，为湿邪流注经脉；表邪入里，热入气分，故发热、口渴欲饮；湿热交蒸，熏蒸肝胆，则目黄；发痉、苔白、齿燥为内有湿热之象。治宜祛湿清热，以防病邪深入。木防己、桂枝乃《伤寒论》中木防己汤主药，用以主治支饮之证。仲景云："膈间支饮，其人喘满，心下痞坚，面色黧黑，其脉沉紧，得之数十日，医吐下之不愈，木防己汤主之。"但此用于祛湿清热，故以防己苦寒，化饮行水，桂枝辛温，行水饮而散结气，两者相合，辛开苦降，寒温并用，以燥湿清热；合大豆黄卷、茯苓皮、天花粉、石菖蒲汁加强祛湿清热之力。

案11　热入少阳（膜原）案

寒热，胸痞，胁痛，烦渴而呕，是温疟。

柴胡、黄芩、炙草、生姜、大枣、石膏、茯苓。(《碎玉篇·上卷》)

【赏析】

《素问·疟论》曰："先伤于风，而后伤于寒，故先热而后寒也，亦以时作，名曰温疟。"又曰："温疟者，得之冬中于风，寒气藏于骨髓之中，主春则阳气大发，邪气不能自出，因遇大暑，脑髓烁，肌肉消，腠理发泄，或有所用力，邪气与汗皆出。此病藏于肾，其气先从内出之于外也。如是者，阴虚则阳盛，阳盛则热矣；衰则气复反入，入则阳虚，阳虚则寒矣。故先热而后寒……"病人寒热往来、胸痞、胁痛、烦渴而呕为邪郁少阳，少阳枢机不利所致。《伤寒论》曰："伤寒五六日，中风，往来寒热，胸胁苦满，嘿嘿不欲饮食，心烦喜呕……或渴……身有微热，或咳者，小柴胡汤主之。"以柴胡、黄芩、炙甘草、生姜、大枣、石膏、茯苓和解少阳，清泄郁热。柴胡苦平，入肝、胆经，透泄少阳之邪，并能疏泄气机之郁滞，使少阳半表之邪得以疏散；黄芩苦寒，清泄少阳半里之热；柴胡之升散，得黄芩之降泄，两者配伍，为和解少阳主药；胆气犯胃，胃失和降，以生姜和胃降逆止呕；茯苓、大枣益气健脾，一者取其扶正以祛邪，一者取其益气以御邪内传，俾正气旺盛，则邪无内向之机；炙甘草助参、枣扶正，且能调和诸药；石膏清泄郁热。共奏以和解少阳为主，兼补胃气、清泄郁热之功，使邪气得解，枢机得利，胃气调和，则诸症自除。

案12 幼儿伏暑痹疟阴伤案

幼小阴气未充，伏暑痹疟暮甚，口渴，治以甘寒。

竹叶、川贝、滑石、蔗浆、麦冬、知母、生甘草。（《碎玉篇·下卷》）

【赏析】

伏暑是发于秋冬而临床具有暑湿或暑热内蕴证候的急性外感热病，起病急骤，病势深重，缠绵难解。其发病特点是初期类似感冒，继而形似疟疾，惟寒热多不规则，以后则但热不寒，入夜尤甚，天明得汗稍减，而胸腹灼热始终不除，大便多溏而不爽，其色黄如酱。《医学从众录·疟症》云"单热无寒为痹疟"，可知伏暑痹疟皆以热盛为病机要点，可选白虎类方。但暑邪近于热邪，最易伤阴，加之"幼儿阴气未充"，故"暮甚，口渴"。热盛阴伤，当以甘寒凉润之品清热润肺，生津止渴，拟方有竹叶石膏汤之义。方中竹叶清热；川贝母润肺；麦冬、知母滋阴清热；蔗浆润肺生津；生甘草清热润肺；最妙当属滑石一味，竹叶石膏汤中原用石膏，此处以滑石代石膏，虑其小儿脏腑未盛，而石膏辛甘大寒，泻肺之余也易伤肺，滑石寒凉不及石膏，故减其伤肺之弊，滑石又兼甘寒滑利下窍之功，可令伏暑痹疟等有外泄去路。

案13 伏暑伤阴之呕吐案

妊妇患疟，古人先保胎，佐以治病。兹诊唇燥舌白，呕闷自利。乃夏令伏邪至深秋而发，非柴枳之属可止。呕吐黑水，腹痛，胎气不动，牙尽陷入里。蒸迫脏腑，是凶危之象。

川连、秦皮、川贝、黄柏、黄芩。（《碎玉篇·下卷》）

【赏析】

呕闷自利，当与仲景之黄芩汤。热伏肠胃，故腹痛、呕利；邪热伤阴，已见龈肉陷里。亟当清热止痢。若呕利不止，何止阴液难存，阳气亦难保也。方以黄芩、黄柏、黄连苦寒直折火势；秦皮收涩止痢；川贝母甘寒润燥，防诸药苦燥伤阴。待热清利止，气阴恢复，再论治疟。

此案可见薛氏对于湿热证，重视保存阴津的思想。其在《湿热病篇》中论曰："若湿热一合，则身中少火悉化为壮火，而三焦相火有不起而为虐哉！……胃中津液几何，其能供此交蒸乎？"故薛氏常在"燥湿之中，即佐清热者，亦所以存阳明之液也"。此案清热燥湿中，亦佐以川贝母，防诸药过燥伤阴。

案14 湿温内蕴中焦案

脉右大，舌黄不渴，呕吐黏痰，神躁，语言不清，身热不除。此劳倦内伤，更感温邪，须防变痉。

竹叶、六一散、厚朴、茯苓、白豆蔻、广皮。(《扫叶庄医案·卷二》)

【赏析】

劳倦内伤，脾胃必虚，湿气内存；外感温邪，湿与温合，成湿温之证。舌黄、身热，是温邪入里；热而不渴者是湿困阳明，水入难消；湿热郁而成痰，气机郁滞，浊气不降而见呕吐；痰热内扰心神故而语言不清、神躁。其治当清热祛湿，湿去则热易清。方以六一散合竹叶清热利湿，竹叶兼清心除烦；厚朴、白豆蔻、陈皮、茯苓行气健脾祛湿。诸药合用，俾湿热速去，勿使温邪久羁而伤阴津致痉。

案15 暑湿郁阻气分案

阳虚体质，暑湿阻于气分，脉濡，舌白，渴饮头胀，与桂苓甘露饮。

肉桂、猪苓、茯苓、滑石、寒水石、焦白术、泽泻。(《碎玉篇·上卷》)

【赏析】

湿为阴邪，阻于气分则舌白、脉濡；暑为阳邪，蒸腾上逆则渴饮头胀。暑湿两合，蒸郁蒙蔽中下二焦而见诸症，治当温阳利水，清热祛湿。清·王晋三曰："消暑在于消湿祛热，故用五苓祛湿，三石解热。湿热既去，一若新秋甘露降而暑气潜消矣。"方选桂苓甘露饮。湿为阴邪，无阳则不能化，虽利湿而湿不能尽除，以肉桂辛热以散阴邪；加白术扶土和中，安内攘外；寒水石大寒质重，清泄肺胃之热；滑石寒能清热，滑能利窍，外开肌表，内达州都；猪苓、茯苓、泽泻导湿于下，从小便而去。

案16 暑邪内中案

脉左劲右濡，头痛脘闷，麻痹欲厥，舌白，暑邪内中，蒙蔽清空，成疟之象。平昔阴虚，勿犯中下二焦。

竹叶、川贝、杏仁、郁金、滑石、连翘。(《碎玉篇·上卷》)

【赏析】

此案例属伏暑邪郁上中二焦气分证。暑邪挟湿内伏，阻滞气机则脘闷、脉左劲右濡、舌白；热蒸湿动，蒙蔽清空则头痛；湿热蒸郁经脉，几欲成痉则麻痹欲厥。治宜清热祛湿，方选竹叶连翘饮。以竹叶、滑石清热利尿，使湿热随小便而去；川贝母清热化痰；杏仁宣畅肺气，有流气化湿之效；郁金行气活血，气行则湿化；连翘清热解毒。全方祛湿与清热并行，使湿热分离则诸症皆除。

案17　邪入膜原案

舌赤，头痛，恶心，脉大，温邪入膜原也。

白蔻仁、桔梗、枇杷叶、鲜醒兰、瓜蒌皮、天花粉、大杏仁、枳壳。（《扫叶庄医案·卷三》）

【赏析】

《温病正宗》曰："膜原者，外通肌肉，内近胃腑，即三焦之门户，实一身之半表半里。"此案例属湿热内蕴膜原证。湿热熏蒸头面则头痛、舌赤；湿热内阻气机，胃气上逆则恶心；火热内蕴则脉大。治当清热祛湿。方中白蔻仁、鲜醒兰（佩兰）理脾祛湿；大杏仁、桔梗宣通肺气，流气化湿；枇杷叶清肺化痰，和胃降逆；瓜蒌皮、枳壳清肺化痰，利气宽胸；天花粉清热泻火，生津止渴。全方清热与祛湿化痰并举，使湿热分离而诸症自除。

案18　暑风上郁案

暑风上郁阳分，昼日头痛，鼻渊。

鲜荷叶汁、青菊叶、滑石、羚羊角、连翘、桑叶、银花。（《扫叶庄医案·卷三》）

【赏析】

此案例属暑热上攻证。头为诸阳之会，暑热上炎，蒸郁头面，灼伤络脉则头痛、鼻渊。治当清暑化湿。方中鲜荷叶汁清暑生津；金银花、连翘、桑叶、青菊叶、羚羊角清热解毒；滑石清热利水通淋，使热邪从小便而去。热邪得清则鼻渊自止。

案19　邪入血分案

暑热上入，气分先受，非风寒停滞，用发散消导者，头疼腹痛，气机窒痹，治之非法，邪入血分矣。

犀角、竹叶、益元散、绿豆皮、连翘、花粉。（《碎玉篇·上卷》）

【赏析】

《临证指南医案·暑》曰："大凡暑与热，乃地中之气，吸受致病，亦必伤人气分。"此案例属暑热侵袭，误用发散消导之品，助热伤津，病由气入血而见气血同病。"壮火食气"，暑热内蒸，气机窒痹，不通则痛而见头疼腹痛。治当气血两清。方中犀角深入血分，清血分邪热，清热解毒；竹叶、连翘，味薄质轻，清热解毒，助血分邪热透转气分外出；益元散、绿豆皮清暑利湿；天花粉清热生津。

内科医案

咳 嗽 案

案1 真阴亏虚案

奔走动阳失血，继而咳嗽吐痰。由真阴亏损，五液蒸痰。趁此胃口颇旺，以静药填阴摄阳。

熟地（水制）、阿胶、女贞子、天冬、米仁、刮白龟板、咸秋石、知母、霍山石斛。（《扫叶庄医案·卷一》）

【赏析】

《素问·咳论》云："五脏六腑皆令人咳，非独肺也。"真阴亏虚，阴虚火旺，炼液为痰；子病及母，肺之宣降失常，则咳嗽吐痰。陈修园《医学三字经》说："肺为脏腑之华盖，呼之则虚，吸之则满，只受得本脏之正气，受不得外来之客气，客气干之则呛而咳矣；亦只受得脏腑之清气，受不得脏腑之病气，病气干之，亦呛而咳矣。"治宜滋养肾阴，肾阴得滋，虚热得清，无以炼液为痰，肺亦宣降正常。方中熟地黄、阿胶、女贞子、天冬、龟甲填补真阴；秋石、知母、石斛清热泻火，滋阴润燥；米仁（即薏苡仁）健脾利湿，以利痰浊化除。诸药共奏滋阴清热之效，虽无一味止咳药，但滋肾即是止咳。

案2 肝木犯土案

病后半年来寒热，咳嗽，腹痛，便泄，是肝木犯土，与扶土抑木方。

人参、吴萸、陈皮、白术、炙草、茯苓、白芍、肉桂汁。（《碎玉篇·上卷》）

【赏析】

肝为厥阴风木，脾为太阴湿土，从五行生克制化来看，肝属木，喜条达而主疏泄。肝木疏泄正常，则脾土运化正常，饮食得以纳化，糟粕得以下行；若肝气过旺，疏泄太过，则肝木乘脾土，叶天士云："肝病必犯土，是侮其所胜也，克脾则腹胀……"肝木犯土，脾失健运，病人表现为腹痛、便泄。宜平抑肝木，健脾和胃，药用五味异功散加吴茱萸、肉桂、白芍。五味异功散益气健脾以扶土，方中人参甘温益气，健脾养胃；白术苦温，健脾燥湿，加强益气助运之力；茯苓甘淡，健脾渗湿；陈皮苦辛温，理气健脾，燥湿；炙甘草，益气和中，调和诸药。加用吴茱萸、肉桂辛温，温中健脾，燥湿止泻；白芍酸寒，与甘草合用，酸甘化阴，柔肝平肝。

诸药合用，中土得健，肝木以平，诸症痊愈。

案3 阴损及阳案

病是阴伤及阳，形羸背寒。河车丸，包举填精到底，浊阴之味必建中，以崇生气。日事滋清，治嗽败坏，决裂何疑。

小建中汤加胡桃，去桂枝。(《碎玉篇·上卷》)

【赏析】

病人病程日久，阴损及阳，致形羸背寒，以河车丸大补气血。但滋腻之物吸收运化有赖于脾胃功能正常，孙思邈云："补肾不如补脾""脾胃既壮，则能饮食既入，能旺荣卫；荣卫既旺，滋养骨骸，保养精血……""脾胃为气血生化之源"，故以小建中汤加减温中健脾。《金匮要略·血痹虚劳病脉证并治第六》曰："虚劳里急，悸，衄，腹中痛，梦失精，四肢酸疼，手足烦热，咽干口燥，小建中汤主之。"方中重用甘温质润之饴糖，温补中焦，缓急止痛；酸甘之白芍滋养营阴，缓肝急，止腹痛；生姜温胃散寒；大枣补脾益气；炙甘草益气和中，调和诸药；去辛温之桂枝，防其温燥更伤病人阴液；加用甘温之胡桃，补肾固精。诸药合用，温中补虚，益阴和阳，用之可使中气强健，阴阳气血生化有源。

案4 肺肾气虚案

初春，咳呛四十余日，病恙日加。立夏小满交节，遂失血。念今岁春季多寒，自汗月余。其原乃冬不藏精，春深入夏，天地气泄日甚。虚体应之，精竭无藏，不独脏腑不走自固，而维跷冲任亦失禀司。凡思虑之伤，必先心脾。情欲之伤，必由肝上损及脾，下损及肾。昔越人深戒也。议填补实下，以扶八脉，冀胃纳有加为妙。

人参、熟地、茯神、紫石英、黄芪、山药、胡桃、河车膏。(《碎玉篇·上卷》)

【赏析】

思虑太过，所求不得，脾气不升，肝气被郁，张景岳云："郁则结聚不行，乃致当升不升，当降不降，当化不化，而郁病作矣。"朱丹溪认为："气血冲和，百病不生，一有怫郁，诸病生焉。"情志不舒，肝失疏泄，则脾运化失常；又"肝肾同源""精血同源"，肝病及肾。故宜滋补脾肾，气血双补。方中人参、黄芪与熟地黄相配，益气养血；茯神健脾渗湿，山药补脾益肾，协人参益气补脾；紫石英温肺下气；胡桃补肾固精；河车膏由党参、生地黄、枸杞子、当归、紫河车组成，大补元气。诸药共奏益气养血，补肾健脾之功效。

案5 肾不纳气案

春夏地气上升，人身阳气发泄，中年下元先馁，应乎天地气交，此喘嗽气冲，入夜不眠，皆肾病也。脉来小弱，治其本病为是。

肾气丸去桂，加五味子、沉香。（《碎玉篇·下卷》）

【赏析】

病人下元亏虚，肾脏亏虚则无权摄纳，不能引气归元，加之春夏之季，人之阳气升发，阴阳不相顺接，故喘嗽气冲、入夜不眠。故治以金匮肾气丸去桂，加五味子、沉香，滋肾水，壮肾阳，以阴中求阳、阳中求阴。金匮肾气丸由熟地黄、山药、山茱萸、茯苓、泽泻、牡丹皮、附子、桂枝组成，该方中补阳的主药附子、桂枝均取少量，而辅以大队补阴药。方中熟地黄能滋肾填精，山茱萸养阴涩精，山药补脾固精，以上三药配合能滋肾阴、养肝血、益脾阴；泽泻能清泻肾火，并能防止熟地黄之滋腻作用；牡丹皮能清泻肝火，并能制止山茱萸的温燥之性；茯苓淡渗脾湿，能助山药健脾之功效。配合精当，三补三泻。此方用少量附子、肉桂，一是取"少火生气"，以鼓舞肾气，避免"壮火食气"；二是本着阴阳互根的原理，"善补阳者必于阴中求阳，则阳得阴助，而生化无穷"。薛氏去桂，考虑乃春夏季节，恐附、桂同用太过温燥，伤及阴液，但仍取其少火生气、阳中求阴，留用附子。加五味子、沉香以敛肺纳气平喘。

案6 痰饮上犯案

冬至一阳来复，老人下虚不主固纳，饮从下泛，气阴升降而为喘嗽，大忌散药寒凉苦泄。先哲有云：饮家而咳，当治饮不当治咳。后人每以老人喘嗽，从脾肾温养。定议者恪遵古训也。

桂枝、五味子、干姜、炙草、南枣、茯苓。（《碎玉篇·下卷》）

【赏析】

年老下元亏虚，肾虚则纳气失职，无以温化水饮，饮邪上逆则喘嗽。张锡纯《医学衷中参西录》中言："冲气为肾之辅弼，气化相通，是以肾虚之人，冲气多不能收敛，而有上冲之弊。"叶天士《临证指南医案》中云："下虚，不主固纳，饮从下泛，气阻升降，而为喘嗽。"由水饮上泛而致喘嗽，故重在治饮，而非止咳平喘；而水饮之运化与脾肾生理功能正常密切相关，故重在温养脾肾以化饮利水。《金匮要略·痰饮咳嗽病脉证并治第十二》载："青龙汤下已，多唾口燥，寸脉沉，尺脉微，手足厥逆，气从小腹上冲胸咽，手足痹，其面翕然如醉状。因复下流阴股，小便难，时复冒者，与茯苓桂枝五味甘草汤，治其气冲。"治以桂苓甘味汤加干姜、南枣，温养脾肾，温化水饮，纳气平喘。其中桂苓甘味汤温化水饮，纳气平喘；南枣滋肾补脾；干姜散寒化饮，温运脾阳以化湿。

案7　肺肾阴虚案

读书身静心劳，夜坐浮阳易升。少年虽未完姻，欲念偶触，人皆有之。龙雷陡震，咳嗽失血。宜缓书卷，早眠晏起，勿加杂念以扰清，神志可许愈瘥，草木根荄不足恃也。

熟地、枣仁、柏子仁、茯神、怀牛膝、麦冬。（《碎玉篇·上卷》）

【赏析】

读书之人，身体安静，但劳心伤神，加之夜晚久坐，伤及阴血，阴不制阳，虚阳上浮。肺属金，肾属水，金水相生，肾虚不助肺气，致咳嗽；虚火上泛，伤及肺络，则失血。治宜滋养肾阴，养心安神。药用熟地黄、酸枣仁、柏子仁、茯神、怀牛膝、麦冬。熟地黄既补血滋阴，又补精益髓；酸枣仁合柏子仁养心补肝，宁心安神；茯神补益心脾，宁心安神；怀牛膝补益肝肾，引血下行；麦冬养阴润肺，清心除烦。诸药共奏滋阴宁心之功。

案8　表寒里热案

肺脏娇柔，畏寒怕热，凉束于外，热蕴于里，斯气窒不宣，咳嗽声低。时非冬令严寒，不用辛温发散。上焦如雾，例以轻扬十剂，谓轻可去实。

光杏仁、象贝母、桑叶、苡仁、通草、芦根、马兜铃。（《碎玉篇·下卷》）

【赏析】

《医学源流论》曰："肺为娇脏，寒热皆所不宜。太寒则邪气凝而不出；太热则火烁金而动血；太润则生痰饮；太燥则耗精液；太泄则汗出而阳虚；太湿则气闭而邪结。"此案寒邪束表，热蕴于里，肺失宣降，成客寒包火之证，因非冬令严寒之季，大剂辛温发散则里热盛。"上焦如雾，升而逐之"，宜用辛凉轻剂，轻清之品、轻扬灵动之物以轻可去实，即吴鞠通"治上焦如羽，非轻不举"。药用光杏仁、浙贝母、桑叶、薏苡仁、通草、芦根、马兜铃，以辛凉疏泄，宣肺止咳。其中桑叶清透肺络之热；杏仁、马兜铃肃降肺气以止咳；浙贝母清热止咳化痰；芦根清热生津止渴；薏苡仁清热利湿，并与通草合用清热利尿，以利肺气宣降正常，因肺与大肠相表里，又为水之上源，如《素问·经脉别论》所言："饮入于胃，游溢精气，上输于脾，脾气散精，上归于肺，通调水道，下输膀胱，水精四布，五经并行"。诸药配伍，有疏风清热，宣肺止咳之功，虽药轻力薄，但轻可去实。

案 9　湿热阻肺案

风暑寒热，咳嗽痰升，昏厥，宜轻剂清上。

芦根、杏仁、川贝、苡仁、六一散、通草。(《碎玉篇·上卷》)

【赏析】

外感风寒暑热之邪，侵犯手太阴肺经，肺失宣降，则咳嗽；肺主一身之气，通调水道，通过其宣发肃降功能，使津液敷布全身，"肺为水之上源"，若肺失肃降，治节无权，则津液聚而为痰；痰阻气机，则肺之宣降失司更甚，不能宣清阳以上奉头目，故致昏厥。因病在上焦，"治上焦如羽，非轻不举"，用轻清之剂清肃上焦，药用芦根、杏仁、川贝母、薏苡仁、六一散、通草，宣肺止咳，清热利湿。其中杏仁、川贝母清热化痰，宣肺止咳；芦根、薏苡仁、六一散、通草清热利湿，导湿热从小便而去。此乃"启上闸，开支河"之理，因肺主宣发肃降，有通调水道之能，导湿热从小便而去，则肺之宣发肃降易于恢复正常，咳嗽、昏厥得止。

案 10　内热蕴肺案

过饮，酒热上炽，肺卫心营受迫。旬日间有寒热，痰饮阻气，咳逆胸痞。乃内因致病，薄滋味以清肃气分。

芦根、枇杷叶、桑叶、米仁、浙芩；煎好，加入生石膏末，再煎。(《扫叶庄医案·卷三》)

【赏析】

过量饮酒，酒为辛辣燥热之物，热蕴于内，热性炎上，上焦肺气失于宣降；肺主通调水道，热邪壅肺，炼液为痰，痰热阻于上焦，则病人咳逆胸痞。此乃邪热在里，病在气分，治宜清泄气分邪热，宣肺止咳。药用芦根、枇杷叶、桑叶、薏苡仁、浙黄芩、生石膏末。其中黄芩、生石膏为气分之用药，清泄气分之热；桑叶、枇杷叶清宣肺热，止咳；芦根清热滋阴；薏苡仁健脾利湿，合芦根清利小便，导热与湿从小便而去，使痰热更好祛除，以利肺之宣降正常。综观全方，清热宣肺，化痰止咳。

案 11　肺气不足案

寒热半年，嗽血，前后胸背相映刺痛。是过劳受伤，营卫二气空隙，法当甘温益气，莫与清凉肺药。

归芪建中汤去姜、附；黄芪建中去姜，加牡蛎。(《扫叶庄医案·卷一》)

【赏析】

病人病程日久，过劳受伤，耗伤人体正气，肺气不足，肃降失司，则咳嗽；又气不摄血，甚则咳血、胸背刺痛。虽表现为咳嗽，却非肺热所致，不宜清泄肺热之药，应予甘温益气之品，如归芪建中汤去姜、附；或黄芪建中去姜，加牡蛎。脾胃为气血生化之源，故重在健运中焦，《金匮要略心典》谓："欲求阴阳之和者，必于中气，求中气之立者，必以建中也。"《金匮要略》曰："虚劳里急，悸，腹中痛，梦失精，四肢酸痛，手足烦热，咽干口燥，小建中汤主之。"方中重用甘温质润之饴糖，温补中焦，缓急止痛；桂枝温阳气，祛寒邪；酸甘之白芍滋养营阴；大枣补脾益气；炙甘草益气和中，调和诸药，是佐使之用。其中饴糖配桂枝，辛甘化阳，温中焦而补脾虚；芍药配甘草，酸甘化阴；温中补虚缓急之中，蕴有柔肝理脾、益阴和阳之意，用之可使中气强健，阴阳气血生化有源。加用黄芪增益气之功，当归以益补血之力；去生姜发散之性、附子太过温燥；加牡蛎敛阴潜阳。

案 12　气闭咳嗽案

寒郁化热，气闭咳嗽。

麻黄、杏仁、紫菀、桔梗、橘红、甘草、苏梗、前胡。（《碎玉篇·下卷》）

【赏析】

肺开窍于鼻，外合皮毛，又肺为娇脏，不耐寒热，易受外邪侵袭。外感寒邪，肺失宣降，肺气不利，邪郁化热，热壅于肺，肺气郁闭，迫气上逆则咳嗽。治宜宣肺止咳，理气化痰。药用麻黄、杏仁、紫菀、桔梗、橘红、甘草、紫苏梗、前胡，乃三拗汤合止嗽散加减方。三拗汤中麻黄宣肺平喘；杏仁宣降肺气，止咳化痰；甘草顾护中气，协同麻、杏利气祛痰。三药相配，共奏宣肺止咳之功效。合用紫菀止咳化痰；桔梗开宣肺气；陈皮理气化痰；紫苏梗理气宽中；前胡降气化痰。诸药合用，有宣有降，温润和平，不寒不热，共奏宣利肺气，化痰止咳之效。

案 13　胃阴亏虚案

交节，咳血复发，明是虚损，全在知命调摄。近日脘闷不爽，身痛气弱。腻滞阴药且缓，议养胃法。

沙参、扁豆、甘草、元米、麦冬。（《碎玉篇·上卷》）

【赏析】

季节交替之时，咳血之症复发，责之病人正气虚损，无以抵御季节变换。本应补益调摄，但近日脾胃功能欠佳，脘闷不爽，身痛气弱，脾胃为水谷之海，饮食及药物的运化都有赖于脾胃功能的正常，恐滋腻药碍脾，难以受纳吸收。宜先滋养脾胃，《素问·玉机真脏论》说："五脏者，皆禀气于胃；胃者，五脏之本也。"药用沙参、扁豆、甘草、元米、麦冬，即沙参麦冬汤加减。沙参麦冬汤由沙参、麦冬、玉竹、花粉、冬桑叶、生扁豆、生甘草组成。方中沙参、麦冬养阴清热润燥；元米（糯米）健脾胃，补中气；生扁豆甘平和中，既鼓舞脾胃生津之源，又可防止甘寒滋腻碍胃之弊；生甘草甘平和中，调和诸药，以为使。

案14 肝胃阴虚案

经后寒热，气冲欲呕，忽又如饥仍不能食。视其鼻准明亮，咳汗气短，胃伤肝水升逆，非上焦表病。

生地、阿胶、白芍、麻仁、麦冬、牡蛎、炙甘草。（《碎玉篇·下卷》）

【赏析】

病人胃阴亏虚，故忽又如饥仍不能食；胃属土，肝属木，肝之疏泄、主藏血功能正常，有赖于脾胃生理功能正常，若胃阴亏虚，则肝失所养，肝阴不足，则冲阳上逆，气冲欲呕、咳汗气短，而非上焦病证。治宜滋养肝胃之阴，药用生地、阿胶、白芍、火麻仁、麦冬、牡蛎、炙甘草，其乃加减复脉汤加牡蛎。用炙甘草合白芍酸甘化阴；麦冬滋养胃阴；阿胶、生地滋阴补血；火麻仁润燥养血；牡蛎质重味厚，敛阴潜阳。一派阴柔滋润之品，滋养肝胃之阴，敛阴潜阳。

案15 阴虚阳亢案

久咳，耳聋，微呛，喉中不甚清爽，是阴不上承，阳挟内风得以上侮清空诸窍。大凡肝肾宜凉，龙相宁则水源生矣。

人参、阿胶、茯神、生地、白芍、淡菜。（《碎玉篇·下卷》）

【赏析】

叶天士《临证指南医案·中风》中指出："肝为风木之脏，相火内寄，体阴而用阳，其性刚，主升主动。"肝阴亏虚，则肝阳易亢，上扰清窍，则久咳、耳聋、微呛、喉中不甚清爽。宜滋养肝肾之阴，则相火再归其位，"肝为刚脏，非柔润不能调和也"。药用人参、阿胶、茯神、生地、白芍、淡菜。其中阿胶、生地、白芍、淡菜滋养肝肾，益精补血；人参、茯神益气健脾，脾气健运，则气血生化有源，培补中气，亦可以制阳亢。全方共奏补益肝肾，培补中气之功，以平阳亢。

案16 中焦亏虚案

久咳失血，食少便溏，脉来虚小。当以后天脾胃为要，清气滋水，为第二义也。

戊己汤。(《扫叶庄医案·卷一》)

【赏析】

病人食少便溏、脉来虚小为后天脾胃亏虚所致;久咳失血,必致气阴耗伤,故须"以后天脾胃为要,清气滋水"。此清气,非清热之义,乃清理气机之谓。胃属六腑之一,传化精气而不藏,以通降为用。方选戊己汤,即四君子汤加陈皮、白芍。以四君(参、苓、术、草)补益后天;加陈皮理气通降,叶天士云:"胃喜润,以通为用,得降则和";胃阴亏虚,则肝失所养,肝气上逆致咳,治宜滋胃敛阴,遂加芍药酸收补敛。《临证指南医案》云:"脏宜藏,腑宜通,脏腑之体用有殊也,纳食主胃,运化主脾;脾宜升则健,胃宜降则和;太阴湿土,得阳始运;阳明燥土,得阴自安。"芍药酸寒,养血敛阴,又可柔肝;与四君之甘草同用酸甘化阴,以滋肝胃。

案 17　中虚久咳案

据说气冲即起咳嗽,病已经年,食减无力,此内因之病。越人谓:下损及胃,岂是治肺。

小建中汤。(《碎玉篇·下卷》)

【赏析】

病人久病咳嗽,食减无力,此非外感致咳,而因脾胃内伤,母病及子,故咳嗽难止。叶氏云:"从来久病,后天脾胃为要,咳嗽久,非客症。治脾胃者,土旺以生金,不必穷究其嗽。"赵献可《医贯》谓:咳嗽不当"专以解表",当重治脾,"脾实则肺金有养,皮毛有卫,已入之邪易以出,后来之邪无自而入矣"。宜以小建中汤健运中焦,补母实子。饴糖甘温质润,温中健脾,和里缓急;芍药养血敛阴,柔肝缓急而止痛;桂枝温阳祛寒,温凉共用,一散一收,调和阴阳;炙甘草甘温益气,助饴糖以补虚,合桂枝则辛甘养阳,配芍药又酸甘化阴;生姜、大枣温胃补脾,升中焦生发之气而调营卫。诸药合用,使中气健,化源足。咳嗽日久肺气受损,子盗母气,脾胃之气更虚,从而使咳嗽迁延不愈;健脾补母,使脾运得健,肺气得生,而咳嗽自愈。

案 18　下焦虚寒案

咳喘频发,脉细畏寒,乃下不纳。

桂苓五味甘草汤中加入紫壳、胡桃肉。(《扫叶庄医案·卷一》)

【赏析】

病人脉细畏寒,乃下焦肾虚,温煦无力所致;下焦虚寒,无以温化,水饮内停,又肾不纳气,故虚喘上作。《柳选四家医案》曰:"久遗下虚,秋冬咳甚,气冲于夜,上犯不能安卧，形寒足冷显然，水泛而为痰沫，当从内饮门治，若用肺药则谬矣。"此时宜温肾平冲，化痰降逆，以桂苓五味甘草汤中加入紫壳、胡桃肉治之。桂枝、茯苓抑冲气使之下行；五味子酸敛其气；甘草补缓其中；加紫壳（即淡菜）、胡桃肉补肾填精。

唐宗海对桂苓五味甘草汤组方思想认识非常深刻，其曰："仲景此方……桂苓化膀胱之气，以甘草补土，土以克水，以五味敛气使归于肾……知桂枝之化气，而不知乃肝经之药；知五味之纳气，而不知五味亦肝经之药也。盖以五行之理言之，肝主疏泄，在上则能疏其土，使化水谷，在下则能泄其水，使消水谷，子泻母之气也。所以膀胱肾中之水，得桂而化，得五味其气归根。五味敛木，木不泻母之气，所以气得归根。"

案19　痰湿阻肺案

咳多痰，耳失聪。

苏梗、紫菀、杏仁、半夏、陈皮、生甘草、前胡。（《碎玉篇·下卷》）

【赏析】

肺为娇脏，不耐寒热，难抵邪气，若邪犯肺脏，肺失清肃，肺气郁而不宣，则咳嗽；肺气不利，水液代谢失常，聚而为痰；肺气郁闭，痰阻清窍，则耳聋。治宜宣肺化痰止咳，药用紫苏梗、紫菀、杏仁、半夏、陈皮、生甘草、前胡。紫苏梗能使郁滞上下宣行，理气宽中；紫菀辛温润肺，苦温下气，补虚调中，消痰止渴；杏仁、前胡泻肺降气润燥，治咳逆上气；半夏、陈皮理气健脾，燥湿化痰；生甘草补脾益气，祛痰止咳。诸药合用，温润平和，宣降配合。正如程钟龄所言："肺为娇脏，攻击之剂既不任受，而外主皮毛，最易受邪，不行表散则邪气留连而不解。"用药宜"温润和平，不寒不热，既无攻击过当之虞，大有启门驱贼之势。是以客邪易散，肺气安宁"（《医学心悟》）。

案20　阳虚水停案

咳嗽四年，着枕必咳，熟睡乃已，是肾虚气冲犯上。近日跗肿，阴囊尽肿。阴水散漫，阳乏开阖，多属肺药之累坠。

济生肾气丸。（《碎玉篇·上卷》）

【赏析】

病人咳嗽四年，着枕必咳，熟睡停止，此乃肾虚气冲上犯所致。病程日久，穷必及肾，肾阳亏虚，水不归壑，泛为痰饮，冲肺而咳；肾阳虚，无以温化水饮，水饮停聚，则跗肿、阴囊尽肿，明·李中梓曰："经云：诸湿肿满，皆属于脾。又曰：

其本在肾，其末在肺，皆聚水也"。肾阳已虚，加之以肺药治之更伤真阳，故以济生肾气丸温肾化气，利水消肿。济生肾气丸即桂附地黄丸加车前子、牛膝。以桂附地黄丸从阳引阴，从阴化阳，温补肾阳；加车前子、牛膝补肾利水。肾气自摄，水饮得去，则咳嗽愈。明·张介宾曰："地黄、山药、牡丹皮，以养阴中之真水；山茱萸、肉桂、附子，以化阴中之真气；茯苓、泽泻、车前子、牛膝，以利阴中之滞。能使气化于精，即所以治肺也。补而不滞，利而不伐，治虚水方，更无有出其右者。"

案21　饮热郁肺案

咳嗽在先，肺病。近日冷风外受，气闭声音不出，舌边赤，带黄苔，风寒已变为热。

议：越婢汤加米仁、茯苓。（《碎玉篇·下卷》）

【赏析】

病人素来咳嗽，饮邪内伏，复感风寒而发。喻嘉言谓："咳嗽必因之痰饮，而五饮之中，独膈上支饮，最为咳嗽根底。外邪入而合之固嗽，即无外邪而支饮溃入肺中，自足令人咳嗽不已。况支饮久蓄膈上，其下焦之气，逆冲而上者，尤易上下合邪也。夫以支饮之故，而令外邪可内，下邪可上，不去支饮，其咳终无宁宇矣。"饮停于内，又感风寒，肺气郁闭，则失音；又气机郁闭，邪郁化热，故舌边赤，黄苔。宜越婢汤祛风清热，宣肺行水止咳。《医方集解》言越婢汤："此足太阳药也，风水在肌肤之间，用麻黄之辛热以泻肺；石膏之甘寒以清胃；甘草佐之，使风水从毛孔中出；又以姜、枣为使，调和营卫，不使其太发散耗津液也。"方加薏苡仁、茯苓健脾利水渗湿。综观全方，乃宣肺利水，清泄里热，热邪水饮已去，咳嗽自愈。

案22　饮邪上犯案

劳倦内伤，更为暴冷外袭，营卫不和，咳逆身痛。忌食荤酒助邪，天暖阳和病去。

茯苓桂枝汤。（《扫叶庄医案·卷一》）

【赏析】

本案乃劳倦内伤，脾胃阳虚，水饮停聚，更感外邪，饮邪上犯，肺失宣降所致。风寒入侵，饮邪上犯，肺气逆而咳嗽；寒郁肌表，营卫失和，故而身痛；肥甘厚味之品碍湿，食之加重病情；而天暖阳气旺盛，化饮祛湿，有利于病情。治宜茯苓桂枝汤健脾利湿，温化痰饮，降逆止咳。茯苓桂枝汤由茯苓、桂枝、炙甘草、大枣组成。《医宗金鉴》曰："此方即苓桂术甘汤去白术加大枣倍茯苓也。彼治心下逆满，气上冲胸；此治脐下悸，欲作奔豚。盖以水停中焦，故用白术；水停下焦，故倍茯苓。脐下悸，是邪上干心也，其病由汗后而起，自不外乎桂枝之法。仍以桂枝、甘草补阳气，生心液；倍加茯苓以君之，专伐肾邪；用大枣以佐之，益培中土；以甘澜水煎，取其不助水邪也。土强自可制水，阳健则能御阴，欲作奔豚之病，自潜消而默化矣。"此案桂枝既能温阳化饮，又有辛温解肌、散寒止痛之功。

案23　真阴亏虚案

劳嗽寒热，八脉空虚，二气致偏，填精益髓，犹虑弗克充养，医用沉香，声音遂哑。大凡香气如烟云，先升后降，诸香皆泄气。沉香入少阴肾，疏之泄之，尤为劳怯所忌。

熟地、山萸肉、茯苓、芡实、莲肉、山药、五味子、川石斛。（《碎玉篇·上卷》）

【赏析】

劳倦内伤，病程日久，损伤及肾。肾为水脏，主水主精，而水中又潜藏命门真火，即生气之相火，为安身立命之主；肾与肺为子母之脏，一主水，一主气，金水相生，水天一气，水气通调，百脉和畅，则为无病。若真阴不足，则气不归元，虚火上炎，灼肺而咳。张景岳亦谓："内伤之嗽，则不独在肺，盖五脏之精皆藏于肾，而少阴肾脉，从肾上贯肝膈，入肺中，循喉咙，挟舌本，所以肺金之虚，多由肾水之涸，正以子令母虚也。故凡治劳损咳嗽，必当以壮水滋阴为主，庶肺气得充，嗽可渐愈。"当填精益髓，但考虑纯用滋养之品，恐难充养肌肉；加用沉香，沉香虽可降逆纳气平喘，但属香燥之品，劳嗽大忌香燥，更耗散病人阴精，无以濡养清窍，则音哑。治宜滋养肾阴。以熟地、山茱萸滋阴补肾；茯苓、芡实、莲肉、山药健脾利湿，充后天以养先天；石斛滋养阴液；五味子敛肺止咳。诸药壮水滋阴，劳嗽可愈。

案24　肾不纳气案

老劳有年，今夏血痰吐后，不但频咳不已，身动喘息不止。此乃下元气不收纳，以摄固肾脏，不与肺喘同治。

鲜河车、块苓、熟地黄、紫石英、北五味子、胡桃肉、湖莲、补骨脂、山药粉糊为丸。（《扫叶庄医案·卷一》）

【赏析】

年老体弱，加之失血，以致肾中阳气虚衰，下元不固，气失摄纳。肾主纳气，而肺主降气，明代张景岳指出："肺出气也，肾纳气也。故肺为气之主，肾为气之本也。"若肾失摄纳，则气机上逆，而表现为咳嗽、喘息不止。《灵枢·经脉》曰："肾足少阴之脉……是动则病……喝喝而喘……"《素问·示从容论》曰："咳嗽烦冤者，是肾气之逆也"，明确指出若肾气亏虚不能潜藏于下而上逆，影响到肺就有可能产生气喘、咳嗽等症。治宜补肾纳气平喘。方中鲜紫河车、熟地黄、胡桃肉、补骨脂补肾益精，补气益血；茯苓健脾利水；湖莲健脾补胃，益肾涩精；紫石英镇降逆气；山药健脾补肺，益胃补肾，固肾益精；五味子敛肺止咳，滋肾涩精。诸药合用，共奏补肾纳气，降逆平喘之功。

案25　疟后中阳不足案

老年疟后，入冬痰嗽，食入脘中停滞，微痛，而后下膈呕吐都是痰沫，中焦开合失司。议理中转运乾健之阳，俾痰沫浊气不致留聚。

人参、附子、川朴、茯苓、干姜。（《碎玉篇·下卷》）

【赏析】

脾胃居中土，为后天水谷之源，《素问·经脉别论》云："饮入于胃，游溢精气，上输于脾，脾气散精，上归于肺……水精四布，五经并行。"脾阳不足，不能转输津液水谷，水湿内停，湿阻中焦气机，则胃脘疼痛；蕴湿生痰，痰聚于肺，肺失宣降，则咳嗽、咳痰。治宜温中健脾，降逆化痰。以附子理中丸化裁，人参、茯苓益气健脾，与温中暖肠胃的熟附子配合，运脾土，振奋中阳，中阳振复，升发运转，可使清升浊降，脾胃功能恢复正常；干姜温中散寒，温肺化饮；去甘草之壅滞，代以厚朴温中化湿，下气平喘。上药合用，温中健脾，脾土健运，痰湿得除，则咳嗽自愈。

案26　痰热哮喘案

冷热咳而哮喘。

苏梗、前胡、光杏仁、白桔梗、生甘草、橘红、桑叶。（《碎玉篇·下卷》）

【赏析】

肺主气，司呼吸，上连气道、喉咙，开窍于鼻，外合皮毛，为五脏六腑之华盖，易受外邪侵袭。肺主宣发肃降，外邪袭肺，宣降失常，肺脏为了祛除病邪外达，以致肺气上逆，冲激声门而发为咳嗽，甚而为哮喘。《素问·脏气法时论》谓："肺病者，喘咳逆气……"唐容川谓："外因之咳，不过其窍闭塞，肺气不得达于肤表，于是内奔喉间而为咳。"治宜宣肺止咳，降气化痰。方用桔梗宣肺止咳，善于开宣肺气，杏仁降肺气，化痰止咳，两者协同，一宣一降，以复肺气之宣降；前胡能宣能降，以降为主，助下气平喘之功；桑叶清肺润燥；橘红理气化痰；紫苏梗理气宽中，下气消痰，痰因气滞，气顺则痰降；甘草调和诸药。诸药同用，有宣有降，化痰理气，则肺主气功能正常，咳喘自止。

案27　寒饮伏肺案

脉沉，背寒，咳嗽吐稀涎，夜不得卧。此为伏饮，遇冷即发。

小青龙汤去麻、辛。（《扫叶庄医案·卷二》）

【赏析】

肺居于上，为相傅之官，有治节之能，为五脏之华盖，其性清属金而主一身之气。素有水饮内伏，新感外寒引发，肺气失于宣降，津液不化，变为寒痰冷饮，使肺气受阻，逆而为咳。治宜温肺散寒，降逆逐饮，以小青龙汤去麻、辛。桂枝发汗散寒以解表邪，且温阳以利内饮之化；干姜温肺化饮的同时其温性亦有助于除表寒；五味子味酸而收敛，酸敛护肺，芍药味酸而敛阴，酸敛合营，方中用此二药是为防诸药温燥之性伤津；半夏燥湿化痰，和胃降逆，亦为佐药；炙甘草益气和中，调和诸药。去麻黄、细辛之温燥发散，恐加重病情。

叶天士《临证指南医案·痰饮》曰："顾，饮邪泛滥，喘嗽，督损头垂，身动喘甚，食则脘中痞闷，卧则喘咳不得息。肺主出气，肾主纳气，二脏失司，出纳失职。议用早进肾气丸三钱，以纳少阴，晚用小青龙法，涤饮以通太阳经腑。此皆圣人内饮治法，与乱投腻补有间矣。小青龙去麻、辛、甘、芍，加茯苓、杏仁、大枣。"小青龙汤通阳涤饮，故不取麻黄、细辛之表散，而用桂枝，加用茯苓，有治疗饮邪之苓桂术甘汤方和五苓散方中用茯苓、桂枝之义。

案28　劳损伤阴案

三疟伤阴，咳嗽失血。少年劳损，宜安逸静养，徒药无益。

大生地、鳖甲、茯神、阿胶、白芍、丹皮、北沙参、天冬。（《碎玉篇·上卷》）

【赏析】

此案因少年劳损，五脏之精分已伤，则病必自下而上，由肾由脾以极于肺，肺肾俱病。如张景岳所言："凡内伤之嗽，必皆本于阴分。何谓阴分？五脏之精气是也。"加之伏邪伤阴，阴虚内热，久病入血，病人阴虚已极，故咳嗽带血。

劳损之嗽，最为难治，病在肺肾脏腑之根本，而不易为力也，法应治本，以滋阴养血清热为主。生地甘寒，凉血滋阴，鳖甲咸寒，滋阴退热，两者入肝、肾经，养阴清热；白芍酸敛，入肝经，养血敛阴；北沙参甘润，微苦微寒，能补肺阴，兼清肺热；天冬甘润苦寒之性较强，故滋阴润肺、清肺润燥效强，且入肾经，可滋肾阴降虚火；牡丹皮辛苦凉，能清血中伏火，泄阴分伏热；阿胶滋阴润肺，养血止血，治肺肾阴虚，劳嗽咳血；茯神入心之用多，可宁心安神。

案 29 肺胃阴伤案

色苍脉数，嗽已半年，纳食不多。姑以甘凉润剂，不得犯胃。

生白扁豆、玉竹、桑叶、大沙参、麦冬、生草。(《扫叶庄医案·卷一》)

【赏析】

证为虚劳咳嗽。色苍脉数，提示病位为肝，体内有热。咳嗽达半年，木火刑金日久，耗伤肺阴；纳食不多，乃胃气生化乏源；母病及子，肺不得脾化气以充，则咳嗽迁延日久不愈。凡肺病，无胃气则死。故治不得犯胃，法用甘凉润剂，培土生金。以生扁豆、生甘草培中益气；沙参、麦冬、玉竹益胃生津，养阴润肺，兼清肺热；加之桑叶清宣燥热。吴鞠通在此基础上加天花粉成沙参麦冬汤，主治燥伤肺胃阴分，或热或咳者。

案 30 产后燥咳案

上秋产蓐，自乳伤血。今及热气泄，一阴未复。入秋咳嗽，震动而失血。幸饮食未减，不致骤凶。既已断乳，必在冬前经转，可卜春不致反复。

丹皮、山楂炭、广陈皮、生麦芽、云茯苓、生白芍、钩勾。(《碎玉篇·下卷》)

【赏析】

七月暑天临盆，产子哺乳，正虚邪乘。外感暑邪，正邪交争而热，热盛伤阴耗血。今热退阴伤，又逢秋气干燥伤阴，肺络阴伤甚，使咳而带血；阴血亏虚，乳汁生化乏源而断。虽胃气尚存，但用药仍需顾护胃气，夫有胃气者生，故重在复阴，清热活血，健脾养阴。燥在血分，且产后多瘀，故用牡丹皮清热凉血，活血化瘀；山楂炒炭，留其消食健胃、活血祛瘀之功，增其止血之效；陈皮能燥能宣，有补有泻，可升可降，为脾、肺气分之药，理气健脾，益气利肺；麦芽行气消食，健脾开胃，有回乳消胀之功；茯苓白者润肺生津，平补脾胃；芍药用于产后，必取白芍，以酒重复制炒，去其酸寒之性，但存生血活血之能；钩勾（即钩藤）为手少阴、足厥阴要药，少阴主火，厥阴主风，风火之生，多因于阴之不足，以致木燥火炎，于补阴药中少用钩藤，则风火易散。

案 31 肝肾阴亏案

夏热劳力，饮酒助热泄气，血后咳嗽，胁痛火升，已是肝肾阴伤。胃逆多噫，须虑食减。

熟地黄、茯神、北沙参、天冬、阿胶、建莲肉、人中白，川斛膏和为丸。(《扫

叶庄医案·卷一》）

　　【赏析】

　　清·傅青主曰："肝木之火旺乃假象，而非真旺也。假旺之气若盛而实不足，故时而热时而寒，往来无定，乃随其气之盛衰以为寒热，而寒非真寒，热亦非真热，是以气逆于胸膈间而不疏耳。"肝主藏血，阴虚血郁火旺，能伤灼肺金而为咳，此即通称肝木横逆，木火乘金而伤及肺脏；真阴不足，则气不归元，虚火上炎，灼肺而咳。世谓阴虚火旺，多伤于房劳，房劳过度则伤及肾阴。故所用药品，多以熟地、茯神、阿胶等功专滋阴补水；建莲肉即莲子之道地药材，能固本涩精；诸药合用甘寒凉润而不伐阳气，滋肝肾之阴，益肾养肝以治其本；人中白味咸，气凉，泻肝、肾、三焦、膀胱有余之火；症见肝木横逆则胃逆多嗳，食则中枢气机愈阻，有加剧咳逆之虞，故加归经肺胃之中药川石斛、北沙参、天冬益胃生津，滋阴清热，润肺化痰以缓其标。诸药合用标本兼治，治肝肾阴虚之咳，则庶几可矣。

案32　下焦厥逆案

　　向来体质是下元不足，上冬过暖气泄，暴冷直侵，暴嗽俯不能卧。痰多血冒，已是下焦厥逆于上；夫不卧之症，有余者治肺，不足者治肾。而参芪乃补中脾胃药，其见效之故，是从中堵截，聊以遮拦，架隔其冲，脾胃得醒，谷进精气少苏。究竟隔二三治法，非上乘工夫也。当以河车胶益冲任，以包举大气。以臭秽是下焦上泛，用重浊之补以填之，乃至理也。下午余功，以四君子汤益土生金，用之勿急，确守可愈，非比客病传变，朝更夕改者。（《扫叶庄医案·卷一》）

　　【赏析】

　　欲求上工之效用，辨证当有所倚重。向来体质下元不足，故封藏不力、肾气不纳，复上冬过暖气泄，寒邪直中，则下焦厥逆，暴嗽俯不能卧。先天不足，气虚已极，不能固守而上冲肺络，不可仅从肺脾论治，当究其根本。而参芪乃补中脾胃药，是从中焦堵截下焦厥逆，如遮拦架隔之征象。故脾胃得醒，后天得养，而喘咳缓解。然而治病必求其本，虽临床投之见效斐然，但遇此证必不能根治，因其以实后天为主，对先天之本起效甚微。

　　河车，即胎衣、胎盘，《本草纲目》记载"儿孕胎中，脐系于母，胎系母脊，受母之荫，父精母血，相合而成。虽后天之形，实得先天之气，显然非他金石草木之类所比"，故以河车胶益冲任，以包举大气，是治病求本，以重浊之品壮先天、降下焦厥逆的体现。

　　在其后的治疗中，方用四君子汤，体现了先天与后天相互资生之义，明·张景岳曰："人始生，本乎精血之源，人之既生，由乎水谷之养。非精血无以立形体之基，非水谷无以成形体之壮，精血之司在命门，水谷之司在脾胃，本赖先天为之主，而精血之海又必赖后天为之资。"故下焦厥逆于上之暴嗽不得卧，究其本在肾，脾胃亦能影响病情，诊治当重肾兼顾脾胃，不使偏废则痊愈可待矣。

案33　木火刑金案

诊得关前搏大，纳食颇多。据说饮酒食咸味太过，致嗽血失音，且形瘦面赤。从木火刑金治。凡酒客不喜甜腻药味。

枯黄芩（淡泡）、生石膏、知母、滑石（飞）、生甘草、川贝母。（《扫叶庄医案·卷一》）

【赏析】

疾病起于过用，饮食过量，积滞不化，久伤脾胃，聚湿化热生痰以生他病。《杂病源流犀烛·咳嗽哮喘源流》曰："酒嗽，伤酒而成也。盖酒大热以毒，或冷热兼饮，日久渐伤胃脘，其气结聚不流，致成湿痰作嗽。"又有肝木受邪，邪害心火，木火刑肺金而致咳逆。

李时珍说："夫水周流于天地之间，润下之性无所不在，其味作咸凝结为盐亦无所不在。"过食盐，盐可化肾水而损肾阳。肾阳衰竭，不得推动肾水上济、以下引心火，故心火旺盛，可灼伤血脉，使血溢脉外，阴虚失音，金破不鸣。治宜利肺调气豁痰。亦可用吐法。黄芩主入肺经，长于清肺热，是治肺热咳嗽之要药；配知母，清肺止咳；川贝母苦寒能清肺热，甘寒能滋肺阴；石膏辛寒入肺经，善于清泄肺经实热，治疗邪热壅肺，咳逆喘促症，协知母有"白虎"之义；滑石、生甘草清热利湿，痰、热并治。

喘 证 案

案1　痰热交阻案

暴寒骤加，伏热更炽，邪郁则气血壅遏，痧疹不肯外达。痰气交阻，神迷喘促，渐陷心包，有内闭外脱之忧。热注下迫，自利黏腻不爽。法当开其结闭，兼以解毒。必得神清，方保无变。

连翘、射干、通草、菖蒲、滑石、银花，万氏牛黄清心丸。（《碎玉篇·上卷》）

【赏析】

病人里热炽盛，热入营血，郁热不得达，壅遏为毒，热毒内结，发为痧疹；又热邪煎熬津液为痰，痰热互结，闭阻心包机窍，则神昏；痰热阻于上焦，则喘促；又热注下迫，自利黏腻不爽，为湿热流注下焦所致。宜清热解毒，开窍安神，利湿化痰。以万氏牛黄清心丸清热解毒，化痰开窍；辅之以连翘、射干、金银花增清热解毒之力，石菖蒲、滑石、通草清热利湿。清·王晋三《绛雪园古方选注》谓："盖温热入于心包络，邪在里矣。草木之香，仅能达表，不能透里，必藉牛黄幽香物性，乃能内透包络，与神明相合。然尤在佐时之品，配合成宜。万氏用芩、连、山之以泻心火；郁金以通心气；辰砂以镇心神，合之牛黄相使之妙。"

万氏牛黄清心丸为明代万全所著的《痘疹世医心法·卷十二》所载，原名牛黄清心丸，为了与局方牛黄清心丸区别，现称万氏牛黄清心丸。万氏牛黄清心丸和牛黄清心丸在药典中均有记载，但两者在成分和用法上不同，牛黄清心丸用于因体虚而引起的内热，而万氏牛黄清心丸主治实热证。

案2　暴怒伤肝案

暴怒，骤胀，喘急。

四磨饮。（《碎玉篇·上卷》）

【赏析】

《读医随笔》卷四曰："凡脏腑十二经之气化，皆必藉肝胆之气化以鼓舞之，始能调畅而不病。"情志不遂，恼怒伤肝，则肝失疏泄，气机不畅；肝气郁结，则胸膈胀闷；肝气不舒，累及肺脏，肺气上逆，则气急而喘。治宜行气降逆，宽胸散结。

四磨饮又名四磨汤，出自宋·严用和《济生方》，方用人参、槟榔、沉香、乌药各等份。乌药辛温香窜，可升可降，善理气机，李时珍称其"能散诸气"（《本草纲目》卷34）；沉香"纯阳而升，体重而沉，味辛走散，气雄横行，故有通天彻地之功"（《药品化义》），"与乌药磨服，走散滞气"（《本草衍义》卷13）；槟榔辛温降泄，破积下气，与乌药、沉香相协，则行气之中寓有降气之功，一则疏肝畅中而消痞满，二则下气降逆而平喘急，合成理气开郁散结之峻剂；破气之品虽可速达行滞散结之功，然而过于辛散却易戕耗正气，故方中又佐人参益气扶正，使郁滞开而正气不伤，且与沉香合用还可温肾纳气，以助平喘之力。四药配伍，行气与降气同用，但以行气开郁为主；破气与补气相合，使郁开而不伤正气。

案3　外寒内饮案

背寒为饮，凡遇冷或烦劳，喘嗽气逆，聚于胸膈。越日气降痰厚，其病自缓。年分已多，与金匮法。

桂苓五味甘草汤。（《碎玉篇·下卷》）

【赏析】

寒气郁肺，痰饮内生，痰浊上犯，水气凌心，则背寒为饮；肺失宣降，肺气不能通调于下，浊气从下上冲，则喘嗽气逆，聚于胸膈。治以《金匮要略》中桂苓五味甘草汤以温肺化饮，平冲下气。方中桂枝温肺化饮，通阳宣气，助肺气以通调水道；茯苓健脾渗湿制水；五味子收敛肺气，使肺气下行以肃降，调和肺气宣降，平喘止咳；甘草益脾肺气，和中气。

案4　气阴两伤案

病是老劳，不肯充复。入夏时令热燥，气泄形肉日瘦，行动气喘，纳食日少。平昔喜用冷食，只宜用生脉、四君子。

人参、麦冬、北五味、熟术、茯神、炙草，熬膏服。（《扫叶庄医案·卷一》）

【赏析】

病人病程日久，正气损伤，平素喜用冷食，更伤脾胃，又感暑热，《内经》云"暑热伤元气、津液"，致气阴两伤之证。津气耗伤，脏腑形体失养，则形肉日瘦；肺主气，肺气受损，故行动气喘。治宜益气养阴，温补脾胃，用生脉散合四君子汤熬膏。生脉散以人参、麦冬、五味子三药，一补一润一敛，益气养阴，生津止渴，敛阴止汗，使气复津生，汗止阴存，气充脉复，故名"生脉"；协四君补气健脾，取名"君子"，是喻该方补性平和，品性中正，不偏不倚，犹如君子有冲和之德、中庸之道。

案5 燥火刑金案

燥火刑金，清肃失司，微微喘急。《内经》病机谓：诸逆冲上，皆属于火。

芦根、川贝、杏仁、沙参、冬瓜子。（《碎玉篇·上卷》）

【赏析】

俞根初《通俗伤寒论》曰："秋深初凉，西风肃杀，感之者多病风燥，此属燥凉，较严冬风寒为轻；若久晴无雨，秋阳以曝，感之者多病温燥，此属燥热，较暮春风温为重。"燥邪为患，有凉燥与温燥之分。此为温燥，燥邪伤人，首先犯肺，致肺燥津伤，肺失宣降，则喘。治以轻宣燥热，润肺止咳平喘。方中杏仁苦辛温润，内降肺气，润燥止咳；川贝母清热化痰，助杏仁宣肺止咳；沙参甘寒，润肺止咳，养胃生津；盖肺主通调水道，下输膀胱，芦根、冬瓜子清热利尿，更利于肺热下有出路，肃降肺气，清热平喘。何廉臣评说："此辛凉宣上，甘凉润燥之方也。凡秋燥初起，必在肺卫，症必喉燥而咳，右脉数大。故以桑杏汤清气分之燥也。"

案6 肾不纳气案

短气，动加喘逆，中年下焦已惫，冬月失藏见红。用固纳摄法。

熟地、五味子、山萸肉、生山药、龙骨、茯神。（《碎玉篇·下卷》）

【赏析】

本案为中年病人，下焦亏虚，肾阴不足，肾不纳气而喘。《灵枢·经脉》曰："肾足少阴之脉……是动则病……喝喝而喘……"《景岳全书》谓："实喘者有邪，邪气实也；虚喘者无邪，元气虚也。"是故病人肾失摄纳，则短气，动则喘逆；并肾不纳气，虚火上炎，灼伤肺络，则咯血。治以滋补肾阴，纳气平喘。熟地黄、山茱萸、山药肝脾肾三阴并补，滋阴补肾为主，兼以涩精、固精；五味子、龙骨滋肾敛肺，重镇涩纳；茯神健脾宁心，淡渗利水，并助山药之健运，以充养后天补先天，并防滋补之药滋腻恋邪。其有六味地黄丸中补泻同用之意，重在以补为主，兼以收敛纳气平喘。

案7 寒饮内停案

高年下元必亏，凡交冬季，藏纳自少，饮邪上泛，气喘咳嗽，夜坐不得安卧，显是少阴肾病。议开太阳散饮。

小青龙汤去麻黄、细辛。（《碎玉篇·下卷》）

【赏析】

病人年事已高，下元不足，"肾主水"功能失司，水液聚而为饮，每于冬季来临，元阳更亏，饮邪上泛，水寒射肺，则肺失宣降，气喘咳嗽，夜坐不得安卧，诚如《难经·四十九难》所言"形寒饮冷则伤肺"。宜散寒逐饮，用小青龙汤去麻黄、细辛。方中桂枝温阳化饮兼以散寒解表；干姜温肺化饮；半夏燥湿化痰，和胃降逆；五味子酸收敛气；芍药和营养血；炙甘草益气和中，又能调和诸药；久病肾阳亏虚，寒饮内停，辛温发散太过耗伤正气，去麻黄、细辛，恐其发散阳气，气越更甚。

案8　肝肾亏虚案

面色青黄，脉垂入尺，吸气短促如喘，身热尤甚。此皆精血下夺，气不归元，肝肾损极不复，虽填精充髓，病深未必能效。

鲜河车、山萸肉、山药、茯神、熟地黄、芡实、北五味子、白莲藕捶取汁。（《扫叶庄医案·卷一》）

【赏析】

病人面色青黄、脉垂入尺为肝肾亏虚之象。《难经》有言"呼出心与肺，吸入肾与肝"，肺主呼气，肾主纳气，肺的呼吸功能需要肾的纳气作用来协助，肾虚无以纳气，则喘促。以方测证，其热为阴虚内热，劳则加重。治以补肾填精，纳气平喘，仿麦味地黄汤，如《吴医汇讲》所言："脏阴亏损，以熟地大滋肾阴，壮水之主以为君。用山萸肉之色赤入心，味酸入肝者，从左以纳于肾。山药之色白入肺，味甘入脾者，从右以纳于肾……今将萸肉、山药二味分看，一入心肝，一入肺脾，既极分明，而气味又融洽。将熟地、萸肉、山药三味总看，既能五脏兼入，不致偏倚，又能将诸脏之气，尽行纳入肾脏，以为统摄脏阴之主，而不致两歧。"加鲜紫河车补肾益精，补气益血；藕汁、茯神补脾养胃，宁心安神；芡实、五味子固肾涩精，纳气平喘。

案9　湿热蕴肺案

面肿，气喘呛不止，音渐哑，酒客素蕴湿热，上熏及肺，为肿为喘。按经湿淫于内，治以淡渗，佐以苦温。

厚朴、茯苓、滑石、芦根、杏仁、米仁。（《碎玉篇·下卷》）

【赏析】

病人长期饮酒，肥甘厚味之品伤及脾胃，脾胃运化不利，水湿内停，湿邪郁而化热，湿热互结，《温热论》曰："湿与温合，蒸郁而蒙蔽于上，清窍为之壅塞，浊邪害清也。"湿热熏蒸上焦，肺失宣降，则喘；湿热阻于清窍，则面肿、音哑。《素问·至真要大论》曰："湿淫于内，治以苦热，佐以酸淡，以苦燥之，以淡泄之。"故薛氏强调治以淡渗，佐以苦温，因湿为有形之邪，须给以祛除通路，三焦分消湿热，宣上畅中渗下，重在宣肺流气化湿，祛湿清热。方中杏仁苦辛宣肺气以开其上；厚朴苦辛温通以降其中；茯苓、芦根、薏苡仁、滑石淡渗湿热以利其下。三焦兼顾，湿去热清。

案 10　水停于肺案

水溢，高年喘呼不寐，水精不及四布，太阴肺气怫郁，自然痿躄，肤肿，卧床。勿与重剂。

桑皮、郁金、川贝、茯苓、杏仁、紫菀。（《碎玉篇·上卷》）

【赏析】

水液留滞体内，停于肺部则肺不得宣降，气机不畅则喘呼，甚至影响睡眠导致不寐；张介宾曰："水因气生，气为水母，凡肺气所及，则水精布焉。"可见，肺气郁闭则水液代谢失常，留滞于四肢，气血运行不畅，久成痿躄；水液溢于皮下，则为肤肿。气弱喘甚，卧床不起，本就体虚，故不能给予重剂调治。方中桑白皮既可平喘，又可利水消肿，用于肺热喘咳，水肿胀满尿少，面目肌肤浮肿；以郁金行气通滞，可谓不治水而调气，气行则水行，水行则肿消，实为治本之法；川贝母、紫菀润肺止咳；茯苓利水渗湿；更加杏仁止咳平喘。诸药合用，可使气行水消喘平。

案 11　胁下气滞案

胁下满闷，喘息不安，呼吸引痛，是息积也。治以肺药，息自然无效。

焦白术、白芍、桔梗、肉桂、枳实、甘草。（《碎玉篇·下卷》）

【赏析】

《证治准绳·杂病》曰："息积，乃气息痞滞于胁下，不在脏腑荣卫之间，积久形成，气不干胃，故不妨食。"指出病位在胁下，病因为气滞，故用肺药无益。治宜调畅气机为主。药用焦白术健脾利水；白芍、甘草柔肝缓急止痛；桔梗为舟楫之剂，可载药上行，行气利五脏，《本经》载其可"主胸胁痛如刀刺，腹满，肠鸣幽幽，惊恐悸气"；肉桂温阳助气化；枳实破气消痞，与桔梗同用一升一降，调畅气机。

案 12　阳虚痰喘案

阳虚痰喘。

真武汤。（《碎玉篇·下卷》）

【赏析】

阳虚气化不足，水液不能化气则聚于体内，为痰为湿，痰饮阻滞，气逆则喘。

真武汤出自张仲景的《伤寒论》，主治脾肾阳虚，阳不化水，水气内停之证。盖水之制在脾，水之主在肾，脾阳虚则湿难运化，肾阳虚则水不化气而致水湿内停，水湿停聚于肺，故表现为痰喘。其证因于阳虚水泛，故治疗当以温阳利水为基本治法。方中附子辛甘性热，用之温肾助阳，化气行水，兼暖脾土，以温运水湿；茯苓利水渗湿，使水邪从小便去；白术健脾燥湿；生姜温散，既助附子温阳散寒，又合苓、术宣散水湿；用白芍其义有二：一者利小便以行水气，《本经》言其能"利小便"，《名医别录》亦谓之"去水气，利膀胱"，二者可防止附子燥热伤阴，以利于久服缓治。

案 13　中焦亏虚案

中虚欲呕，色白，脉濡，微微喘逆。

人参、於术、炙草、白蔻仁、广皮、茯苓。（《碎玉篇·下卷》）

【赏析】

中虚胃气上逆则欲呕；气血生化不足，不能上荣于面，加之水湿浸滞，故见面白、脉濡；母病及子，中虚无力运化水湿，湿饮犯肺则喘。本案以中虚为主，他症不显，治以益气健脾收功，方用四君子汤加白蔻仁、广陈皮。方中四君（人参、茯苓、白术、炙甘草）主入中焦，甘温补虚；更加白蔻仁化湿行气，温中止呕；陈皮理气健脾，燥湿和胃。全方共奏健脾益气，燥湿平喘之功效。

案 14　湿热郁阻三焦案

肿自下起，胀及心胸，遍身肌肤赤瘰，溲短便滑，湿热内蓄，横渍经隧，气机寒闭，呻吟喘急。湿本阴邪，下焦先受。医用桂附芪术，邪蕴化热充斥三焦，以致日加危笃。

通草、细辛、黄柏、赤豆皮、海金沙、猪苓。（《碎玉篇·上卷》）

【赏析】

水肿自下而起，由上发展，渐至心胸水肿胀满、肌肤肿胀、红色瘰疬遍布、小便短少、大便溏，此乃湿热内蕴，水湿浸渍；气机闭阻、上逆而呻吟喘急；清湿伤下，则肿自下起。本应清热利水，前医误用桂枝、附子、黄芪、白术等辛热补益之品，故邪蕴化热，充斥三焦，病情日加危笃。治宜通利水道，宣化水湿。通草淡、寒，可利尿通淋，《医学启源》谓之"除水肿癃闭，治五淋"；细辛可温肺化饮，《本草纲目》言其可"破痰利水道"；黄柏清热燥湿，泻火解毒；赤豆皮解毒，利湿消肿，治水肿皮肌胀满；海金沙、猪苓均能利尿通淋。合方尽显清热解毒，利水消肿之功。

心 悸 案

1. 精血耗伤案

冬月无明，冲悸失血，心中惶惶无主。精血暗损，浮阳内震。法以镇固。

紫石英、杞子、萸肉、枣仁、龙骨、五味子。(《扫叶庄医案·卷一》)

【赏析】

肾四时应冬，此时万物收敛，当藏精纳气，若藏纳不及，精气外散，心脉失养而心悸；失血之后，心中更是惶恐万分，不得自主。精血亏耗，阴不制阳，浮阳有外越之势，治宜重镇固涩。方中山茱萸、枸杞子可补益肝肾精血；五味子补五脏之阴，兼收敛心气以治心悸；龙骨、紫石英两味重镇心阳以安神定悸，《别录》言龙骨可"养精神，定魂魄"，紫石英补虚镇惊，《张文仲备急方》载有镇心单服紫石英煮水法，主治心悸、怔忡、惊痫等症；另加酸枣仁补养安神。全方以镇固为主，兼以补养，标本两施。

案2 心阴亏虚案

读诵久坐，身似静，心多动，阳气皆令上亢，阴气无能上承，故心悸，惟静处为宜。药不易效也。

补心丹。(《扫叶庄医案·卷二》)

【赏析】

读书久坐，身体看似处于平静的状态之下，但思虑太过，暗耗阴血，使心肾两亏，阴虚血少，心神失养，虚火内扰而发为心悸。此时应恬淡虚无，并服用养心安神之方。补心丹源于《世医得效方》，全方滋阴补血以治本，养心安神以治标，标本兼治，心肾两顾，但以补心治本为主，共奏滋阴养血、补心安神之功。就其方义，《古今名医方论》论述甚详："补心丹用生地黄为君者，取其下足少阴以滋水主，水盛可以伏火，此非补心之阳，补心之神耳！凡果核之有仁，犹心之有神也。清气无如柏子仁，补血无如酸枣仁，其神存耳！参、苓之甘以补心气，五味之酸以收心气，二冬之寒以清气分之火，心气和而神自归矣；当归之甘以生心血，玄参之咸以补心血，丹参之寒以清血中之火，心血足而神自藏矣。更假桔梗为舟楫，远志为向导，和诸药入心而安神明。以此养生则寿，何有健忘、怔忡、津液干涸、舌上生疮、大便不利之虞哉?"

案3 痰浊阻滞案

酒湿变痰,忽然惊悸神迷,此为厥昏之渐。培土逐湿,宣通清气,使浊不蒙蔽。
於术、远志、半夏、陈皮、姜皮、茯苓、菖蒲。(《碎玉篇·上卷》)

【赏析】

酒湿蕴于体内,久化为痰,痰浊凌心,阻遏清阳,蒙蔽清窍则为心悸,病人忽
然惊悸、神识昏迷,这是昏厥的征兆。治宜培土燥湿化痰为主,以驱逐体内湿气,
还应该使体内清气流通,使痰浊不致蒙蔽清窍。半夏、陈皮、姜皮、茯苓乃二陈汤
化裁,具有燥湿化痰,理气和中之功效;於术健脾燥湿,增茯苓健脾除湿之力;石
菖蒲辛温宣通,配远志化痰开窍,宁心安神,常用于痰阻窍闭之神昏。

案4 脾虚湿盛案

脉濡,心悸,眩晕。
白术、制附子。(《碎玉篇·下卷》)

【赏析】

病人心悸、头目眩晕、脉濡,乃是脾虚湿盛,水湿阻遏,清阳不升,清窍失养,
导致心悸眩晕。白术甘温,入脾、胃经,可健脾益气,燥湿利水,《长沙药解》曰:
"(白术)味甘、微苦,入足阳明胃、足太阴脾经。补中燥湿,止渴生津,最益脾精,
大养胃气,降浊阴而进饮食,善止呕吐,升清阳而消水谷,能医泄利。"用于脾虚水
湿泛溢所引起的诸多症状效果良好。制附子辛甘大热,可入脾经,其功效回阳救逆,
补火助阳,逐风寒湿邪。《本经》道其可"温中,除寒湿",张元素言其可"温暖脾
胃",是故以制附子温补脾阳,化湿行水,以协助白术排除体内水湿,根除病因,使
心悸眩晕得以缓解。

案5 肝胃不和案

梦寐惊恐心悸,烦渴,肝阳升举,上热下冷,腹痛经水不至。以两和肝胃。
鲜生地、火麻仁、茺蔚子、天冬、白芍。(《碎玉篇·下卷》)

【赏析】

病人多梦易惊醒,心悸,心中烦闷,自觉口渴,此乃肝阳升举过度。肝阳偏亢,
肝胃郁热,故上热下冷,心中烦热,但手足冰冷;热邪灼伤阴液,导致血海空虚,
故腹痛,月经后期。治疗应调和肝胃。方中鲜生地入肝、肾经,滋阴清热之效佳;

火麻仁是润肠通便效药，其润滑作用源自其滋阴力好，且能引肝胃火热从大便而走；茺蔚子乃益母草籽，归肝经，可活血调经，对病人腹痛、经水不利具有较好作用；天冬滋阴生津，缓解胃热；白芍入肝经，可养血敛阴，平抑肝阳，防肝阳太过，且能下调经水。

案6　阳虚痰饮案

阳虚痰饮，心悸。

苓桂术甘汤。（《碎玉篇·下卷》）

【赏析】

此为中阳不足之痰饮上泛所致心悸，常伴有胸胁支满、目眩心悸、短气而咳等症状。以苓桂术甘汤温阳化饮，健脾利湿。方中重用甘淡之茯苓为君，健脾利水，渗湿化饮，既能消除已聚之痰饮，又善平饮邪之上逆；桂枝为臣，功能温阳化气，平冲降逆，苓、桂相合为温阳化气、利水平冲之常用组合；白术为佐，功能健脾燥湿，苓、术相须，为健脾祛湿的常用组合，在此体现了治生痰之源以治本之意，桂、术同用，也是温阳健脾的常用组合；炙甘草可合桂枝以辛甘化阳，以襄助温补中阳之力，可合白术益气健脾，崇土以利制水，还可调和诸药，功兼佐使之用。

案7　气血亏虚案

壮年脉虚缓，心悸，畏冷，不耐烦劳。询纳食无多，精气交亏之象。凡静则神藏，徒药无益。

归脾汤去木香、白术，加甘杞子。（《碎玉篇·下卷》）

【赏析】

壮年气血不足，无以濡养心脉，故脉象虚缓，心悸；阳气亏虚故畏冷；脾气亏虚故不可耐受烦劳，且其纳谷不馨，精气两亏。病人精气虚弱，只用药物是不够的，还宜静养以养神。方用归脾汤加减，以益气补血，健脾养心。《医方集解·补养之剂》曰："此手少阴、足太阴药也。血不归脾则妄行，参、术、黄芪、甘草之甘温，所以补脾；茯神、远志、枣仁、龙眼之甘温酸苦，所以补心，心者，脾之母也。当归滋阴而养血，木香行气而舒脾，既以行血中之滞，又以助参、芪而补气。气壮则能摄血，血自归经，而诸症悉除矣。"揣度本案"静则神藏"，故去木香、白术之辛燥，加性平之枸杞子，《本草纲目》载："枸杞子甘平而润，性滋补……能补肾、润肺、生精、益气，此乃平补之药。"此化裁方可生病人气血之精，濡养周身，使诸般症状渐消。

胸痹（心痛）案

案1 肝厥痰饮案

素有肝厥痛，气从胁腹厥逆至咽，胸痛彻背，且多痰饮，舌苔常垢白。病发不饥不食，呕酸症已数年。痼疾难效。

人参、炒焦白术、茯苓、制半夏、炙甘草、陈皮、炒焦当归、乌梅、肉桂心、炒川椒。（《扫叶庄医案·卷二》）

【赏析】

胸痹是指以胸部闷痛，甚则胸痛彻背，喘息不得卧为主要表现的一种疾病，轻者感觉胸闷、呼吸欠畅，重者则有胸痛，严重者心痛彻背、背痛彻心。此案肝厥痛是由于肝气厥逆上冲所致，并兼有中焦脾胃虚弱，内生痰饮，故纳差呕酸、舌苔垢白。治以健脾燥湿化痰，疏肝理气止痛。方中人参、炒焦白术、茯苓、制半夏、炙甘草、陈皮即六君子汤，益气健脾，燥湿化痰；当归、乌梅养血生津，柔肝止痛；肉桂、川椒温阳健脾，通脉止痛。

案2 心肾不交案

苦辛酸泄阳明厥阴邪热，病势已减一二。视舌色黑芒刺，舌心干板，心中痛不已，此皆热邪内迫，阳津阴液告竭。两日前虑其陷伏闭塞，今又怕其液涸痉厥，是为最难调治矣。夫护胎存阴，清邪祛热，两不可少。

鲜生地、川连、知母、鸡子黄、阿胶。（《碎玉篇·下卷》）

【赏析】

此为热邪内炽、阴液耗伤，而致心火旺盛、肾水枯竭。心火亢盛内灼心阴，肾水亏虚不能上济于心，心失所养，血脉不畅致心中痛，常伴有心悸盗汗、虚烦不寐、腰膝酸软、头晕耳鸣、舌红少津、脉细数或促代等症。治以滋阴清火，养心和络。仿黄连阿胶汤之义，以黄连泻心火、阿胶益肾水；知母佐黄连，则清火力大；生地佐阿胶，则益水力强；鸡子黄滋肾阴，养心血而安神。数药合用，则肾水可旺，心火可清，心肾交通，水火既济。

案3 血亏瘀阻案

阴维为病，苦心痛。

归身、高良姜、小茴香、单桃仁、鹿茸。（《碎玉篇·下卷》）

【赏析】

语出《难经》"阳维病苦寒热，阴维为病苦心痛"。吕广注："阴为荣，荣为血，血者心，故心痛也。"《奇经八脉考》引张洁古释："卫为阳主表，阳维受邪为病在表，故苦寒热；荣为阴主里，阴维受邪为病在里，故苦心痛。"此病案病机以阴血亏虚，血脉瘀阻为主，治以养血通络，温阳理气。方中当归身、桃仁养血和血通络；高良姜、小茴香、鹿茸温阳通络止痛。

案4 卒然心痛案

卒然心痛，寒热，吐血恰在产后。经云：阳维为病，苦寒热。阴维为病，苦心痛。维主一身之纲，维其阳行卫，其阴入营。二脉致偏，不食少纳，腹胀结聚，夏月经必先期，秋冬下焦先冷。医治肝脾，或消或补，或开气或理血，悉未明经义。经年累月，病深正衰，焉能取效。

生艾末、鹿角霜、归身、沙苑子、芡实、生仲粉、紫石英、苁蓉、建莲肉、茯苓，十味为末，用红枣肉打丸。改方去艾叶、红枣，加河车膏为丸。（《碎玉篇·下卷》）

【赏析】

两维脉是维络于身，为诸脉之纲维。其中阳维脉与手足三阳相维系，特别是足太阳、少阳，寒热之证，惟两经有之，人身经脉，太阳主表，少阳主半表半里，这两经的经气不和，在太阳者，则恶寒发热，在少阳者，则寒热往来，所以阳维为病，苦寒热。阴维脉是交三阴而行，与任脉会于颈部而同归，如足太阴与足少阴二经，寒凝气阻，或因经气厥逆、任脉之气上冲，都可导致该经阴气郁滞而产生心腹疼痛，或胸中痛、两胁满实、腰部疼痛、阴中作痛拘急等症状，故阴维为病，苦里急。此证产后出现心痛、寒热，为两维脉不能维护阴阳，阴阳失调，阳气耗散，阴精耗伤。以丸剂温阳益气，补益阴精。方中生艾叶、鹿角霜、生杜仲、肉苁蓉温肾壮阳，温阳行气；当归身、沙苑子、芡实、建莲肉、茯苓、红枣肉补肾固精，健脾养心；紫石英重镇降逆安神；河车膏为血肉有情之品，补益气血之力更强。

不寐案

案1　营卫不调案

悲哀太过，内损脏阴，致十二经逆乱，气血混淆。痛欲椎摩始得稍宽，寝不安，食不甘。用药焉能见效，先以心营肺卫立法。

枇杷叶、松子、苏子、麻仁、柏子仁、川贝母。(《碎玉篇·下卷》)

【赏析】

不寐是以经常不能获得正常睡眠为特征的一类病证。主要表现为睡眠时间、深度的不足，轻者入睡困难，或寐而不酣，时寐时醒，或醒后不能再寐，重则彻夜不寐。此为情志过极导致脏腑功能失调，心阴不足，心失所养，兼有肺胃阴液不足，营卫不调。治以滋养心阴，润肺养胃。方中枇杷叶清肺止咳、松子养血润肠、紫苏子止咳平喘、麻仁润肠通便、柏子仁养心安神、川贝母清热润肺，药物皆从心肺入手。

案2　胆胃不和案

不寤少寐，痰多噫气，全属胃家不和。初因嗔怒，木乘土也。

温胆汤去草，加川石斛。(《碎玉篇·下卷》)

【赏析】

此证为胆气不足，复由情志不遂，胆失疏泄，气郁生痰，痰浊内扰，胆胃不和所致。胆为清净之府，性喜宁谧而恶烦扰，胆为邪扰，失其宁谧，则心烦不眠、惊悸不安；胆胃不和，胃失和降，则呕吐痰涎或呃逆。治宜理气化痰，和胃利胆，拟温胆汤化裁。方中半夏燥湿化痰，和胃止呕；竹茹清热化痰，除烦止呕；陈皮辛温理气行滞，燥湿化痰；枳实降气导滞，消痰除痞；茯苓健脾渗湿；生姜、大枣调和脾胃；加石斛甘寒质润，益胃生津，滋阴清热。

案3　肝血不足案

操持太过，肝肾阳浮，夜不能寐。用金匮酸枣仁汤。

酸枣仁、茯苓、川芎、甘草、知母。(《碎玉篇·下卷》)

【赏析】

此证为肝血不足，阴虚内热而致。肝藏血，血养心，肝血不足，阳不入阴则夜不能寐；心失所养，加之阴虚生内热，虚热内扰，则虚烦失眠、心悸不安。治宜养血安神，清热除烦。方中酸枣仁甘酸质润，养血补肝，宁心安神；茯苓宁心安神；知母苦寒质润，滋阴润燥，清热除烦；以川芎之辛散，调肝血而疏肝气，与大量之酸枣仁相伍，辛散与酸收并用，补血与行血结合，具有养血调肝之妙；甘草和中缓急，调和诸药。

案4 外湿内虚案

风寒湿三气杂至合而为痹。然亦有肝虚生风，肾虚生寒，脾虚生湿，先内因而兼外者最多。今诊得脉濡，年逾花甲，素患风湿，肌肤甲错，心悸少寐。肝血内乏，虚风暗动，左臂腰膝酸疼。经云：邪之所凑，其气必虚。仿千金寄生合补心丹。

人参、丹参、枣仁、柏子仁、桑寄生、潼蒺藜、大生地、白归身。(《碎玉篇·上卷》)

【赏析】

此为久痹，内因肝肾两虚，气血不足，外因感受风寒湿邪。风寒湿邪客于肢体关节，气血运行不畅，又腰为肾之府，膝为筋之府，肝肾不足，肝升于左，故见左臂腰膝疼痛；气血耗伤，故心悸少寐。治以补益气血，养心安神。方中桑寄生、潼蒺藜（即沙苑子）补益肝肾而强壮筋骨，且桑寄生兼可祛风湿；当归、生地黄养血和血；人参健脾益气；丹参、酸枣仁、柏子仁养心安神。

案5 脾虚胆热案

劳动太过，冲和变为壮火，寤不能寐，少阳胆液，郁而不舒。法当补阴土泄阳木。

四君子加桑叶、丹皮。(《碎玉篇·下卷》)

【赏析】

本案因劳累过度，"劳则气耗"，致脾胃气虚，运化乏力，气血生化不足则不寐；加之情志不舒，肝胆气机郁滞，郁而化热，更易扰及心神。治以补益太阴之脾弱，清泄少阳之胆热。方以四君子汤补益中土；择性寒入肝之桑叶、牡丹皮清泄少阳胆热。寥寥数药，方证契合，实可窥其用药精炼。

案6　情志郁结案

思虑忧愁谓之郁。气血暗伤，肌肉日瘦，不食不寐，心中时觉昏愦。是皆内因之证，酿痰为痛，枯槁成损。必得情怀开旷，斯郁结可开。目下用药，因夏秋失血以来，倏冷忽热，脘闷胸痛，自天柱挟脊至腰，酸软如折，不但营卫偏欹，八脉皆失其职司。先议宣畅脉络，勿以滋滞补涩。

鹿角霜、当归、炒枸杞子、茯苓、沙苑蒺藜、川桂枝、小茴香、炒香附。(《扫叶庄医案·卷四》)

【赏析】

此为情志郁结，耗伤气血，心失所养而气机郁滞，故见不寐、心中时觉昏愦；气血不足，脾胃虚弱，则形体消瘦、纳差，并可酿痰成痛。此证因情志过极而致气机郁结，须舒畅情志才可开解。又有夏秋失血，虽然需要补气养血，但不能滋腻壅涩，应兼以宣通气滞，温通经脉。方中鹿角霜、当归、枸杞子、茯苓、沙苑子滋养阴液，养血和血；桂枝、小茴香、香附温阳通脉，行气开郁。

案7　阳亢上扰案

阳气上扰不下，交于阴，汗出不寐。经言：阳跷陷，阴虚目不瞑。用半夏汤者，取义引阳入阴也。

川连、半夏、茯苓、秫米、枳实。(《碎玉篇·下卷》)

【赏析】

《灵枢·邪客》曰："营气……行于阳则阳气盛，阳气盛则阳跷陷，不得入于阴，阴虚，故目不瞑。"此为阳亢上扰则不寐，熏蒸津液则汗出；阳盛伤阴，而阳跷主一身左右之阳，同时濡养眼目，故见阴虚目不瞑。治宜滋阴降火除烦，补其不足，泻其有余，调其虚实，以通其道而祛其邪。半夏其生当夏季之半，即夏至前后，夏至一阴生，为大自然阴阳交会之期，取象比类，格物致知，半夏可为引阳入阴而使阴阳交会的药物；《本草纲目》记载："秫，治阳盛阴虚，夜不得眠。半夏汤（即半夏秫米汤）中用之，取其益阴气而利大肠也，大肠利则阳不盛矣。"另加茯苓、枳实化痰理气，以川黄连清心除烦。

案8　阳维失护案

阳维失护，自觉背脊烘热，汗则大泄出不止，汗过则周身冰冷畏寒。且不成寐，寐则气冲心跳，汗亦自止，以阴不内守，阳不外护。

主治：桂枝木、鹿茸、当归身、白芍、人参、柏子仁、左牡蛎、茯神。（《扫叶庄医案·卷四》）

【赏析】

阳维脉有维系人身阳经的功能，联络各阳经，与阴维脉共同起溢蓄气血的作用。阳维联络各阳经以归于督脉，阳维亢盛故见背脊烘热；阳热熏蒸津液外泄故见汗出不止；阳随汗泄则周身冰冷畏寒。病机为阴阳俱虚，治以补益阴阳。方中桂枝、鹿茸、人参温阳益气，温补阳气；当归身、白芍、柏子仁、牡蛎补血养阴，滋养阴液；茯神宁心安神。

案9　惊恐上逆案

夜不能寐，因惊而起，肝阳冲阳上逆，丑寅是阳明少州旺时，气聚欲胀。先与两和肝胃。

钩勾、桑叶、丹皮、茯苓、米仁、黑栀、降香。（《碎玉篇·下卷》）

【赏析】

《三因极一病证方论·七气叙论》曰："惊伤胆，其气乱。"《杂病源流犀烛·卷六》说："惊者，心与肝胃病也。然则因所触，发为惊者，虽属肝胃，受其惊而辄动者，心也。故惊之为病，仍不离乎心。"由暴受惊恐，肝阳上逆，导致胃失和降，故见夜不能寐，气聚欲胀。治以清肝和胃。钩藤清热平肝，息风定惊；桑叶清肝，助钩藤凉肝息风；牡丹皮清肝热；茯苓、薏苡仁健脾和中，宁心安神，皆下行之品，助平冲之力；黑栀子入肝、胆，清肝泻火；降香理气，平冲降逆。

案10　肝火扰神案

右脉平和，左寸关弦，动甚锐。面色带赤，体质清癯。禀乎木火之形，自然多动少静。加以操持烦虑，五志之阳无有不炽，良乎寤多寐少。内风不息，眩晕自至。经云：阳气下陷，入阴中阴跷满，乃得卧。谋虑不决，火动阴伤，肝阳独行，乏阴和协而魂不藏，寐亦少安矣。议补心丹，兼和肝阳主治。

人参、丹参、远志、天冬、元参、生地、茯神、枣仁、桔梗、川连、麦冬、羚羊角、琥珀、白芍、菖蒲，炼蜜为丸。（《碎玉篇·下卷》）

【赏析】

本为肝火内盛之体，又兼五志过极，肝火内炽，扰动心神而不寐；肝阳扰动，内风上扰而致眩晕。火盛入阴，耗伤阴液，心失所养，治以养阴和血，清热泻火。方中生地滋肾水以补阴，入血分以养血；玄参、天冬、麦冬甘寒滋润以清火；丹参、白芍养血和血，以助生血之用；人参益气宁心；酸枣仁、茯神收敛心气，宁心安神；远志、石菖蒲养心安神；琥珀镇惊安神；桔梗引药上行；川黄连、羚羊角清热泻火。

厥 脱 案

案1　暴怒气脱案

操持烦冗，气怯神耗体质，嗔怒后陡然昏厥。视其形色索然，脉微肢冷，最虑气脱之变。

人参煎，冲入沉香汁少许。(《碎玉篇·上卷》)

【赏析】

脱证以目合口开、手撒遗尿、鼻鼾息微、汗出肢冷等为主要表现。《杂病源流犀烛》曰："脱绝者何，经曰口开者心绝，手撒者脾绝，眼合者肝绝，遗尿者肾绝，声如鼾者肺绝，皆由虚极而阳脱也。"因长期劳倦伤精耗气之人，多为气虚体质，暴怒气血逆阻，容易在气虚的基础上导致气脱，临床表现为面色惨白，大汗出，脉微肢冷。故选方以人参煎冲入沉香汁少许达到益气固脱之功效。

案2　阴血亏虚案

脉弱无力，心中洞，入夜神昏谵语，面目皆红，烦渴微饮。是劳倦内伤，频与苦辛消导滋阴，阳愈伤则浮越，有虚脱之虑。议用仲景救逆法。

生龙骨、炒黑蜀漆、生左牡蛎、炙甘草、川桂枝木、南枣肉。(《扫叶庄医案·卷三》)

【赏析】

此为阴血亏虚，故见脉弱无力，心中洞；阴不敛阳则虚阳浮越，入夜阳入于阴则神昏谵语，面目皆红，烦渴微饮。以苦辛消导之法则阴愈虚、阳愈浮，有虚脱之象，治以滋阴敛阳，温阳通脉。生龙骨、生牡蛎滋阴潜阳，收敛固涩，重镇安神；蜀漆、桂枝辛温，温通阳气，助阳化气；《药征续编》云："故仲景之方，有以蜀漆配之牡蛎者，或有配之龙骨者，或有配之龙骨、牡蛎者，是又仲景用蜀漆之法也。本论不载此法者，盖属脱误，故晋、唐以来，无有知蜀漆之功者。"炙甘草、大枣补中益气。

案3　虚阳上浮案

身无热，脉微细，足冷，面赤，渴饮两日，病已是神识昏沉，舌干紫刺。冬不藏阳之证，何为纷纷以凉药与之。

人参、五味子、熟地、牡蛎、上桂、麦冬。(《碎玉篇·上卷》)

【赏析】

此为气阴亏虚，虚阳上浮之证。肾不藏精，阴血亏虚，虚阳上扰，上热下寒，故见脉微细、足冷、面赤、渴饮；心失所养，兼有虚阳扰动，故见神昏；阴分耗伤严重，故见舌干紫刺。治以益气生津，温补下焦阳气。方中人参、五味子、麦冬即生脉散，益气生津敛阴。人参甘温，益元气，生津液；麦冬甘寒养阴，清热生津；五味子敛阴生津止渴；三药合用，一补一润一敛，使气复津生，气充脉复。熟地、牡蛎助以滋阴潜阳；肉桂补元阳，使浮越虚阳下行，引火归元。

案4　胃虚气逆案

血凝气滞，胸中清阳不主旋转，涌吐胃损。内风鸱张，色夺昏厥。脉左弦空，右缓涩，胃虚肝乘呃忒妨食。宗仲圣胃虚客气上逆，例用旋覆代赭汤。

人参、旋覆花、代赭石、半夏、姜汁、南枣、茯苓。(《碎玉篇·下卷》)

【赏析】

先有气血瘀滞，气机上逆而致涌吐伤胃，《素问·六元正纪大论》云"木郁之发，民病胃脘当心而痛"；再有肝经之热引动内风，耗伤阴液而致昏厥。此为肝强胃弱之证，胃虚而痰阻气逆，常见胃脘痞闷或胀满、嗳气、纳差、呃逆、呕吐等症。治以降逆化痰，益气和胃。方中旋覆花性温而能下气消痰，降逆止嗳；代赭石质重而沉降，善镇冲逆；生姜于本方用量独重，寓意有三：一为和胃降逆以增止呕之效，二为宣散水气以助祛痰之功，三可制约代赭石的寒凉之性，使其镇降气逆而不伐胃；半夏辛温，祛痰散结，降逆和胃；人参、炙甘草、茯苓、大枣益脾胃，补气虚，扶助已伤之中气。

案5　气火上冲案

嗔怒劳力，气火上冲，从肝胆至巅，神迷肢冷，遂令昏厥。寒热不从表解，已非客邪，胸中不饥，有升无降。

黄连、乌梅、杏仁、牡蛎、橘红、铁锈汁少许。(《碎玉篇·上卷》)

【赏析】

《素问·大奇论》曰："暴厥者，不知与人言。"不从表解，已非客邪，《卫生宝鉴》初步提出内伤杂病与外感病之厥之不同点。朱丹溪认为厥证系神昏与手足冷并见，但以手足冷为主。七情刺激，气逆为患，以恼怒致厥为多，若所愿不遂，以致阴阳不相顺接而发为厥证。此为劳力耗阴，又有恼怒气火上逆，阴虚火旺而致厥证。

治以清热滋阴。方中黄连清热泻火；乌梅、杏仁、牡蛎滋阴生津，收敛固涩，潜阳镇逆；橘红理气平逆；铁锈清热解毒，镇心平肝。

案6 大泻伤阳案

大泻后脉微，四肢逆冷，最防暴脱，速用回阳。

勉拟：人参、炮姜、炙草、附子。（《碎玉篇·上卷》）

【赏析】

此为大泻伤阳，阳虚欲脱，故见四肢厥逆、脉微欲绝。治以回阳救逆。方选四逆加人参汤。以人参甘温，益气固脱；附子辛甘大热，温肾壮阳以祛寒救逆，并能通行十二经，振奋一身之阳；炮姜辛温，温补阳气，与附子相配，可增强回阳之功；炙甘草甘缓，和中缓急，温养阳气，并能缓和姜、附燥热之性。

案7 发厥吐蛔案

发厥吐蛔。

乌梅丸加川楝、川椒。（《碎玉篇·上卷》）

【赏析】

此为蛔厥，症见吐蛔、腹痛下痢、手足厥冷。《伤寒论·辨厥阴病脉证并治》曰："蛔厥者，其人当吐蛔。今病者静而复蛔厥时烦者，此为脏寒。蛔上入其膈，故烦，须臾复止，得食而呕，又烦者，蛔闻食臭出，其人当自吐蛔。蛔厥者，乌梅丸主之。"治以缓肝调中，清上温下。方中乌梅酸温安蛔，涩肠止痢；花椒、细辛、附子、干姜、桂枝性味辛温（热），辛可伏蛔，兼温脏祛寒；黄连、黄柏苦以下蛔；人参、当归养气血；加川楝子、川椒增疏肝行气、止痛杀虫之功。

案8 阴虚肝旺案

惊恐起病，遇怒而发，是名肝厥。阳气暴升，痰随气火，神识乃迷。近加小产后，必须养肝，佐以凉肝。

生地、天冬、茯神、丹参、人中白、阿胶、白芍、柏子仁。（《碎玉篇·上卷》）

【赏析】

肝厥是由肝气厥逆而上冲的病证。主要症状有手足厥冷、呕吐昏晕、状如癫痫、不省人事等。《证治汇补·眩晕》曰："肝厥之证，状如痫疾，僵仆不醒，醒则呕吐，头眩发热。"病人平素即有阴虚肝旺，常因受到精神刺激而诱发。小产后肝血不足，治以养肝为主，凉肝为辅。方中生地、天冬、丹参、阿胶、白芍、柏子仁滋阴生津，养血和血；茯神宁心安神；人中白清热降火。

案9　肝肾精亏案

厥已五年，脉数促，乃肝肾精血内乏，冬不藏纳，厥阳内风飞旋上冒。病既在至阴，下元根蒂浅乏。欲图其愈，屏绝世务，静居林壑一年。阴阳交钮，不至离乃佳。

龟板、川石斛、灵磁石、黄柏、人中白、怀牛膝、山萸肉、辰砂。

介虫三百六十，龟板为之长。色黑，属北方坎卦；味咸纯阴，入任脉阴海。磁石质重入肾，止肝阳上冒。辰砂镇心安神，交其水火。萸肉酸能入肝，敛肝之逆。牛膝佐以入下。人中白咸降。黄柏苦坚，所以治上浮。川石斛清阴火，能坚筋骨。此立方之大旨。(《碎玉篇·上卷》)

【赏析】

《张氏医通·厥》曰："今人多不知厥证，而皆指为中风也。夫中风者，病多经络之受伤；厥逆者，直因精气之内夺。表里虚实，病情当辨，名义不正，无怪其以风治厥也。"此为肝肾精血亏虚，阴不敛阳，肝阳上亢而致厥。治以滋阴潜阳，重镇安神。龟甲滋阴潜阳；川石斛清热生津；怀牛膝、山茱萸滋养阴液，敛肝之逆；磁石、辰砂镇惊安神，平肝潜阳；黄柏、人中白清热降火。

案10　气厥上逆案

因嗔怒而气逆，是为气厥。

枳实四磨饮，各磨汁煎服。(《碎玉篇·上卷》)

【赏析】

气厥是气机怫郁上逆而厥者。气盛之人骤然恼怒，气机上逆，壅塞清窍，阴阳不接，发为气厥实证。治以顺气降逆。方中乌药顺气疏肝；槟榔助乌药行气化滞；沉香顺气降逆；枳实行气导滞。沈括《梦溪笔谈》曰："旧枳实条内称，除胸胁痰癖，逐停水，破结实，消胀满，心下急痞痛，逆气，皆是枳实之功，宜存于本条，别有主疗亦附益之可也。"然行气降气之品每易伤气，故用人参益气扶正，使郁结散而正不伤，诸症自平。

案11　厥阴寒浊案

右脉伏，姑以左小紧。四肢冷，干呕，烦渴，厥阴浊泛，此属痛厥，姑以辛热泄浊通阳。

附子、吴萸、川楝子、干姜、茯苓、延胡索。(《碎玉篇·下卷》)

【赏析】

此为阳气亏虚，厥阴寒浊之证。《素问·举痛论》称："寒气客于五脏，厥逆上泄，阴气竭，阳气未入，故卒然痛死不知人。"由寒邪入侵五脏所产生的厥阴寒厥，寒性凝滞则痛不自胜。阳气不能温养四末，故见四肢冷；寒浊郁闭厥阴，故见干呕、烦渴。用附子、干姜、吴茱萸三味大辛大热之品散寒止痛，彰显治病求本之用心，《本经》谓吴茱萸"主温中下气，止痛"；然纯用辛热之品易煽动肝火，故以延胡索与川楝子配伍，疏肝行气，且川楝子其性苦寒，既纠辛热太过之势，亦能清肝郁化火之虑；《本草纲目》谓："茯苓气味淡而渗，其性上行，生津液，开腠理，滋水源而下降，正对干呕、烦渴施治。"

语 謇 案

案1　湿阻气机案

身体稍能转动，语謇神呆，气机尚未灵转，色脉非是有余。湿为阴邪，不徒偏寒偏热而已也。

於术、郁金、远志、菖蒲、茯苓、米仁。（《碎玉篇·上卷》）

【赏析】

病人本因体内有湿，湿为阴邪，易袭阴位故易困脾，影响体内水液运行。湿性重浊，易阻遏气机，故病人体内气机不畅，诸窍不通，语言謇涩。治以健脾祛湿，行气通滞。方中以白术健脾益气，燥湿利水；郁金活血行气开窍，常用于癫痫痰闭；远志、石菖蒲安神益智，祛痰开窍；茯苓、薏苡仁健脾利水渗湿。全方以健脾祛湿为主，行气导滞和芳香开窍为辅。

案2　痰陷厥阴案

痰病，语言謇。

白术、制胆星、远志、橘红、枳实、附子、茯苓、杭甘菊。（《碎玉篇·下卷》）

【赏析】

病人体内有痰邪作祟，痰与湿有相似之处，痰可由湿转化而来，日久易生痰火，素体也本有脾虚不运，气机不畅。治宜清热化痰，健脾行气。故方中以白术健脾益气，燥湿化痰；胆南星清火化痰，镇惊定痫，治中风痰迷，惊风癫痫，《本草汇言》曰其"治小儿惊风惊痰，四肢抽搐，大人气虚内热，热郁生痰"；远志安神益智，祛痰；橘红理气宽中，燥湿化痰；《别录》载枳实能"除胸胁痰癖，逐停水，破结实，消胀满，心下急痞痛"，故取其除胸胁痰癖之功；附子温阳行散；茯苓淡渗通阳；痰陷厥阴，以杭甘菊轻薄之品引经。

案3　中虚挟湿案

中虚挟湿，头垂语謇，神倦，畏寒汗出。须防虚中，议桂苓加术汤。

桂枝、白术、白芍、茯苓、菖蒲、厚朴。（《碎玉篇·上卷》）

【赏析】

病人脾胃虚弱并伴有夹杂湿邪。神倦、畏寒汗出，这些都是因为中阳不足，素体虚弱之故。桂苓加术汤方所治痰饮乃中阳素虚，脾失健运，气化不利，水湿内停所致。盖脾主中州，职司气化，为气机升降之枢纽，若脾阳不足，健运失职，则湿滞而为痰为饮。"病痰饮者，当以温药和之。"故治当温阳化饮，健脾利水。方中桂枝温阳化气，平冲降逆；茯苓健脾利水，渗湿化饮，既能消除已聚之痰饮，又善平饮邪之上逆，苓、桂相合为温阳化气，利水平冲之常用组合；白术健脾燥湿，与茯苓相须，助健脾祛湿之力，乃治本之义；与桂枝同用，温阳健脾之力颇著；白芍利小便；石菖蒲开窍化痰和胃；厚朴入中焦行气燥湿。

胃脘痛案

案1 肝木犯胃案

动怒，脘下痛，不欲食，是肝木犯胃。病外生枝，理气皆破泄，难用。宜制肝木，安胃土一法。

人参、乌梅、橘红、茄南香、茯苓、白芍。(《碎玉篇·下卷》)

【赏析】

仲师曰："见肝之病，知肝传脾，当先实脾。四季脾旺不受邪，即勿补之。"此案木气犯脾土，皆因脾土本虚，若脾土实则木气不得犯胃。然肝气因何常发将军之怒，究其本源，多由脾虚不能化生气血，使肝藏血不得，肝体失于阴血之濡养所致。土虚易被木乘，血虚又致木旺，故常见木气乘土之象。木气犯土，世人多用疏肝之法，殊不知此为救末之策；且疏肝理气之药，多辛香之品，易伤阴血，阴血不足则更难制约木气。故制肝之法，惟当以健脾养血为要，阴血足则能敛木气，脾土实，亦能御木气来犯。养血药中，惟白芍甘酸苦泄，既养肝血，又酸敛柔肝，缓急止痛，最为血虚肝旺之要药；加用乌梅助白芍敛肝之功；人参、茯苓、橘红通补兼施，补脾土，祛湿气，复脾土之健运；茄南香入肝、胃两经，行肝胃气滞，用以调和肝脾。诸药合用，则脾旺血实，肝木得敛，脾土则安。

案2 阳虚寒痰停脘案

茯苓饮和胃以降痰饮，服一剂，脘痞痛胀皆在偏右，想从前冷痰黏积有质之滞。温下攻驱，而脾胃之阳久已亏损。仿仲景附子粳米汤。

附子、茯苓、姜汁、半夏、粳米。(《碎玉篇·下卷》)

【赏析】

仲师云："治痰饮者，当以温药和之。"茯苓饮为治脾虚痰饮方，重在补气健脾、行气祛湿，温补之力不足。故用后其效不显，概因冷痰久积，非辛热温化不足以除之。虽为痰饮久积，不可用芫花之类泻下涤痰，因脾胃久虚，不宜攻伐。若因其痼结之势而攻之，必致阳气下泄。不若以附子温补脾肾；再以半夏、姜汁温散水气痰饮，有如阳光普照，阴霾得散；茯苓健脾胃，消痰饮，三药有仲师小半夏加茯苓汤之义；复以粳米护胃，防辛热燥烈之品伤阴化燥。

案3　寒凝气滞案

寒凝气滞，脘痛难解。

桂枝、丁香、乌药、广皮、香附、白蔻仁。(《碎玉篇·下卷》)

【赏析】

脘痛因寒凝而起，温则能通，辛香入脾，其治最宜辛香温通。全方除香附外皆为香药，入中焦散寒行气，则脘痛可除。香附虽入肝经，仿越鞠丸，取其理诸般气郁。寒去气顺，脘痛则解。

案4　痰火郁结案

火郁脘痛，脉来洪数，喜冷烦热，焦渴。

乌药、蒌皮、川楝子、黑栀、半夏、延胡索。(《碎玉篇·下卷》)

【赏析】

经言"火郁发之"，苦寒清泻中宜佐以疏散。疏散之法，或用行气之品，如金铃子散之川楝子配延胡索；或用清宣之品，如栀子豉汤中栀子配淡豆豉，又如清胃散中之黄连配升麻。此证以金铃子散为主方，配合清宣之栀子，助其清宣郁火；火热郁结，易生胶浊之痰，须用甘润以解其胶浊之势，故用瓜蒌皮开郁化痰，甘寒清热，既解火郁痰结，又解焦渴之症；佐以乌药、半夏等辛开温通之品，防其苦寒冰伏，如此则火邪得清，气机畅通。全方苦寒清泻配辛温开郁之品，亦"火郁发之"之义。

案5　气血虚寒案

积劳气血两亏，心脾失于营养，偶有所触，脘痛即至，连绵不已，喜得温熨揉按全无形迹，脉微，气弱，面色少华。与甘温养血，补胃和中。

人参、归身、炙草、炮姜、肉桂、熟地。(《碎玉篇·下卷》)

【赏析】

面色少华，喜温喜按，皆为血虚有寒之象；揉按全无形迹，可知其痛非为不通。皆因不荣，当温养气血，缓急止痛，仿大建中汤之意治之。取人参益气，加用炙甘草缓急补中；大建中汤多治气分，此证血分亦亏，故以熟地、当归身易饴糖，养血活血，以解血中之虚与滞；以炮姜、肉桂易干姜、蜀椒，使入血分温经散寒以止痛。此案可见薛氏用方，取古人之意而不泥古人之方，伺机用药，恰得其所。

案6　木郁乘土案

据说逗留客邸，情志少适，遂脘中两胁按之而痛，大便不爽，脉来弦坚，面色不华，纳食虽少，虚中有滞。与宣通腑络。

桃仁、半夏、橘红、海浮石、瓜蒌仁、枳实。(《碎玉篇·下卷》)

【赏析】

胃居中脘，肝经布于胁肋。脘中连两胁痛，是木气乘土；胃气被乘，不得通降，致大便不爽。而木气得以乘土，必因脾土本虚。情志少适，乃木郁之由；面色不华，为土虚之征；脉弦为木气郁，脉坚为胃腑实。治当通腑气，疏木郁。然脾土本虚，泻下宜缓，故选桃仁、瓜蒌仁甘润缓泻之品，配枳实行气通腑，以助通泻；脾虚日久，痰湿内生故大便不爽，既有木气郁遏，亦有湿气阻碍，遂以半夏、橘红、海浮石健脾燥湿，化痰行滞，助枳实、桃仁等通利肠腑。

案7　奇脉空虚案

据说胃痛空哕已久，冬月寒热七十余日，是时柴胡颇效，但宿病缠绵，必属内损。怕风怯寒，为阳虚；暮夜汗出，为阴损。经言：阳维阴维为病，苦寒热苦心痛是也。从奇经治。

人参、鹿茸、鹿霜、甘杞子、归身、茯苓、牡蛎、潼蒺藜。(《扫叶庄医案·卷二》)

【赏析】

胃痛空哕，是中阳虚衰。外感寒热，药之颇效然终不去者，必因正虚。此证阴阳俱损，诸虚不足，不若从奇经论治。阴维阳维统领人身阴脉和阳脉。《难经》云："阳维发病苦寒热""阴维发病苦心痛"。此案胃痛兼寒热不去，正可从阴维阳维治。方以枸杞子、当归、沙苑子（即潼蒺藜）补阴精以充阴维；人参、鹿茸、鹿霜峻补阳气以壮阳维；茯苓健脾以防滋腻碍胃；牡蛎潜阳以防阳升风动。阴维阳维系一身之阳气津精，如此则寒热可去，汗出畏风可除。此案反映了薛氏辨证重视奇经八脉，认为奇经空虚皆因下虚，且补虚擅长用血肉有情之品，如鹿茸、羊胎、紫河车等。

案8　脾虚痰滞，肝木乘土案

劳怒脘痛，是肝木乘土。屡经发作，脘聚瘀痰，上涌下泄，瘀去始缓。但痛发徒补则壅，议冬月用通补方。胃属腑，腑通为补。

制半夏、广皮、桂木、茯苓、生於术、石菖蒲，牛肉胶为丸。(《扫叶庄医案·

卷二》)

【赏析】

脾胃虚损，肝失濡养，则肝木易乘脾土；而劳累则脾虚更甚，郁怒则动肝气，故劳怒则脘痛；脾虚湿聚，痰气结滞于胃脘，其痛更甚。此证虚实相兼，治以通补兼施；且瘀痛为急，当以祛痰为先，稍佐补益，以免壅补助邪。方以六君子汤为基本方，去壅滞之参、草，取健脾祛湿之苓、术，理气化痰之二陈；再以辛香之石菖蒲，清轻流动以助脾运化痰浊；配以桂枝温通气血，扶助心脾阳气，助其化气行痰之功。此处用桂枝，可见薛氏治痰饮诸证，颇重阳气之温化，亦合仲师"治痰饮者当以温药和之"之意。全方多芳香之品，既合脾爱暖喜芳香之性，又助肝之条达，如此肝脾俱得其所喜，复其疏泄运化之职。肝脾虚损，专用辛香，恐伤阴血，遂以牛肉胶为丸补益阴血。薛氏认为"形气精血消惫，生生不来，岂草木可以充复"，常以血肉有情之品，用牛肉胶和丸或以牛、羊、猪髓等和丸亦是其独特的用药之法。

案9　脾虚营亏案

脉大缓而无力，色黄痿瘁，喜暖恶凉，心下痛连及胁肋。此劳倦内伤，久则延为脾厥。脾主营，以辛甘温养血络。

当归、桂圆肉、茯苓、桂枝、远志肉、炙甘草。（《扫叶庄医案·卷一》）

【赏析】

此案诸症皆为脾阳衰微之象，心下痛连胁肋，是木来乘土。虚劳内伤，当以温养补虚为要，不可因其痛而用行散之品。故用龙眼肉、当归补养营血；远志助眠睡，以养神；茯苓、炙甘草、桂枝补益心脾，且桂枝、甘草温助心阳，茯苓、桂枝健运脾阳，三药同用，以资营血化生之源。如此则心脾阳气得充，营血得化，温养时日，久病方可向愈。

案10　中焦虚寒，寒饮交结案

脉弦，谷食下咽，胃脘勒痛，晨吐清痰，有年胃气已惫，浊饮交结噎膈之基。
人参、半夏、旋覆花、生姜、大枣、茯苓、广皮。（《碎玉篇·下卷》）

【赏析】

胃虚气逆，大半夏汤最宜；痰饮呕吐，小半夏汤宜之。此证虚实夹杂，故两方合用。人参、大枣补益中气；陈皮、茯苓、半夏、生姜健脾理气，化痰降气；加旋覆花助其降气化痰，又化瘀止痛。痰去气顺，中气得健，预后亦佳。

案11 冒暑胃痛案

冒暑胃痛。

香薷、川朴、滑石、生甘草、川连、鲜荷叶汁。(《碎玉篇·下卷》)

【赏析】

暑天易贪凉而触冒风寒；暑多兼湿，湿阻气滞则胃中痛。方以六一散（滑石、生甘草）配清香的荷叶汁，祛暑利湿，又不致伤阴碍胃；香薷外散风寒，内化湿浊，配伍厚朴燥湿行气；佐黄连稍稍清肠胃之热，其用量必轻，防其苦寒败胃。此证兼有热象，故药多取清轻辛香之品，少用苦燥以免伤阴之弊。

案12 阳虚胃痛案

每食腥油浊物，胃脘必痛。老人运行之阳已衰，浊沫皆阴，凝着乃痛。若用白蔻沉香破泄，是速其凶。

人参、附子、茯苓、桂枝、生姜、白蜜。(《碎玉篇·下卷》)

【赏析】

中阳衰微，无力运化腥油浊物，故每食必停于中而致胃痛。治病求本，因其停食皆因阳气不足，故不以辛香行气为治，而以温运中阳为要。若用辛香破泄之品，反致阳气耗伤。方取附子理中丸之意，用附子补火以暖土；桂枝温补脾阳，且辛香利于阳气通达；人参、茯苓健脾补中；生姜开痰结；白蜜防诸药温燥。

案13 冲气上逆之脘痛案

逆气从冲脉而升，卧着不安，不饥，脘痛，不必以见红为忧。夏至初交，阴未生，阳气未和。

生地、料豆、丹皮、怀牛膝、川石斛、青铅。(《碎玉篇·下卷》)

【赏析】

冲气上逆，冲于胃则脘痛，扰血络而出血。是阴虚有热，且暑气初至，虚热更甚，致冲气上逆。治宜滋阴降火，宁络止血。方以生地、料豆（黑豆）、石斛、牡丹皮补肾滋阴，清热凉血止血；怀牛膝引血热下行，配合质重之青铅，意在潜降阴火。如此阴血充，方可敛冲气，宁血络，止胃痛。

案 14   腹中瘀结，冲气上逆案

脐间动气上逆，自觉块垒攻及脘中，痛胀兼作。若响动下行，痛始缓。多涎沫，大便艰苦。十年宿病，图效颇难。

川楝子、桃仁、火麻仁、郁李仁、冬葵子、延胡索。（《碎玉篇·下卷》）

【赏析】

脐间动气，多为肝经虚寒，冲气上逆；腹中积块，多因气虚痰滞，与瘀血相结而成；脾在液为涎，主为胃行其津液，脾虚不能化津，在上则多涎沫，在下则肠燥便艰。痞块日久，非一时攻伐可除，又兼体虚，只宜渐消缓散。先缓腹痛，治当行气活血，润肠通便。方中川楝子、延胡索行气止痛；火麻仁、郁李仁、冬葵子、桃仁诸种仁类药同用以润肠通便，又取桃仁逐瘀。

案 15   气滞食停案

气滞食停，脘痛。

丁香、莱菔子、广木香、建神曲、焦山楂、白蔻仁。（《碎玉篇·下卷》）

【赏析】

气滞食停，治以行气消食即可。丁香、木香皆行气止痛；取建神曲、山楂、莱菔子行气消食，莱菔子兼能化痰降气，山楂兼行气活血；白豆蔻芳香，行气化湿，助脾胃运化之职。

案 16   中焦虚寒，木气乘土案

情志不和，病起于内，脘痛，吞酸呕吐，卧着气冲，必自下起。议泄木安土。

人参、半夏、吴萸、川楝子、乌梅、干姜、茯苓。（《碎玉篇·下卷》）

【赏析】

"木曰曲直作酸"，木气犯胃，多有胃痛吞酸之症，故此证辨为肝气犯胃。泄木安土之法，即疏肝气，补脾胃，土气旺自不受木气之扰。方用吴茱萸汤加减化裁。人参、干姜、茯苓、半夏合用，补脾益胃，健脾祛湿，以安中土；吴茱萸、川楝子疏肝理气，以泄木气；乌梅甘酸生津，既中酸以敛木，又可制约半夏、吴茱萸、干姜之燥。

案 17　脾虚不运案

茹素多年，中焦阳气易亏，纳食必胸脘痛及两胁，由乎脾脏阳弱，不主运行矣。治以辛香温暖，健脾佐运。

於术、荜茇、淡干姜、新会皮、益智仁、淡吴萸。(《扫叶庄医案·卷二》)

【赏析】

中阳虚衰，纳运无权，食停于中，气机受阻，势必逆上或横于中焦，故有胸脘痛；连及两胁，必因木气不舒。若专以辛香行散，必会更伤胃气，须于补益药中佐以行散。白术、益智仁、陈皮温补脾胃，理气健脾，补中有行；荜茇、干姜温中止痛；吴茱萸暖肝疏肝，和胃。与上案同理，安土兼以泄木，脘胁痛可除。

案 18　中阳亏虚案

食入脘胀且痛，是胃阳受伤。凡冷浊肥腻须戒。

藿香、草果、茵陈、广皮、厚朴、茯苓皮。(《扫叶庄医案·卷二》)

【赏析】

冷食入胃，中阳受伤，不能运化则生湿生痰。治宜温中散寒，理气化湿健胃。薛氏用药，喜辛香温通之品，如脾之所喜。藿香、草果、厚朴、陈皮、茵陈皆辛香之品，温中焦，理气滞，祛湿邪；茯苓皮淡渗利湿，祛邪兼略补脾胃。此后须戒冷浊肥腻之物，以免更伤脾胃。薛氏治中焦之湿，最喜用茵陈、茯苓皮与陈皮、厚朴同用。以茵陈、茯苓祛湿而不伤阳气；厚朴、陈皮辛温燥湿，因湿终为阴邪，得温始化。

案 19　中焦虚寒，浊阴凝滞案

食入涎涌，脘胁痛胀在右边。近日天冷更加，前议胃阳已伤。浊沫凝涎，壅于胃脘，致浊气不降，肠中为痹。古称九窍不和，显然腑病。想暴寒口鼻吸入，近日反痛，为新寒凝沍之象。

苏合香丸。(《扫叶庄医案·卷二》)

【赏析】

冷食伤胃，寒气伤肺，今肺胃阳气皆为寒所闭，故生浊沫痰涎，壅滞胃中，肠腑亦难主通降。浊阴塞窍，九窍不和，非辛香走窜之品难以祛浊通窍。故治以苏合香丸，通窍开闭，行气止痛，先通其壅塞为要。

案20　产后虚损之脘痛引脊案

脘痛引脊，甚则四肢厥冷。问当年产后瘕泄，今带漏脊椎酸垂。经言：阴维为病，苦心痛。医不知维脉阴阳异治，谓痛以破气降气，何识见浅陋乃尔。

鹿茸、归身、沙苑、茯苓、鹿角霜、甘杞子、苁蓉、小茴香。（《碎玉篇·下卷》）

【赏析】

腰脊酸痛而坠，必定髓中空虚，皆因产后失养，泄漏而亏。虽阴维为病而现脘痛，然寒气易解，精亏难填。今阳维脉衰，精血亏耗，治宜填精髓，暖腰脊。若以为不通则痛，用破泄之品，必定更伤精气。

此案可见薛氏对于经产淋带女科诸杂证，特别重视奇经八脉的作用。认为妇女之病，多见胎损血崩等证，病久最易致八脉损伤。须"调经和养气血，不得见病治病""兼暖冲任，为孕育之基"，而"形气精血消惫，生生不来，岂草木可以充复"。欲填精髓，必得血肉有情之品，如鹿茸、鹿角霜之类；复用当归、沙苑子、枸杞子、肉苁蓉温肾阳，益精血；茯苓甘淡健脾，防诸药滋腻；小茴香温中行气，以除脘痛。

案21　肾阳虚，浊阴上冲案

脘痛至脐上起，于下午甚，于暮夜天曙始解。因劳怒得之，显然阳气受伤，浊阴乃聚脐上。属太阴脾胃，议辛甘温主治。

人参、肉桂、炙甘草、炮姜、白芍、南枣。（《碎玉篇·下卷》）

【赏析】

脘痛自脐上起，知病在下焦；午后阴气渐重，天曙阳气渐生，暮重而旦慧，必定阴盛为病。由是知脘痛因下焦寒气上冲所致。劳则耗气，怒则伤肝。下焦乃命门所在，必因命门火衰，不能制水，致肝经寒气上冲，循经犯胃。病位虽在中焦，而病由却责之下焦肝肾。方用人参、炮姜、炙甘草温补脾胃；肉桂补命门之火，制下焦寒气；白芍、南枣补血养肝以敛肝气。如此则下焦浊阴可制，肝气柔和，脘痛可除。

案22　虚劳之脘痛呛血案

胃纳渐少，脘痛呛血，形色黄瘦。初春至霜降不得醒复，此内损七情，恹恹劳怯。急宜扶其脾胃；若以咳呛为事，殆不可回矣。

人参归身建中汤。（《碎玉篇·下卷》）

【赏析】

纳少脘痛,形瘦面黄,皆脾胃虚弱,气血不足之象;气虚则脾不统血,血虚肝失敛藏,犯侮肺胃,则胃痛呛血。此证皆因气血不足,治宜健中焦,助气血生化之源,故以建中汤补气健中。方中桂枝、甘草温补阳气;白芍、大枣养血敛阴;加用当归养血和血,防血分壅滞;加用人参益气摄血,防阴血再耗。若以辛行凉降之品治咳呛,更耗气血,病必不治。

案23 气滞血瘀之胃痛案

胃气痛发。

五灵脂、川楝子、桂木、生蒲黄、元胡索、生香附。

痛缓用后方:炒桃仁、茯神、炒杞子、柏子仁、桂圆肉、新绛。(《扫叶庄医案·卷二》)

【赏析】

气滞胃痛,辛香温通以疏解。方以金铃子散(川楝子、延胡索)行气止痛,失笑散(五灵脂、蒲黄)化瘀止痛,加用桂枝、香附温通气血,助止痛之功。胃气痛,多为木旺土虚,肝气犯胃,故痛缓后宜补土泄木。枸杞子、龙眼肉补血养肝;茯神、柏子仁健脾养心安神;桃仁、新绛(现多用茜草代替)散血中瘀滞,以经年之病,必多瘀滞,气血同调。脾旺则不受邪,血实则肝气柔,两相安和。

案24 浊阴犯胃,木气乘土案

胃痛引入两胁,多吐涎沫,年来辛温稍安。夫肝用宜辛,久病络虚,香燥忌进。与柔和之。

归尾、桃仁、柏子仁、火麻仁、桂圆、延胡索。(《碎玉篇·下卷》)

【赏析】

胃痛引胁,是肝气犯胃;多吐涎沫,是浊阴上犯。辛温通利,制阴浊邪气,故年来稍安。肝气何以常犯他脏,皆因"肝体阴而用阳"。肝之阴血亏虚,阳气失于敛藏,必致肝阳亢旺或疏泄太过。治之以柔肝和胃法。柔肝之法,唯有养肝,若用香燥更伤阴血,反助其亢逆。故方药多用甘润滋补之品,当归尾、龙眼肉养血以柔肝;桃仁、柏子仁、火麻仁、当归尾润肠通便,引浊气下行,且通血中之滞;延胡索行气活血止痛,除脘胁之痛。全方通润温补,补血意在柔肝,润下意在泄浊,无一香燥辛行苦降之品,而痛逆皆除。可见薛氏深知"肝体阴而用阳"之意,虽肝多实证,然肝阳亢旺、肝气疏泄太过、肝气升发不及、冲气上逆,莫不由肝虚而得。可见虚实之辨,不可拘于一端。

案25 阳虚痰滞之胃痛噎膈案

胃脘痛，咽食又噎，近加涌泛黏。中年劳瘁阳伤，清气不司旋转。不饥，大便不爽，寻九窍不和，都属胃病。

人参、半夏、芦巴、萆薢、茯苓、生姜。(《碎玉篇·下卷》)

【赏析】

中阳不足致痰浊内生，升降失常。浊阴上泛则涌吐痰涎、饮食难进；津液不得下渗肠道，则大便不爽。中焦虚寒之胃反，治宜大半夏汤。人参补脾胃；半夏温中补虚，化痰祛浊；合用生姜，助半夏化痰饮，温中止呕；加用茯苓、萆薢利湿泄浊；胡芦巴入下焦温肾阳，逐寒湿，暖土以制寒浊。脾阳充盛，清气自可旋转，升降复常，胃痛、噎膈之症可解。

案26 肝肾阴虚，风木上犯案

向年戌时发厥，曾以肝肾之阴虚损，阴火内风蒙神治愈。五载迄今，左目流泪，至暮少明，胃脘痛。经言：肝脉贯膈入胃，开窍于目。据症全是精血内怯，若云平肝疏克，攻治，相反矣。

熟地、甘杞子、黄菊花、桂圆、谷精草、天冬。(《碎玉篇·下卷》)

【赏析】

向年曾发厥，可知肝肾阴虚久矣。肝阴虚不能濡目，则羞明流泪，是故暮夜日光隐而目稍明；水不涵木则肝气不敛，易犯脾土，故胃脘痛。若以辛行疏利之品伐木，更伤阴血，阳气愈张，故谓相反矣。唯有滋水涵木一法，阳气始可敛藏。方中一众滋补肝肾之品，如熟地、枸杞子、龙眼肉、天冬；稍佐清肝明目之黄菊花、谷精草。薛氏养肝以制肝之法，此案又是一例。

案27 肝郁犯胃案

性情古执，郁勃气蒸，粒米入脘即痛，父训宛似痴呆，由肝胆木火来克胃土。

夏枯草、川贝母、香附、橘红、黑栀、蒌仁。(《碎玉篇·下卷》)

【赏析】

性情执拗之人，易肝气郁结，久则化热。气郁则生痰浊，蒙蔽清阳，故宛若痴呆；肝郁横行于胃，遂致脘痛。年少气盛，正气未衰，只疏肝清热即可。仿丹溪治郁之法，以夏枯草、香附、栀子清疏肝胆；川贝母、橘红、瓜蒌仁理气祛痰。气顺则脘痛可除，痰去则神明自复。

案28　阳虚之胃痛食减案

因遭颠沛，胃痛食减，吐痰，逐致肌瘦形寒。此中宫阳气为思虑郁结，日就拘束之象。东垣升阳，扩充脾胃，郁舒则阳可复振。

炒焦白术、茯苓、高良姜、煨葛根、广皮、炙黑甘草、红蔻、煨升麻。(《扫叶庄医案·卷二》)

【赏析】

脾主四肢肌肉，而肌瘦形寒、胃痛食减、吐痰，可知中阳虚衰，寒湿痰浊阻滞。痰湿困脾，其势愈重。治宜温扶中气，祛痰浊，升清阳。方用焦白术、茯苓、炙甘草补中气；高良姜、陈皮、红豆蔻温中行气止痛，祛痰利浊；升麻、葛根升脾胃清阳，煨用以制寒凉之性。全方多焦香温燥之品，以脾喜燥而恶湿，爱暖而喜芳香。白术炒焦、甘草炙黑，皆因焦香入脾，健脾之功更著，又防甘草助湿；去人参概因略嫌其甘缓壅滞，而白术补气兼能燥湿健脾。由是脾胃得其所喜，其病可愈。

痞 满 案

案 1　产后虚损案

产后下虚，血病为多。今脘中痞胀，食减不适，全是气分之病。但调气宽中，勿动下焦为稳。

苏梗、桔梗、神曲、香附、白蔻仁、茯苓。（《碎玉篇·下卷》）

【赏析】

产后多下元亏虚，血失统摄。今脘中痞胀、纳食少，是脾气壅滞。仅用疏利之品宽中除痞即可，勿用破泄之品，耗伤真气。故所用药物，气味俱淡。方中茯苓淡渗利湿以健脾；紫苏梗、香附、白豆蔻轻清疏利，行气宽中，化湿除痞；神曲健脾和胃；桔梗、紫苏梗畅利上焦胸膈，助胃气降浊。

案 2　辛散苦泻伤阳案

风热伤卫外之阳，发散升药已为动血，复进大黄逐瘀，不饥痞闷，痰涎不渴。急醒脾扶胃。

人参、茯苓、益智仁、广皮、焦白芍、炙甘草。（《碎玉篇·上卷》）

【赏析】

卫阳受邪，正气抗邪于外，中气本已不足，复进大黄苦寒泄下，更伤中阳。中阳不振，必生痰湿，痞闷、不饥不渴，皆为痰浊中阻之象。治当补气温阳，行气化痰。薛氏补脾，常以人参与益智仁同用，有脾肾同治之意；治湿常用茯苓、陈皮，茯苓淡渗，不伤阳气，陈皮辛温，运脾以祛湿。前医误用发散及攻下逐瘀药，伤及阴血及脾胃，故用焦白芍养血敛阴；炙甘草和中，扶助气血。

案 3　寒湿伤阳案

寒湿伤阳，痞满妨食，脉沉，色黄，是脾胃病。议辛温通脾中焦之阳。

益智仁、檀香、半夏、赤苓、姜汁、荜茇。（《碎玉篇·上卷》）

【赏析】

痞满食减，病在中焦。寒湿伤阳，宜温化寒湿，辛温之品最宜。方用檀香、荜芰散寒行气，通中焦之阳；益智仁补脾肾，补中焦阳气；半夏、姜汁辛温，化痰饮，开痞结；赤茯苓渗湿于下，利湿以通阳。此证寒湿为重，故辛温行散为多，温补为辅。

案4 肝气犯胃案

接案（指脉左涩伏，右弦。呕吐，脘痛引及胁肋，痛甚则四肢冷麻。是肝厥心痛，惊起怵郁致痛。编者注）：脉伏者起，似宜病减。而痛胀脘痞，口涌涎沫，舌仍白，鼻窍煤，面欲赤，头汗，显然肝厥犯胃。左升之气逆乱攻络，胁肤乳穴皆胀。辛香开气不应，便秘溺少。用河间金铃子散，佐以润液，两通气血。

川楝子、青橘叶、左牡蛎、延胡索、炒桃仁、漏芦。（《扫叶庄医案·卷二》）

【赏析】

脘痛胁胀，吐涎沫，明是肝气犯胃；舌白，热势尚不显；鼻窍煤，是津液已伤，清窍失润。仅以辛香开气治痛胀，更伤阴血，则肝阳愈张，故便秘溺少，痛胀不除。唯有辛行疏解之中加以甘润之品，方可两不妨碍。方以金铃子散（川楝子、延胡索）疏肝行气，活血止痛；配以橘叶疏肝理脾；牡蛎滋养肝阴；桃仁润下且通血中闭；漏芦通筋脉以消胁乳胀痛。如此则浊阴可下泄，肝气得柔和，脾胃气机得开，诸症可解。善后之法，仍以健脾养血柔肝为要。

案5 奇脉空虚案

精衰于下，奇脉久空，阳维失司。寒热已历几月，渐干中焦，食少，腹痞结，便溏，是虚损大证，勿轻视之。

人参、菟丝子、茯苓、川椒、鹿茸、小茴香。（《碎玉篇·上卷》）

【赏析】

经云"精不足者，补之以味"，阳维脉久虚，当以血肉有情之品填补。精属阴，"阴虚则无气"，精气失守，中焦先颓。食少、便溏皆脾气衰，腹痞结为阳气失于旋转。若再延治，精脱气泄，故宜精气双补，脾肾兼固。方以人参峻补脾肾之气；鹿茸、菟丝子补益精血；茯苓渗湿健脾；合用花椒、小茴香辛香之品，开散中焦之痞结。

案6 湿热中阻案

酒客湿盛热郁，胀闷嗳气，无寐，得茶愈胀。先与三焦分消。

白蔻仁、杏仁、紫厚朴、茯苓皮、绵茵陈、金石斛、半夏。（《扫叶庄医案·卷一》）

【赏析】

酒客则湿热久郁，肝胆、脾胃皆为之困。中焦失于斡旋，则胀闷嗳气；湿热熏蒸于上，胆热扰神则无寐。虽为湿热，然热由湿郁，湿邪去则热无所存，故当除湿为要。中焦气结，上下为之阻，惟有以三仁汤轻清之品，开宣上焦，芳化中焦，渗利下焦，从三焦分消，湿去而上下升降皆畅。若一味苦寒清利，反伤脾胃清阳，湿则难祛也；茶虽利湿，难免寒凉伤中，故得茶愈胀。方用三仁汤，去寒凉之薏苡仁、滑石、通草、竹茹，而代以甘淡性平之茯苓，既利湿健脾，又不伤中；杏仁开宣上焦肺气；白蔻仁芳化中焦之湿；厚朴行气燥湿，通利气机；半夏燥湿降逆，最善开痞散结；复用茵陈除肝胆之湿热，茵陈虽苦而微寒，然其气辛香，略无伤中之弊，又"得初春少阳气发之气"，最宜肝胆升发之性，利肝胆之湿热；配一味石斛，防诸药香燥伤阴。

案7　劳顿伤中，湿滞胸脘案

客游劳顿，阳气先伤。夏季湿邪，是阴郁遏身中之气。经旨谓阳邪外寒，胸中清阳不旋，不饥痞闷，先治其痞。仿仲景薤白汤。

桂枝、薤白、生姜、茯苓、半夏。（《扫叶庄医案·卷二》）

【赏析】

湿为阴邪，最易郁遏阳气。阳气先伤，又为湿邪困阻，愈难行其敷布之职。胸中阳气郁遏，首选仲景诸薤白汤。薤白气温而辛气浓郁，最善温通胸中阳气，为治胸痹要药。因此证阳气本虚，故取桂枝生姜枳实汤为主方，以桂枝温助心阳，通血脉，与茯苓同用，仿苓桂剂助阳化气以祛水寒阴邪；生姜、薤白辛温通阳开散，通胸中郁滞；去枳实，虑其破气伤阳之弊，代以半夏温寒痰，开结滞。由是阳气得以敷布，痰湿去而痞闷皆除。

案8　热郁胸中案

劳动热升，气寒胸中，痞结不疏。虽咳嗽失血，必先顺气开泄。若以滋腻阴药，上焦愈阻矣。

枇杷叶、川贝、银花、黑山栀、郁金、杏仁。（《碎玉篇·上卷》）

【赏析】

气随热升，现咳嗽失血，胸中气则结滞。上下不交，宜降气宁血为要。若辨为阴虚火旺，而用甘寒养阴之品，则中焦凝滞，逆气难降。治宜降气润肺，止咳宁血。用药须防苦寒伤气，亦防温燥伤阴。方中枇杷叶、杏仁、川贝降肺润肺，性皆平和或甘润；郁金、黑栀子、金银花凉血止血；栀子炒黑，既加强止血之功，又制约其苦寒之性。

案9 劳倦伤中案

劳倦中虚，阳少旋运，遂脘闷不饥。医投发散消导，中气更伤溏泻。

生谷芽、生於术、生益智、茯苓、广皮、米仁。（《扫叶庄医案·卷一》）

【赏析】

劳倦伤气，中焦失于运化，故有脘闷不饥。若因气滞食积，投以消导，是只见其标而略其致病之由，反而更伤中气。"治病求本"，其治当温补中焦，兼以行气健脾消食。临证于脾虚气滞证，当以仲景之厚姜半甘参汤为例，寓消于补，行散之药宜多于补虚药。因其滞虽缘于虚，然补药易壅滞气机，若补药太过，反致胀满益甚。故此案以陈皮、谷芽理气健脾，消食健胃；取四君之白术、茯苓补气健脾；去人参、甘草防其壅滞，代以益智仁补脾肾；加用薏苡仁助茯苓健脾之功。全方消多于补，如此则行气而不伤中气，闷胀可除。

案10 肝胆郁热，风木犯胃案

六七年病，犹然纳食，行走办事。凡肝胆之气，从左升直至巅顶。风木必克土位，胃脘似乎闷闷，外象若冷为深。当以龙荟丸苦降治之。

龙荟丸。（《扫叶庄医案·卷一》）

【赏析】

以案测证，其人当有头痛；犹然纳食，说明脾胃尚可；肝胆火盛，必犯于胃，故脘闷不适；"外象若冷为深"，如经云"热深厥亦深"之意，言里热盛而肌肤若冷。热盛若此，当急泻肝胆火，以防火热循经上犯而致中风等险证。遂以当归龙荟丸苦降之品以泻肝胆。方中龙胆草、栀子、黄芩、黄柏苦寒清泻肝胆；黄连、大黄泻心胃之助苦降之势；当归、木香通肠腑，助火势下行，防火盛而上逆；麝香开窍，可除清窍之昏蒙。

案11 阳虚寒水上犯案

脉微迟，左胁宿痞，渐腹胀，便溺少。明系浊阴上攻，当与通阳。

制附子、炒茴香、茯苓、椒目、泽泻、远志。（《扫叶庄医案·卷二》）

【赏析】

脉微而迟，是阳气虚衰，阳虚不能制水，则寒气凝结；肝居于左，其气主升，胁为肝经所过，今左胁宿痞，是肝经寒气凝结之象；肝气失于疏泄，又寒气循经犯胃，致中焦斡旋失司，而现腹胀、前后不利。治宜温肝肾，制寒水，利气机。方以附子温阳化气行水；茴香暖肝肾而行气滞；茯苓、椒目、泽泻渗泄水湿；远志温通，利诸阳气之通行。此案通阳之法，既有利湿以通阳，又有温助阳气以通阳，而尤以助阳为通阳之本。

案12　中焦虚寒案

脉左小涩，右弦，六旬有六，阳微肢冷，脘痞不易运化，大便三四日一更衣，初结后溏。此太阴脾阳受困，当用温中醒阳。

理中加桂汤。(《扫叶庄医案·卷二》)

【赏析】

脉分气血，左主血右主气。今左脉小涩，是精血不足；右脉弦，为肝气旺，是阴虚不能敛阳之象。年四十而阳气自半，今六旬已过，阳气更衰。脾阳虚衰，不能温四肢而肢冷，不能主运化而见脘痞便秘。脾虚便秘，多见初结而后溏之征。脾虚不能运化水湿，水液偏渗肠道，大便应溏，然气虚推动无力，糟粕结于内，故初结而后溏。其治当温运脾阳，助脾气推动及输布津液之职。仲师云："寒多不用水者，理中丸主之。"方以人参、甘草、白术补脾益气，健脾祛湿；干姜温运脾阳，配以桂枝，助心脾之阳，助中焦运湿之功。

案13　阳虚湿盛案

脾胃不和，食后不化，晡暮阳不用事，纳食痞胀，不寐。病起夏秋。必因时令之湿。久延半年未瘥，又虑阳微。浊凝为胀满，故厚味须忌。

生於术、煨益智、炒泽泻、茯苓、煨姜、新会皮。(《扫叶庄医案·卷二》)

【赏析】

晡暮阳衰，纳食痞胀，可见中阳已虚。长夏湿重，最易伤脾。湿盛则阳微，病已半年，冬令阳气更微，脾阳愈衰。治当温运脾阳，且宜脾肾同补。薛氏于中阳虚证，每每脾肾同补。方用白术、益智仁、干姜温补脾肾，燠土以除湿；泽泻、茯苓利水渗湿；陈皮理气健脾，以解痞胀。

案14　脾虚不运案

脾阳少运，清浊不分，遂成中满。若气弱补血，适令滞脾。年少五瘕，总至脾胃，议与东垣法。

人参、白术皮、肉桂、茯苓。(《碎玉篇·上卷》)

【赏析】

五疳之疾，虽为五脏受病，然脾胃为后天之本，五疳皆与脾胃虚弱相关，治宜温补脾胃，取法东垣。方以四君子汤补气健脾；中阳虚衰，不能运化水湿致清浊不分，故去甘草之甘缓助湿；加用肉桂脾肾兼治，补火以暖土，助脾阳温运之功。脾虚湿盛最宜白术，虽腹满不宜用术，然有肉桂之温通，亦可不虑也。

案15 中焦阳虚湿盛案

脾阳微，以致中满。长夏湿土，司令岁气，亦不可不究。

人参、干姜、茯苓、川椒、附子、藿香。（《碎玉篇·上卷》）

【赏析】

长夏湿土，最易困脾。湿为阴邪，非阳气不化。脾阳虚证，当以理中丸温补脾阳。今见脾满，仲师云"腹满者，去术，加附子一枚"。去术，是虑其壅滞；加附子补火以助脾阳运化水湿。故方以人参、干姜、附子、茯苓温补脾肾，祛湿健脾；加用辛温之花椒散寒通滞；湿气当令，遂加芳香之藿香，醒脾化湿。

案16 肾虚及脾，中阳下陷案

素患哮喘，年来腹中渐渐痞闷，妨食，肛门尻骨坐则不适，行动起立刻刻气坠，若大便欲下之象，是肾虚不司收纳。勿见痰治痰。

肾气丸加胡桃、沉香。（《碎玉篇·上卷》）

【赏析】

此证乃脾肾两虚所致。脾虚失运而痰湿内生；肾失摄纳而见哮喘；在下则脾失升举，气陷于下而见肛门下坠。治宜脾肾双补，纳气平喘，健脾祛痰，升阳举陷。如此则法多药繁，莫若执简驭繁。一身之阳，全赖肾中阳气温煦。遂只以肾气丸，助少火化气行水之功，既驱阴寒痰浊，又助脾肾升清摄纳之职。加用胡桃肉、沉香温肾纳气平喘，肾气潜纳于下，亦可暖脾阳，助其升清之职。

案17 暑湿蕴结之痞满案

夏秋内伏暑湿，皆是阴邪。久疟，渐至食入痞满，形寒，脉小。当温中醒阳，莫以清凉治疟。

薏苡仁、茯苓、肉桂、生白术、猪苓、五加皮。（《扫叶庄医案·卷二》）

【赏析】

暑湿伏于内，是指湿邪内阻。湿盛则阳微，脾阳最易受损。脾主运化，阳气虚则食入痞满；脾主肌肉四肢，阳气失于温煦，则形寒而生疮。疮痈之成，皆因气血壅滞，或热壅血滞，或寒凝血滞。其治皆以通滞为要，或泄热毒而通滞，或散寒以通滞。此案是寒湿内盛，腠理失于温养敷布，气血凝滞而成。故治宜温中醒脾，通阳化滞。若以清凉治之，阳虚愈甚，气血愈滞。用方取五苓散之义，通阳化气以行水湿。肉桂温阳散寒以通血中之滞；白术、茯苓、猪苓、薏苡仁、五加皮补气健脾以利水湿；用生白术、五加皮有引药达于肌肤之意。全方甘淡渗利为多，利湿以通脾阳；加用肉桂补火以通阳，兼入血分通滞，尤为阴疽所常用，如阳和汤。

案 18　情志郁结之痞满案

心事萦怀，胸膈痞痹，多嗳吐涎。自述脐左及小腹有形而坚，按之而痛，大便不爽。此属小肠部位，腑病宜通。

枳实、芦荟、蓬术，葱白汁为丸。(《碎玉篇·下卷》)

【赏析】

胸膈痞满，嗳气吐涎，是中焦失于斡旋，浊气不降，壅滞胸膈；清气不降，故肠中糟粕难下，大便不爽。胸膈痞满，则以葱白汁通阳宣痹，上焦得宣，亦可助下焦通利；肠腑不通，以通降为治，遂以枳实、蓬术（即莪术）破气消积导滞，配以芦荟泄下通便。如此则糟粕下行，浊气得降。

案 19　阳虚痰滞之痞满案

阳微气不流畅，脘中痞满，嗳气。

人参、半夏、白旋覆花、煨姜、丁代赭、茯苓、广皮、南枣肉。(《扫叶庄医案·卷二》)

【赏析】

此证为脾虚痰浊中阻，气逆不降所致，正合旋覆代赭汤方证。仲师云："心下痞硬，噫气不除者，旋覆代赭石汤主之。"遂以此方为治，补气益脾，祛痰降逆。原方去甘草之壅滞，加用陈皮以除痞满、嗳气；以煨姜易生姜，是不欲辛散太过，更伤中气。

脘胀闷案

案1 中阳虚衰，暑湿秽浊结滞案

有年阳气已衰，暑湿秽浊胶固，气结痰骤，脘闷不饥不渴，时时欲呃。所虑邪闭神昏，不宜但攻其热。

杏仁、半夏、茵陈、茯苓皮、白蔻仁、川朴，牛黄丸。(《碎玉篇·上卷》)

【赏析】

暑湿秽浊胶固，是暑热化燥，湿浊成痰，且成胶固之势。在上则痰热蒙蔽心窍而见神昏；在中焦则见脘痞欲呃。若但攻其热，则湿邪难化。遂治以三仁汤从三焦分消湿浊，牛黄祛痰开窍醒神。薛氏用三仁汤每去滑石、通草、竹茹寒凉之品，加甘淡之茯苓、辛香之茵陈，则祛湿而不碍阳。此方仅治湿热痰浊闭阻心包之急证，善后之法，当温补脾肾，燠土以绝湿浊之患。

案2 中焦瘀滞案

瘀行痛缓，脘闷，微咳。

粉丹皮、焦山楂、五灵脂、麦芽、茺蔚子、延胡索、琥珀屑、福泽泻。(《碎玉篇·上卷》)

【赏析】

瘀去痛缓，效不更法，宜更行活血祛瘀。脘闷，是气滞不行。治以活血止痛，行气消胀。方以失笑散加牡丹皮、茺蔚子、琥珀、山楂行气活血止痛；配以山楂、麦芽行气健胃消食以除胀满；加用泽泻利湿浊，助脾升清以利胃气降浊，若用茯苓更宜。

案3 脾肾阳虚，寒滞中焦案

由食冷，脘胀溏泄，渐渐目眩神疲，筋纵脚弱，阴阳日衰。前进薛氏肾气丸相投。今夏月土衰木侮，必兼理阳宣通，不致浊阴结聚胀满矣。

人参、干姜、茯苓、椒目、淡附子，水泛丸晚服。早上仍用薛氏肾气丸。(《扫叶庄医案·卷二》)

【赏析】

食冷则伤脾阳，致脘胀溏泻；目眩、筋纵脚弱皆是精血亏虚之象。阴阳俱虚，扶阳为要，治以肾气丸温肾气，益肾中阴精。薛氏（薛己）八味丸是将仲景肾气丸中生地易为熟地，以生地偏凉，而熟地偏温，又善于填精补髓。此案脾肾阳衰，薛氏八味丸宜之。今夏日湿气太盛，致腹胀满，不得不顾其中焦。遂以理中丸去白术（腹满者去白术，乃仲师用药之法）加附子，补火以燠土，祛阴寒之湿浊；又以椒目利水以除肿满，椒目苦寒，亦可制姜、附之燥烈之性。中焦湿盛胀满为急，故治以汤剂；下焦阴阳虚损，非一时之功，故治以丸剂。则标本缓急，用兵之法，由此可知。

案4 中焦寒湿案

肢冷脘胀，防太阴疟。

草果、藿梗、广皮、猪苓、赤芍、川朴。（《碎玉篇·上卷》）

【赏析】

肢冷脘胀，为脾阳不布。若脾气虚，湿滞中脘，中气不振，常使邪气留连中焦而不去。宜速健脾祛湿，防邪气留连。薛氏治中焦之湿，常以香燥之品，开泄中焦气机。如此案用草果、藿香梗、陈皮、厚朴辛温燥湿，行气健脾；加用猪苓利水渗湿，从下焦分消湿邪；赤芍制约诸药辛燥之弊。

案5 热伤气津案

舌干黄，经脉软弱，脘中不爽，热伤津液，阴不上承。清热不应，以甘寒生津。

鲜生地、麦门冬、柏子仁、茯神，人参冷冲。（《扫叶庄医案·卷三》）

【赏析】

舌干而黄，是热盛伤津；脉软弱，是气虚之象。治之当法仲景之白虎加人参汤，若仅以清热，热去而津不复者，是气虚不能生津之故。故此方以人参补气生津，配合生地、麦冬生津止渴；柏子仁、茯神养心安神。方中有补气生津之人参，而医者自按"清热不应，以甘寒生津"，反使治法之机妙因医者言而蔽。

嘈杂、吞酸案

案1　情志郁结，化火伤阴案

情怀内起之热，燔燎身中脂液，嘈杂如饥，食物无味。胃是阳土，以阴为用。津液既穷，五志皆燃，非六气客邪，膏连苦辛寒何用。敬能神静安坐，五志自宁，日饵药品无效。

人参、阿胶、茯神、天冬、知母、生地、白芍。(《碎玉篇·上卷》)

【赏析】

此证为五志化火，耗伤胃阴所致。故无需苦寒泻火，只需益气生津，滋阴降火。且需静心宁神，不可使内火更伤阴液。故仿琼玉膏之意，以人参益气养阴；生地滋阴清热；内热燔甚，加用天冬、知母以助其功；又加阿胶、白芍养血柔肝，使肝气柔和以调畅情志；以茯神易茯苓，既可健脾，又可宁心安神。

案2　营血亏虚，络中瘀滞案

始而嘈杂，食进不化。数年前脘中渐痛微呕。此乃积劳伤及营络，络虚为补。安闲怡悦，可以少发。药饵攻病未必去根。

炒桃仁、桂枝木、桂圆肉、归须、炒延胡、茯神。(《扫叶庄医案·卷二》)

【赏析】

始而嘈杂，食进不化，是阴损及阳；脘痛数年，日久必有瘀滞。治当温中补虚，祛瘀止痛。当归、延胡索、桃仁活血化瘀止痛；桂枝助阳温经，助诸药祛瘀；茯神健脾安神；龙眼肉补血。防祛瘀而阴伤，故当归只用须；桃仁、延胡索皆炒过，亦是此意，虽有瘀滞，但气阴皆亏，不宜破泄太过。

案3　心脾两虚案

心嘈善饥。

归脾汤去木香。(《碎玉篇·上卷》)

【赏析】

心中嘈杂，是胃失濡养；善饥，是胃中虚火消谷所致。治当益胃养阴，而用归脾汤补脾养营。盖因脾气已虚，营血已亏，若用寒凉滋阴之品，反碍胃气，壅滞气机。薛氏治虚，尤重脾胃，常言"用药全以胃气为主"，若脾胃不健，不唯药力难效，更徒伤胃气。故唯有归脾汤扶脾益胃，养营敛神，待脾旺则气阴自复。去木香者，略嫌其辛行偏燥。

案4　木气犯胃案

吞酸嘈杂不饥。

川连、黑山栀、广皮、川石斛、茯苓、藿香。(《碎玉篇·上卷》)

【赏析】

"木曰曲直作酸"，故吞酸一证，多属肝气犯胃。营阴有亏，肝气易旺，致肝胃不和，胃气不健故有吞酸不饥；营阴不足，胃失濡润，故而嘈杂。肝胃不和，必有郁热。治当养阴和营，健胃。黄连、栀子清肝胃郁热；陈皮、藿香、茯苓健脾理气，祛湿浊；石斛滋胃肾之阴，既用之以濡胃，亦有滋阴以敛木气之意。

案5　郁怒化火，木气犯胃案

吞酸，欲呕吐，喜静恶动。从郁怒气逆，病在肝胃，此一脏一腑病。和阳解郁。

牡丹皮、黑山栀、钩藤、郁金、半夏、茯苓、金石斛、广皮。(《碎玉篇·上卷》)

【赏析】

吞酸欲呕，是肝胃不和；动则阳气亢旺，故喜静恶动，以免阳升而呕逆愈重。此阳升气逆为急，治当疏肝和胃，滋阴平肝，待升气平复，再拟益胃养肝。方以牡丹皮、栀子、郁金凉肝疏肝；钩藤平降肝阳；陈皮、半夏、茯苓健脾理气，降逆止呕；石斛功同上案，滋胃肾之阴。所谓和阳，即清肝热平肝阳之意。

案6　肝肾阴虚，冲气上逆案

凡动皆阳，冲气至脘，呕酸，乘巅旋运。食渐减，肌肉消。是肝木之阳趋胃，久而阳化内风，直上巅顶，而为晕矣。烦劳操持，君相过动所致。情志之病，不专功于药饵。

石决明、生地、柏子仁、阿胶、天门冬、茯神。(《扫叶庄医案·卷一》)

【赏析】

烦劳操持，气阴耗伤，阴不敛阳，而致阳升风动。肝阳上逆而为旋晕；肝气犯胃而致食减、呕酸。今风动为甚，急当滋阴潜阳以制风，待眩晕止再补脾胃，益气阴。方以生地、阿胶、天冬滋肾阴，石决明平肝阳，柏子仁、茯神养心安神。此案用药特点，既滋肾水以涵木，又宁心神以平肝阳，肝肾同治，心肝并调。

嗳气、呕吐案

案1 阳虚痰滞，木气犯胃案

丁巳风木司天，春木气震，胃土受侮，嗳气呕食。上年多以辛通得效，阳气因病致伤。姑以小半夏汤和胃，佐吴茱萸驱浊。

半夏、茯苓、干姜、吴茱萸。(《扫叶庄医案·卷二》)

【赏析】

风木司天，又值春季，肝气其应，自然偏亢。木气犯胃，治以疏肝和胃，辛通之品得效。今阳气因病已伤，不可再用辛香之品更伤阳气，只宜温运脾阳，化痰开结。方以半夏化痰开结；茯苓渗湿健脾，助半夏祛痰；干姜温中散寒，助脾阳运化水湿；佐以吴茱萸暖肝疏肝，和胃降逆。

案2 脾虚失运案

凡滋味食下不安，嗳出臭浊不变。盖在地之物，假梁肉成形者，皆阴类也。宜食飞翔之鸟，以无油膘滞腻。药用妙香散，芳香醒脾，不致燥烈伤肾。

人参、茯苓、石菖蒲、益智、茯神、炙甘草、檀香或用木香、新会皮。(《扫叶庄医案·卷二》)

【赏析】

食下不安，嗳腐食臭，皆因脾虚失运，食滞胃脘。治宜补气健脾，消食健胃。方取妙香散之意，以芳香之品醒脾。如石菖蒲、檀香、木香、陈皮理气健脾，醒脾化湿；人参、茯苓、炙甘草益气健脾和中；茯神健脾安神；加用益智仁补脾益肾，助脾阳运化之职。此案去原方中麝香走窜之品，以防耗伤真气，故只取石菖蒲、檀香化湿行气。

案3 瘀血阻络案

纳食无碍，两胁急痛，手不可按，逆行至心胸，嗳气可缓，医治无功，久而络阻，必有瘀滞。

甲末、延胡、桃仁、阿魏、麝香、地鳖虫、乳香、京墨。(《碎玉篇·上卷》)

【赏析】

起病急，且痛不可按，当为实证，不通则痛；纳食无碍，病不在中焦；痛在两胁，其病在肝。肝经布胁肋，其支者，从肝别贯膈，上注于肺。若肝经气郁不得疏泄，可循经而逆行至心胸，见胸满、呕逆等症；嗳气可缓，乃气滞明征。前人云"久病多瘀""久病入络"，医治无功，必因医者只治气而未治血，只治经而未治络。此案痛势急迫，治宜迅猛之药。故多用虫类及辛香之品，因香药开泄，虫类药有攻逐走窜和入络的特性。方用穿山甲、土鳖虫、麝香、桃仁攻逐瘀血，止痛力峻；又加乳香、延胡索等行气活血，助前药逐瘀之功；阿魏苦浊，消积除痞；配以京墨，防诸药攻逐太过而动血。

案4　阳虚冒冷触湿案

向属阳虚体质，烦劳更伤阳气。春季暴冷两湿，脾胃之阳易困。纳食不运，嗳气腹胀，皆清阳不司流行，浊阴欲聚，气滞无法。当辛温理阳，藉以通爽，有疏胃补脾法。

人参、块茯苓、紫厚朴、益智仁、广皮、生姜。(《扫叶庄医案·卷一》)

【赏析】

春应少阳之气，尚未强盛，阳虚之人则阳气更为衰少；而反遇冷冒湿，愈伤阳气，又兼烦劳，致阳气困顿。脾阳不运，则见嗳气腹胀，痰湿内生。唯有辛温理阳，方可一散阴霾。方取理中丸之意，而以生姜易干姜，以生姜更长于温散；去术防其壅滞。用人参、益智仁补气温阳；辛香之厚朴、陈皮行气燥湿；生姜温散水气；茯苓健脾渗湿于下。

案5　胃虚气逆案

中年以后，阳气已微。午时嗳气，食纳上泛，皆胃弱气逆。视面明脉弦，必伏痰饮。仲景胃虚客气上逆例。

旋覆代赭汤。(《扫叶庄医案·卷二》)

【赏析】

脾阳不足，失于运化，易致痰湿内生。痰浊水饮虽均由津液不布所致，然湿为浊邪，多面色暗而垢，饮病则面色多明。仲师云"脉偏弦者饮也"。此人面明脉弦，嗳气，辨为痰饮阻胃，气逆于上。治痰饮当以温药和之，旋覆代赭石汤为治脾虚胃弱，痰气上逆之方，恰合此证。方以人参、甘草、大枣补脾气，振脾阳；生姜、半夏、旋覆花散水气，化痰饮，降逆气。

案6　肝木犯上案

食入呕吐，不知饥饱，肝木犯上。

川连、半夏、川楝子、吴萸、茯苓、白芍。(《碎玉篇·下卷》)

【赏析】

呕吐一证，多见于阳明病、少阳病和厥阴病，因此仲景辨证，与胃及肝胆最有关系。或因少阳胆热犯胃，如小柴胡汤证之心烦喜呕；或因肝气夹寒水上冲，如吴茱萸汤证之呕吐涎沫；等等。此案即为胃气虚寒，故以吴茱萸为主药；若肝气犯胃，则当疏肝清胃。其症为呕，宜选左金丸为主方，加用半夏。半夏最善降逆，又善开结滞，助吴茱萸疏泄之功；肝胃气滞，肝经必有郁热，遂加川楝子、黄连疏肝泻热；辅以淡渗下泄之茯苓，既可助胃气降泄，又健脾以固脾土；制肝之法，养肝为本，疏肝为末，川楝子、吴茱萸必得白芍相伍，木气方可得平。

薛氏制肝，深得仲景用药之法，平肝泄木，莫若白芍。如黄芩汤之黄芩配芍药，以苦寒之黄芩泻肝胆热，又以酸甘之白芍泻土中之木，即用白芍养肝血而平肝木。后世疏肝健脾名方逍遥散，用柴胡疏肝，必配白芍，皆由仲景之法而来。

案7　脾肾阳虚，痰滞中焦案

半硫通下颇效，妙香开上反吐，此中焦胃阳已虚也。

用：大半夏汤。(《扫叶庄医案·卷二》)

【赏析】

半硫丸通下有效，说明脾肾阳虚，寒湿结滞于中。虽有结滞，不可用辛香宣通之品，虑其伤中耗气。此中焦已虚，胃气逆上，正宜大半夏汤补虚降逆。人参补脾胃，复运化之职；半夏降胃气；白蜜补虚润燥，则胃气得降而大便通畅。

案8　暴吐致气虚欲脱案

暴吐不止，最防气脱。

人参，冲入童便服。(《碎玉篇·上卷》)

【赏析】

暴吐必伤气阴，尤宜先救阳气。以"阴阳之要，阳密乃固"，宜独参汤，用人参大补元气，救危急之症。加童便，是仿白通汤之意，滋阴补液，引阳入阴。童便可滋阴，古人常将其作为急救之品。刘渡舟认为人尿是"生物的代谢物质，能补体液，比草木的生津补液来得快"。气脱于外，寒盛于内，有可能会发生拒药。童便咸寒，以其寒凉之性引人参入里，即引阳入阴，防阴阳格拒。如此，人参得童便，既可滋阴补液，又不致发生拒药，而发挥其补气固脱之功。

案9　阴阳两虚案

病原全是阴损及阳，外寒内热，不欲食强，与则哕，便泄。论治以进谷为宝，勿与滋润凉剂。

戊己汤。(《碎玉篇·上卷》)

【赏析】

经云："阳虚生外寒，阴虚生内热。"外寒内热，是阴阳两虚，须滋阴扶阳；然不能食，是土虚不能运化，升降失常则致呕泄，唯有培土以资化源。食入则哕，为肝木犯土；便泄为脾虚清阳不升。若与寒凉滋阴，必伤脾土，只宜甘缓之品，培土养阴。戊己汤为调补脾胃之方，因为在天干与五行的配合中，戊己属土，故而名之。戊己汤即四君子汤加陈皮、白芍。四君培土；陈皮理气和胃以止哕；白芍微寒酸收养阴，兼柔肝之用。全方培土养阴，正合此案。

据此案可知薛氏治虚劳尤重脾胃的思想。薛氏常言"用药全以胃气为主""治久病内伤，必究寝食"，虚劳非一时可见效，须假以时日，必以培补胃气为先，胃气充自能化生气血阴阳。

案10　寒湿郁阻案

今年天运寒水，地气湿土，春夏雨湿泛潮，郁勃秽浊之气。人在气交之中，口鼻触受，直走胃络募原，分布上下。如此证初病头胀，痞闷呕恶，必舌白。病全在气分，为里中之表。芳香逐秽，淡渗逐痰，此不为，仅以陶氏全书方案竞进。彼寒分六经，热犯三焦，不同道也。且医药初用即泻，暑必挟湿也。消之不降，清之不应，此湿邪乃是无形，医治却是有形。今诊脉小涩，舌干口渴，不能汤饮，胸次软而涩，仍有呕逆之状。当温脾阳以运湿，仍佐辛香，可望其效。

草果、桂枝木、茯苓皮、厚朴、广皮、木防己。(《扫叶庄医案·卷三》)

【赏析】

人生天地之间，必受其气影响。今湿气氤氲，人亦不免其害。湿为阴邪，易阻碍气机，故见痞闷呕恶。湿为浊邪，易困脾阳。湿邪弥漫，非清泻可除。薛氏治湿，或以芳香之品以化浊，或用淡渗之品以利之。前医不明长夏湿土之气，径用清泻之品以消暑热，遂不效也，且苦寒清泻更伤脾阳。今脉来小涩，是气机不畅；若舌干口渴而喜饮，当为暑热，今渴不能饮，且舌白，当为湿邪郁遏，脾不升清之故；呕逆胸闷，皆因脾不升而胃不降。治当芳香醒脾，化湿行气。草果、厚朴、陈皮皆芳香之品，化湿行气，健脾祛湿；桂枝辛温，温运脾阳；茯苓皮、防己渗泄利湿，助脾健运。如此可望脾胃健运，湿去而气机调畅。

案11　瘀停中焦案

酒热入血，越七年变成反胃，妨食，呕吐涎沫，大便仍通。结痹在中脘，姑以通瘀开痹。

韭汁、杏仁、延胡索、姜黄、墨汁、蒲黄。（《碎玉篇·下卷》）

【赏析】

瘀在中脘，致反胃吐涎沫，自当逐瘀开结滞。用延胡索、姜黄、蒲黄行气活血。然瘀结日久，必有燥结之势，若仅用辛温之品祛瘀，如无水行舟，瘀必不除；须加通润之品，如韭汁、墨汁、杏仁之类，如此则燥结松动，瘀血可除。

案12　厥阴气冲案

厥阴气冲，填心呕逆，先寒后热，宿病腹痛痢加。

人参、桂枝、川椒、茯苓、黄连、乌梅、附子、干姜。（《碎玉篇·下卷》）

【赏析】

乌梅丸为厥阴病主方，后世亦常用其治寒热错杂之久痢。此案腹痛、呕逆、下痢，是下焦有寒，肝胃郁热之证，与乌梅丸病机相符，故用之。宿病腹痛，是脾经虚寒较重，不宜苦寒太过，故去黄柏，又加茯苓健脾；下痢，故去润肠之当归。全方温脾肾，清胃热，敛肝气，则逆气得降，腹痛泻痢可止。

案13　肝木犯胃案

老人脉右弦左涩，因嗔怒致呕吐胀，不纳物，此肝木犯胃。涌逆不已，必致浊阻上下不通，老年复虑关格。

开口吴茱萸、姜汁、炖南枣肉捣丸，服六七分，日三服。（《扫叶庄医案·卷二》）

【赏析】

脉诊常谓左主血，右主气。右弦当为气郁，左涩当为血亏。右弦与其嗔怒气逆相符，左涩当为肝木亢旺之由，营血亏虚，肝阳易旺。血亏之人，脾胃必虚，尤易为肝气所乘，遂致呕吐胀满。治宜温中补虚，疏肝降逆，吴茱萸汤宜之。然此证涌逆不已，气逆为急，当亟散中焦寒痰浊，疏肝降逆为先。遂去人参，防其壅滞，而姜汁、吴茱萸皆辛香温散，最善于开痰浊，散阴寒，疏肝气；枣肉补肝血，用以制肝木，又可防姜汁、吴茱萸燥烈伤阴之弊。

案14 中虚气逆格拒案

老人胃弱，多食甜物缓中，况入暴冷，亦走胃之募原，汤水尽呕，胃脘痛，气逆格拒。以辛香开之。

吴萸、高良姜、红豆蔻、块茯苓、熟半夏，研入苏合丸。（《扫叶庄医案·卷二》）

【赏析】

胃弱而多食甜物，必致痰湿内生。本已胃弱，又骤然受寒，必致寒邪直中，损伤中阳。寒气结滞，中阳不运，则气逆胃痛。当辛香温散，行气降逆。方以苏合香丸温中散寒，行气开郁；佐以吴茱萸、半夏、红豆蔻、高良姜温中降逆，燥湿化痰；茯苓利湿健脾，助湿气下渗，复脾胃升降之职。如此则寒湿皆除，运化复常，痛呕可止。

案15 胃气壅滞案

脉沉，汤饮食物，呕吐吞酸，胸高腹胀，二便不爽。浊气上阻，柔温宣通。

熟半夏、白蔻仁、新会皮、藿梗、生姜汁、大杏仁、紫厚朴、茯苓皮。（《扫叶庄医案·卷二》）

【赏析】

脉沉为里，呕吐吞酸，胸高腹胀，为中焦气滞，浊气不降，上扰于肺所致。浊气不降，致大肠失于肃降；浊气上扰，致肺不能通调水道，津液难以下行；胃气不降，脾亦难以为其输布津液。如此则气机不降，津液难下，故而二便皆不爽。其治当在中焦脾胃，以辛香之品，行气开郁，中焦气机旋转，自能升清降浊。方以小半夏汤（半夏、生姜）开郁结，降逆气；配伍诸芳香之药如白豆蔻、陈皮、藿香梗、厚朴等温中行气化湿；同时以杏仁宣降肺气，润肠通便；茯苓皮健脾利湿，通利小水。

"柔温宣通"，是谓不宜辛行破泄，仅以辛香温通、轻清流动之品化湿行气。方中白豆蔻、藿香梗、茯苓皆气轻味淡之品，杏仁为温润宣通，而半夏制熟、陈皮用新会皮、厚朴用紫油厚朴皆不欲其燥之意。

案16 三焦肠胃不和案

脉涩，舌白滑腻，面浮，呕逆，头胀，大便秘阻，不寐不食。素肝有气攻，触暑湿内阻，致三焦肠胃不和。

川连、吴萸、厚朴、半夏、杏仁、茯苓皮、腹皮、白蔻仁、青皮。（《碎玉篇·上卷》）

【赏析】

舌白滑腻，为寒湿阻滞之象；中焦为寒湿阻滞，清气不得旋转，浊气不降而见头胀、面肿、呕逆不食、便秘；清气不升，心神失养则不寐。又素来肝经虚寒，下焦寒气上冲。此上、中、下三焦皆为寒湿阻滞，治当健脾祛湿，疏肝降浊，理气和胃。此方仿三仁汤三焦分消之意，取杏仁开宣上焦，且通利肠腑；白蔻仁、厚朴、半夏燥化中焦湿邪，又行中焦气滞；茯苓皮、大腹皮渗泄水湿，利从下焦；吴茱萸、青皮疏肝经郁滞，肝脾同调；佐以黄连泻热，既能清心除烦，亦可佐制诸药辛温燥烈之性。

案17 肝厥犯胃案

脉左涩伏，右弦。呕吐，脘痛引及胁肋，痛甚则四肢冷麻。是肝厥心痛，惊起怫郁致痛。

高良姜、沙延胡、吴萸、青皮子、生香附、川楝子、茯苓。

接服苏合香丸，真川椒、乌梅肉泡汤化服。（《扫叶庄医案·卷二》）

【赏析】

脉左涩右弦，是中虚营亏，肝木乘土之象；肝气犯胃，则见呕吐、脘痛连胁；痛甚则气不达于四末，致四肢冷麻。此证由惊而起，心肝俱结，气机郁滞。治当疏肝健脾，行气开郁。方用吴茱萸、川楝子、青皮、香附、延胡索疏肝散结，行气止痛；高良姜、川椒温中止痛；合用苏合香芳香开窍，行气开郁而止痛；茯苓健脾以护中；合用乌梅，取其酸敛之性，敛肝气，宁心神。

案18 脾虚不运，浊气不降案

年逾六旬，脾胃甚弱。始初谷食艰运，近来饥食入胃，变化糟粕不肯下行大肠，反上逆从口而出。

用一味通幽散，蜣螂不拘多少，晒干为末，开水调下，十服除根。（《碎玉篇·上卷》）

【赏析】

此为脾虚胃弱，运化不及而致大便闭结；糟粕难从下出，浊气久积而竟至从上而出。急则治其标，宜即刻通便为要。一味通幽散即蜣螂炙过研末。蜣螂即俗谓之屎壳郎，其性味咸寒、有毒，具虫类走窜搜剔之性，功能破瘀、定惊、通便、攻毒散结。此案用其通破瘀、通便之功。浊气上涌，不便用汤剂，且散剂较之于汤剂更宜散结滞。善后之法，当补脾益胃，健脾理气，如香砂六君丸之类。

案19 疟痢呕逆案

疟痢，是长夏湿热之邪。不分气血乱治，反伤胃中之阳，呕逆不已，味变焦苦。议和肝胃。

人参、干姜、川椒、乌梅、白芍、茯苓。（《碎玉篇·上卷》）

【赏析】

疟痢，即疟疾日久不瘥，邪气内传肠胃而成痢。此与长夏湿邪困阻脾阳密切相关。若因痢而用凉血之药，反伤胃阳，湿愈难祛。呕逆不已，是湿阻气逆。治疟从肝胆，治痢从胃肠。虽曰"议和肝胃"，其治当以脾胃为重，土旺则邪不内传，中阳振奋则可助少阳转枢之职，驱邪外出。方以大建中汤（人参、干姜、川椒）温中补虚，燠土以燥湿；加用茯苓健脾渗湿，以解长夏之湿；乌梅、白芍养营敛肝，收涩止痢，且甘酸之味，敛肝和胃以解呕逆之症。待脾胃健运，湿去呕止，再议治疟。此薛氏治虚尤重脾胃之又一例。

案20 下焦虚寒，寒气上冲案

呕逆，心痛，肢厥。

吴萸、高良姜、半夏、桂枝、香附、茯苓。（《碎玉篇·上卷》）

【赏析】

呕逆，心痛，多为浊阴上犯；肢厥，则阴寒之甚已明，且邪在肝胃两经。治以吴茱萸、桂枝辛香温通，既逐肝经寒邪，又温补阳气以祛阴浊，则肢厥、心痛可解；高良姜、吴茱萸、半夏温中止痛，化痰浊降逆气；吴茱萸合香附通诸寒气郁滞；茯苓健脾利湿浊，且与桂枝同用，仿仲景苓桂剂之意，温阳化气以逐阴寒，利水邪。水寒之气得除，则心痛、肢厥可解。

案21 阳虚浊阴上逆案

呕吐苦水必在早晨。盖竟夜未进食物，胃空则阳中浊壅攻胃，胃底之水上溢。此病已八年，是食不谨慎，胃阳受伤矣。

淡吴萸、熟附子、块茯苓、生白芍。（《扫叶庄医案·卷二》）

【赏析】

呕吐苦水，多为胃热；呕吐必在早晨，是夜间阳气势微，不能化气行水之故。

治当温阳化气，降逆止呕。方以附子、吴茱萸温补脾肾；合用茯苓化气行水，吴茱萸又能燥湿；白芍甘缓，用以制约吴茱萸、附子燥烈之性。

案22　肝木升逆案

气火风并上逆，呕吐膜胀，二便皆通。非有形之滞，与酸苦泄热。

黄连、乌梅、白芍、牡蛎、橘叶、川楝子。（《碎玉篇·下卷》）

【赏析】

内风多责之于肝。气火风并上逆，是指肝阳化风，肝郁化火。气逆于上，而二便皆通，尚未成关格之势。急当平肝疏肝，降泄逆气。以酸敛肝，以苦泄逆气、清火热。方用乌梅、白芍、牡蛎敛肝平肝；橘叶、川楝子疏肝泄火；黄连清心胃之火，助肝气潜降。

案23　下焦虚寒，水饮上冲案

呛呕，下焦寒冷。

薛氏八味丸。（《碎玉篇·下卷》）

【赏析】

下焦寒冷，是肾气不足；阳虚气不化津，则致水饮停蓄；水饮上冲，或上凌心胸，见心悸、奔豚症，或上冲胃脘而见呛呕、胃中悸动之症。治病求本，当温肾阳而化气行水，水饮去则呛呕自止。金匮肾气丸乃助阳化气之主方，薛氏八味丸即金匮肾气丸，以熟地易生地，不欲生地之寒凉伤阳之意。后世用肾气丸，也多用熟地，以熟地性温，最善补肝肾阴精。

案24　中焦虚寒，浊阴上逆案

食已少倾酸水，涌吐，饥时不食，仍不安，适久病，胃虚阳不运行浊阴。窍踞春季以开导气分，辛温不效。思虚中挟滞，泄浊温通，必佐养正。苟不明避忌食物，焉能取效。

人参、吴萸、川连、干姜、茯苓、半夏、附子。（《碎玉篇·下卷》）

【赏析】

吞酸嘈杂，是肝胃不和，兼有郁热；浊阴上干，是虚阳不运。若因浊阴凝滞而用辛香行气之品，固不效。治当温阳以化痰饮，即仲景所论"治痰饮者，当以温药和之"。此方用以理中化痰丸合左金丸为主方化裁而来。以理中化痰丸之人参、干姜、茯苓、半夏合附子温补脾肾，化痰降逆，去白术、甘草以防壅滞；合用左金丸

（黄连、吴茱萸）疏肝和胃，降逆止呕，兼泻肝胃郁火。此案亦体现了薛氏肝胃同治的和胃之法。

案 25　暑热耗伤气阴，木气上逆案

夏至，阴气不生，损不能复矣。当暑气泄，百脉皆空，诸液尽耗。为寒为热，无非身中阴阳互乘。阳气由阴上越头巅痛，木火入中呕逆，乘肺则咳呛。进两仪煎、琼玉膏，扶至秋凉，再为斟酌，拟水煎沉冷服方。

人参、竹叶、大麦、鲜荷叶、麦冬、乌梅。（《碎玉篇·上卷》）

【赏析】

夏至为阳气最盛，阴气渐生之时。然夏季暑热较重，汗随热泄，气随汗泄，故虚损难复。阴虚则肝气亢旺，或侮肺金，或乘脾土，故呕逆、呛咳俱见。治当清热解暑，补气养阴，疏肝和胃。先以两仪煎、琼玉膏滋水涵木，益脾润肺，如此则木气不致犯及肺脾，可安度夏日。至秋凉再行他法滋补肺肾。以人参补气生津；竹叶、鲜荷叶清暑利湿；大麦健脾益胃；麦冬、乌梅润肺、敛肝。全方以益气滋阴为主，然秋季金气当令，阳气肃降，渐次收敛，顺应天时而用了乌梅；夏季火气当令，阳气外展，顺应天时则只宜清补，不宜收敛。可见用药当与四季阴阳之气相合，顺之为养，逆则为害。

案 26　积劳阳伤，瘕气冲逆案

向有瘕气冲逆，即呕吐妨食，再加积劳阳伤，渐渐胀涌吐涎沫。向老之年岁，最怕关格，非小恙也。

人参、半夏、吴萸、茯苓、大茴香、川连。（《碎玉篇·下卷》）

【赏析】

瘕与癥相较，瘕虽亦有结聚之形，但并非固定不移，其病多在气分，多为痰浊水饮之聚。此病瘕气冲逆，当为下焦寒气上冲。吴茱萸汤为治下焦寒气上冲之主方，不论少阴病之吐利、手足厥冷，或阳明病之食谷欲呕，或厥阴病之干呕、吐涎沫，皆可用之。故此案亦仿吴茱萸汤，以人参、茯苓益气健脾；半夏、大茴香、吴茱萸温中行气，燥湿降逆；吴茱萸兼暖肝疏肝，助胃气之降；伏饮之下，必有郁热，故佐以川黄连除肝胃中郁热，又可佐制诸药温热之性。

案 27　气血久虚案

形色萎黄，唇白，交节血涌，呕吐涎沫。脏腑真气大损，定议甘温益气；再用

清滋肺药，后天生气日漓矣。

　　黄芪建中汤去姜。(《碎玉篇·上卷》)

【赏析】

　　面黄唇白，为脾虚营亏；呕吐涎沫，既有肺气虚寒，气不化津，亦有肝经虚寒，冲气上犯；肺燥血涌，是气不化津，肺失濡润，且营血亏虚，木旺侮金。若因肺燥血逆，而径用寒凉药滋阴清肺治其标，则后天脾胃阳气愈衰，津与血愈难化生矣。漓者，薄也。此案亦可见薛氏重视后天脾胃的思想，对于虚损诸证，主张"当以后天脾胃为要"。此案诸脏皆有虚损，唯有培土以资化源，使津血复充，则肝胃调和，遂以黄芪建中汤为治。黄芪、桂枝、甘草温补中焦；芍药、大枣、饴糖养血润燥，柔肝缓急。如此则脾气健，胃气安，虚损可复。

案28　肝肾阴虚，厥阴犯胃之呕吐案

　　形瘦，内热，呕吐，厥阴犯胃，以酸苦泄热。

　　川连、黄芩、石斛、乌梅、白芍。(《碎玉篇·下卷》)

【赏析】

　　形瘦之人，多为气阴不足。呕吐一证，多与肝胃有关。厥阴风木之脏，内寄相火。郁火上冲，胃气失和，当清肝胆热，和胃降逆。方以黄芩、黄连之苦清肝胆，泻胃热；以乌梅、白芍之酸敛木气；石斛滋肾水，肾水充方能藏肝中雷火。

案29　营血久亏，中焦虚寒案

　　壮年，心下啾啾常痛，三年不愈，是营络损伤，上吐下泻，食减，岂辛香耗散所宜。

　　大建中汤。(《碎玉篇·下卷》)

【赏析】

　　啾啾，鸟兽细小之鸣叫声，形容其痛隐隐。隐隐作痛，3年不愈，其证多为虚寒；阳虚不化物，可见呕吐、食减；清气下流，可见泄泻。今阳虚与寒湿俱重，治宜温中止痛，健脾祛湿，方取大建中汤。人参补虚；干姜、花椒温中止痛，燥湿止泻；饴糖缓急止痛，亦补营络之虚。

不 饥 案

案1 湿困中焦案

不饥少寐，二便不爽，经脉中牵制。此非风寒从表，乃长夏水土之湿与水谷之湿互蒸气阻，三焦不通。中年两月不愈，恐延格胀之累。

白蔻仁、杏仁、厚朴、广皮、苓皮、茵陈、防己。(《扫叶庄医案·卷二》)

【赏析】

脾为湿困，不能化物，食停中焦，则不知饥；脾不能为胃输布津液，津液难下，则二便不爽；津气输布失常，经脉失于濡养而拘挛不适。湿虽在中焦，然上下皆为之不利，急需健脾祛湿，宣利三焦，方不致成关格之证。方取三仁汤之意，以杏仁宣畅上焦肺气，又可润肠通便；白豆蔻、厚朴、陈皮芳化中焦湿邪，畅利中焦气机；茵陈、茯苓、防己渗利下焦，防己又可祛外湿。如此则湿去，清气得以转旋，三焦畅利。

案2 郁怒伤肝，肝脾不和案

操家烦冗，兼多嗔怒。肝脾不和，膜胀由胁至脘。木犯中土，自然不饥妨食。理气舒郁，和其中宫。

香附、茯苓、南楂、神曲、橘红、钩勾。(《碎玉篇·下卷》)

【赏析】

家事劳累，久耗气血；冗事烦心，气多郁结，木郁则犯脾土。治当疏肝和胃，行气除胀。香附、橘红理肝胃气滞；茯苓、神曲、山楂健脾消食；木郁须防阳气升动，故用钩藤平肝清肝。肝气调畅，中宫可安。善后之法，当益气养血，疏肝健脾。

案3 湿困中焦，升降不利案

长夏湿热，主伤脾胃之阳。湿是六阴之一，为阴浊之气。不饥，泄泻，湿滞阻气，升降不利，咳声震动而血溢。医知风寒火颇多，而明暑湿燥绝少，所以愈治愈穷。到吴已易三方，病减及半，推原和中为要。

沙参、茯苓、苡仁、谷芽、甘草、白芍。(《碎玉篇·上卷》)

【赏析】

湿邪最易困阻脾阳，脾阳不升，清气不得转旋。清气下流，则现泄泻；湿滞气阻，则不知饥；清气不升，肺失濡润则见咳而血溢。医见肺燥血溢而遽用濡润，殊不知暑湿碍气，亦可生燥。推诸症之由，皆因湿困脾阳，仍以健脾祛湿为要。茯苓、薏苡仁甘淡渗湿以健脾，谷芽疏肝健胃，沙参、白芍润肺燥、敛阴血，甘草和中。其治以健脾祛湿为要，又兼顾肝与肺，谷芽疏肝以安胃气，白芍养血以柔肝，使木气勿犯肺脾，如此则标本兼顾。

案4　秽浊阻于膜原案

口鼻吸受秽浊，着于膜原，不饥，呕逆，中焦病也。宣通浊痹为正法，忌进寒冷发散。

藿香、川朴、半夏、石膏、知母、白蔻仁、杏仁。（《碎玉篇·上卷》）

【赏析】

脾喜芳香爱暖，芳香之品，可以避秽，可以化湿。秽浊邪气痹阻中焦，正宜辛香宣通。藿香气味浓烈，最善化湿止呕；辅以白蔻仁化湿行气，杏仁宣利上焦；厚朴、半夏行气燥湿，开中焦之痞结；伏邪于内，以石膏、知母清之，然用量宜小，否则有碍湿邪宣化。

案5　长夏湿盛，脾失健运案

老年脉沉，目黄，不饥不食，腹痛自利，后坠溺涩。此长夏湿邪，伤于太阴脾位，阳不运行，湿热凝注。法当温脾导湿，佐辛香以宣浊。补中益气，甘温升守壅气，宜乎胀。以开太阳、温太阴方。

木防己、川桂枝、大腹皮、生厚朴、草果仁、新会皮、小茵陈、茯苓皮。（《扫叶庄医案·卷二》）

【赏析】

中焦阳虚，又值长夏湿气，中阳愈发困顿。食不下、腹痛、自利，皆太阴病主症；脾不主升，则肛门下坠；阳不化气，津液难下，则小便不利。脾喜香燥，治当辛香醒脾，祛湿化浊。若补气升提，易壅滞气机而现胀满。方以辛甘之桂枝温运脾阳；以大腹皮、厚朴、草果、陈皮诸香药醒脾化湿，行气健脾，是为温太阴；防己、茯苓皮、茵陈渗利湿邪；防己、桂枝祛风，是为开太阳，腠理通畅，亦有助于脾气的升清。

案6　木郁阳亢，上逆肺胃案

热自左升，脉出鱼际。情志恒郁，肝胆风木顺乘脾胃。不饥不食，中脘不和，升多降少。春季木火司令，议以制偏就平，即是解郁大旨。

桑叶、丹参、茯苓、钩勾、黑栀、香附、神曲。（《碎玉篇·下卷》）

【赏析】

气之周流，左升右降，肝木主升，肺金主降，热自左升，是肝阳亢旺之意。肝喜条达，若情志不舒，肝气郁结，或升逆于上，或横行脾胃。肝气上逆，则肺气壅滞不降；脾胃被扰，不司运化，则呕逆、食少。治当疏肝和胃，平肝降逆。方以桑叶、钩藤平肝清肝；栀子、丹参清心肝郁热；香附疏肝理气；茯苓、神曲健脾和胃。时值春季，木气应之。虽木气亢逆，只宜纠其偏，不可过用清肃，以免过伐木气。故用药皆平和，俱气淡味轻之品，如桑叶、钩藤、香附之类；清心肝之热，亦仅用药力缓弱之丹参；栀子炒黑亦不欲其苦寒太过。由此可见薛雪用药，不逆于四时，与天相应的思想。

案7　脾虚中阳不运案

中气不足，溲便为之变，不饥，口苦。脾阳不得旋转，阳明脉络久已呆钝，仿缩脾饮。

人参、益智仁、茯苓、扁豆、乌梅、新会皮。（《碎玉篇·上卷》）

【赏析】

津液之化，全赖阳气。今脾阳不足，不能化生津液，既可见津液难下之便艰溺涩，亦可见清气下流之泄泻。故曰"中气不足，溲便为之变"。以方测证，此案当为气不化津、清气下流之泄泻；此外，不饥为阳虚不运；口苦，乃湿郁日久化热之象。缩脾饮（白扁豆、葛根、草果、乌梅、砂仁、甘草）功能温中补虚，醒脾燥湿，敛液生津。此案仿其意，取白扁豆、茯苓、陈皮健脾止泻；人参、益智仁温补脾阳；乌梅酸涩，既用之收敛止泻，亦用之开胃生津。勿以口苦而用寒凉清热，因热由湿郁，湿去则热自散。若用苦寒，必伤脾胃，湿气难化矣。此案用药，亦多轻淡。

饮食不化案

案 1　湿阻气滞，脾失健运案

食入不化，腹胀便泻不爽。长夏湿着脾胃，荤酒不忌，气分郁滞。据述嗔怒致此，未必皆然。

茵陈、草果、木通、腹皮、飞滑石、厚朴、茯苓皮、广皮。（《扫叶庄医案·卷二》）

【赏析】

长夏湿盛，困阻脾阳，则食入不化；湿阻气滞则腹胀、便泻不爽。治宜芳香化湿，理气健脾。薛氏治湿，常从三焦分消。草果、厚朴、陈皮、大腹皮燥化湿浊，行气健脾；茵陈、木通、滑石、茯苓皮渗湿利水，从下焦分消湿浊。

案 2　脾肾两虚案

早食颇安，晚食不化，脉左弱细，右尺中虚动，是脾肾两虚，自阴伤及阳。以阴药中佐以温煦，以坎水中真阳内崇也。

早服都气丸加河车，午服异功散。（《扫叶庄医案·卷一》）

【赏析】

阳气昼盛而暮衰，今早食安而晚食不化，是脾虚不能运化之明征。脉之应，左血而右气。今脉左弱细，是阴血不足；右尺虚动，是肾气不足。肾中阴阳两虚者，不可径用刚燥阳药，以坎中藏有龙火，阳药易助龙火升腾而伤阴动风。必于阴药中佐以阳药，方可使火于水中行其温煦气化之职，如仲景之肾气丸。薛氏尤嫌桂、附刚燥，常以紫河车、羊胎、鹿茸等血肉有情之品补益肾阳，较之与桂、附则有温润特性。故此案用都气丸加味。都气丸即六味地黄丸加五味子，功能滋肝肾阴，补肺肾气；加紫河车温补脾肾。而药食之功，全赖胃气，今脾气本虚，不能化物，遂以异功散补气健脾，脾气健旺，药食可化，功力方显。

由此案可以看出，薛氏治病，不拘一格，或汤丸并用，或早晚异方，如此方可应付繁杂诸症，而如何施用，亦全以胃气为重。

案3 木不疏土案

素嗜酸者，中气不利，治以此法。

粗桂木、炒陈皮、焦白术、白豆蔻、炙黑甘草。(《扫叶庄医案·卷二》)

【赏析】

五味偏嗜，必伤本脏。嗜食酸味则伤肝。木气主升，主调畅诸脏气机；脾胃升降之畅利，全赖肝气之疏泄。正如唐宗海所说："木之性主于疏泄，食气入胃，全赖肝木之气以疏泄之，而水谷乃化；设肝之清阳不升，则不能疏泄水谷，渗泄中满之证，在所不免。"今木气被抑，生气被伐，木不疏土，脾气亦为之困顿。治当疏肝健脾。方以白术、炙甘草补脾益气；配伍辛香之陈皮、白豆蔻醒脾开胃，行气祛湿；妙在桂枝，既温助脾阳，又入肝以助升发之气。全方用药，或用辛香，或炙令焦香，以芳香醒脾，焦香之气亦有健胃之功。

噎 膈 案

案1　胃虚痰气交阻案

接案（指六旬外阳气不旋反闭，上不纳食，下不更衣，此为关格。脉小结涩，伤于无形，最为难治。编者注）：大凡噎膈反胃，老年闭于胃腕之上，是清阳不主旋转，乃无形之结。辛香通关，反觉热闷上升，虚证无疑。以大半夏汤合加黄连合泻心法。

人参、半夏、茯苓、川连、竹沥、姜汁。（《扫叶庄医案·卷二》）

【赏析】

年已六旬，阳气已衰。今脾虚不运，则食减不纳；清气不得转旋，津液难下，则大便秘结；以辛香通关，反伤阳气，阳气愈滞，故反觉热闷上升。仿大半夏汤温中补虚，化痰散结，降逆止呕，合黄连泻心汤泻胃中郁热。方以大半夏汤去白蜜，黄连泻心汤去大枣、甘草，皆虑其甘缓，助湿壅气；去黄芩之苦寒，免伤胃阳；加竹沥涤痰开结，茯苓渗湿健脾。如此则痰浊去，结滞开，清气得旋，津液可下，二便可通。

案2　瘀停中脘案

凝瘀既久，三焦道路为壅，延成反胃噎膈。议缓逐一法。

人参（研）、桃仁（去皮尖，烘脆）、麝香（研）、大黄、䗪虫（酒研，新瓦上烘焙脆）、当归梢（烘），炼蜜为丸。（《扫叶庄医案·卷二》）

【赏析】

久病多瘀，久病入络。瘀滞既久，气机亦为之壅滞。治当祛瘀为先，瘀去则气机畅利。邪气久羁，已成痼结，只宜缓攻，仿抵当汤之意，峻药缓攻。方以人参补虚；桃仁、大黄、麝香、当归、䗪虫攻逐瘀血；当归配伍人参又可气血双补，防逐瘀伤正。炼蜜为丸，丸药缓图也。

案3　脾虚痰停，兼营血亏虚案

气血已衰，噎膈反胃。缘操家劳瘁，多伤心脾之营。营液日枯，清气日结，食脘渐渐嗌窄，郁久痰涎内聚，食入迎涌而出，此乃气分之邪。若用莫地杞子滋养肝肾，焉能济事。

大半夏汤。(《碎玉篇·下卷》)

【赏析】

脾虚不能运化，痰湿内阻，致噎膈反胃；脾虚难化阴血，食道失于润泽，噎膈愈甚。若因阴血不足而用滋阴补血之品，脾气愈滞。治当健脾祛湿，开郁散结，畅利气机。大半夏汤以人参温中补虚；半夏燥湿化痰，最善开结滞；白蜜补虚润燥。此案亦体现了薛氏治病，以脾胃为要、胃气为先的思想。

案4　嗜酒伤中，湿阻气郁案

声嘶喉噎，食不适即呕逆呛逆。自述饮酒致伤。首先犯肺。开气理逆，清肃上焦。

鲜枇杷叶、薏米仁、射干、活水芦根、浙苓、降香汁。(《扫叶庄医案·卷二》)

【赏析】

酒辛温行散，助湿助热。湿郁则气机不畅，热郁则耗伤津气。咽为肺之门户，肺失濡润则声嘶喉噎；湿阻气郁则呕逆。治宜润肺降气，祛湿和胃。方用鲜枇杷叶、鲜芦根、射干清肺润肺，肃降肺气；薏苡仁、茯苓健脾祛湿；降香行气止呕。诸药皆用鲜品或取其汁，意在加强润泽通利之功。

案5　瘀滞胸脘案

噎膈反胃，润而行之。

旋覆花、青葱、青皮、桃仁、归尾、新绛。(《碎玉篇·下卷》)

【赏析】

以方测证，此噎膈是由瘀停中脘，气机阻滞所致。所谓"润而行之"，取《内经》中"辛以润之"之意。凡津与血，俱赖气之化生与推动，气至则津血至，气不至则津血亦不至。故对于气血瘀滞之燥，以辛行之品流通气血，津血得至则可润泽。此案瘀停中脘，遂以旋覆花汤加味治之。旋覆花汤为治胸胁瘀滞之胸闷欲捣之肝着的主方。此案虽非肝着，然瘀滞脘胁则一。方中旋覆花咸温，可下气散结，疏肝利肺；葱白可通胸中阳气，取青葱者，有利胸胁之意；新绛活血祛瘀，可用茜草或红花代之；加用青皮疏肝和胃；桃仁、当归尾加强活血润燥之功。诸药合用，则瘀去气机畅利，噎膈可解。

反胃案

案1 阳虚痰阻，浊阴壅遏案

经云：食下不化，是无阳也。今早纳晚吐，仍然完谷，胃阳衰惫困穷。反胃涌吐，阳气结痹，浊阴壅遏。况少壮至中年，操持萦思，喜饮少谷，阳气积伤。虞天民有云：格拒反胃，必阴枯阳结。视面赤属饮，脉弦为痰，饮留气凝，焉得不痛。缓痛宜通，然非攻下荡涤之比，当从通阳镇逆为法。真寒辛酸，破泄真气，大伤肠胃，不可再服。仿仲景胃虚客气上逆例。

人参、淡附子、淡干姜、代赭、块苓、白旋覆花。（《扫叶庄医案·卷二》）

【赏析】

食物不能消化，是阳气不足的表现。现早晨吃饭，晚上呕吐，呕吐物完谷不化，此即反胃，责之于胃阳衰惫，不能推动运化水谷，致痰浊饮食壅遏，胃气不得下行。病人已届不惑，素操持生计，思虑太过，饮食不足，贪凉饮冷，阳气损伤日久；面色红赤，乃饮邪上泛；痰阻气滞，故脉弦、胃痛。阳虚痰阻气逆，不宜攻下荡涤，治宜通阳镇逆。寒伤阳，辛耗气，酸敛邪，故性寒味辛酸之品，损伤脾胃阳气，不可服用。依仲景胃虚客气上逆法治之。方用旋覆花消痰行水，降胃气而止逆；代赭石镇降逆气而止逆，但病本为阳虚，代赭石性寒沉降，易伤阳气，故用量宜轻；附子、干姜温阳散寒，人参、茯苓补益脾气，四味相合，温补阳气，既可防代赭石伤阳，又可增加运化通降之力，乃治本之图；同时茯苓可渗湿利水，有助于痰饮消除。经典之法，运用得当，则如桴鼓相应。

案2 中虚气逆案

面色萎黄少泽，脉来濡小微涩，此壮盛积劳，向老阳衰病至。食下气逆，搅阻阳明，反胃格拒。安静快活可延年岁，药饵无却病也。

大半夏汤。（《碎玉篇·下卷》）

【赏析】

脾主运化，脾虚运化无力，则生化乏源，故面色萎黄无泽；脾虚不能运化水湿，则积湿成痰，痰湿易阻滞气机，虚、湿、滞，则脉来濡小微涩。这是由于壮年时劳损过度，至老年阳气逐渐衰弱而发病。胃虚痰阻，饮食不能运化下行，胃气上逆，则反胃格拒。药物治疗只能起到一定作用，平时要注意养生，安静快活，则可以延年益岁。方用大半夏汤补中降逆。大半夏汤（《金匮要略》卷中）由半夏、人参、白蜜组成。《金匮要略心典》曰："胃反呕吐者，胃虚不能消谷，朝食而暮吐也。又胃脉本下行，虚则反逆也。故以半夏降逆，人参、白蜜益虚安中。"东垣云："辛药生姜之类治呕吐，但治上焦气壅表实之病，若胃虚谷气不行，胸中闭塞而呕者，惟宜益胃推扬谷气而已，此大半夏汤之旨也。"

案3　久积劳烦，气冲痰生案

食入气冲，痰升阻塞咽脘为反胃，病起于久积劳烦。自能身心安逸，可望延久。枇杷叶、柏子仁、桃仁、火麻仁、苏子。（《碎玉篇·下卷》）

【赏析】

食后胃气上逆，痰涎涌逆，是由于久积劳烦，损伤脾胃所致。胃为阳明燥土，喜润而恶燥，胃燥则气机不降；土为金之母，今胃燥不能输布津液濡润肺金，则肺亦燥而肃降不利；脏腑不利，则聚湿成痰，故出现肺胃燥、气上逆之证，证候表现应兼见咽干、大便干结等。方用枇杷叶降逆止呕；柏子仁、桃仁、火麻仁益阴润肠通腑；紫苏子润肠通便，兼以降气化痰。综观全方润降结合，下气消痰。在治疗的同时注意养生，身心安逸，则可延年益岁。

案4　阳虚气逆案

阳伤反胃。
桂枝、干姜、茯苓、川连、厚朴、附子。（《碎玉篇·下卷》）

【赏析】

脾胃的运化腐熟、承降下行，有赖阳气的温煦推动。脾阳虚则运化无能，生湿停食；胃阳虚则下行无力。今脾胃阳虚则湿食停聚，气机郁滞，且有化热机转。方用桂枝、干姜、附子温阳散寒，茯苓渗湿健脾，合用则温化水湿；厚朴下气降逆；川黄连燥湿清热，既可清湿食郁滞之热，又可制约方中温燥太过。本方证除反胃外，应兼见腹中冷痛、食欲不佳等。

腹 痛 案

案1　肝脾不和案

病从少腹右痛，寒热呕吐，是肝病传胃。病去不复，寝食未如昔，二气不复，总属虚象。议治厥阴阳明，和阳益阴法。

小麦、石决明、阿胶、南枣、生地、炙甘草。（《扫叶庄医案·卷二》）

【赏析】

本案为肝阴不足，脾气虚弱，肝脾不和证。肝脉循行于少腹，肝阴不足，不能制阳，生热而横逆犯脾胃，出现呕吐、脘腹疼痛、吞酸吐苦、食欲不振等见症。今腹痛、呕吐好转，但睡眠、饮食欠佳，仍是肝脾不和的表现，属肝阴不足，脾气虚弱。故拟柔肝扶脾，和阳益阴法，以滋肝阴扶脾气，调和肝脾。方用小麦、大枣、炙甘草补中益气，扶土抑木；生地、阿胶滋阴养血，柔肝缓急；石决明平肝潜阳。如此配伍使肝体柔和，肝阳潜藏，肝脾调和而诸症自愈。

案2　下焦瘀血案

病着右腹，甚至针刺刀割，牵引入于腰背，必泄浊气病缓。自述服蚌灰小效复发。夫蚌系介属，味咸攻坚，直入至阴之界。是病已在阴络，痼结瘀滞。蚌但咸寒，不能宣逐瘀腐。络病在下属血，缓攻为是。

䗪虫、炒桃仁、酒大黄熬膏为丸，麝香。（《扫叶庄医案·卷二》）

【赏析】

病人右腹疼痛，固定不移，甚至痛如针刺刀割，牵引腰背疼痛，此是有瘀血，必须活血化瘀，通泄浊气。病人自述服蚌灰稍有缓解，而后复发。蚌是介类药物，味咸可软坚散结，可入阴分。但病在阴分经络，已痼结瘀滞，蚌虽咸寒可软坚散结，但不能活血逐瘀。络病在下属于血分，宜缓攻瘀血。方用䗪虫破血逐瘀；炒桃仁活血祛瘀，润肠通便；酒大黄活血逐瘀，泻下攻积；麝香活血通经，消肿止痛。全方配伍可活血化瘀，通腑泄浊。因病痼结，须缓图，且麝香不入煎剂，故寄望丸剂取效。

案3 湿郁阻气案

长夏入秋，脾胃主气。湿郁阻气，为痛为泻，更月不愈。中宫阳气未醒，仍有膨满之象。导气利湿主方。

茯苓皮、草果、藿香梗、广皮、厚朴、大腹皮。（《扫叶庄医案·卷二》）

【赏析】

湿为长夏主气，夏秋之交，湿气最盛，脾胃属土，湿土之气同类相召。湿邪困阻脾胃，阻滞脾胃气机，脾胃升降失常，则腹痛泄泻，缠绵月余。现中焦阳气被湿邪困阻，腹部胀满不适，宜用导气利湿之方治之。方用茯苓皮、大腹皮利水渗湿，其中大腹皮兼行气宽中；草果燥湿温中；藿香梗芳香化湿，和中止呕；广陈皮理气和胃，燥湿健脾；厚朴下气除满，燥湿。全方利水、化湿、燥湿同用，行气、除满相协，使湿邪去则气滞除，气机行则湿邪化，湿去气行则脾胃健运，诸症自消。

案4 脾阳不足，土虚木乘案

凡有痔疾，最多下血。今因嗔怒，先腹痛随泻血。向来便结，近日便溏。木乘土位，气滞为膨，理中以泄木佐之。

人参、干姜、地榆、茅术、厚朴、升麻、附子、柴胡。（《碎玉篇·上卷》）

【赏析】

痔疮多伴见便血。病人现在由于嗔怒，先腹痛后泻血，一直以来大便秘结，但是近日便溏，是由于肝郁乘脾土，痛责之于肝，泻责之于脾；胁肋、脘腹胀满是由于肝脾郁滞。以调理中焦为主兼以疏泄肝木治之。方用人参益气健脾；苍术燥湿健脾；附子、干姜温里散寒；厚朴下气除满；升麻升举清阳；柴胡疏肝解郁；地榆凉血止血。全方合用温补脾阳、升举清阳而止泻，疏肝解郁而止痛，扶土抑木，调和肝脾。以方测证，本方证应以脾阳虚为本，由于嗔怒，木乘土位，证候表现应兼见腹中冷痛、食欲不振等。

案5 脾阳不足，浊阴凝滞案

烦劳伤阳，腹痛，辘辘有声，重按稍缓。缘阳乏少运，浊阴凝滞。理阳为宜，大忌逐水攻滞。

附子、泽泻、香附、牡蛎，水泛为丸。（《碎玉篇·下卷》）

【赏析】

烦劳过度，损伤脾阳，失于温煦则腹痛；运化失职，脾湿下流则辘辘有声；病源于虚寒，重按稍缓。治疗宜温阳利水，大忌逐水攻滞。方用附子温阳散寒；泽泻利水渗湿；香附理气宽中；牡蛎收敛固涩，制酸止痛。全方共奏温阳利水，理气和胃之效，水泛为丸以图缓治。

案6 脾阳不足，浊阴上逆案

腹痛，四肢逆冷，汗出，呕涎及食物，是属脾厥。

桂枝、姜黄、草果、延胡索、附子。（《碎玉篇·上卷》）

【赏析】

脾阳不足，温煦无能则腹中冷痛；脾主四肢，脾阳不足，不能温煦四末，则四肢逆冷；土为金之母，脾阳不足，生化无能则肺气虚弱，卫阳不足，不能固护肌表则自汗出；脾阳不足，运化无能，聚湿成痰，饮食停聚，痰、食阻滞气机，加之胃虚下行无力则胃气上逆，故呕吐痰涎及食物。此四肢逆冷乃脾阳不足所致，治宜温阳散寒，行气降逆为法。方用附子补火助阳，散寒止痛；桂枝温通经脉，助阳化气，平冲降逆；姜黄、延胡索活血，行气，止痛；草果燥湿温中。全方合用则脾阳健，腹痛消，四肢温，痰涎除，气机行，呕逆止。

案7 湿热阻滞案

腹痛微呕，胸胀，目微黄，口干不欲饮，背冷，呼气不爽。据说热天嗜饮冷水，并冷巾拭体，是太阴脾阳为湿郁，久郁化热，然究竟湿中之热，故表里温补毫无少效。脉涩属阴，寡居独阴，郁勃气盛，南齐诸氏常言之矣。

茵陈、滑石、陈皮、半夏、川朴、草果、杏仁、茯苓。

接服方：照前方去滑石，加郁金汁、菖蒲汁。（《碎玉篇·上卷》）

【赏析】

病人自述热天嗜饮冷水，并用冷毛巾擦拭身体。脾属土，湿土之气同类相召，从而寒湿困阻脾阳，郁久化热，湿热阻滞脾胃，气机不畅，升降失常，则腹痛微呕；湿热熏蒸肝胆，则胸胁胀满，目微黄；湿热阻滞，脾气不升，则口干不欲饮；肝脾阻滞，肺气受阻，则呼气不爽；痰湿阻滞，中焦阳气不能转行于背，则背冷。病因湿热阻滞气机，熏蒸肝胆，治宜燥湿理气和胃，清热利湿退黄，故表里温补毫无效果。方中半夏、草果燥湿，降逆，温中；陈皮、厚朴行气除满，燥湿健脾；茯苓渗湿健脾，五药合用，燥湿健脾和胃；杏仁降利肺气，通调水道；茵陈、滑石清热利湿退黄，使湿热从小便而去。如此配伍，杏仁通上焦，厚朴、陈皮畅中焦，且厚朴、陈皮、半夏、草果皆属温性，则湿可化；兼之茯苓渗湿健脾，茵陈、滑石清利下焦，则无形之热与有形之湿一并而下，则湿去气畅，热清肝疏，诸症向愈。再诊，照前方去清肺胃利膀胱之滑石；加直入肝胆经之郁金汁行气解郁，利胆退黄；同时加菖蒲汁增化湿开胃之功。

案8 阴寒结聚案

呵久脐下有形突起为痛，是阴邪由下而发，奔豚之义。

桂枝加桂汤。(《碎玉篇·下卷》)

【赏析】

案中脐下有形之突起，腹中疼痛，当是下焦阴寒之邪结聚，参考仲景奔豚之义，用桂枝加桂汤治之。对于《伤寒论》《金匮要略》之奔豚病证及桂枝加桂汤，徐彬《金匮要略论注》曰："此言太阳余邪未尽，而加奔豚，兼又核起者，立内外两治之法也……故以桂枝汤主太阳之邪，加桂以伐奔豚之气，而赤核则加灸，以从外治之法，庶为两得耳。所以若此者，以无腹痛及往来寒热，则病专在太阳故也。"现案中有腹痛，且未有表证，当属阳气不足，阴寒结聚之证。方中重用桂枝配甘草，更佐姜、枣，辛甘合化，温通阳气而散阴寒；用芍药、甘草酸甘化阴而柔肝缓急止痛。共为温阳散寒，缓急止痛之方。

案9 肝火犯胃案

厥阴之阳上冲，噎逆腹痛，防胎上攻，以苦寒清泄法。

川连、青皮、川楝子、黄芩、郁金、白芍。(《碎玉篇·下卷》)

【赏析】

本案为肝郁化火，横逆犯胃证。病人肝郁化火，横逆犯胃，则腹痛、噫气。为防胎动不安，治以苦寒清泄法。方用黄连、黄芩清热泻火，其中黄芩兼以安胎；川楝子疏肝泄热，行气止痛；郁金活血止痛，行气解郁，凉血利胆；恐苦寒太过，有碍肝之疏泄，故配伍苦温之青皮疏肝破气；肝体阴用阳，一味苦寒疏泄，恐伤肝血，故配白芍养血调经，柔肝止痛，并有利于平抑肝阳。如此配伍则肝阳平，肝火降；肝体柔和，则肝胃协调，诸症自解，胎气安稳。

案10 脾虚食积案

口腹不节，致伤脾胃起病。凡偶有所触，即为腹痛。屡发不已，用古枳术加减。

白术、麦芽、木香、枳实、神曲、乌药，荷叶饮为丸。(《碎玉篇·下卷》)

【赏析】

本案应为脾胃虚弱，饮食积滞证。饮食不节，脾胃乃伤，稍有不慎，即发腹痛。

屡发不止，用枳术汤加减治之。方中白术燥湿健脾；麦芽、神曲行气消食，健脾和胃；木香、枳实行气消痞；乌药行气止痛，温胃散寒；荷叶升发清阳。全方用药消补并行，行消药物居多，兼以温胃散寒，升发清阳，共同达到行气消痞，健脾和胃的功效。病人久病屡发不已，脾胃损伤已久，运化无能，停食积饮，偶有不慎，即可发病，可见此次就诊，亦为病发。发病之时，积滞为主，用药主行消，易伤正，且脾气素虚，故兼以益气健脾，温胃散寒。

案11　寒凝肝脉，气滞血瘀痰结案

脉沉，少腹痛引环跳中，入夜痛如刀割，络脉凝注，日久结痛。

茯苓、小茴香、乳香、延胡索、桂枝、橘红、没药、川楝子。（《碎玉篇·下卷》）

【赏析】

本案为寒凝肝脉，气滞血瘀痰结为病。少腹为肝之分野，环跳是胆经穴位，今少腹痛引环跳中，入夜痛如刀割，夜属阴，故为肝脉气滞血瘀；肝之疏泄不及，水液停聚成痰，形成气滞血瘀痰结病机，络脉凝注，发于少腹，日久结痛；脉沉者，病在里且属实。治宜行气活血，化痰散结，消肿止痛为法。方中茯苓渗湿健脾祛痰；橘红理气宽中，燥湿化痰；小茴香散寒止痛，理气和胃；乳香、没药活血消肿止痛；延胡索行气活血止痛；桂枝温通经脉，且茯苓、桂枝相合有利于化气行水而祛痰；川楝子疏肝泄热，行气止痛。全方配伍，调畅肝脉，行气活血，化痰散结，消痈止痛，但过温恐致肝阳太亢，故配伍苦寒的川楝子疏肝泄热，以调阴阳。

案12　腑阳不通案

脐左右两旁按之痛，交子夜辘辘有声，时或气胀。此皆腑阳不通，欲结肠痹，非脏病虚寒矣。八味汤不效谓此。

小茴香、川楝子、茯苓皮、青皮、猪苓、青木香。（《扫叶庄医案·卷二》）

【赏析】

本案为腑阳不通，气机阻滞证。清代叶天士《临证指南医案》曰："食进脘中难下，大便气塞不爽，肠中收痛，此为肠痹。"尤在泾《金匮翼》曰："夫大肠者，传导之府，小肠者，受盛之官，皆水谷气味，出入之要路也。"今腑阳不通，欲结肠痹，水道阻滞，糟粕不化，故病人脐左右两旁按之痛，时或胀气；子夜是人体阴阳交替的时候，阳气萌动，水液阻滞，故交子夜辘辘有声。此病非脏病虚寒，故八味汤不效。治宜理气通滞。方用小茴香理气和胃，散寒止痛；青木香行气止痛，健脾消食；茯苓皮、猪苓利水渗湿；青皮疏肝破气，消积化滞；川楝子疏肝泄热，行气止痛。全方合用，理气通阳，渗湿消滞。在行胃气利水湿的同时，疏泄肝气，乃肝主疏泄，调畅一身之气机，肝的疏泄有利于肠的传导。

案13　中阳不足，阴寒上逆，兼寒热错杂案

气自少腹，攻至心下即痛，气渐下归而散。惊恐为病，由肝肾之厥逆。按仲圣厥阴例。

桂枝、川楝子、乌梅、肉桂、干姜、川椒、白芍。(《碎玉篇·下卷》)

【赏析】

本案是中阳不足，阴寒上逆，兼寒热错杂证。足厥阴肝脉过少腹，足少阴肾脉起于少腹。心下即胃脘。现气自少腹，攻至心下即痛，源于中焦阳气不足，肝肾阴寒之邪上逆犯胃；随着气机升降出入，阴寒之邪下归渐散，疼痛缓解。病由惊恐诱发，惊恐易致气机逆乱，肝肾之阴寒之气上逆而为厥逆，可见腹痛、肢冷、下利、脉沉等。肝气不畅，易郁而化热，形成寒热错杂之病机。治宜仲景厥阴之法，温阳散寒，平冲降逆，兼疏肝泄热。方中桂枝、肉桂补火助阳，散寒止痛，桂枝兼以平冲降逆；干姜、川椒温中散寒，回阳通脉；乌梅、白芍滋阴生津，柔肝止痛，乌梅兼以涩肠止泻；川楝子，疏肝泄热，行气止痛。如此配伍则补阳抑阴，平冲降逆，且疏肝泄热，兼顾肝体阴用阳的生理属性。

案14　肝郁化火，寒湿困脾案

绕脐少腹酸痛胀痛，湿热被寒郁于阴分。

肉桂、炮姜、白芍、川楝子、五灵脂、黑山栀、青皮、延胡索。(《碎玉篇·下卷》)

【赏析】

本案当属肝郁化火，寒湿困脾证。少腹是肝经循行之处，脐周是小肠在体表的投影位置。现绕脐少腹酸痛胀痛，源于肝气郁滞，腑气不通，郁而化火；肝郁克脾，脾气失畅，一则生湿，二则影响胃肠的受盛、化物、泌别清浊功能，脾湿下流于肠；加之失于调养而受寒，寒湿困阻，湿热不得发越，郁滞于内。治宜疏肝泄热，活血温中。方中用青皮疏肝破气，消积化滞；延胡索活血，行气，止痛；川楝子疏肝泄热，行气止痛；黑栀子清热泻火利湿；五灵脂活血化瘀止痛；肉桂补火助阳，散寒止痛；炮姜温中散寒止痛；白芍敛阴养血，柔肝止痛。全方合用，疏肝泄热，活血止痛，温里散寒。

案 15　气滞血瘀案

少腹急痛，胁中有形，因怒劳动肝，致气血凝结。久恙不宜峻攻，缓图有益。

川楝子、桃仁、炒楂、橘核、青皮、小茴香、五灵脂、青木香。（《扫叶庄医案·卷四》）

【赏析】

本案属气滞血瘀证。少腹及胁皆肝之分野。怒劳动肝，则肝气郁结，气机不畅。肝藏血，主疏泄，肝气郁结，则不能推动血行，终致气血凝结，形成积聚，故少腹拘急疼痛，胁下有有形之包块；肝气郁结，可见胸胁胀满；肝郁犯胃，可见吞酸、脘腹胀满、食欲不振的表现。病久治宜缓图，不宜峻攻。方用青木香、青皮疏肝破气，消积化滞；桃仁、五灵脂活血祛瘀，消积止痛；橘核理气，散结，止痛；炒山楂消食健胃，行气散瘀；小茴香散寒止痛，理气和胃；川楝子疏肝泄热，行气止痛。全方相合，疏肝破气，活血消积为主，理气和胃为辅；用药以温为主，故佐以川楝子疏肝泄热，以和阴阳。

案 16　下焦挟寒案

下虚腹痛，挟寒为多，拊上无迹，病已年余。据述天癸迟，带下，未寒两足先冷，脉弱。形寒而痛，何疑会稽法。

熟地、炮姜、炙草、附子、肉桂、归身。（《碎玉篇·下卷》）

【赏析】

本案是下焦虚寒腹痛证。下焦虚寒非一日之功，病人小腹冷痛一年有余，上腹部按诊并无异常。追问病史，知其初潮较晚，平素带下淋漓，天未寒即自觉足冷，切脉见弱象，此皆下焦虚寒，不能温煦胞宫使然，是虚寒证无疑。治宜温补并行。方中用熟地滋阴补血，填精益髓；附子、肉桂补火助阳，散寒止痛，温通经脉，与熟地同用温补下焦阳气；当归身补血活血，调经止痛；炮姜温经散寒止痛，合当归既补虚，又调经隧脉道之滞；炙甘草益气补脾，缓急止痛，调和诸药。全方合用，温阳补虚，散寒止痛。

案 17　脾胃不和案

先腹痛后泄泻，是脾胃不和，最防秋痢。

藿香、陈皮、益智仁、茯苓、泽泻、川朴。（《碎玉篇·上卷》）

【赏析】

本案是脾胃不和之泄泻证。脾升胃降，位居中州，既是气机升降之枢纽，又是饮食水谷运化腐熟之脏腑。脾主运化升清，胃主收纳降浊，若脾胃不和，升降失常，则脾失升清，湿浊内生。脾湿下流于肠，阻滞气机，则腹痛泄泻；胃失降浊，胃气上逆，则呕逆。腹痛泄泻最需防范秋痢，是秋季常见的肠道疫病，可见腹泻、里急后重和黏液脓血便，或见发热，甚至惊厥、昏迷，病属凶险。治宜理气和胃，渗湿止泻。方中用藿香芳香化浊，和中止呕，其气芳香，醒脾开胃；茯苓渗湿健脾；泽泻利水渗湿；陈皮理气健脾，燥湿化痰；厚朴下气除满，行气燥湿；益智仁暖脾止泻。如此配伍，芳香醒脾，理气和胃，渗湿止泻。

案 18　下焦痃痞癥瘕案

蓄血有如狂喜忘症象，今络中瘀聚，还注于冲脉，所以右胠痛缓，而少腹痛胀。大便黏腻白滑，亦瘀浊之化。但必前通溺浊，不致凶危，即痃痞癥瘕，犹可缓商调治矣。

大黑豆皮、杜牛膝、炒烟尽五灵脂、热童便、西琥珀末、炒楂肉、老韭白。（《扫叶庄医案·卷四》）

【赏析】

本案为下焦痃痞癥瘕，膀胱不利证。病人本为有如狂喜忘症象之蓄血瘀热证，而心主血，肝藏血，冲为血海，故血证总与此三者相关；由于失治误治，现络中瘀聚，注于冲脉，冲脉起于胞中，故出现下焦痃痞癥瘕，此时属于肝之分野的右胁疼痛减轻，而少腹痛胀明显；下焦瘀血阻滞，浊阴内生（此即瘀浊），前则小便淋浊，后则大便黏腻白滑。治疗必先通小便祛瘀浊，瘀浊所致痃痞癥瘕，速攻无益，犹可缓商调治矣。方用大黑豆皮、西琥珀末利尿通淋止痛，西琥珀末兼以活血散瘀；杜牛膝破血消癥；五灵脂化瘀定痛；童便通血脉，引瘀血下行；炒山楂肉散瘀行气；老韭白通阳散结，行气活血。共奏活血消癥，利尿通淋之功。

"痃痞癥瘕"之"痃"即痃气，《杂病源流犀烛·积聚癥瘕痃癖痞源流》云："痃者，悬也，悬于腹内，近脐左右各有一条筋脉杠起，大者如臂如筒，小者如指如笔管如弦。其原皆由阴阳之气不和，常多郁塞，又时忿怒，动气偏盛，或适当饮食，与气缠裹，适受寒冷，与气停留，且忿怒则肝火盛，而血随气结，痰亦缘火相附而升，遂合并而成形质，悬于脐之左右，故名曰痃。"盖本病起于气滞，久则血瘀痰阻，治宜开郁散结，化痰祛瘀。

案 19　脾胃湿热瘀阻案

血瘀气滞，腹中不和，夏季曾以柔刚辛润，交霜降土旺连次。腹痛、目眦变黄，此非黄疸，湿热瘀留阻壅乃尔。

桃仁、郁李仁、芜蔚子、菠菜叶、冬葵子。(《碎玉篇·上卷》)

【赏析】

本案为脾胃湿热瘀阻证。气滞血瘀，腹中不和，夏天曾以辛热刚烈和柔润滋腻的药物治疗，至霜降（深秋）屡次出现脾胃阳盛之证。现病人腹痛、目眦变黄，系湿热瘀阻脾胃所致，而非黄疸也。治宜活血利水，润肠通便。方用桃仁活血祛瘀，润肠通便；郁李仁润肠通便，下气利水；冬葵子清热利尿，润肠通便；芜蔚子活血调经；菠菜叶"通血脉，下气调中，止渴润燥"(《本草纲目》)。

案20 产后阴虚潮热之腹痛案

阴虚潮热在产后。肝肾本怯，无疑始误。逐瘀泄气，镇补稍定。再误，延胡枳实攻逐，腹中刺痛，营大伤矣。

人参、生地、茯苓、炙草、秋石、阿胶、白芍。(《碎玉篇·下卷》)

【赏析】

本案为产后阴虚潮热证。参《眉寿堂方案选存·女科》载："阴虚潮热，在产后肝肾本虚。始误于逐瘀泄气，镇补稍安；再误延胡、枳实攻逐……"言产后肝肾精血亏耗无疑，若治以逐瘀泄气，则重伤正气，用镇补之法稍有好转。若又用延胡索、枳实类药物攻逐，导致营血大伤，瘀滞少腹，故腹中刺痛。治宜益气养血，滋阴清热。方中以人参大补元气，生津养血；茯苓健脾助运，化生气血；生地清热养阴；白芍敛阴养血，柔肝止痛；阿胶滋阴补血润燥；秋石滋阴降火，活血消瘀；炙甘草助人参补脾益气，兼甘缓和中。诸药合用，气血充，营阴复，充分照顾了产后"多虚多瘀"之病理特点，使虚热清，腹痛止。

案21 劳伤气血亏虚之腹痛案

有年，劳瘁神伤，肤无膏泽，时欲腹鸣抽痛，营虚不得流行，开怀安佚，尚可带病延年。

熟地、人参、白归身、广皮、肉桂、远志、炙甘草、白芍、茯苓。(《碎玉篇·上卷》)

【赏析】

本案属气血亏虚之证治。病人常年劳瘁神伤，暗耗心脾，脾虚则气血生化乏源，心虚则营气化血无力，亦不能鼓动血脉循行，脏腑、肌表失于濡养则"肤无膏泽，时欲腹鸣抽痛"。服药同时开怀安逸，可带病延年。拟方有人参归脾汤之义，用熟地、白芍、当归身滋阴养血，白芍兼柔肝止痛，当归兼活血通经；人参、茯苓、炙甘草益气健脾，使气旺则可生血，其中人参、茯苓又可宁心安神，炙甘草兼可缓急止痛，调和药性；肉桂少用可助前药温补气血；陈皮理气和中，使补中有行，补而不滞；远志安神定志，交通心肾，与人参、茯苓相合，是安神定志的常用组合。诸药同用，补益气血，健脾养心。

腹胀（腹满）案

案1　湿困脾胃案

春夏地气上升，身处山麓，亦有瘴气混于水土之中，饮食不觉，脾胃气困。频年长夏，舌黄，腹胀，便秘成泻，皆湿阻清浊不分。两年治效，多以分消。每交春深，山行蔬食，俾气清流畅，则无是病。

生白术、米仁、广皮、苓皮、厚朴、生智仁、桔梗，金石斛汁法丸。

又煎方：草果、广皮、腹皮、猪苓、厚朴、苓皮、莱菔子、泽泻。（《扫叶庄医案·卷三》）

【赏析】

春夏之季，气候转暖，地气上升，居住在比较潮湿的山麓地带，也有瘴气混于水土之中，由于在饮食上并没有预防，脾胃气机被湿邪困阻。湿阻中焦，气机不畅，胃之降浊受阻，则腹胀、便秘；脾之升清受阻，则清浊不分而泄泻；时值长夏，暑气正盛，热与湿合，可见黄腻苔。近两年治以分消之法，均获良效。每每到了春意浓郁之时，万物生发，人体从之，肝脾之气舒畅，加之此时人们也以素食为主，则人体气机流畅，不发此病。

素有此疾之人，到春夏之时，可用丸剂燥湿健脾，理气和胃防治。方用生白术、薏苡仁、茯苓皮利水渗湿，健脾止泻；广陈皮、厚朴理气燥湿，下气除满；桔梗宣利肺气，与上药合用，宣上、畅中、渗下，调畅三焦气机，则气化湿亦化，并给湿邪以出路；益智仁温肾暖脾，以助化湿之力；用石斛汁做丸，以其益胃生津，防燥利太过伤阴。病发之时，则以汤剂利水渗湿，燥湿理气治之。方用草果燥湿温中，本品气浓味厚，"辛温燥烈，善除寒湿而温燥中宫，故为脾胃寒湿之主药"（《本草正义》）；广陈皮、厚朴理气燥湿，下气除满；大腹皮行气利水；猪苓、茯苓皮、泽泻利水渗湿；莱菔子消食除胀。

案2　湿热积聚案

单单腹胀，按之有声，二便不爽，平日嗜饮，湿热燔聚于内。盖湿属太阴，热起阳明，湿本热标。

茵陈、腹皮、茯苓皮、寒水石、蚕沙。（《碎玉篇·上卷》）

113

【赏析】

本案论述了湿热证的病因病机及证治。病人平日嗜酒，湿热积聚。湿邪黏腻，阻滞气机，脾胃水湿不化，留聚于内；腑气不通，浊阴不降，故腹胀，按之有声，二便不爽。诚如《内经》所云："清气在下，则生飧泄；浊气在上，则生䐜胀。"薛氏明确指出本病病机责之"湿属太阴，热起阳明，湿本热标"。脾为太阴湿土，喜燥而恶湿，湿邪最易困脾，脾失健运，又生湿停饮；胃为阳明燥土，易化燥化热，湿郁气滞，传导失常，燥热更甚。"湿本热标"，治宜祛湿清热，使热随湿去。方中茵陈苦寒，清利湿热；大腹皮行气宽中，利水消胀；茯苓皮渗湿利水；寒水石清热泻火；蚕沙祛风除湿，和胃化浊，《本草纲目》载："蚕居火，其性燥，燥能胜风祛湿，故蚕沙主疗风湿之病。"全方祛湿为主，清热为辅，相辅相成。

案3 阳气虚弱，浊阴停滞案

单单腹胀，须分虚实。据说二便不爽，每交子丑二时极为胀满，是阳气不能旋转，浊阴窃踞。通阳驱阴，一定成法。

附子、厚朴、枳实、干姜。（《碎玉篇·上卷》）

【赏析】

本案为阳气虚弱，浊阴停滞证。腹胀有虚实之分，可为气机阻滞，可为阳气不运。腹胀、二便不爽是浊阴困滞；子丑二时是自然界与人体阳气上升之时，此时胀满甚，是阳气虚弱，不能推动气机运行，浊阴阻滞更加明显之故。治宜通阳驱阴。方用附子大辛大热，补火助阳，"凡三焦经络、诸脏诸腑，果有真寒，无不可治"（《本草正义》），且气雄性悍，走而不守，能温通经络，散寒止痛；干姜温中散寒，主入中焦，专散里寒，长于除胃冷而守中，"为暖中散冷专药"（《药性切用》），两者合用补火通阳之功尤著；枳实破气消积，厚朴下气除满，两者合用，行气宽肠，有助于消胀满、驱浊阴。本案药专力宏，通阳驱阴，指日可待。

案4 积劳伤阳，气滞血瘀案

单单腹胀大，脉得左弦空右渐弱，是积劳阳伤之胀，病久难望速愈。

大针砂丸。（《碎玉篇·上卷》）

【赏析】

积劳伤阳，浊阴凝滞，故腹胀大；诊脉左弦空右渐弱，是阳微阴浊的佐证。久病虚劳，难以速效，遂以丸剂缓图。大针砂丸，又名禹余粮丸，附在《临证医案指南》书末，出自《三田方·卷十四》，药物组成如下：蛇含石（即蛇黄大者）、禹余粮、真针砂，以三物为主，其次量人虚实可加入羌活、川芎、木香、茯苓、牛膝、桂心、白豆蔻、大茴香、蓬莪术、附子、干姜、青皮、三棱、白蒺藜、当归。基本方中针砂可治黄疸，平肝气，善治积聚肿胀；禹余粮入阳明经血分，治癥瘕肠泄下利；蛇含石入足厥阴两经，其性与代赭石不甚相远，取其质重下趋，以为镇慑之用耳。叶天士认为干姜、桂心、附子大温大热之品，益火之源可消阴翳；蓬莪术、三棱、白豆蔻、木香、青皮，疏理气机，气化则水自化也；当归、川芎、白蒺藜疏瘀以行水，以水饮停蓄之处，必有留瘀为患焉；牛膝、茯苓，导水下行；是以羌活祛足太阳膀胱经之阴寒；茴香温命门而暖丹田。全方看似复杂，药味虽众，条理井然，实乃有制之师焉。

大针砂丸原乃治水肿寒积之方，今人辄用以治胀。然胀有寒热二证，设热胀误服，贻害非轻。

案 5　脾阳不足，寒湿内停案

过食冷滞，渐渐腹胀，跗肿。病在太阴脾气，与温中通运。

生白术、川朴、草果、茯苓、制半夏、川椒目、干姜。（《碎玉篇·上卷》）

【赏析】

过食生冷，损伤脾阳，脾失健运，水湿内停，湿阻气机，渐渐腹胀；水湿下趋，则跗肿，治宜温中通运为法。方用白术健脾益气，燥湿利水；茯苓渗湿健脾，合白术健脾祛湿；干姜温中散寒，主入中焦，专散里寒，长于除胃冷而守中，"为暖中散冷专药"（《药性切用》），与白术、茯苓合用温健脾阳；草果燥湿温中，"辛温燥烈，善除寒湿而温燥中宫，故为脾胃寒湿之主药"（《本草正义》）；厚朴行气燥湿，下气除满；制半夏燥湿化痰，降逆止呕，消痞散结；川椒目利水消肿。全方共奏温中散寒，祛湿行气之功。

案 6　寒湿伤中案

寒暖饥饱失和，日晚腹中膜胀，脾胃气钝。深秋最防泻利。

藿香、生智仁、厚朴、炒元胡、茯苓皮、陈皮、大腹皮、炒黑楂肉，又橘术丸。（《扫叶庄医案·卷二》）

【赏析】

过食伤胃，寒则伤脾，今寒暖饥饱失和，则脾胃受伤，运化无力，湿、食留滞，气机不畅，故向晚腹中膜胀。深秋时节，自然界的阳气渐收，阴气渐长，人体应之，若平素脾胃虚弱，加之不善调护，很易发生秋季泄利，重伤胃气，故需谨防。本案为寒湿伤中，脾胃不和，治宜散寒祛湿，理气和胃。方用藿香外散表邪，内化湿浊，和中止呕；厚朴燥湿消痰，下气除满；陈皮理气健脾，燥湿化痰；茯苓皮、大腹皮利水消肿，行气宽中；炒黑山楂肉消食健胃，行气散瘀；炒延胡索活血，行气，止痛，调畅肝之气血，防土壅木郁；益智仁温脾止泻，以防泄利。亦可选用橘术丸。

案7 寒疝腹胀案

寒疝，少腹胀满，二便不通。

单桃仁、小茴香、延胡索、广木香、归尾、吴萸、川楝子。（《碎玉篇·下卷》）

【赏析】

本案为气滞寒凝之疝气。足厥阴肝脉起于足大趾，经下肢内侧上行，绕阴器，过少腹。寒客肝脉，气机阻滞，可见少腹胀满，睾丸偏坠肿胀，发为小肠疝气；气机阻滞，气化不行，腑气不通，则二便不通。治宜行气疏肝，散寒止痛。方用吴茱萸散寒止痛，本品辛散苦泄，性热温通，主入肝经，善"散厥阴之寒"（《本草便读》），"疏肝气有偏长"（《本草征要》），为治寒凝肝脉诸痛之要药；小茴香散寒止痛，理气和胃；延胡索活血行气止痛；广木香行气止痛，健脾消食；桃仁活血祛瘀；当归尾补血活血，防温散太过耗伤肝血；川楝子疏肝泄热，行气止痛，防温燥太过、阴阳失和。

案8 脾肾阳虚，阴寒凝滞案

据述上年秋痢，峻剂攻逐，病愈不能复元。自小腹䐜胀，渐延中部，按之仍软。此真气不收，法当温养奇经，使元海壮而病却。

鹿茸斑龙丸法加茴香，夜服资生丸去连。（《扫叶庄医案·卷二》）

【赏析】

病人自述去年患秋痢，曾用峻剂攻逐，病愈不能复元。秋季，自然界的阳气渐收，阴气渐长，人体应之，若平素脾胃虚弱，加之不善调护，很易发生秋季泄利，本应通阳驱阴，却用峻剂攻逐，致真元损伤，故病后难以复元。病人小腹䐜胀，渐延中脘，按之腹软，此真气不收，治宜温养奇经，调补脾肾。

薛氏惯用补脾肾之法，早服补肾之鹿茸斑龙丸加茴香，晚服补脾之资生丸去黄连，旨在少阴开阖之时补肾，太阴开阖之时补脾，深得五运六气之要领。

案9 湿滞脾胃案

脉沉迟，食入腹胀，便溏。平昔饮酒中伤，留湿阻气。小便不爽。用香砂平胃散。

香附、砂仁、制茅术、厚朴、广皮、炙草，水泛丸。（《扫叶庄医案·卷二》）

【赏析】

本案为湿滞脾胃，气机阻滞证。平素饮酒之人，中焦为湿所困，湿邪重浊黏腻，阻滞气机，脾胃升降失常，故食入腹胀，便溏；气机阻滞，气化不行，故小便不爽；湿邪阻遏，则脉来沉迟。治宜燥湿健脾，行气和胃，方用香砂平胃散。平胃散中苍术为燥湿运脾要药，《本草正义》："凡湿困脾阳……非茅术芳香猛烈，不能开泄。而脾家湿郁，茅术一味，最为必需之品"；厚朴行气燥湿，下气除满，与苍术相须为用；广陈皮理气和胃，燥湿醒脾，协苍术、厚朴之力；炙甘草益气补中，使脾强而制湿，又可调和药性。本案加香附疏肝解郁，理气宽中；砂仁理气化湿，温脾止泻。添加入方，既增理气化湿之效，又兼疏肝解郁防土壅木郁，温脾止泻增燥化湿邪之效。

案10　脾肾阳虚案

三疟已历四年，面色萎黄，唇口枯白，食入脘腹膜胀，足痿，至晚浮肿。病在脾肾，脾以健运为贵，肾宜收纳为命之根。

早服肾气丸，晚服理中丸。（《碎玉篇·上卷》）

【赏析】

本案为脾肾阳虚证。"三疟"即"三阴经疟""三日疟""以其间两日而发，故名三疟症也"。病人病三疟数年，面色萎黄，唇口枯白，食入脘腹膜胀，责之于脾失健运，气血生化乏源；足痿，责之于肾虚，凡腰以下肾气主之，肾虚则下部无力，筋骨不用；阳虚不能行水，至晚阳愈虚，阴愈盛，故病浮肿。本案为久病伤阳，故治宜温补脾肾之阳。服药仍沿用"早补肾，晚补脾"之法，早服肾气丸补肾助阳，化生肾气；晚服理中丸，温中散寒，补气健脾。

案11　下元亏虚案

少腹胀满，必在夜卧而甚，晨起便泄，至昼仍可办事。延及几年，气冲胃脘感冷，舌根尽胀。仍用吴萸、川楝苦辛泄降，不安，则不知有年下元已虚，气散漫不为下归。

八味丸三两，匀十服。（《碎玉篇·上卷》）

【赏析】

本案为下元亏虚证。"少腹胀满，必在夜卧而甚，晨起便泄，至昼仍可办事"，病情发展与昼夜明显相关，源于昼属阳，夜属阴，人体与之相应。少腹胀满，为阴寒阻滞，腑气不通；"必在夜卧而甚"，此时阳气渐弱，阴寒渐盛，阻滞愈甚故；晨起是阳气萌发之时，阳气虚弱，萌动无力，阴寒极且下趋，故晨起便泄；泄后阴寒阻滞减轻，阳气得以升腾，加上有昼之阳气相助，则昼仍可办事。病久，必伤脾肾阳气，阳不制阴，阴寒之气上逆，肾络舌根，故气冲胃脘感冷，舌根尽胀。阳虚日久，仍误用吴茱萸、川楝子苦辛泄降，辛散耗气，苦泄伤阳，无益于病。现下元亏虚已久，气散漫不为下归。故拟用八味丸温助肾阳，以助气化，肾阳足，可上暖肝脾，下制阴寒。脾得肾阳之助则健运，腹胀、泄泻得治；阴寒被肾阳所制，气化得行，下元安宁。

案 12　厥阴气逆案

少腹胀满，上至胸膈，嗌干，大便不爽，厥阴气逆。

韭白、木香、小茴香、橘核、川楝子、青皮、黑栀。（《碎玉篇·上卷》）

【赏析】

本案为肝郁化火，肝胃不和证。少腹、胸膈、咽喉（嗌）皆足厥阴肝经循行部位。肝郁气滞，则少腹胀满，上至胸膈；郁而化火，则咽喉干燥；木郁土壅，腑气不通，则大便不爽。治宜疏肝清热，理气和胃。方用韭白、橘核行气散结；木香、小茴香行气止痛，理气和胃；青皮疏肝破气，消积化滞；黑栀子清肝经郁热；川楝子疏肝泄热，行气止痛。

案 13　肝经湿热案

湿热下注，郁勃动肝，皆气分窒塞。前年有此症。近少腹胀满，咽干阳缩，与五苓加味。

五苓散加黑栀、木香、小茴香、橘红、椒目。（《碎玉篇·上卷》）

【赏析】

湿热下注，郁遏肝经，气机阻滞，则少腹、胸胁胀满不适；肝火上炎，则咽干；肝脉绕阴器，肝经湿热，气机郁滞，宗筋弛张失常，则阳缩。治宜清利肝经湿热。药用五苓散利水渗湿；椒目性味苦寒，利水消肿；黑栀子清热泻火，通利三焦，引热从小便而出；三者合用清热利湿；肝经被湿热郁遏，气机不畅，且气化则湿化，又脾主运化水湿，故又用木香、小茴香行气止痛，理气和胃；橘红理气和胃，燥湿化痰，与五苓散中白术合用有利于健脾制水。

案 14　中焦阳虚，浊阴上逆案

食不得化，是无阳也。盖胃阳受伤，阴浊上僭，为胀为呕。而酸水痰涎，都因阴浊。通阳为正治法。

人参、半夏、附子、茯苓、干姜。（《扫叶庄医案·卷二》）

【赏析】

本案为中焦阳虚，浊阴上逆证。脾主运化水谷，食谷不化，是脾阳不能运化的主要见症；脾还主运化水液，脾阳虚则水液停聚为痰为饮，停聚胃脘；胃主通降，胃阳受伤，浊阴上逆，则发腹胀、呕吐，或呕吐酸水痰涎等。《素问·阴阳应象大论》云"浊气在上，则生𦜝胀"，故治宜通阳降浊。方用附子、干姜温中散寒，扶阳抑阴；人参、茯苓益气健脾；茯苓兼渗湿利水，合附子、干姜温健中焦阳气；半夏辛而微温，燥湿化痰，降逆止呕，消痞散结，助通降浊阴。

案15 脾阳不足，湿热内蕴案

食物不运，太阴脾阳受伤，湿热内蕴。气室，为腹胀痛下利。据说，胀起上年，痢在今秋。但主理气温脾祛湿，用冷香饮子。

草果、藿香梗、茯苓皮、木通、厚朴、大腹皮、广皮。（《扫叶庄医案·卷二》）

【赏析】

脾阳不足，湿热内蕴，气机阻滞，脾升胃降失常，则食物不运、脘腹胀满、腹痛下利。病人自述，胀起上年，痢在今秋。胃失和降则胀，说明脾胃功能失调已有时日；秋天阳气渐收，阴气渐长，人体应之，若又感受新凉，则脾不能运化水液而成水湿下流于肠，则为下利。急则治其标，治疗主以理气温脾祛湿为法，用冷香饮子。方用草果燥湿温中；藿香梗芳香化浊，和中止呕，《本草正义》谓"藿香芳香而不嫌其猛烈，温煦而不偏于燥烈，能祛除阴霾湿邪，而助脾胃正气，为湿困脾阳，倦怠无力，饮食不好，舌苔浊垢者最捷之药"；茯苓皮利水消肿；大腹皮行气宽中，利水消肿；陈皮理气健脾，燥湿化痰；厚朴燥湿消痰，下气除满；木通清利湿热。脾喜燥而恶湿，湿去则脾健；胃以通为顺，通降则胃和。

案16 胃虚络热，肝胃不和案

嗜酒沉湎，胃虚络热，加以烦恼易怒，肝胆气火易炽，纳食味不甘美，脘闷常有嗳气。肝阳犯胃，血必带痰而出。从来酒客喜食爽口之物，不用滞腻甜食。脉大为阳气上逆。滋阴如地黄萸肉，皆与体质不相投矣。

茯苓、丹皮、川石斛、生谷芽、桑叶、降香末。（《扫叶庄医案·卷一》）

【赏析】

常年嗜酒，致脾胃虚弱，胃中积热，加之烦恼易怒，肝胆火烁伐土，故纳食味不甘美；胃失和降，则脘闷常有嗳气；木火刑金，则血夹痰而出；脉大为阳盛气逆之象。酒客多湿热，口黏纳呆，故喜食辛辣爽口之物，故地黄、山萸黄等滋收之品与其体质不合。综上所述,治宜清肝和胃。方用牡丹皮清肝凉血,活血化瘀;桑叶苦寒清泄,入肝经,既能疏散,又能清泄肝经郁热;石斛益胃生津,滋阴清热;茯苓渗湿健脾;谷芽消食和中,健脾开胃;降香末化瘀止血,理气止痛。全方清络热,补胃虚,清热不伤胃,补胃不腻膈。

案17 脾胃阳虚,浊邪内停案

胃阳不旺,晚暮腹鸣痞胀,晨起瘕泄。两方用胃苓治中相安。今吐沫上涌,仍属胃病。

人参、生於术、茯苓、益智、附子、干姜,各为末,水泛丸。(《扫叶庄医案·卷二》)

【赏析】

胃阳不旺,脾运不及,则脾湿下流于肠,胃降不及;加之湿邪阻滞气机,则腑气不通。傍晚阳气渐收,阴气渐长,病势加重,故此时肠鸣痞胀;晨起之时,是阳气生发,阴气最盛之时,阳不制阴,加之气机阻滞,则泄泻、里急后重。用平胃散与五苓散合方,祛湿健脾,理气和胃而安。现吐沫上涌,是脾运不及所生之湿留滞于胃,胃气上逆所致,仍是脾胃阳虚之证。方用附子、干姜温中散寒,扶阳抑阴;人参、白术、茯苓益气健脾,三者合用是益气健脾的基本组合,且白术、茯苓兼能祛湿,三者合附子、干姜温健中焦阳气;益智仁温肾暖脾,止泻摄唾。

案18 脾胃虚弱,浊阴内停案

心下高胀至少腹,其形横梗,大便不爽,咽中痰阻。从九窍不和,属胃虚。
小温中丸十服。(《扫叶庄医案·卷二》)

【赏析】

胃气虚弱,无力承降下行,致浊阴不下,气机阻滞,土虚木乘,故从心下高胀至少腹,其形横梗,大便不爽;胃气虚弱,气机阻滞,则水液不化,聚而成痰,气机不得下行而上逆,故咽中痰阻。《脾胃论》谓"脾胃虚则九窍不通",病本胃虚,病标气滞,急则治标,治宜行气导滞,燥湿和胃。小温中丸以白术、茯苓健脾除湿;半夏燥湿和胃;陈皮、香附行气解郁;黄连、苦参燥湿止痢;针砂、神曲消积化滞;甘草和中甘缓。

案19 中阳不足,湿痰停聚案

诊脉缓软涩,胃脘不爽,欲嗳,夜来腹胀,吐痰酸水,口鼻吸冷。损及中阳,暂用冷香饮子方，宜缓进参术。

藿梗、草果仁、附子、广皮、厚朴、茯苓。（《扫叶庄医案·卷三》）

【赏析】

中阳不足，脾失健运，聚湿生痰，胃失降浊，气机不畅，故胃脘痞闷不适，时欲嗳气；夜间更显阳弱阴盛，故夜来腹胀，吐痰酸水；中阳不足，肺失胃养，则口鼻吸冷；脉缓软为气虚有湿之象，脉涩为气机不畅。治疗先用冷香饮子燥湿理气为主，继用参术补益脾胃。冷香饮子用藿香梗芳香化浊，和中止呕，《本草正义》说"藿香芳香而不嫌其猛烈，温煦而不偏于燥烈，能祛除阴霾湿邪，而助脾胃正气，为湿困脾阳，倦怠无力，饮食不好，舌苔浊垢者最捷之药"；草果仁燥湿温中；茯苓渗湿健脾；陈皮理气健脾，燥湿化痰；厚朴燥湿消痰，下气除满；加附子补火助阳，散寒止痛。

案20 阳虚痰浊冷积停滞案

自云膜胀，左胁痛势休息，大便日下黏浊，临便自觉冷痛。凡五脏痼结为胀，六腑浊痹为聚。数年久病，难以廓清。议温下法。

大黄、草果、青皮、附子、厚朴、陈皮。（《扫叶庄医案·卷二》）

【赏析】

凡五脏痼结为胀，六腑浊痹为聚，均为数年久病，由气滞血瘀痰结渐积而成，故难以快速治愈，须渐消缓散。病人自述腹部膜胀，左胁疼痛，大便日下黏浊，临便自觉冷痛，是由于痰浊冷积积聚于里，腑气不通；土壅木郁，肝气不畅，则左胁疼痛。治疗宜用温下之法，兼以行气疏肝。方用大黄泻下攻积，附子温里散寒，两者合用，附子的温性制约大黄的寒性，从而攻下冷积；草果燥湿温中除痰；青皮疏肝破气，消积化滞；厚朴燥湿消痰，下气除满；陈皮理气健脾，燥湿化痰。全方温下冷积，燥湿理气。

案21 阳虚湿结案

脉濡，舌白，身微热，腹满不欲食，频泻。多是阳虚湿结，治宜苦温，不与协热下利，用寒药者同治。

藿梗、草果、茯苓、草薢、人参、川朴、半夏。（《碎玉篇·上卷》）

【赏析】

脾胃阳虚，运化无力，升降失常，湿浊内停，气机阻滞，故腹满不欲食；湿流于肠，清浊不分，故频泻；阳虚有湿，故舌白，脉濡；湿邪阻滞气机，郁而化热，故身微热。本案病因源于阳虚湿结，须与协热下利、用清热解毒治疗者相鉴别。本案治宜苦温燥湿为法。方用藿香梗芳香化浊，和中止呕，为芳香化浊要药；草果燥湿温中；茯苓渗湿健脾；草薢利湿祛浊，善"治阳明之湿而固下焦，故能祛浊分清"（《本草纲目》）；厚朴燥湿消痰，下气除满；半夏燥湿化痰，降逆止呕，消痞散结；人参益气健脾、合茯苓健脾以制湿。全方合用使气行湿去，脾健泻止，虽未用止泻之药，但治泄泻发生之根本。

案22　痧胀案

长夏患痧胀，二三日渐渐腹大，入夜胀满颇盛。念痧气即是秽浊，流聚入络变出肿胀，理亦有诸，即以秽气药以宣通之。

阿魏丸，一两二钱，匀十服。（《碎玉篇·上卷》）

【赏析】

痧胀是夏暑季节感受秽浊邪毒所引起的一种季节性病证。秽浊邪毒阻滞气机，故日渐腹大；入夜阳弱阴盛，故胀满更甚；秽浊邪毒流聚于络，阻滞络脉气血，可见心腹绞痛、吐泻、胸膈作胀、遍身肿胀、头目不清、四肢不举、舌强不语等症。《痧症要略》载："痧胀者，气之闭也，火之逆也。……治痧者，必先开其气，降其火，而后胀可消也。若食阻痧气于上者，则吐之；食结痧气于下者，则导之……故治胀必治气，治气必治血。盖血活痧行，血破痧气走，血败痧气败，而降火亦在其中矣，此治痧之要术也。"故本案亦以气味香烈药物组成之阿魏丸（《临证指南医案》）宣通、逐秽、化浊、开窍、除湿。方中阿魏、陈皮、枳实、青皮、延胡索等气味辛香之品消积化痰散痧；鳖甲软坚散结；黄芪、白术、茯苓燥湿利水；当归活血通络以助消胀；柴胡、黄芩、草果、白豆蔻外透内清，化浊逐秽；山楂、神曲消食和胃。

案23　阳虚冷积，肝气郁滞案

冬季腹大，大便不爽。以通阳泄浊，初投相合，久则不应。寡居独阴无阳，郁虑至少腹结瘕，其病根在肝。五旬外正气日衰，邪不可峻攻矣。

六味汤中加入茴香、川楝子。（《扫叶庄医案·卷四》）

【赏析】

脘腹胀满，大便不爽，病发于冬季，故以通阳泄浊为法，治疗初始还有效果，后则无效。考虑病人常年寡居，心情抑郁，肝气郁结；气滞血瘀，以致少腹结瘕，故其病根在肝。但病人已过50岁，正气渐衰，不能妄用峻攻之法。故用六味汤中加入茴香、川楝子治疗。六味汤为《外台·卷二十五》引《许仁则方》，由炮附子、干姜、细辛、大黄、人参、炙甘草组成，有《备急千金药方·卷十五》之温脾汤之义，有攻下冷积，温补脾阳之效。加入小茴香散寒止痛，理气和胃；川楝子疏肝泄热，行气止痛，以增疏肝行气止痛之效。与六味汤合用祛冷积，行气滞，补脾阳，解肝郁，则肝脾同调，通阳泄浊，兼顾正气。

案 24　产后气滞水停案

难产劳力，惊恐，面微肿，腹膨，小便不爽。

穞豆衣、香附、炒山楂、茯苓、泽兰、大腹皮、益母草。(《碎玉篇·下卷》)

【赏析】

本案为产后气滞水停证。难产劳力，耗气伤血，血不养肝，加之惊恐致肝气不畅，肝气郁结，脾气虚弱，木乘脾土，水运失常，气机阻滞，故面微肿，腹胀满，小便不爽。血虚为本，气滞水停为标，遵"急则治标"的原则，用疏肝解郁，行气利水法治疗；因病发于产后，用药又照顾了产后多瘀的病机。方用穞豆衣滋阴养血，使肝血充则肝体柔；香附疏肝解郁，理气宽中；炒山楂消食健胃，行气散瘀；茯苓渗湿健脾；大腹皮行气宽中，利水消肿；益母草、泽兰活血调经，利尿消肿，两者均可活血调经，是妇科方中要药，尤其益母草辛行苦泄，主入血分，善能行血通经，消瘀逐滞，为"治妇人经候不调，及胎前产后一切诸疾之要药"(《本草约言》)，故有"益母"之名。

泄 泻 案

案1　积劳阳伤案

便泻三年，粪内带血，肉消色黄，食饮不下。是积劳阳伤，得投温补，望其收功。

附子理中汤。(《碎玉篇·上卷》)

【赏析】

劳累伤阳，泄泻3年，必加重脾肾阳伤，脾运乏力，气血生化乏源，则食饮不下，肉消色黄；脾虚清阳不升，则生湿泄泻；阳虚不能统摄血液，则便血；因阳虚失于温煦，寒邪收引凝滞，故本证中还应兼有脘腹冷痛、手足不温等症状。治宜温补阳气，方用附子理中汤温阳补脾，散寒止泻。附子理中汤(《奇效良方》)，由理中丸加炮附子组成。其中人参、白术、炙甘草益气健脾，是补脾益气之常用组合；炮附子、干姜温肾暖脾，散寒止痛，与人参、白术、炙甘草相配，温补同用，正合脾肾虚寒之病机；白术苦温性燥，可燥湿浊，运脾气。全方合用温中阳、补脾虚、燥湿浊，兼以益火补土，以期阳气得补，阴寒得制，泄泻可止。

案2　脾肾阳虚案

病自肝肾，脏阴内损，但泄泻四十日不已，吸气腰束如狗，肾不固纳，八脉失司。补真理阳，犹恐不及，滋清治嗽，日就其凶。

补骨脂、芡实、五味子、湘莲、人参、杜仲、茯苓。(《碎玉篇·上卷》)

【赏析】

肝肾不足，肾阳虚弱，不能温煦脾阳，脾失健运，升清无力，加之肾阳虚封藏失职，肠失固涩，则泄泻日久不愈；机体失养，肌肉大消，则吸气腰细如狗；肾主纳气，"呼出心与肺，吸入肾与肝"(《难经·四难》)，肾阳不足，肾不纳气，则呼吸表浅，甚至动则气喘。泄泻与咳嗽(甚则气喘)，皆源于肾不固纳影响脾肺功能。治疗当补肾中阳气，兼顾脾肺，若用滋腻清降之品治本案咳嗽，则病反深痼。方中用补骨脂温肾助阳，纳气平喘，暖脾止泻，标本兼治，重在治本；芡实益肾固精，补脾止泻；五味子收敛固涩，既能涩肠止泻，又能敛肺止咳；湘莲补脾止泻，益肾涩精；人参、茯苓益气健脾，使脾健而能运湿止泻；杜仲补肝肾，强筋骨，尤为治肾虚腰痛之要药。全方合用，温肾助阳，补脾止泻，兼能止咳。

案3　脾肾阳虚之肾泄案

产后十年，晨泄，形寒，汗出。是下元阴伤及阳，奇脉不固。
遵古人用：局方四神丸。（《扫叶庄医案·卷四》）

【赏析】

生产之时，损伤下元阴阳，致肾阳不足，命门火衰，不能温煦脾土，脾失健运，升清无力。早晨是阳气生发之时，因命门火衰，阳气生发无力，阴气极而下行，故晨泄；脾肾阳虚，阴寒凝滞，故形寒肢冷；阳虚，卫外不固，则自汗出。遵古人用局方四神丸温肾暖脾，涩肠止泻。取补骨脂补命门之火以温暖脾土，是治疗肾虚泄泻，壮火益土之要药，《本草纲目·卷十四》谓之"治肾泄，通命门，暖丹田，敛精神"；肉豆蔻温中行气，涩肠止泻，合补骨脂温涩之功相得益彰；吴茱萸温脾肾，散阴寒，五味子收敛固涩，两者又增温涩之功；生姜温胃散寒，大枣健脾益胃，两者同调脾胃，以助运化。

案4　阳虚久泻案

肠红既止，便泻三年。火升则能食，热坠必妨食。此皆阴气走泄，阳不依附，当从阴引阳。
赤石脂、锁阳、五味子、水煮熟地黄砂仁末拌炒、禹余粮、远志，蒸饼为丸。
（《扫叶庄医案·卷二》）

【赏析】

大便下血已止，但泄泻迁延不愈3年。下血及泄泻日久，阴液损伤严重，阳气随阴外泄而损伤，且阴伤之后，阳气无所依附，加上肾中阳气本由肾藏之阴精所化生，故肾中阳气不足，不能升腾上温脾土，故脾失健运，致不思饮食，食不消化；加之阳气不足，气化、运化、固摄皆无力，则水流肠间，而致泄泻日久不愈。治宜补肾助阳，涩肠止泻。方用赤石脂温中和胃，涩肠止泻，兼以止血，本品甘涩性温，主入胃、肠经，凡"病有泄泻太滑者，非此不能止"（《本草新编》）；锁阳补肾阳，益精血；五味子涩肠止泻，兼以补肾宁心；熟地黄补血滋阴，益精填髓，使阴足阳有所依；砂仁化湿开胃，温脾止泻，既助止泄，又使补而不滞；禹余粮涩肠止泻，收敛止血，本品质重味涩，入大肠经，能"收大肠之滑泄"（《长沙药解》）；远志安神益智，交通心肾，既安神志，又使水火相交，生生不息。

案5 中焦虚寒，清阳不升案

肠鸣飧泄。

理中汤加葛根、广皮、升麻。(《碎玉篇·上卷》)

【赏析】

脾阳不足，运化无力，则不思饮食，食不消化；脾阳不足，升清无力，清浊混杂，则生飧泄，"清气在下，则生飧泄"(《内经》)；脾阳不足，推动无力，浊阴内停，气机不畅，则肠鸣；脾阳不足，温煦无力，还可见脘腹冷痛。治宜温中散寒，益气健脾，升阳止泻。方用理中汤加味。理中汤(《伤寒论》)温中散寒，益气健脾；广陈皮理气和胃，燥湿化痰，以助脾胃之健运；葛根、升麻升阳止泻，其中葛根其性主升，"能鼓舞胃中清阳之气"(《本经逢原》)，"为治清气下陷泄泻之圣药"(《本草从新》)；升麻入脾、胃经，"善提清气"(《药品化义》)，能"提元气之下陷，举大肠之脱泄"(《本草正》)。诸药合用，使中焦重振，脾胃健运，升清降浊功能得以恢复，则吐泻腹痛可愈。

案6 外邪传里案

大病后，饮食起居皆不如法，以邪陷入里。舌干，自利。恐其深入阴中，则危矣。

白芍、甘草、附子、枳实。(《扫叶庄医案·卷二》)

【赏析】

仲师对传经之邪入里、郁遏气机者用四逆散升阳解郁。本案"邪陷入里"，见"舌干，自利"，知病在太阴，若任其发展，恐深入少阴、厥阴，故仅以辛热补阳之附子代辛凉升散之柴胡，深得仲师之旨，令人拍案！

案7 脾虚肝郁，郁劳泄泻案

冬病，形神日消，脉来坚大，是脉无胃气矣。曾诊于上年夏季，便泻腹痛，食减，用舒肝健脾疏补，春进安胃丸。总无效验，此生气不至。当女子天癸将通之岁，经脉气机怫逆，久郁热聚，大虑渐为枯涸。议汪石山郁劳治法。

川芎、白芍、香附、青蒿、归身、熟地、胡连、焦楂肉。(《碎玉篇·下卷》)

【赏析】

病发于冬季，形体日渐消瘦，精神日渐萎靡，脉来坚大，是脉无胃气之象。曾于去年夏季就诊，食欲不振，腹痛泄泻，用疏肝健脾疏补之法治疗，春进安胃丸温中健脾，理气和胃，兼调肝气。疗效不佳，此肝肾不足，冲任失调，天癸不通，生气不至故也。当女子天癸将通之岁，因脾虚生化乏源，血虚血海不充；肝郁化热，又耗阴血，肝气郁滞，疏泄失常，经脉气机不畅。虚、热、瘀夹杂，恐阴血枯涸，冲任难以调和。拟用汪石山郁劳治法，调补冲任，清热疏肝。方用熟地、当归身、白芍滋阴养血，其中当归身兼以和血，白芍可缓急止痛；川芎活血行气，合熟地、当归身、白芍为四物汤之意，养血活血，补益肝肾，调补冲任，为补血的基本组合；香附疏肝解郁，调经止痛；青蒿、胡黄连退虚热，其中胡黄连"独入血分而清热"，青蒿长于清透阴分伏热；炒山楂肉消食健胃，行气散瘀。全方合用，补益肝肾，疏肝通经，兼清热散瘀。

注：安胃丸(《卫生宝鉴》卷五)，由白术、干姜（炮）、大麦蘖（炒）、陈皮、青皮、白茯苓、缩砂仁、木香组成。方中白术、干姜、茯苓温中健脾，其中白术、茯苓兼以祛湿；炒麦芽（麦蘖）消食和胃，并"善舒肝气"（《医学衷中参西录》）；陈皮理气健脾，燥湿化痰；木香行气止痛，健脾消食；青皮疏肝破气，消积化滞；砂仁化湿开胃，温脾止泻。

案8　脾胃阳虚湿停案

过食生冷，腹鸣泄泻，阳大伤矣。

官桂、茅术、木香、陈皮、诃子、丁香、川朴、炮姜。(《碎玉篇·上卷》)

【赏析】

过食生冷，损伤脾胃阳气，脾失健运，不能运化水湿，反下注于肠而成泄泻；阳虚失于温运，阴寒凝滞，困阻脾胃，气机不畅，则脘腹冷痛，腹胀肠鸣，恶心呕吐。治宜温阳燥湿止泻，理气和胃止呕。方用官桂补火助阳，散寒止痛，凡诸痛"因寒因滞而得者，用此治无不效"（《本草求真》）；炮姜主入中焦，温中止痛；茅术（苍术）"最能燥脾健胃，振刷清阳"（《脏腑药式补正》）；木香行气止痛，健脾消食，"是运行气滞最为灵速之妙药"（《脏腑药式补正》）；陈皮主入中焦，理气健脾，燥湿化痰；厚朴燥湿消痰，下气除满；诃子涩肠止泻；丁香温中降逆止呕。

案9　寒湿困阻案

过饮晨泻，中宫留湿；干呕腹痛，是脾不和；阳气不主运行于四末，故四肢无力困顿矣。宜忌湿肉，使清阳转旋，中宫得健。

草果、厚朴、藿香、广皮、茯苓、半夏。(《扫叶庄医案·卷三》)

【赏析】

本案为寒湿困阻脾胃证。过饮寒凉，困阻脾胃，脾失健运，湿流于肠，则晨泻；

胃失和降，则干呕；湿邪困阻，气机不畅，则腹痛；脾胃气机被湿邪所困，不能运行阳气于四末，则四肢无力困顿。发病期间，忌湿、忌肉，使中焦气机调畅，则中宫得健。故治宜燥湿健脾，理气和中。方中草果燥湿温中，"辛温燥烈，善除寒湿而温燥中宫，故为脾胃寒湿之主药"（《本草正义》）；厚朴辛苦而温，燥湿消痰，下气除满；藿香芳香化湿，和中止呕；陈皮理气健脾，燥湿化痰；茯苓渗湿健脾；半夏燥湿化痰，降逆止呕，消痞散结。

案10　肝郁化火，横逆克脾案

经年累月宿恙，全是郁勃内因。五志之阳，有升无降，故得泄泻反快，背椎必抚摩而胀减。盖脏阴之热，鼓动经府逆行，直上巅顶。春间经漏，议清补方从权推时令也。暑伏已过，肃降未至，以顺天之气，应乎人身推求。

川连、泽泻、丹皮、麦芽、蓬术汁、藿香、茯苓皮、山楂、湖莲。（《碎玉篇·下卷》）

【赏析】

经年累月宿疾，皆起于情志不畅，郁结壅塞。五志过极，郁而化热化火，"火曰炎上"，气机有升无降，故泄泻后反觉轻快，胸膈、脘腹胀满，必抚摩背椎而胀减。皆由于肝郁之阳热上亢，鼓动经脉上逆，直上巅顶。春为木生发之际，人亦应之，肝阳更不内守，扰动肝之藏血之性，故春间经漏。患病之时暑伏已过，但秋金肃降未至，气候仍然炎热，此时应顺应天气，用清补方治疗，温补必定升火。方用川黄连清热泻火；牡丹皮清热凉血，活血化瘀；蓬术（莪术）汁辛散苦泄，破血行气，消积止痛，可用于血瘀气滞之重证；泽泻利水渗湿，泄热；茯苓皮利水消肿；炒山楂肉消食健胃，行气散瘀；麦芽行气消食，健脾开胃；藿香芳香化浊，和中止呕；莲子补脾止泻。诸药合用，可清肝郁之火，行肝郁之气血，利水消食，理气和胃，从而使肝脾调和，气机有升有降，而止胀痛、泄泻。

案11　阳虚气滞，浊阴凝聚案

久泻，便后有血已及一年。小便不利，痛坠则泻，食入不化。诊脉小，面无膏泽。议与通阳泄浊，痛缓再议温补。

茅术、茯苓、炮姜、川朴、制大黄、附子。（《碎玉篇·上卷》）

【赏析】

久泻损伤脾肾之阳，肾虚火不生土，脾虚升清及统血无力，故便后有血已有一年；脾肾阳虚，湿浊内停，阴寒凝滞，运化失常，气机阻滞，泌清别浊失职，则食入不化，痛坠泄泻，小便不利；血不能上荣于面，则面无膏泽；阳气阴血皆不足，则脉小。治疗先予通阳泄浊治标为主，痛缓再行温补以治其本。方中苍术燥湿健脾，茯苓渗湿健脾，两者合用，祛湿浊而健脾；厚朴燥湿消痰，下气除满；炮姜温中止痛，附子补火助阳，散寒止痛，两者合用温阳散寒而制阴寒；制大黄泻下攻积，合附子、炮姜温下冷积。如此用药，则浊阴去，阳气通，痛泻可缓。

案12　脾虚泄泻案

久泻，脾胃受伤。东垣云：实者黄连、枳实泻之，虚者白术、广皮补之。按此立方。於术、鲜荷叶、广皮、鲜莲肉，熬膏服。（《碎玉篇·上卷》）

【赏析】

久泻，损伤脾胃。东垣认为：脾胃实证，可用黄连、枳实类药物泻之；脾胃虚证，可用白术、陈皮类药物补之。按此立方治疗，宜益气健脾止泻。方中白术甘温，健脾益气，燥湿利水，"为脾脏补气第一要药"（《本草求真》），若"脾虚不健，术能补之；胃虚不纳，术能助之"（《本草汇言》）；鲜荷叶健脾升阳；陈皮理气健脾，燥湿化痰；鲜莲肉补脾止泻。四药合用可健脾和胃，升阳止泻。熬膏服，对于慢性虚弱性病证，有利于长期服药。

案13　脾胃阳虚案

久泻利至十余年，阴走泄而茎痿。肝肾真气，不主收摄，为胀瘕腹鸣。迩日形寒，不饥不欲食，缘阴损及阳，暴冷外加，口鼻吸入之寒，无有不侵及中土之阳。病根是肝肾精血内损。久病务以饮食为先，温胃苏阳为稳。用治中法。

人参、藿梗、木瓜、厚朴、茯苓、谷芽、益智仁、新会皮。（《扫叶庄医案·卷一》）

【赏析】

久泻久痢十余年，耗其真阴，阴损及阳。肝肾阳虚精亏，宗筋不养而茎痿；肝肾真气不足，肝气郁结，气机不畅，则脘腹胀满；甚至气滞血瘀而致癥瘕积聚；肾阳虚不能温煦脾阳，则食谷不化，肠鸣泄泻；近日形体寒冷，不饥不欲食，是由于脾肾阳虚，温煦及运化失常所致；本就由于久泻导致阴损及阳，现又气候寒冷，口鼻吸入之寒，亦伤中焦之阳气。病根是肝肾精血不足。因"脾胃为后天之本，气血生化之源"，故久病务以饮食为先，立治中之法，温胃苏阳。方中人参大补元气，益气健脾；茯苓渗湿健脾；谷芽消食和中，健脾开胃；新会皮（陈皮）理气健脾，燥湿化痰；厚朴燥湿消痰，下气除满；藿香梗解表化湿，和中止呕；木瓜和胃化湿；益智仁暖肾固精，温脾止泻。方药以燥湿健脾，理气和胃为主，兼以温肾暖脾，以达温胃苏阳之功。

案 14　酒泄案

久泻元气大虚，再用消克，自然腹中愈觉窄狭，复用五苓，真阴损极矣。议早用金匮肾气丸，晚用六君子丸。据述得泻反快，若一日不泻反觉热闷，是酒泄证也。禀质过人，暂用四苓加减。

四苓散加葛根、砂仁。（《碎玉篇·上卷》）

【赏析】

久泻损伤脾肾之阳，脾虚而运化、传导无力，浊阴内停，再用消法治疗，正气更伤。脾失健运，胃失和降，水湿内停，气机阻滞，故觉腹中痞满不适，饮食不下，泄泻，小便不利；遂用五苓散利水渗湿，温阳化气，致真阴损伤至极。拟早晨服金匮肾气丸温补肾中精气，傍晚服六君子丸益气健脾，理气燥湿。据病人自述得泻反觉轻快，若一日不泻反觉烦闷不适，故知是酒泄证。嗜酒之人，湿热壅滞气机，泄利后壅滞稍通，故反觉轻快。久泻之后，证候表现竟以实为主，应是禀赋体质强壮之人，暂用四苓散加减渗湿健脾，理气和胃。

案 15　寒客肝脉，肝脾不和案

厥阴下利，少腹有形。

五味加茴香、椒目。（《扫叶庄医案·卷二》）

【赏析】

本案为寒客肝脉，肝脾不和证。厥阴肝经过少腹，寒客肝脉，肝经不舒，横犯脾胃，故少腹有形，腹痛下利。治宜散寒止痛，涩肠止泻，方用五味子散加茴香、椒目。五味子散出自《普济本事方·卷四》，可温里散寒，涩肠止泻，由五味子、吴茱萸组成。五味子可涩肠止泻；吴茱萸善"散厥阴之寒"（《本草便读》），性热能温脾肾而散阴寒，味苦能"燥肠胃而止久滑之泻"（《本草征要》）。加椒目降气利水以利止泻；加茴香散寒止痛，理气和胃，既增吴茱萸散寒之力，又可理气以治有形。

案 16　阴阳亏虚案

看病神色为先，察脉次之，以五色参五行，生克分虚实。脉参在脏在腑在经络，治法之各异也。今视色究脉，损在奇经。晨起瘕泄，晡夜溺淋，痛楚。任督为阴阳二海，脂液枯极，由阴损及阳。导引令其渐交，非时下可以速功。

人参、鹿茸、归身、菟丝子、龟板、小茴香，羊肉肾丸，另泡淡鲍鱼煎服。
（《碎玉篇·下卷》）

【赏析】

看病诊断，以望神色为先，诊脉次之，以五色与五行合参，以五行之生克制化规律区分病之虚实。诊脉要分病在脏、在腑与在经络，虚实、病位不同，治法各异。现察色诊脉，病在奇经。阴损至极，损伤阳气，阳气不足，阴无所制，晨起之时，阳气虚弱，萌发无力，阴寒浊气下趋，加之寒凝气机，故晨起泄泻、里急后重；夜间阳气虚弱，膀胱失于固摄，故晡夜溺淋；阴伤失于濡润，阳伤失于温煦，则脘腹冷痛、少腹拘急疼痛。通过导引之法使阴阳逐渐协调平衡，互根互用，非一时能速效。方中人参大补元气，补脾益肺，生津养血，素有"虚劳内伤第一要药"（《本草纲目》）之称；鹿茸壮肾阳，益精血，强筋骨，调冲任，"为峻补命门真元之专药"（《本经逢原》）；菟丝子补益肝肾，固精缩尿，止泻，既能补肾阳，又能益肾精，"为肾虚平补良药"（《药性切用》），兼能"除精气之走泄"（《药鉴》），还能补肾益脾而止泻；当归身补血活血，调经止痛，龟甲滋阴潜阳，益肾强骨，养血补心；小茴香散寒止痛，理气和胃；羊肾补肾气，益精髓；鲍鱼乃血肉有情之品，有"养阴、平肝、固肾"之功。全方合用平补肾中之阴阳，且有涩精潜阳，"通任脉"之功效。

案17　脾肾阳虚泄泻案

脉弱形瘦，食不适必泄泻。此阳气已伤，未寒下焦先冷。

用：缪仲淳双补丸。（《扫叶庄医案·卷二》）

【赏析】

脾肾阳虚，温煦健运失职，故饮食稍有不适必泄泻；化源不足，气血重伤，形体失养，脉道鼓动无力，故形瘦、脉弱；阳气温煦无力，故天气未寒，下焦先冷。用缪仲淳双补丸温补脾肾。缪仲淳脾肾双补丸（《先醒斋医学广笔记》卷二），方中人参、茯苓、山药益气健脾，山药兼以补肾涩精；炮姜温中散寒，合人参、茯苓、山药可温补中焦阳气；山茱萸、菟丝子饼补益肝肾，两者均为平补肝肾阴阳之良药；南烛子强筋骨，益肾气；补骨脂温肾助阳，暖脾止泻，合山茱萸、菟丝子饼、南烛子温补肾中精气；肉豆蔻涩肠止泻，温中行气；莲实补脾止泻，益肾涩精，合补骨脂、肉豆蔻涩肠止泻；砂仁理气化湿，使全方补涩而不壅滞气机。

案18　暑月感寒泄泻案

冒暑身热无汗，头痛泻下。

葱豉合益元散。（《碎玉篇·上卷》）

【赏析】

本案为暑月感寒证。暑日感寒，邪滞肌表，卫闭营郁，故身热无汗、头痛；暑多夹湿，湿性黏腻，湿聚膀胱，气化不行，则小便不利；湿滞脾胃，气机受阻，升降失常，湿邪留注于肠间，则泄泻。治宜祛暑解表，清热利湿。方用葱豉汤合益元散。葱豉汤（《肘后方·卷二》）乃微辛微温之剂，方中葱白、豆豉可解表散邪，发汗不伤阴，又无凉遏的顾虑。合益元散（《素问·宣明论方》卷十）清暑利湿，兼能安神。方中滑石甘淡性寒，寒能清热，淡能渗利，质重而滑，走下利窍，善能清解暑热，通利水道，令暑湿从小便而去；甘草生用，清热泻火，益气和中，可防滑石寒凉伤胃；辰砂清心安神。

案19　阴亏内热之泄利案

平素阴亏，热注入里为利，粪结便出痛坠，诊脉左坚下垂。不以脾胃燥药。细生地、阿胶、炒楂、稽豆皮、生白芍。（《扫叶庄医案·卷二》）

【赏析】

平素阴亏，肠道失于濡润，故粪结便秘；阴虚生内热，与外热相引，传化失司，则腹痛下利，里急后重；阴虚湿热下迫，故诊脉左坚入尺，尺中下垂。本案泄泻是由于阴亏有热引起，故不能用常用的燥湿健脾法治疗，当治以滋阴润燥清热为主。拟细生地滋阴养血清热；阿胶滋阴养血润燥；稽豆皮滋肾阴而润燥；生白芍敛阴养血，缓急止痛；炒山楂消食健脾，行气和胃。全方合用，滋阴养血，清热润燥。

案20　阴虚内热，脾胃久伤案

色脉是阴虚，喉燥，妨食，阴乏上承，热气从左升，内应肝肾阴火。前议复脉，即大便滑泄。知胃气久为病伤，不受滋阴。自当安闲静养，不徒偏寒偏热已也。

人参、扁豆、川石斛、茯神、木瓜、沙参。（《碎玉篇·下卷》）

【赏析】

察色诊脉病属阴虚。足厥阴肝脉与足少阴肾脉均过咽喉，肝肾阴虚火旺，阴虚不能上承濡润咽喉，加之虚火上炎，则咽喉燥痛，妨碍饮食。曾用复脉汤治疗，结果大便滑泄，可知久病胃气受伤，运化无力，不宜太过滋腻。故用健脾化湿，生津润燥法治疗。同时，病人当安闲静养，饮食衣着要寒温适宜。方用人参益气健脾；扁豆健脾化湿；木瓜和胃化湿；川石斛、沙参益胃生津；茯神宁心安神。

案21　水湿留滞之泄泻案

舌黄，自利，足背皆冷。据说病十三日来骤食腥浊，更因吐血频饮汤水，致水湿留滞无以分消，呕恶腹痛。若不疏通，但以血治之，诚大谬矣。

五苓散加厚朴、茵陈。(《碎玉篇·上卷》)

【赏析】

病后脾胃损伤，骤食腥浊，重伤脾胃，加之病人频饮汤水，则水湿留滞中焦，气机阻滞，脾胃功能失调，水湿无以分消，故呕恶脘痞、腹痛自利；水湿阻滞，阳气不通，则足背皆冷；舌黄(指苔黄)为湿郁化热之象。治宜疏通，病在气分而非血分，故"但以血治之，诚大谬矣"。五苓散(《伤寒论》)功在利水渗湿，温阳化气。方中泽泻、猪苓、茯苓均可利水渗湿；茯苓、白术健脾祛湿；桂枝温阳化气，既可助中焦之阳以制水，又可助膀胱之阳以行水；再加厚朴行气燥湿、茵陈清利湿热，与五苓散同用，可达利水渗湿，疏通气机，兼以清热的功效。

案22　肾阳不足之泄泻案

肾泄，治在下焦，泛用理中无益也。经言：肾为胃关，开窍于二阴。所以二便之开闭肾脏所司。议暖丹田以固尾闾，仿会稽法。

熟地、五味子、干姜、扁豆、山药、炙草、鹿霜、吴萸、肉豆蔻、白术。(《碎玉篇·上卷》)

【赏析】

"肾泄者，五更溏泄也。其原为肾阳虚亏，既不能温养于脾，又不能禁固于下。故遇子后阳生之时，其气不振，阴寒反盛，则腹鸣奔响作胀，泻去一二行乃安。此病藏于肾，宜治下而不宜治中。"(《华佗神方》卷四)故肾泄源于命门火衰，"泛用理中无益也"。肾为胃关，开窍于二阴，若肾阳虚损，关门不固，则五更泄泻。治宜温肾暖脾，涩肠止泻。方中熟地滋阴补肾，填精益髓；鹿角霜温肾助阳，合熟地"阴中求阳"；山药补脾养胃，补肾涩精；白术健脾燥湿；白扁豆健脾化湿；干姜温中散寒，合山药、白术、白扁豆温中散寒，补气健脾；吴茱萸温肾暖脾，散寒止痛，助阳止泻，肉豆蔻涩肠止泻，温中行气，五味子涩肠止泻，三者合用温涩之力增；炙甘草益气健脾，调和诸药。期暖丹田以固尾闾。

案23　阳虚湿停之泄泻案

湿多成五泄，阳气日衰，下元不振。向有下焦痿躄，用四斤丸得愈。夏秋当用脾胃药。

生於潜术、木防己、川萆薢、白茯苓、川桂木。(《扫叶庄医案·卷二》)

【赏析】

阳气日衰，下元不振，不能化气行水，湿邪停聚，下流于肠，则泄泻。病人向有下焦痿躄(四肢痿弱、足不能行)，用四斤丸治疗痊愈。夏季天气潮湿，阳衰不能化湿，秋初，天气转凉，伏于体内之暑湿易感触而发病出现泄泻。故"夏秋当用脾胃药"，温阳化湿。方中生於术燥湿健脾；木防己利水消肿；川草薢利湿祛浊；因向有下焦痿躄，恐湿邪留着筋骨致筋脉不利，木防己和川草薢兼可祛风湿，止痹痛；白茯苓渗湿健脾；川桂木温经散寒，温阳化气，合於术、茯苓温化水湿。诸药合用，利水渗湿，温阳健脾。

《太平惠民和剂局方·卷一》可见两个四斤丸，其一，由木瓜、牛膝、天麻、苁蓉、炮附子、炙虎骨组成，可补肝肾，壮筋骨，祛风湿。主治肝肾不足，风寒挟湿外侵，腰膝筋骨酸痛，脚弱少力，行步艰难，筋脉拘挛，不能屈伸；其二，上方再入附子、虎骨，功效更著。临证可据痿躄程度选用。

注：广防己为马兜铃科植物广防己 *Aristolochia fangji* Y. C. Wu ex L. D. Chow et S. M. Hwang 的根，又称"木防己"，过去曾作为"防己"药用。因广防己含有马兜铃酸，用量过大可致肾衰竭，现多以汉防己代。

案 24　湿热泄泻案

湿伏为热先泻，泻止腹痛，耳窍脓水，微出血。淡渗以分消。

连翘、茯苓皮、淡枯芩、紫厚朴、滑石、赤芍、淡竹叶，煎送保和丸。(《扫叶庄医案·卷二》)

【赏析】

湿邪伏于内，阻滞气机，郁而化热，湿热下迫则泄泻；热泻湿阻，气机壅塞胃肠，则泻止腹痛；土壅木郁，胆经入耳中，湿热阻滞于经，化为痈疡，故耳窍脓水、微出血。治疗宜淡渗清利以分消湿热。方中连翘苦寒，既能清热解毒，又能消肿散结，凡"瘰疬结核，诸疮痈肿，热毒炽盛，未溃可散，已溃解毒"(《本草汇言》)，故有"疮家圣药"(《本经逢原》)之称，无论外疡内痈，热毒壅盛者皆可运用，尤以治外痈擅长；淡枯芩清热燥湿，泻火解毒，《药品化义》曰："黄芩中枯者名枯芩，条细者名条芩，一品宜分两用。盖枯芩体轻主浮，专泻肺胃上焦之火，主治胸中逆气，膈上热痰，咳嗽喘急，目赤齿痛，吐衄失血，发斑发黄，痘疹疮毒，以其大能凉膈也。"赤芍清热凉血散瘀，有助消痈散结；茯苓皮、滑石、淡竹叶清热利湿；紫厚朴燥湿行气，"善破壅塞而消胀满"(《长沙药解》)。诸药合用，清热利湿，兼以消痈。并服保和丸(《丹溪心法》)以消食导滞和胃。

案 25　湿邪困脾案

四肢乍冷，自利未已，目黄稍退，而神倦不语，湿邪内伏，太阴之气不运，语言脾窍在舌，邪滞自然少灵。法当分利，佐辛香以默运坤阴，是太阴里证之治法。

生白术、草果、木瓜、茯苓、泽泻、厚朴。(《碎玉篇·上卷》)

【赏析】

湿邪内伏于脾,阻滞气机,脾阳不得温煦四肢,则四肢乍冷;湿邪伏脾,脾失健运,则腹满泄泻;土壅木郁,疏泄失职,则目黄;脾失健运,形神失养,则神倦体乏;脾开窍于口,经脉连舌本,散舌下,邪滞脾脉,则语言不利。先生认为"法当分利,佐辛香以默运坤阴,是太阴里证之治法"。脾为太阴湿土,喜燥恶湿,湿去则脾健;脾主运化,辛香以运脾,脾运则湿去。方中生白术甘苦温燥,健脾燥湿;草果辛温燥湿温中;厚朴苦辛温燥,燥湿行气;茯苓、泽泻淡渗利湿,其中茯苓兼以健脾;木瓜酸温,化湿和胃,敛津舒筋,防燥利太过伤津液。诸药合用,苦温燥湿,淡渗利湿,辛香运脾,俾湿去脾健,以复运化之职。若兼有脾阳虚,可加附子、干姜温阳散寒,扶阳抑阴。

案26 少阳邪热内迫阳明案

温邪自利,少阳为病。

黄芩汤。(《碎玉篇·上卷》)

【赏析】

本案为少阳邪热内迫阳明下利的证治。少阳邪热,内迫阳明,下趋大肠,故"自利"。此属热利,故常可见到肛门灼热,泻下黏秽,腹痛,或口苦、咽干、目眩等症。治以苦寒清热,坚阴止利。选方黄芩汤(《伤寒论》),以黄芩苦寒,清热止利;芍药味酸,敛阴和营止痛;甘草、大枣和中缓急。诸药合用,共奏清热止利,和中止痛之功。

案27 寒湿阻滞,脾阳不运案

夏季泄泻,秋半腹膨疼痛,脾阳衰气窒乃胀。疏通带补,必佐温以宣阳。

人参、川朴、丁香、甘松、木瓜、焦山楂、茯苓、陈皮。(《碎玉篇·上卷》)

【赏析】

本案为寒湿阻滞,脾阳不运证。夏季泄泻,脾胃受伤,仲秋后,天气逐渐转冷,脾阳更伤,失于温煦推动,寒湿停聚,气机阻滞,运化无能,则脘腹胀满、冷痛泄泻、不思饮食、食不消化。治宜"疏通带补,必佐温以宣阳"。阳虚当补,气滞当通,脾阳宣通,则泄泻冷痛自止。方中人参益气健脾;川厚朴燥湿行气;丁香辛温气香,"温中健胃,大有神功"(《本草通玄》);甘松温香行散,"功专调气解郁,开胃醒脾"(《药性切用》),且温而不热,香而不燥,甘而不滞,为"醒脾畅胃之药"(《本草汇言》);木瓜化湿和胃;焦山楂消食和胃;茯苓渗湿健脾;陈皮理气和胃燥湿。诸药合用,理气燥湿,健脾和胃,宣通脾阳。

案28 脾肾阳虚之洞泄案

向系积劳伤阳，肝风内动，症如类中。专以温肾补脾，运痰息风得效。丁巳春深，诊脉不附骨而洞泄，迄今形瘦未复，频年久泻。法宗泻久伤肾，以固摄下焦。定议六君子汤，仍宜暮服勿间。以胃气弱，阳微呕酸。

吴萸、干姜、胡芦巴、茯苓、荜茇、南枣。（《扫叶庄医案·卷二》）

【赏析】

积劳伤阳，脾失健运，生湿成痰；脾虚土弱，肝木失荣，肝风内动，挟痰邪上扰，则头痛目眩、胸膈痞闷、呕恶，治以温肾补脾，运痰息风得效。丁巳年暮春，形体消瘦不能复元，频年泄泻不愈，诊其脉不附骨，是久泻损伤肾阳，肾失封藏所致。可朝服温肾止泻方以固下元；又因胃气弱，脾失健运，加之肾阳虚不能温煦脾阳，肝寒上逆，呕吐酸水，故暮服补脾之六君子汤。

温肾止泻方以吴茱萸辛热散寒止痛，降逆止呕，助阳止泻；干姜温中祛寒；胡芦巴性温，主入肾经，长于暖下元，散寒凝，止冷痛，为"温养下焦，疏泄寒气之药"（《本草正义》）；茯苓甘淡，渗湿健脾；荜茇辛热，主入胃经，能温中下气，散寒止痛；南枣甘缓，和中调药。诸药合用，可温肾暖脾，渗湿止泻。

案29 阴损瘕泄案

阴损瘕泄，以酸收甘补。

人参、五味子、茯苓、炙草、熟地、白芍，山药浆丸。（《碎玉篇·上卷》）

【赏析】

《难经》云："凡泻有五，其名不同，有胃泄，有脾泄，有大肠泄，有小肠泄，有大瘕泄，名曰后重。……大瘕泄者，里急后重，数至圊而不能便，茎中痛。此五泄之要也。"肝肾阴虚，肝气郁结，横逆犯脾，脾失健运，湿浊内生，下流于肠，加之肝气不畅，则腹痛泄泻、里急后重。治宜酸收甘补，滋阴柔肝，健脾止泻。方中人参、茯苓、山药、炙甘草益气健脾，其中茯苓兼以渗湿，山药兼以补肾涩精；熟地滋阴养血，填精益髓，滋水涵木；白芍滋阴养血，柔肝缓急；五味子酸以涩肠止泻。

案30 酒家湿聚泄泻案

饮酒便滑，胸中气逆，阳不运行，痰聚。当以温通其阳。

生智仁、半夏、干姜、茯苓、广皮、姜汁。（《扫叶庄医案·卷二》）

【赏析】

酒家多湿，湿困脾胃，升降失常，则食少呕逆、大便滑泄；脾为生痰之源，肺为贮痰之器，湿聚成痰，上贮于肺，气机阻滞，肺气上逆，则胸中痞满、咳嗽有痰。治当以温通其阳以祛湿。方中生益智仁温肾暖脾，缩尿止泻；干姜温中散寒；茯苓渗湿健脾；广陈皮理气和胃，燥湿健脾；姜汁助干姜温中散寒，又可降逆止呕；半夏燥湿化痰，降逆止呕。诸药合用，温阳散寒，祛湿止泻，燥湿化痰。

便 溏 案

案1 脾虚生湿，郁热内生案

病有一年，食饱腹膨微痛，便溏，咳痰，越几日必熇熇身热。此劳神由脾胃失运，郁而成热，岂地黄滋腻阴药所宜。

米仁、南楂、茯苓、陈皮、湖莲、麦芽、白术、桔梗。(《碎玉篇·下卷》)

【赏析】

长期思虑太过，"思则气结"，损伤脾胃，脾胃失运，升降失常，故食饱腹膨微痛、便溏；脾为生痰之源，肺为贮痰之器，脾虚生痰，上贮于肺，故咳痰；痰湿郁滞，气机不行，可郁而成热，故"越几日必熇熇身热"。病源于脾胃失运，"岂地黄滋腻阴药所宜"，治宜渗湿健脾，消食和胃。方中薏苡仁、茯苓渗湿健脾；南山楂、麦芽消食和胃；陈皮理气和胃燥湿；湖莲健脾止泻；白术益气健脾；桔梗宣利肺气，一者合陈皮调畅气机，二者开提肺气，通调水道，三者载药上行，使全方具有肺脾双补、培土生金之功。诸药合用，健脾渗湿止泻，消食和胃除满，兼培土生金以止咳。

案2 产后肝肾阴虚案

产后下损，心嘈，火升，便溏。

生地、归身、五味子、芡实、炙甘草、菟丝子、厚杜仲、建莲。(《碎玉篇·下卷》)

【赏析】

本案为肝肾阴虚证。产后阴血损伤，肝肾之阴不足，肝郁化火，横逆反胃，则心中嘈杂；肝郁克脾，则腹痛便溏。治宜滋阴柔肝，健脾止泻。方中生地滋阴凉血，滋水涵木；当归身养血和血；五味子收敛止泻；芡实益肾固精，补脾止泻；菟丝子既能补肾阳，又能益肾精，且能补肾益脾而止泻；厚杜仲补肝肾，强筋骨；建莲健脾止泻；炙甘草益气健脾，和中调药。

案3 肝郁克脾兼经水不至案

非但经水不至，食下脘中即痛，是肝胆气逆上乘。大便渐溏，木侮土位。形瘦内热，理气多属辛燥忌进。

丹皮、桃仁、茯苓、生麦芽、黑栀、白芍、陈皮。(《碎玉篇·下卷》)

【赏析】

阴血不足，血海不充，故经水不至；阴血不足，肝体失柔，肝胆气郁犯胃，则食下脘中即痛；肝郁乘脾，则大便渐溏；阴血不足，形体失养，兼肝郁化热，故形瘦内热。理气药物多属辛燥之品，本案阴血不足，故忌用。治宜清热活血，柔肝理脾。方中牡丹皮清热凉血化瘀，入血分，"专清血分之热"(《脏腑药式补正》)；桃仁活血化瘀；黑栀子清热泻火，引热下行，白芍柔肝缓急止痛，合用可柔肝凉肝以清热，活血化瘀以疏肝；茯苓健脾渗湿止泻；生麦芽既消食和胃，又兼以疏肝气；陈皮理气和胃。

案4　脾胃阳虚案

肌色淡白，脉右弦左缓弱。大便久溏，嗳噫哕声不已。日前因吐蛔起见，以酸苦泄肝热。病人说服药后不饥，脘痞，乃中宫阳微，酸苦属阴不中病矣。议运中焦之阳，辛以胜酸。

人参、生姜、川朴、胡芦巴、益智仁、茯苓。(《碎玉篇·下卷》)

【赏析】

本案为脾胃阳虚泄泻证。脾胃虚弱，运化无力，升降失常，故大便久溏、嗳噫哕声不已；脾虚生化乏源，故肌色淡白；脉右弦左缓弱为气虚兼气滞之象；病久肝阴不足，郁而化热，扰动肠中蛔虫，因而吐蛔。"蛔得酸则安，得苦则下"，故当时治以"酸苦泄肝热"。病人本来脾胃虚弱，酸苦属阴，更伤阳气，故病人服药后不饥、脘痞，是由于中焦阳虚，运化无力。故先生"议运中焦之阳，辛以胜酸"。方中人参益气健脾；生姜降逆止呕；川厚朴下气燥湿除满；胡芦巴温肾助阳，祛寒止痛，益火补土；益智仁温脾止泻；茯苓渗湿健脾止泻。全方合用，温阳健脾，下气降逆，祛湿止泻。

案5　脾虚湿停案

酒客便溏肠红，是内伤之湿。戒饮酒既愈，夏天湿盛，气泄病发。自述食腥油，大便即频。宗损庵劫胃水法。

生白术、熟附子、生白粳米、炮黑姜。(《扫叶庄医案·卷二》)

【赏析】

酒性温而动血聚湿，湿困脾胃，则脘腹痞满、食少便溏；动血则肠红下血；戒饮酒则湿浊减轻，则便溏可愈；夏天湿盛，且暑邪耗气，脾为湿困，虽戒酒亦便溏。

自述食腥油，大便即频，以腥油不易消化，加重脾之负担也。宗王损庵先生劫胃水法治疗。方中生白术燥湿健脾；熟附子温阳散寒，扶阳抑阴；生白粳米益胃生津；炮黑姜温中散寒，温经止血。诸药合用，温阳健脾，燥湿止泻。

案6 脾虚便溏案

平昔嗜酒易醉，醉后便溏。夫酒性温而动血聚湿，必伤脾胃之阴。三年失血，食大减少，中土大闲。当恶酒如仇，滋降清凉禁用。

钱氏异功散。(《碎玉篇·上卷》)

【赏析】

"夫酒性温而动血聚湿，必伤脾胃之阴。"平昔嗜酒易醉，湿邪困脾，则醉后便溏；动血则大便下血；病程历时三年之久，中土大伤，脾胃运化无力，则食大减少。当戒酒，且禁用滋降清凉之品，因脾胃虚弱，滋降清凉伤脾。治宜益气健脾，行气化滞。方选钱乙异功散(《小儿药证直诀》)，以四君子汤加陈皮、生姜、大枣益气健脾，行气化湿。

案7 湿热内郁脾胃兼下血案

湿热内郁，瘕疝肠红，便溏肛坠，都主肠胃之病，用苦辛寒。

生术、厚朴、茯苓、槐米、地榆、山楂、川连、木瓜、甘草。(《碎玉篇·上卷》)

【赏析】

湿热内郁脾胃，脾胃运化失司，升降失常。脾不升清，则便溏肛坠；热伤肠络，则大便下血；湿热壅滞肠胃，气血郁滞，发为瘕疝。治宜"苦辛寒"，以燥湿清热，凉血止血，行气和胃。方中生白术甘、苦，性温，燥湿健脾；厚朴苦、辛，性温，燥湿消痰，下气除满；茯苓甘、淡，性平，渗湿健脾；槐花苦而微寒，凉血止血，清肝泻火；地榆苦、酸、涩，微寒，凉血止血，清热解毒；山楂酸、甘，微温，消食健胃，行气散瘀；川黄连苦寒，清热燥湿，泻火解毒；木瓜酸温，芳化湿浊，敛津舒筋；甘草甘平，和中调药。

案8 脾虚湿痰停聚案

思虑悲忧，由心肺二脏起病，不宜攻克，盖手经例以轻剂。向饮酒过量，次日必然便溏。是湿聚变痰，伤阳阻气。议解郁理气，气顺即治痰矣。

枇杷叶、米仁、苏梗、降香、菖蒲、陈皮、茯苓、白蔻仁。(《碎玉篇·下卷》)

【赏析】

思虑属脾，思则气结，脾失健运；悲忧属肺，悲则伤肺，肺津不布。先生认为"不宜攻克，盖手经例以轻剂"。一直以来，饮酒过量，次日即便溏，盖酒多聚湿，困阻脾阳；脾运不及，聚湿成痰，上贮于肺，则咳嗽有痰、胸膈满闷；留滞于肠，则脘腹痞满、腹痛便溏。痰由湿聚而成，湿去则痰消；气推动津液的循行，气顺则痰消。故解郁理气，以治湿痰之郁。方中枇杷叶苦降肺气，既有利于止咳，又可通调水道以渗湿；薏苡仁、茯苓渗湿健脾；石菖蒲开窍豁痰，化湿开胃；三者合用使湿去则痰消，且健脾以化痰湿；紫苏梗理气宽中，兼能化痰止咳；陈皮理气和胃燥湿，兼能健脾；白蔻仁化湿行气，温中止呕，开胃消食；三者合用使气顺则痰消；降香入肝、脾经，理气止痛，使木能疏土。诸药合用，理气燥湿，渗湿健脾。

案9　脾肾阳虚，瘀滞内停案

胎死，至旬日乃下，必有尸秽气留着冲任脉中，至今黄白淋带。自述腰以下冰冷，大便久溏。产后难与峻剂，议朱南阳法。

麝香、豭鼠粪、薤白头。（《碎玉篇·下卷》）

【赏析】

本案为阳虚浊停证。胎死腹中，十来天乃下，必有瘀浊留于冲任之中，冲任瘀滞，不能固摄，则下黄白淋带。自述腰以下冰冷，大便久溏，是由于肾阳不足，下焦失于温煦，以及火不暖土，脾失健运。由此可知，病人平素脾肾阳虚，胎元失养，胎死腹中，瘀滞内停。产后气血亏虚，不能耐受刚猛之剂，故治宜温通阳气，导浊行滞。方中麝香辛温，"能通诸窍之不利，开经络之壅遏"（《本草纲目》），行血脉之瘀滞；豭鼠粪甘、苦、咸，寒，入肝、肾二经，功专导浊行滞，以行肝肾瘀滞；薤白头辛、苦，温，通阳散结，行气导滞。

案10　阴虚内热，脾胃失和案

心腹如焚，肌腠寒凛，知饥不欲食，便溏，此属劳怯。

黄精、苡米仁、炙甘草、白及。（《碎玉篇·上卷》）

【赏析】

以方测证，本证当为肺痈日久不愈，耗伤阴液，虚热内生之证。《松崖医径》卷下曰："劳怯者，多由素体虚弱，劳伤心肾，则阴虚而生内热所致。主在痰血水火不能既济故也。亦有外感六淫之气，失于怯散，以致乘虚入里，久不与治，遂成劳瘵。又有传疰而得者。其脉多弦虚细数。"究其病源，当以补阴降火为主。阴虚内热，虚火内扰，则胸膈、心腹灼热如焚；肺金气阴不足，又为虚火所伤，不能布散卫阳温煦肌腠，则肌腠寒凛；胃为阳明燥土，喜润恶燥，现胃阴不足，不能腐熟水谷，则知饥不欲食；脾为燥热所困，不能转输津液，则津聚为湿，大便稀溏。此证当滋阴清热，渗湿收敛为法。方中黄精补气养阴，润肺，健脾，益肾，补诸不足，尤善于补肺、脾胃气阴不足；薏苡仁利水渗湿，健脾止泻，排脓解毒，本品甘淡渗湿，上清肺金之热，下利肠胃之湿又不损耗真阴之气；白及收敛止血，消肿生肌，《本草汇言》曰："白及，敛气、渗痰、止血，消痈之药也"；炙甘草益气健脾，调和药性。

便 秘 案

案1　湿热蕴结案

肠痹治肺是丹溪法。但酒客久蕴湿热，古昔亦有湿结便秘一证，当以苦辛寒专理气分之结。若用滋润，气更滞矣。

茅根、半夏、晚蚕沙、石膏、冬葵子、槟榔汁。（《碎玉篇·下卷》）

【赏析】

通过降利肺气来通肠腑是朱丹溪创立的方法。但酒客久蕴湿热，古亦有湿结便秘一证，是由于湿邪阻滞气机，肠腑不通所致，当伴有腹痛胀满、食不下等症。当以苦辛寒专理气分之结治之。若用滋润，则更助湿，气机更加阻滞不通矣。方中茅根清热利尿，引湿热从小便而出；半夏消痞散结，燥湿化痰，降逆止呕；晚蚕沙祛风除湿，和胃化浊；石膏清热泻火；冬葵子质润滑利，清热利尿，润肠通便，能"润大便"（《本草便读》），有缓泻之功；槟榔汁辛散苦泄，消积，行气，利水，善行胃肠壅滞之气，"下肠胃有形之物"（《要药分剂》）。诸药合用，清热利湿，行气导滞。

案2　痰热阻滞案

高年久不更衣，痰气上窒。

滚痰丸。（《扫叶庄医案·卷二》）

【赏析】

高年久不更衣，源于湿热老痰久积不去，阻滞气机，腑气不通，故大便秘结、舌苔黄厚而腻、脉滑数有力，治宜泻火逐痰。病人年事已高，峻药缓用，用滚痰丸治疗。滚痰丸（《玉机微义·卷四》引《泰定养生主论》），由大黄、黄芩、沉香、礞石组成，具泻火逐痰之功，可治实热老痰证。唐容川曰："痰者，水之所结也。肺胃火盛，煎灼其水，则凝而为痰。与饮同主于水，而饮则动于寒，故清而不稠，痰则熬以火，故黏而难下。王隐君制此方，用黄芩清肺中无形之火，用大黄泻胃中实积之火，此治痰先清火，所以治其源也。然痰本水湿所成，故佐以礞石之悍燥以除水。痰之所留，气即阻而不利，故用沉香以速降之。二黄得礞石、沉香，则能迅扫直攻老痰巢穴，浊垢之处，而不少留，此滚痰之所由名也。为末水丸，姜汤下，仰卧，

忌饮食半日。若喉间黏壅，乃病药相拒，少顷药力到自愈。方虽猛峻，然顽痰变见诸怪证，非此不治。"(《血证论·卷七》)

案3　阳虚寒积案

高年阴结。

半硫丸三钱，分两次。人参一钱，煎汤送下。(《扫叶庄医案·卷二》)

【赏析】

高年肾阳衰微，阴寒内结，命门火衰，阳气不运，致腹中冷痛、大便秘结，治宜温肾助阳，通阳泄浊，人参汤送服半硫丸。人参可大补元气，益气健脾；合半硫丸一可以温阳补脾，二可以使祛邪不伤正。

半硫丸(《太平惠民和剂局方·卷六》)，由半夏、硫黄等份组成，入生姜汁制丸，可温肾祛寒，通阳泄浊。用治肾阳衰微，阴寒内结，命门火衰，阳气不运所致虚人、老人虚冷便秘。《温病条辨》曰："湿阻无形之气，气既伤而且阻，非温补真阳不可。硫黄热而不燥，能疏利大肠，半夏能入阴。燥胜湿，辛下气，温开郁，三焦通而二便利矣。"《成方便读》曰："此为命火衰微，胃浊不降而致，故以半夏和胃而通阴阳，硫黄益火消阴，润肠滑便，然后胃与大肠皆得复其常，所谓六腑皆以通为用也。"

案4　阳气不通，湿浊积滞案

饥饱失节为内伤，山岚瘴疠是外因。六腑阳气不通，滞浊蕴蓄不清，经年不愈，非汤药所宜。

生茅术、草果仁、厚朴、制大黄、广皮、薄桂心，水泛为丸。(《扫叶庄医案·卷二》)

【赏析】

饥饱失节，内伤脾胃，是为内因；山岚瘴疠侵袭人体，损伤脾胃功能，是为外因。脾胃运化功能失常，湿浊停聚，饮食不化，阻滞气机，致六腑阳气不通，湿浊积滞蕴蓄不清，出现便秘、腹胀、食不下、苔厚腻等表现。疾病经年不愈，机体正气损伤，非汤药所能攻逐，用丸剂燥湿健脾，行气除积。方中生茅术（苍术）为燥湿运脾要药；厚朴行气燥湿，下气除满，与苍术相须为用；广陈皮理气和胃，燥湿醒脾，协苍术、厚朴之力；草果仁燥湿温中，本品气浓味厚，"辛温燥烈，善除寒湿而温燥中宫，故为脾胃寒湿之主药"（《本草正义》）；制大黄味苦通泄，泻下攻积；薄桂心补火助阳，散寒止痛，以通阳祛浊。

案5　肾阴不足，相火妄动案

经言：肾司二便。若肾无藏液，下窍气不运化，肠中不通矣。通肠仅通二便，未究其源。水液之烁，木火吸消为多，议：知柏苦寒，滋其水源；龟介属潜以通阴；人中白咸重以入下；苁蓉温以通便；少佐肉桂，化肝风以制木。是为稳当之治。

龟板、苁蓉、知母、黄柏、肉桂、人中白，为末，蜜丸。（《碎玉篇·下卷》）

【赏析】

经言：肾司二便。若肾阴不足，不能濡润肠腑，则肠腑枯涸，气不运化，肠腑不通，则大便秘结。若仅用通腑之品，恐怕是未究其源。今病源于肝肾阴虚，相火妄动，劫耗阴液，肠腑失濡，故治宜滋阴降火，润肠通便。方中龟甲甘、寒，质重，入肝、肾经，能"壮肾水，退骨蒸，通任脉，潜虚阳"（《本草便读》）；肉苁蓉甘、温，质润，入肾经，能补肾阳，益精血，起阳痿，暖腰膝，且本品性温质润，"通腑而不伤津液"（《本草正义》）；知母苦、甘、寒，为滋阴降火之要药，此外，本品滋阴润燥，可用于肠燥便秘；龟甲、肉苁蓉、知母合用滋阴补肾，以润肠腑；黄柏苦、寒，既能清实热，又能退虚火，因其主入肾经，以泻肾火，退虚热擅长，"专治阴虚生内热诸证"（《本草经疏》）；人中白咸、凉，质重，清热降火，引药入下；知母、黄柏、人中白合用清热泻火，以坚肾阴；肉桂辛、甘、大热，归肝、肾经，补火助阳，引火归元，既可助肾阳之气化功能，又可收"阳中求阴"之效，且引火归元以息肝风。诸药合用，滋阴清热，润肠通便。

案6　阴伤内热之关格便秘案

平昔嗜酒，肺胃积热，阴液下枯，阳津变痰，鼻塞多呛，减食无味。旬日更衣，粪如羊屎。老人关格，治之极难。况酒客不喜黏腻甘柔。形脉症象，不受温热。议以铁瓮申先生琼玉减蜜方法。

鲜生地、茯苓、人参，水一盏，煎至四分，临服加入沉香末、琥珀末。（《扫叶庄医案·卷二》）

【赏析】

因为平昔嗜酒，肺胃积热，热邪伤阴，则肺胃阴液不足，布津与运化失常；热邪灼津，化生痰浊。痰为阴邪，阻滞气机，肺胃气机上逆，则鼻塞多呛、减食无味。十余日更衣一次、粪如羊屎，是由于肺胃阴伤日久，伤及真阴，肠道燥热失濡所致。脾肾阴衰，气化不利，浊邪壅塞三焦，而致大、小便不通与呕吐并见的危重病证（关格）。酒客素不喜黏腻甘柔之品；形脉症象，又不受温热之品。先生曰："老人关格，治之极难""议以铁瓮申先生琼玉减蜜方法"。琼玉膏中生地黄滋阴壮水，白蜜补中润肺，两药合用金水相生，足以滋肾阴而润肺燥；人参、茯苓益气健脾，补土生金，功可滋阴润肺（胃），益气补脾。本案病人为酒客，不喜甘柔，且案中气机不畅，故去掉黏腻甘柔之白蜜；加沉香行气止痛，温胃止呕，纳气平喘；加琥珀末利尿通淋，给酒客素积之湿热浊邪以出路。

案7　阴血亏虚，兼余热未清案

气分上热，吸烁津液，能令便艰。当滋养营液，其心痛必安。

柏仁、茯神、鲜生地、天冬、阿胶、炒桃仁。（《扫叶庄医案·卷二》）

【赏析】

气分热盛，灼伤阴血，心神失养，可见心痛烦热；下伤阴液，大肠失于濡润，可见大便干结难下。治当滋养阴血，兼以清热。方中柏子仁养血安神；茯神宁心安神；鲜生地凉血滋阴，可上养心血，下滋肾水；天冬养阴清热；阿胶滋阴补血，润燥；炒桃仁活血祛瘀，润肠通便。诸药合用，可养血安神，滋阴润燥，则心痛安，大便行。

案8　气结便秘案

湿气闭阻，久而气结肠痹，大便不通，气窒转痛。开上下自通，古人成法。

紫菀、杏仁、桔梗、枳壳。（《碎玉篇·下卷》）

【赏析】

湿为阴邪，重浊黏腻，阻滞气机，久而气结成肠痹，见大便不通，脘腹胀满疼痛。开宣上下气机，则肠痹自通，此古人成法。方中紫菀润肺下气，消痰止咳；杏仁降气止咳平喘，润肠通便；桔梗宣肺祛痰；枳壳理气宽中，行滞消胀。诸药配伍，宣降肺气，以提壶揭盖，盖肺与大肠相表里，肺气的肃降有利于大肠的传导；调畅胃气，以助化物出焉。

案9　瘀血阻络案

先吐污浊，继而气逆吐食。平日腹痛，今已。便难。瘀留在络，气乱道路不通，有形阻及无形。议攻其瘀。

桃仁、制大黄、去皮桂枝、延胡、生蒲黄（炒烟尽）、五灵脂，韭白汁临服冲入三十匙。（《扫叶庄医案·卷二》）

【赏析】

污浊阻滞于胃，胃气不降，气机上逆，故吐污浊；胃气不降，收纳腐熟无能，气机上逆，故食后则气逆吐食；因为污浊阻滞于胃，气机不畅，不通则痛，故腹痛；病久入络，气分阻滞稍缓，故今腹痛已；瘀阻于络，肠道失于阴血濡润，故便难。盖由于瘀留在络，阻滞络脉，气血不通，有形之血阻滞无形之气，宜攻其瘀，行其气。方中桃仁活血祛瘀，润肠通便；制大黄味苦通泄，泻下攻积，活血逐瘀；桂枝温通经脉，一助全方行瘀之力，二防大黄寒凉遏制血行；延胡索活血，行气，止痛；生蒲黄、五灵脂活血止痛，化瘀止血；韭白汁通阳，散结，行气。诸药合用，祛瘀行气，泻下攻积。

案 10 寒痰互结案

辛香颇通，知迩日吸受寒威，与久蓄凝涎互结，以六日始更衣。论无形与有形交混，不独轻剂理阳矣。

荜茇、半夏、广皮白、良姜、茯苓，妙香丸。(《扫叶庄医案·卷二》)

【赏析】

本案感寒后与体内久蓄凝涎互结，阻滞肠道气机，肠腑不通，大便六日不解。无形之寒与有形之积滞互结，独用轻剂理阳之品恐不能散寒通滞，须辛香通滞与散寒温阳重剂治之。方中荜茇辛热，温中散寒，下气止痛；半夏辛温，消痞散结，降逆化痰；广皮白辛、苦、温，理气和胃，燥湿化痰；高良姜辛热，温胃止呕，散寒止痛；茯苓甘淡，渗湿健脾。诸药合用，温阳散寒，行气化滞；与妙香丸同用，则温阳散寒祛浊、行气豁痰通滞之力大增。

注：妙香丸(《太平惠民和剂局方》)，由巴豆、牛黄、龙脑、麝香、辰砂、金箔、黄蜡、白蜜为丸。功效：温寒镇惊，豁痰开窍。

案 11 肠燥便秘案

液枯，脘痹，便难，最怕格拒，妨食。

苏子、桃仁、郁李仁、火麻仁、柏子仁、归尾。(《碎玉篇·下卷》)

【赏析】

胃为阳明燥土，喜润恶燥。今阴液枯涸，胃肠失于濡润，胃失和降，则脘腹痞满堵塞（脘痹）；肠失传导，则大便干结难行；恐胃受纳腐熟功能失常，出现格拒不食之症。治宜润肠通便，以承顺胃气下行。方中紫苏子、火麻仁、郁李仁、柏子仁、桃仁等共用，降气润肠；当归尾活血兼养血，以助通行润肠。全方大队籽仁类药物，通降润肠，取"燥者濡之"之义，乃肠燥便秘之常法。

案 12 阴虚有热，液枯肠燥，兼热伤血络案

阴血涸，络血自下，液枯肠燥，垢滞不行，舌绛，口干，饮不解渴。

天冬、阿胶、丹皮、知母、麦冬、女贞子、泽兰。(《碎玉篇·下卷》)

【赏析】

阴血枯涸，虚热内生，热伤血络，则大便下血；更伤阴血，肠失濡润，则大便干结，垢滞不行；阴液枯涸，加之虚热灼津，津失濡润，则口干、饮不解渴；舌绛是热伤阴血之佐证。治宜滋阴养血，清热降火为法。方中天冬、麦冬养阴润燥，清降虚火；知母清热泻火，滋阴润燥；女贞子滋补肝肾，清降虚火；牡丹皮清热凉血，活血化瘀；泽兰活血调经，祛瘀消肿；阿胶滋阴润燥，养血止血。诸药合用，滋阴清热，润燥养血。

案13　实热内结案

诊脉沉数，不特羞明怕日，即寻常器用除黑色外，悉视为焰火。饮食如常，问无痛楚。赤肿燥火内结垢滞，旬日不行。议釜底抽薪法。

酒制大黄五钱，煎十沸服。(《碎玉篇·下卷》)

【赏析】

实热上扰，视物受扰，故不特羞明怕日，即寻常器用除黑色外，悉视为焰火，为火热外现之征；病在肠腑，脾胃尚可运行，故饮食如常，心下无痛楚；但是燥火实热内结肠腑，垢滞十日不行，牙龈红肿疼痛。故治以"釜底抽薪"法，泻火通便，以除实热积滞。酒制大黄苦寒，泻下攻积，清热泻火，凉血解毒，以除实热积滞；酒制可助长药力；煎十沸即服，源于大黄"生者气锐而先行，熟者气钝而和缓"。

痢疾案

案1　血虚肠风案

长夏痢症，皆因湿热。继而先泄气，后下血。盖变内风混处肠络，是为肠风。血去阴气日伤，为眩晕无力。主以甘酸，化风益阴。节劳，可以不反。

熟地黄炭、当归身炭、地榆炭、柿饼炭、槐米炭、炙甘草。（《扫叶庄医案·卷二》）

【赏析】

长夏之时，湿热侵袭肠道，壅滞气机，出现腹痛下痢、里急后重症状；继而湿热腐败气血，出现下痢赤白；随着病情深入，邪气深陷肠中血分，出现纯下血痢症状。盖因邪气深入肠络，熏灼血分，发为肠风。血液日渐亏耗，不能荣养机体，则眩晕无力。治疗主以甘酸，益阴血而止肠风下血。注意休养，不要劳累，病情可以不反复。方用熟地黄、当归身滋阴养血，且当归身可以活血；地榆、槐花皆入肝、大肠经，凉血止血，泻火解毒；柿饼涩肠止血；以上五药均用炭，以增加止血功效；炙甘草和中调药，缓急止痛。

案2　湿热痢疾案

初起身热，必兼表邪，下利全无糟粕，兼之呕恶不食，湿热壅于胃口矣。

川连、炮姜、槐花、银花、丁香、茵陈、白芍。（《碎玉篇·上卷》）

【赏析】

湿热侵袭人体，初起兼见身热表证；继而湿热陷于肠中，则肠胃气机阻滞，气血不和，化为脓血，出现下痢赤白、全无糟粕，里急后重；湿热壅滞于胃，则气机不行，胃气上逆，兼见呕恶不食。方中川黄连清热燥湿，厚肠止痢；槐花凉血止血；金银花清热解毒，入血分，能凉血止痢；炮姜温中散寒，丁香温中降逆，两者合用以除散胃中湿邪，必少量用之，取"治热以寒，温而行之"之义，若芍药汤之用官桂；茵陈清热利湿，给湿热以出路；白芍柔肝缓急，"止下痢腹痛后重"（《本草纲目·卷十四》）。

案3 寒湿痢疾案

过食生冷致痢，尚未变热，与辛温疏利。

平胃散加丁香、茯苓、肉桂。(《碎玉篇·上卷》)

【赏析】

过食生冷，寒邪积聚肠中，腑气不通，气血凝涩，故下痢腹痛、里急后重，但邪尚未化热，故与辛温疏利，以祛湿行气，散寒止痢。平胃散(《简要济众方》) 中制茅术为燥湿运脾要药，《本草正义》："凡湿困脾阳……非茅术芳香猛烈，不能开泄。而脾家湿郁，茅术一味，最为必需之品"；厚朴行气燥湿，下气除满，与茅术 (苍术) 相须为用；广陈皮理气和胃，燥湿醒脾，协苍术、厚朴之力；炙甘草益气补中，使脾强而制湿，又可调和药性。全方有燥湿运脾，行气和胃之效。本案再加丁香温中降逆；茯苓渗湿健脾；肉桂散寒止痛，温通经脉。诸药合用，温运燥湿，行气和胃。

案4 湿热下注之久痢案

痕疝，由客气凝结经脉，用毒药锋锐，走而不守，气血通行乃解。酒性湿热下注，蒸血为脓，疡溃半年。不用温燥。

天真丸。(《碎玉篇·下卷》)

【赏析】

痕疝之病，由客气凝结经脉，气血瘀滞不通所致，用辛散走窜之毒药强力通行气血乃解，但也伤机体气血。酒性湿热，恢复期饮酒，致湿热下注肠中，阻滞气机，熏蒸气血，则下痢脓血、里急后重。历时半年，阴血更伤，所以治疗不用温燥，以免伤阴动血。用天真丸益气养血。天真丸(《医方论》)，以精羊肉、肉苁蓉、山药、当归、天冬、黄芪、人三 (人参)、白术和丸。喻嘉言曰："此方可谓长于用补矣，人三、羊肉同功 (十剂曰：补可去弱，人三、羊肉之属是也，人三补气，羊肉补形)。而苁蓉、山药为男子之佳珍，合之当归养荣，黄芪益卫，天冬保肺白术健脾，而其制法尤精允为补方之首"，可 "治一切亡血过多，形槁肢羸，饮食不进，肠胃滑泄，津液枯竭，久服生血益气，暖胃驻颜"(《医门法律》)。

案5 阴血阳气不足之久痢案

接案：久痢治法，非通即温。既曰肾病，则阳宜通，阴宜守矣。

熟地炭、熟附、桂枝木、五味、炒川椒、炒归身。(《扫叶庄医案·卷二》)

【赏析】

久痢损伤脾肾，阴血阳气不足，寒邪凝滞肠胃，气机不通，气血凝涩，则下痢赤白、里急后重、腹中冷痛。治法当温通，但病人有腰酸肢冷等肾虚表现，则宜通阳养阴。方中熟地黄炭滋阴养血，填精益髓；炒当归身补血活血；熟附子补火助阳，散寒止痛；桂枝木温通经脉，助阳化气；炒川椒温中止痛；五味子收涩止痢。诸药合用，滋阴养血，温阳散寒，兼收涩止痢。

案 6　脾肾阳虚，阴血不足案

接案：动气在少腹左右，粪与血或前后，秋利交冬不愈。当温其营。

人参、浔桂、炮姜、当归以小茴香拌炒、茯苓、炙甘草。（《扫叶庄医案·卷二》）

【赏析】

腹胀满不适，腹痛下痢，里急后重，大便下血，秋天发病至冬不愈，损伤脾肾阳气，阴血亏损。治当温补脾肾，养血和营。方中人参益气健脾；茯苓渗湿健脾；浔桂（肉桂）补火助阳，散寒止痛；炮姜温中散寒止痛；当归补血活血，小茴香散寒止痛，理气和胃，当归用小茴香拌炒，增使当归活血之力；炙甘草和中调药，缓急止痛。

案 7　肾阳不足之久痢案

久痢，久泻，肛坠，频频不爽。此乃肾伤。脉来数小。医作脾胃病治，故不效。

熟地黄炭、炒焦归身、漂淡补骨脂、炒菟丝子、五味子。（《扫叶庄医案·卷二》）

【赏析】

久泻久痢，致脾胃虚寒，化源不足，累及肾阳，关门不固，则下痢频作，甚至脱肛坠下；阳虚寒湿内停，气机不通，则痢下不爽；脉来数小，源于阴血亏损。先生认为"此乃肾伤。医作脾胃病治，故不效"。方中熟地黄炭滋阴养血，填精益髓；炒焦当归身养血活血；两者皆炒而使用，可增加温行之性；补骨脂温肾暖脾，涩肠止痢；炒菟丝子平补肾中阴阳；五味子涩肠止痢。

案 8　厥阴下痢案

厥阴下痢，少腹酸痛，阴囊睾丸肿大。治在下焦，勿以痢为脾胃病。

菟丝子、白归身、茯苓、沙苑、杜仲、小茴香、鹿角。（《碎玉篇·上卷》）

【赏析】

肝藏血，厥阴下痢，则病在血分，可见腹痛、里急后重、赤多白少，甚至纯下血痢；厥阴肝经过少腹，阴血损耗，肝失血养，气机郁滞，则可见少腹酸痛、阴囊睾丸肿大，发为小肠疝气。先生告诫："治在下焦，勿以痢为脾胃病。"痢疾以脾胃病变居多，但是亦可由肝肾病变而起，临证须详辨之。本案中纯下血痢，或赤多白少，更有少腹不适，以及小肠疝气，病在肝，治宜滋阴养血，柔肝缓急。方中菟丝子辛、甘、平，归肝、肾、脾经，能补益肝肾，又能补肾益脾而止泻；白当归身味甘质润，入心、肝经，功擅补血，"实为养血之要品"（《神农本草经百种录》），本品又性温味辛，可行血，故本品可养血柔肝，活血调经；沙苑子甘温，归肝、肾经，可补益肝肾，益精养肝；杜仲甘温，归肝、肾经，可补益肝肾；鹿角咸温，归肝、肾经，功能温补肝肾，强壮筋骨，与当归身、杜仲合用可"阳中求阴"，使补而不滞；小茴香辛温，归肝、肾、脾、胃经，能温肾暖肝，行气止痛，为治小肠疝气之要药，同时辛能行气，温能散寒，入脾、胃经，能温中散寒止痛，理气和胃消胀；茯苓甘、淡、平，可入脾、肾经，利水渗湿健脾；小茴香与茯苓可使全方滋阴养血，填精养肝而不滋腻恋邪。

案9　外寒内热，阴阳两伤案

劳怯在前，痛痢在后，外寒内热，阴阳两伤矣。病深且久，用药难效，兹以痢坠少缓冀其胃苏。

理阴煎去姜，加白芍。（《碎玉篇·上卷》）

【赏析】

先有劳怯，阴阳不足，阴不制阳，虚热内生；又感外寒，寒邪凝滞，致腑气不通，气血不和；加之有内热熏灼气血，则腹痛下痢，里急后重。病深且久，阴阳两伤，难以速效，故以滋阴养血，温阳散寒，柔肝缓急止痛为主，使下痢稍缓，脾胃有复苏之机。

理阴煎见于《医略六书·卷二十六》，方中熟地滋阴养血；当归养血和营；肉桂盐水炒补火助阳，散寒止痛，且肉桂与熟地、当归合用，可收"阴中求阳"之效，使补而不滞；炮姜盐水炒温经止血，温中止痛。四药合用可滋阴养血，温阳散寒。但本案中有内热，且有下痢脓血，用炮姜一怕助热，二怕止血恋邪，故去炮姜。加白芍滋阴养血，缓急止痛，且白芍可以"止下痢腹痛后重"（《本草纲目·卷十四》）。如此熟地、当归、白芍滋阴养血，肉桂补火助阳，散寒止痛，合用则滋阴养血，温阳散寒，并可柔肝缓急止痛，可使木能疏土。

案10　肝肾不足，兼水湿欲停案

痢红积，经月未瘥，肛坠，跗肿，腰髀酸软。下焦真元少固，络血下注，当滋养肝肾为主。经言肾司二便，主气闭。今现微肿，须防肿胀，仿会稽理阴煎。

人参、炮姜、归身、车前子、茯苓、肉桂、熟地。(《碎玉篇·上卷》)

【赏析】

下痢脓血，赤多白少，甚至纯下血痢，月余未痊愈，损伤脾肾，脾虚升举、固摄无力，肾虚关门不固，则肛坠；脾虚不能制水，肾虚不能主水，水液内停，则跗肿；失血过多，肝失所养，筋失所主；肾主骨，腰为肾之府，肾虚骨失所主，肝肾亏虚，则腰髀酸软。经曰："肾司二便，主气闭。"下焦真元不足，固摄无权，络血下注，肝失血养，故当滋养肝肾为法。但证候表现中有微肿，为防肿胀，仿会稽理阴煎，滋阴养血同时，温补脾肾阳气，以防水湿停聚。方中熟地、归身、炮姜、肉桂即理阴煎（见上案例），可滋养肝肾，温阳散寒；加人参益气健脾；合炮姜温健脾阳；车前子渗湿利水；茯苓渗湿健脾，既可助人参健脾，又合车前子利水渗湿。全方合用，温补脾肾，养血柔肝，兼利水渗湿。

案 11　痢久伤肾，气不收摄案

痢久伤肾，气不收摄。肛门如锥刺，痛而下坠，小溲不利。先议升阳一法。

生鹿角、人参、茯苓、阳起石（另研细，调入）、当归身、生菟丝子。(《扫叶庄医案·卷一》)

【赏析】

痢久伤肾，肾气不固，气不收摄；病位在肠，久痢脾气不足，升举无力，故肛门下坠；下痢日久，阴血亏损，阳气受损，阴不制阳，阳热熏蒸肠道，下迫肛门，则肛门如锥刺，痛而下坠；肾阳不足，不能化气行水，则小溲不利。因现症以肛门下坠和小溲不利为急，故先生曰："先议升阳一法。"方中生鹿角温补肝肾，强壮筋骨；人参、茯苓益气健脾，茯苓兼以利水渗湿；阳起石温肾壮阳；当归身养血和血；生菟丝子补益肝肾。诸药合用，温肾暖脾，气化升阳。

案 12　湿热痢疾，壅滞三焦案

目红黄，脘胀，下血紫滞，里急后重。此夏秋湿热，与水谷互蒸，致气分窒塞，三焦不清。当薄味蔬食，不致酿痢。

白蔻、银花、桔梗、厚朴、木通、茵陈、槐花、广皮、茯苓皮。(《扫叶庄医案·卷二》)

【赏析】

本案为湿热痢疾。夏秋之季，天暑下迫，地湿上腾，人处气交之中，极易感受湿热病邪。章虚谷曰："湿土之气，同类相召，故湿热之邪，始虽外受，终归脾胃。"

湿热之邪壅滞脾胃，与肠中水谷互蒸，熏灼气血，壅塞气机，则脘腹胀满、下痢紫滞脓血、里急后重；土壅木郁，脾胃湿热熏蒸肝胆，则目红黄。饮食上要注意薄味蔬食，以免助湿生热，加重下痢病情。治宜宣畅气机，清利湿热，凉血止痢。方中木通、茵陈清热利湿，且茵陈可利胆退黄，茯苓皮利水渗湿，三药合用使湿热从下焦而去；白豆蔻芳香化湿，利气宽胸，畅中焦脾气以化湿；桔梗宣利上焦肺气，"盖肺主一身之气，气化则湿亦化也"（《温病条辨·卷一》）；厚朴、广陈皮理气燥湿，下气除满，既增理气除湿之功，又有利于腑气之通畅；以上药物配伍，有《温病条辨》三仁汤之义，宣畅气机，清利湿热；加入金银花清热解毒，入血分，能凉血止痢；槐花凉血止痢。

案 13　寒热错杂之厥阴下痢案

秋月泻痢，至冬不已。脉来沉弦，呕吐，腹痛，粪内带血。医以理阴与之不应，此厥阴下利，法当仲圣乌梅丸。

川连、归身、干姜、乌梅、白芍、川椒。（《碎玉篇·上卷》）

【赏析】

秋月泻痢，至冬不已，阴血亏虚的同时损伤脾肾阳气。现呕吐、腹痛、粪内带血，说明积滞尚未尽去，胃肠气机不通；但是脉来沉弦，说明肝气不利，阳气亏虚。"医以理阴与之不应"，原因在于"此厥阴下利"。厥阴肝，其本阴，其标热，内寄相火，阴血不足，肝郁化火，横逆犯胃。故本案当法"仲圣乌梅丸"，滋阴养血，温阳散寒，清热燥湿，兼收涩止痢。方中川黄连清热燥湿，厚肠止痢；当归身、白芍滋阴养血，柔肝安中止痛；干姜、川椒温阳散寒；乌梅涩肠止痢。诸药合用，温清涩补并用，以治寒热错杂，阴血不足之久痢。

案 14　湿热壅滞肠道案

下痢，腹痛。初因寒湿伤脾，久变湿热，着于肠胃。痛利不减，肠中硬起不和，不得流通明甚。当以苦泄小肠，兼分利而治。

川连、楂肉、木通、川柏、泽泻、苦楝皮。（《扫叶庄医案·卷二》）

【赏析】

寒湿伤脾，郁而不行，久化湿热，湿热壅滞，着于肠胃，湿热与糟粕搏结，气机不通，血液凝滞，脂膜受损，腐败化为脓血，致下痢赤白，腹痛，里急后重。由于气机阻滞，胃肠功能失常，化物与传导不行，肠中硬起不和，而腹痛下痢不减，知是湿热与糟粕搏结于肠，气血不和也。先生曰："当以苦泄小肠，兼分利而治"，以除肠中湿热而止痢厚肠。方中川黄连、川黄柏、苦楝皮清热燥湿，厚肠止痢；山楂肉消食导滞和胃；木通、泽泻清利湿热，使湿热从小便而去。诸药合用，清热燥湿，兼以分利湿热，使湿热去，壅滞通，痛利止。

案 15　寒湿困阻之痢疾案

下血后大便燥闭不爽，继而自利，白滑胶黏，日数行下不禁。年五旬，形衰脉沉。必因久伏水谷之湿。腑病宜通，以温下法。

生茅术、制附子、紫厚朴、制大黄。(《扫叶庄医案·卷二》)

【赏析】

下血后，阴血不足，肠道失于濡润，故大便干结、燥而不行；继而燥郁化热，邪热熏蒸肠中气血，腐败化为脓血，故腹痛，下痢脓血、白滑胶黏，日数行而不禁；病人本是半百之年，下痢更伤阴血阳气，形体失养，故形衰脉沉。之所以下血后病情演变为下痢脓血而不禁，先生认为是"必因久伏水谷之湿"，即病人平素脾虚，水谷及湿邪留着于肠，下血后，阴血虚不能濡润于肠，肠中水谷糟粕与燥热相搏结，气血凝滞不通，故化为脓血而下痢。先生曰："腑病宜通，以温下法。"方中生茅术燥湿健脾，理气和胃；紫厚朴理气燥湿，下气除满；制附子温阳散寒；制大黄攻积下瘀导滞，与附子合用寒性被制，而攻下之用存，共达温下积滞之功。

案 16　肾虚阴亏，湿热痢疾案

夏秋痢疾，大率水土湿热致病，用药都主苦寒攻消清火最多。但体质久虚，带淋经漏，当利起经带交炽。因时病累及本病，未宜香、连、槟、朴、大黄大泄之剂矣。良由下焦不固，利必亡阴。小肠气郁，粪垢欲出，痛坠不爽。此宣通垢滞，又必顾护阴气。凡看病必究体质，勿通套混治。

细生地、炒银花、炒黑砂糖、炙黑甘草、稽豆皮、炒楂肉、炒白芍。(《扫叶庄医案·卷二》)

【赏析】

夏秋痢疾，主要是感受时令湿热之邪而致病，用药上以苦寒攻消清火之品居多。但体质久虚之人，带淋经漏之病常发，每每痢疾与经带病交相发作，因时病累及本病，就不宜使用木香、黄连、槟榔、厚朴、大黄等大泄之剂。病人素体下元亏虚，失于固摄，下痢导致重伤阴血；夏秋湿热邪气致小肠气郁，粪垢欲出，而腑气不通，故痛坠不爽，里急后重。先生告诫："凡看病必究体质，勿通套混治。"对于此类病证，当宣通垢滞的同时，又固护阴气。方中细生地滋阴养血，凉血清热；炒金银花清热解毒，又凉血止痢；炒黑砂糖健脾益气，缓肝补血；稽豆皮色黑入肾，滋阴补肾；炒山楂肉消食健胃，行气散瘀；炒白芍滋阴养血，柔肝缓急，"治下痢腹痛后重"；炙黑甘草调药和中，缓急止痛。方中多味药用炒，以照顾病人久虚之体质。

案17　脾胃虚弱之痢疾案

夏秋痢疾，是时令温热。邪未清爽，即食腥味，致脾胃受伤。舌腻白苔，食减无味，气坠足肿，久久延成中满也。但数月久病，旦晚未能奏功。

生於术、广皮、生益智仁、茯苓、厚朴、生砂仁。（《扫叶庄医案·卷二》）

【赏析】

夏秋痢疾，多是感受时令温热暑湿之邪。痢疾损伤脾胃功能，邪未尽去，又食腥味腻滞之物，致脾胃重伤，运化、传导功能更差。脾失健运，则舌苔白腻，饮食减少，食之无味；脾虚升举无力，则感气坠不适；脾虚水湿内停，下注于足，则足肿；迁延日久，则脾虚不运，胃虚不降，遂成中满之证，见脘腹胀满、不思饮食、肢体倦惰、舌苔白腻等。治宜燥湿健脾，理气和胃。但是数月久病，难以速效。方中生於术燥湿健脾；茯苓渗湿健脾；广陈皮、厚朴行气燥湿，理气和胃，使气化则湿化；生砂仁理气化湿，温脾止泻；生益智仁暖肾固精，温脾止泻。

案18　阴虚之人，又发热毒痢疾案

邪陷入里，疟变为痢，古称经脏两伤。方书都以先解外，后清里。拙见论病先究体质，今素有血症，且客游远归，从阴虚伏邪，是用药须避温燥劫阴矣。鼻煤，龈血，舌绛干涸，阴液有欲尽之势，奈何邪热内迫，有油干焰灭之危。医见病治病，不审肌如甲错，脉细尺不附骨，入夜烦躁不寐。议以护阴，急清阴中之邪热。

生鸡子黄、黄柏、清阿胶、白头翁、北秦皮、小川黄连、细生地。（《扫叶庄医案·卷二》）

【赏析】

邪陷入里，由半表半里之疟疾发展为下痢，古称经脏两伤。方书一般认为当先解外，后清里。薛氏"论病先究体质"，现病人素有血症，又客游远归，旅途劳顿，饮食寒温也怕不能周全，阴血恐怕更虚，故病情是阴虚又有伏邪，用药须避温燥劫阴之品。阴液不足，火毒炽盛，灼熏肺经，则鼻孔干燥、黑如煤；灼伤血络，则牙龈出血；舌绛干涸，亦是阴虚有火之象。故阴液亏耗，邪热内迫，有"油干焰灭"之危势。医见病治病，不详细审视病人阴血不能濡养肌肤，肌肤甲错；不能充盈脉道，脉细，尺脉尤甚，甚至由于邪热内迫，尺脉虚大而数；神失血养，加之邪热扰神，入夜烦躁不寐；等等。如果冒进劫阴之品，则病势势必加重。故先生曰："议以护阴，急清阴中之邪热。"方中生鸡子黄、清阿胶滋阴养血润燥；细生地滋阴养血，清热凉血；黄柏、小川黄连清热燥湿，厚肠止痢；白头翁清热解毒，凉血止痢；北

秦皮清热解毒，收涩止痢。方中白头翁、黄连、黄柏、秦皮是《伤寒论》白头翁汤组成药物，可清热解毒，凉血止痢，但方中药物均为苦寒之品，有苦燥伤阴之弊；先生方中配伍细生地、生鸡子黄、清阿胶滋阴润燥，凉血清热，既补体质之阴血不足，又防苦燥伤阴。是以达到先生护阴清热之治法。

案19 下元亏虚之久痢案

泻痢经久，肾伤肛坠，食不远气，行动气急，下怯何疑。

石刻安神丸。（《碎玉篇·上卷》）

【赏析】

泻痢日久，损伤真元，肾气失于固摄，关门不固，则脱肛坠下；远，避忌之谓，即无犯也，食不远气，饮食无所禁忌，耗气更甚，故动则气急，皆真元亏虚之故也。用石刻安神丸补肾助阳止泻。石刻安神丸（《世医得效方·卷八》），药味繁多，有苍术（1/4 用茴香炒，1/4 用青盐炒，1/4 用吴茱萸炒，1/4 用猪苓炒。各炒令黄色，取术用）、炮川乌、炮附子、川楝子、炒巴戟天、炒白术、炒陈皮、炙肉苁蓉、炒补骨脂、炒茯苓、煨肉豆蔻、木香、当归、炒杜仲、熟地黄、炒菟丝子、茴香、黑牵牛（半生，半炒）、炒山药、炒晚蚕蛾、炒胡芦巴、肉桂、炒石斛、炒川牛膝。全方久服壮元阳，益肾气，扶老资寿。用于治疗本案久痢后真气虚惫，脱肛坠下，动则气急，必伴脚膝缓弱、目暗耳鸣、举动倦乏等下元不足症状。

案20 痢后阴液亏耗案

泻痢久，阴损液耗，口渴，微咳。非实火客邪，与酸甘化阴。

人参、乌梅、木瓜、山药、莲肉、炙草。（《碎玉篇·上卷》）

【赏析】

泻痢日久，阴液亏耗，脾气不足，津液不能上承于口，则口渴；肺为娇脏，不耐燥湿，现阴液亏耗，肺失宣肃润降之常，则微咳。此非实火伤津，故治以"酸甘化阴"。方中人参甘、微苦、微温，可补脾益肺，益气生津；山药甘平，补脾养胃，生津益肺，气阴双补；莲肉甘、涩、平，补脾止泻；乌梅酸、涩、平，可敛肺，涩肠、生津；木瓜酸温，功在生津舒筋；炙甘草甘平，补脾益气，调和药性。诸药合用，甘温益气与酸甘化阴合用，使气能生阴，阴得化生。

案21 脾肾精气不足案

因痢阴阳宿病，咳嗽痰多。是下焦阴不上承，五液泛而为痰涎，药难奏功。必须安养，待精气充复可愈。

熟地炭、芡实、茯苓、炒山药、湖莲、川石斛。(《扫叶庄医案·卷一》)

【赏析】

泻痢日久，阴阳不足，下焦阴不上承，虚热上灼肺金，五液泛为痰涎，见咳嗽痰多等症。久病大虚，药难速效，须静心安养，待阴阳相合，精气充复，则病愈可期。方中熟地炭滋阴养血，填精益髓，炒炭兼以收涩止痢；芡实益肾固精，补脾止泻；茯苓渗湿健脾止泻；炒山药补脾养胃，生津益肺，补肾涩精，双补气阴；湖莲补脾止泻，益肾涩精；川石斛滋阴益胃生津。全方合用，补益脾肾，涩精止泻，待精气充，正气渐复，则可向愈。

胁痛（胁胀）案

案1　寒实内结案

据述膜胀左胁，痛势不休，大便黏浊，自觉冷痛。凡五脏瘤结为积，六腑浊痹尚聚。数年久恙，骤难以轻剂，议温下法。

附子、川朴、草果、陈皮、大黄、青皮。（《碎玉篇·上卷》）

【赏析】

本案属寒实内结，乃寒邪与食、痰、水、血、虫等相互搏结，导致气血壅塞。病变虽然涉及五脏，但亦与腑气不通有关，不外里寒或里热与宿食、燥屎、痰饮、瘀血等相互搏结，致胃肠传化失职，气机不通。张子和《儒门事亲》认为此为"留结寒热于内"，治疗上提倡以"气血通流为贵"，治当温下。方中以辛热之附子，温里散寒，止腹胁疼痛；以苦寒泻下之大黄，泻下通便，荡涤积滞；大黄性味虽属苦寒，但配伍附子之辛散大热之品，则寒性被制而泻下之功犹存，为去性取用之法。二味协力，而成温散寒凝、苦辛通降之剂，合成温下之功。川厚朴、陈皮、青皮理气行滞；草果燥湿除寒。诸药合用，共奏温里散寒，通便止痛，理气行滞之功。

案2　肝胃络伤案

脉左空右濡，右胁先痛，继以呛痰血块。此肝胃络伤。都因情怀不舒之郁，形瘦食减。甘缓主治。

生黄芪、南枣、柏子仁、炙甘草、当归、茯神。（《扫叶庄医案·卷一》）

【赏析】

此案胁痛多由平素情怀不舒，肝郁气滞日久，易于化火伤阴，肝阴耗伤，脉络失养，而成肝虚之证，症见"脉左空右濡，右胁先痛"；肝火犯胃，胃失和降，故见"呛痰血块"。叶天士在《临证指南医案》中将肝虚胁痛分为虚寒、虚热两端，认为胁痛属营络虚热者，多由"久痛津液致伤""络虚则热"。故胁痛属营络虚热者，应予甘缓理虚，以炙甘草汤为基础方来加减，如炙甘草、黄芪、当归、柏子仁、茯神、大枣。清代名医王子接认为"炙甘草汤，仲景治心悸，王焘治肺痿，孙思邈治虚劳，三者皆是津涸燥淫之证"，故薛氏选用炙甘草汤去除辛温的姜、桂，以黄芪易人参补气，专用甘缓柔润之品，再加当归、柏子仁、茯神益肝。

案3 气滞血瘀案

梭织身肢皆动，气血偏倚。左胁痛，呕血，是肝络也。若留瘀，后发必重。

降香、桃仁、延胡索、粉丹皮、钩勾、新绛。(《碎玉篇·上卷》)

【赏析】

案中"梭织"二字，应当是指织布女工，其日以继夜劳作，因劳致虚，积劳成疾，日久之后而成虚劳。再者因梭子左右往来，重复简单劳动，最易损伤相关部位——两胁，而肝主两胁，由气滞而致血瘀，损伤肝络而见胁痛、吐血等症。其治疗当疏肝理气，凉血散血为大法。方中延胡索、降香主归肝经，疏肝理气，活血止痛，而降香又可止血；新绛（从案中推理可知当是用茜草染成）合桃仁、牡丹皮活血化瘀，而新绛又可止血；牡丹皮清热凉血；钩藤清热平肝。方中用了不少活血药，一方面可以止痛，另一方面因"若留瘀，后发必重"，这实体现了中医学"治未病"的思想。

案4 湿困脾胃案

温伏皆令脾胃受伤，寒热，随利黄水，小便短赤，热自湿中而出，痛扰虚里右胁，食入不运，仍是脾胃不和，升降失司。以温味宣通治。

生於术、生智仁、新会皮、茯苓、紫厚朴、生姜渣。(《扫叶庄医案·卷二》)

【赏析】

"温伏"当作"湿伏"。湿邪内伏，蕴结脾胃，日久积热而成湿热之邪。湿热困脾，脾胃气机升降失司，而见寒热、随利黄水、小便短赤、纳差等症；湿热阻滞，不通则痛，故虚里及右胁疼痛。纵观本案，病人虽有肝经部位症状，然治病必求于本，其病之根源仍是湿热蕴结脾胃，故"以温味宣通治"，以生於术、生益智仁、新会皮、茯苓、紫厚朴、生姜渣。以方测证，从用药上看，本案之湿热困脾，偏湿重于热，故用白术、茯苓健脾祛湿，陈皮、厚朴行气燥湿，益智仁、生姜渣温脾阳助化湿邪。

案5 阳气欲脱案

胁痛汗出，气短食少，午后至暮，身肢皆冷。脉诊微涩，夫微为无阳，涩为精竭。兼之大便两度皆溏，不独血液亏损矣。昨夜服参附汤加童便，痛汗已减，神脉如昨。前贤于虚损二气离散，惟急固其无形元气，护持其阳。议以大封固法，俾形神稍复，可与填补。

人参、黄芪、白术、附子。(《碎玉篇·上卷》)

【赏析】

从病人胁痛汗出、气短食少、午后至暮身肢皆冷、脉诊微涩等症可见，病人此时乃阴竭阳脱证。胁痛甚者而见汗出不止，而汗为心之液，是故汗出太过便是亡津液，便是亡阴矣！然阴阳互根互用，阴竭易致阳脱，终致"阴阳相失而两亡""阴阳离绝"。"夺血者无汗""夺汗者无血"，但"有形之血，不能速生；无形之气，所当急固"，然而"阴竭阳亡，转机在倾刻"，故"惟急固其无形元气，护持其阳""议以大封固法"。方中人参甘温大补元气，黄芪、白术助人参补气；附子大辛大热，回阳救逆。二药相配，共奏回阳固脱之功。《删补名医方论》曰："补后天之气，无如人参；补先天之气，无如附子，此参附汤之所由立也……二药相须，用之得当，则能瞬息化气于乌有之乡，顷刻生阳于命门之内，方之最神捷者也。"

案6　瘀热阻络胁痛失血案

胁痛失血，数月不止。

降香末、桃仁、茯苓、桑叶、牡丹皮、苡米仁、藕节汁、苏子、韭菜根汁。(《扫叶庄医案·卷一》)

【赏析】

肝气郁结，由气滞而致血瘀，损伤肝络而见胁痛、失血；同时肝火灼津炼液成痰，湿（痰）热内生。故当以清热利湿，活血止痛，凉血止血为治疗大法。方中桑叶清肝热，重用亦可凉血止血；茯苓、薏苡仁可健脾利湿；用降香末、桃仁、桑叶、牡丹皮、藕节汁、韭菜根汁止血，寓活血止血、凉血止血之意；因失血数月不止，易致血虚肠燥便秘，加一味紫苏子可润肠通便。

案7　肝急胁痛失血案

胁痛失血，以缓肝急。

归身、柏子仁、嫩钩勾、桃仁。《碎玉篇·上卷》

【赏析】

《素问·脏气法时论》曰："肝苦急，急食甘以缓之；肝欲散，急食辛以散之，以辛补之，以酸泻之。"《金匮要略》载："夫肝之病，补用酸，助用焦苦，益用甘味之药调之。"故遵《内经》及仲景之旨，治疗本案之胁痛失血，应主用甘酸缓急为大法。方中当归身、柏子仁、钩藤、桃仁均为甘味以益肝，钩藤还可清肝热平肝阳，桃仁活血祛瘀。然《素问·五脏生成》指出五味之合五脏之气，以肝欲酸，酸味入肝，而养肝之气。"东方生风，风生木，木生酸，酸生肝"，是以酸味补肝之体，而使肝体柔，肝气刚，故肝苦急者，可予以酸味之药，柔肝体以缓肝之急。盖"顺其性者为补，逆其性者为泻"，故笔者体会此方中尚需加入酸味药来柔之，白芍、木瓜、乌梅之类；甘酸相配柔肝缓急，甘酸亦能化阴而养肝体。且肝急之因有肝气郁滞与肝气过散之分。对于肝气郁滞而致肝急者，当以甘酸缓之，以辛散之，以辛补之，在甘酸缓急基础上，适当增加辛散疏肝之药物，以畅达肝气；对于肝气过散而致肝急者，当以甘酸缓之，以酸补之，以辛泻之，在甘酸缓急基础上，加用少量辛散之品，以应肝气畅达之性，如《伤寒论》中小建中汤实开创了甘酸缓急之先河。

案8　肝郁横逆犯胃案

郁结伤肝，中脘不快，痛连两胁。

香附、茯苓、白芍、橘红、炙草、半夏。（《碎玉篇·下卷》）

【赏析】

《素问·至真要大论》曰："风气大来，木之胜也，土湿受邪，脾病生焉。"故在生理上"脾土赖肝木之疏达之性，肝木亦靠脾土灌概而升"；病理上，肝脾两脏相互传变，同时发病，形成肝脾同病之证。本案乃肝气郁结，克犯脾土而见肝脾同病证，"木土并治"应始终贯穿整个治疗过程。故治疗当以疏肝、健脾为大法。同时脾胃运化失司，升降失常，痰湿内生，故燥湿化痰之品亦是不可少的。方中香附疏肝理气；白芍柔肝止痛；茯苓、橘红、炙甘草、半夏可理气健脾，燥湿化痰。

黄 疸 案

案1 阳黄表里同病案

表邪未清，湿热又甚，是阳黄也。表里双解主治。

四苓散加柴胡、黄芩。(《碎玉篇·上卷》)

【赏析】

本案表邪未清且湿热又盛，属伤寒发黄。《景岳全书·杂证谟》曰："伤寒发黄，凡表邪未清，而湿热又盛者，其证必表里兼见，治宜双解，以柴苓汤或茵陈五苓散主之。"薛氏以四苓散加柴、芩乃景岳之柴苓汤是也。以柴、芩条达枢机、清其郁热，气化则湿亦化，四苓清热利湿，两者协同疏通畅达全身气机以退黄。

案2 湿热蕴结中焦案

感长夏湿热，太阴阳明不司旋运。唇黑，肌黄，疸之象。近痔发，便难，热注于肠，为湿结。宣腑经以清之泻之。

茵陈、黄柏、厚朴、蚕沙、茯苓皮、炒槐花、广皮、草薢。(《扫叶庄医案·卷四》)

【赏析】

本案属脾胃湿热内盛之阳黄。长夏湿热，太阴阳明不司旋运导致水湿内停、郁热内生，湿热相合发为黄疸；脾主肌肉、口唇，故黄疸之象外现于此，唇黑乃热盛之兆；湿阻气滞故便难；热注于肠，灼伤血络而痔发。薛氏以茵陈、黄柏清热利湿为主；陈皮、厚朴燥湿行气，气化则湿亦化；蚕沙化阳明之湿浊；茯苓皮、草薢导湿浊从小便而出；炒槐花清大肠之热并凉血止血。全方以清热利湿退黄为主，兼以行气、凉血止血。

案3 寒湿困阻，中阳不运案

脉沉缓，目黄，舌白，呕恶，脘腹闷胀。此冷暖不和，水谷之气酿湿，太阴脾阳不运周行，气遂为阻。法当辛香温脾，宣气逐湿。用冷香饮子。

草果、藿梗、半夏、茯苓皮、厚朴、广皮、杏仁、茵陈。(《扫叶庄医案·

卷二》)

【赏析】

本案属内伤饮食之阴黄。由饮食冷暖失宜导致太阴脾阳不运、气机不畅。目黄乃中气受伤、脾不化血，故脾土之色自现于外；湿阻中焦，胃失和降则呕恶；湿阻气滞则脘腹闷胀。薛氏一语中的，治疗以温脾燥湿、宣畅气机为要。以草果、广陈皮燥湿健脾；杏仁、半夏、厚朴行气消胀，宣降全身气机，气化则湿亦化；藿香梗、半夏和中化湿，降逆止呕；茯苓皮、茵陈祛湿利小便，湿去则气达。阴黄之证多由内伤不足，不可以黄为意，而专用清利再伤中气。

案4　湿热内阻，瘀血阻络案

脉络聚血，痹而不行，发黄疸。如若误以为痹治，必变单胀，盖脾胃之络受伤矣。

茯苓、归身、柏子仁、桂圆、桂枝、桃仁。(《碎玉篇·上卷》)

【赏析】

湿邪阻滞中焦，胆液排泄失常，不循常道，外溢肌肤发黄疸。若黄疸缠绵不愈，湿阻气机，气滞血瘀，亦而见多种瘀血证候，如《张氏医通·杂门》指出："有瘀血发黄，大便必黑，肤胁有块或胀，脉沉或弦，脉稍实而不甚弱者。"此时当以清热利湿，行气活血退黄为主，然如"误以为痹治"，损伤肝脾，则有酿成积聚、臌胀的可能。方以当归身、柏子仁、龙眼肉补益肝血，有"欲通之必先充之"之义；茯苓健运脾胃以助利湿；桂枝与茯苓配伍能增通阳利水之功，与桃仁配伍能助活血通络之力。

案5　湿困脾胃，阳气郁滞案

脾胃气困，郁蒸为黄，痛乃阳不流行。久病不可纯攻。

山茵陈、生益智仁、生白术、茯苓皮、紫厚朴、广橘皮、生香附磨汁。(《扫叶庄医案·卷三》)

【赏析】

本案薛氏直言黄疸病机，提示后人黄疸不单有湿热、寒湿为患，亦有气郁所致，不可不知。《素问·生气通天论》曰："阳气者，精则养神，柔则养筋。"今湿阻气郁、阳气不通，不通则痛。病痛迁延日久多虚，故薛氏言不可纯用攻伐。治疗时以生益智仁、生白术温补脾肾、健脾益气为主；广橘皮、紫厚朴行气燥湿，以除气郁湿阻之状；山茵陈、茯苓皮导湿邪外出；生香附行气活血，助诸药通达阳气以止痛。

案6 湿热蕴结，阳明热炽案

湿热内郁不宣，目黄如金，溺短，消谷善饥，越日必熇熇身热，病有旬日。且从分消治之。

茵陈、猪苓、泽泻、茯苓皮、木通、枳壳、黑栀。(《碎玉篇·上卷》)

【赏析】

本案属湿热内郁之阳黄，病位在中焦。溺短非津伤所致，乃湿热内盛，膀胱气化不利；消谷善饥为湿热困脾，胃热旺盛之象；湿热胶结，气机不通，邪不得外出，则必熇熇身热。薛氏以分消之法治之。茵陈、猪苓、泽泻、茯苓皮、木通清热渗湿利水，导湿热从小便而出；兼以枳壳、黑栀实行气燥湿，气化则湿亦化。

案7 湿热稽留阴伤案

夏病黄疸，是湿热中焦脾胃之病。病小愈能食，究未得水谷之精华。目微黄，肌腠胀，耳鸣，犹是气分未为流畅。盖热伤气，湿阻气也，能慎口腹，经月天降可愈。

生智仁、白术、茯苓、广皮、紫厚朴、泽泻、生砂仁、苦参，上各碾细末，金石斛汤泛为丸。(《扫叶庄医案·卷四》)

【赏析】

薛氏言夏病黄疸湿热中焦之"目微黄，肌腠胀，耳鸣"皆为"热伤气，湿阻气"之故，可谓言简意赅。治疗紧扣热、湿为患，与此同时不忘温脾、健脾、醒脾、和胃之法，实为示后人以规矩，不可只顾清热利小便再伤脾胃。以苦参、泽泻、茯苓清热渗湿；陈皮、厚朴燥湿行气；生益智仁、白术温脾健脾；砂仁、陈皮醒脾和胃；湿热为病，稽留日久，清热利湿则甚防伤阴，故以金石斛汤便泛为丸以缓图之。此外，嘱病人仍须慎食以顾护中焦。

案8 过用寒凉，脾胃气伤案

夏令黄疸，是脾胃湿土郁蒸而成，治疸茵陈，乃清苦淡渗之意。左胁之旁是虚里穴，久进寒药，胃伤气阻成痕。问大便不爽，用阿魏丸。(《碎玉篇·上卷》)

【赏析】

本案但言夏令黄疸之病机、治法、用药，以清苦淡渗之茵陈代表夏令黄疸治疗之法不离清苦淡渗，而久进寒药清热利湿则易导致脾胃气伤，此时若合并大便不爽则以阿魏丸攻补兼施。合上一夏病黄疸医案观之，可测薛氏治疗夏病黄疸紧扣湿、热同时不忘健运中焦、护养津液，邪轻正虚之时攻补兼施或以丸药缓图以防伤正。

案9　谷气不消，胃中苦浊案

雨淋，卫阳受伤。热水澡洗，迫其冷气内入，与水谷交蒸，肌肉发黄。陈无择云：谷瘅能食不饥。舌有黄苔，一年之久，寒湿已酿湿热。大凡湿必伤太阴，脾热必伤阳明胃，宜分别治之。

人参、川连、柴胡、半夏、陈皮、枳壳、生草、谷芽。（《碎玉篇·上卷》）

【赏析】

雨淋之后，风寒湿之邪由皮毛而入，则卫阳失其"温分肉，充皮肤，肥腠理，司开阖"之功能，即为"卫阳受伤"。此时若热水澡洗，因其人卫阳受伤，腠理大开，故风寒湿之邪直中于里，与胃中之食积（即"水谷"）相合，困阻中焦，肝胆气机不畅，胆液外泄，外浸肌肤而发黄。临床可见身面发黄、胃中不适、腹满、大便溏、舌苔白厚等症，即《金匮要略·黄疸病脉证并治第十五》"谷疸之为病，寒热不食，食即头眩，心胸不安，久久发黄……"谷瘅者，能食不饥，多食则脾胃运化失常愈重，日久则寒湿化热成湿热之邪，故舌苔由白转黄。因脾喜燥恶湿，胃喜润恶燥，则湿热困阻中焦，湿者伤脾，热者伤胃。治疗以清热燥湿退黄，同时加用消导之品。方中半夏、陈皮、枳壳、柴胡燥湿理气；川黄连清热燥湿；生甘草、谷芽合陈皮消食导滞；因久病伤正，尤其湿热日久伤气，故酌加人参补脾胃之气。湿热为病，临证处方时须时时谨记湿热同治，不可单治其一，否则"徒清热则湿不退，徒祛湿则热愈炽"。

案10　湿热困阻脾胃兼食滞案

此长夏受病，湿着太阴，热在阳明。不忌食物，最有发黄疸胀之累。必须蔬食，使清浊转运。谓因病致伤，病去自复。

桑白皮、茯苓皮、大腹皮、陈皮、茵陈、木通、厚朴、莱菔子。（《扫叶庄医案·卷四》）

【赏析】

长夏时节，天暑下逼，地湿上腾，湿热交蒸易于形成湿热之邪，湿热弥漫侵袭人体，湿土之气同气相求，脾胃受伤，运化失司。此时本应进食清淡、易消化、有营养之物，如若"不忌食物"，则脾胃升降失常，肝胆气机不畅，胆液外泄，外浸肌肤而发黄。是故在饮食上"必须蔬食"，用药上当以清热燥湿，理气健脾为主。方以桑白皮、茯苓皮、大腹皮、陈皮除皮间水湿；茵陈、本通清热利湿；厚朴、莱菔子助大腹皮、陈皮行气消胀除湿。

案 11　湿热郁阻气分案

饮食不司运纳，人皆知脾胃不和。但夏季之湿郁，必伤太阴脾，湿甚生热，热必窒于阳明胃脉。全以宣通气分，使气通湿走热清。四末微肿，黄未尽除，阳明之脉尚少流利机关也。宜忌厚味腥浊可愈。

生於术、陈皮、薏仁、刺蒺藜、茯苓、淡干姜、草薢、桔梗，水法丸。(《扫叶庄医案·卷四》)

【赏析】

夏季湿邪较盛，脾为太阴湿土，易感湿邪，湿为阴邪易伤阳气，湿邪蕴久则生热；胃为阳明燥土，易从阳化热，湿热相合郁蒸则发黄疸。薛氏言以宣通气分为主，使气通湿走热清，明示其治疗内伤饮食湿热黄疸之治疗思路。肺主宣降以布散津液，故以桔梗开宣肺气；生於术、茯苓、陈皮健脾燥湿理气；薏苡仁、干姜寒热并用，祛湿清热而不伤阳，以复中焦斡旋功能；刺蒺藜平肝，祛风，下气；薏苡仁、茯苓、草薢导湿浊从小便而出，此亦为宣通气分之二法也。水丸服之有缓图兼顾正虚之意。

积 聚 案

案1　阳虚寒湿阻络案

病后食减，在胁有形聚瘕，平昔便溏，乃阳气微弱也。

桂枝、厚朴、胡芦巴、茯苓、生白术、草果、生姜。（《碎玉篇·下卷》）

【赏析】

本案为肝脾同病。病人病后食减，平昔便溏，乃脾胃阳气不振、虚不受谷；在胁之有形聚瘕实为气血生化乏源，肝失所养、气郁络阻聚而成瘕。肝主疏泄，体阴而用阳，肝实致郁众所周知，肝虚亦可致郁却时常忽视。《金匮要略·脏腑经络先后病脉证第一》中有"见肝之病，知肝传脾，当先实脾……"以茯苓、生白术、生姜健运中州；厚朴、草果行气温中燥湿以治中虚生湿之标；肝虚故以辛味之桂枝"补肝"以调畅肝气、温通阳气，行肝络之郁滞；胡芦巴温下焦以培元固本。本案因虚致瘕，总为阳气微弱；故全方以辛温为主温通其阳气以治本，苦温燥湿为辅以治标，标本兼治。

案2　劳伤受寒，脉络欹斜案

带脉横围于腰，维脉挟内外踝而行。劳伤受寒，脉络欹斜，不司拥护，而为瘕疝。麻木不仁，非小病也，久而痿痹，废弃淹淹。

当归身、生於潜术、淡苁蓉、肉桂、鹿角霜。

后改姜桂术苓汤。（《扫叶庄医案·卷四》）

【赏析】

本案瘕疝始于劳伤受寒，久而痿痹。病人现已为痿痹、麻木不仁、废弃淹淹之状，此为重症，其最主要责之脾肾阴阳两虚。故首诊以淡苁蓉、肉桂、鹿角霜温阳散寒、补肾填精益髓以培补先天；生於潜术健脾益气，培补后天，防其壅滞；因全身气血亏虚、血行不畅而麻木不仁，故以当归身养血活血。全方以补为主，少佐养血活血之品，动静结合，动其气、通其脉、防其瘀。后改姜桂术苓汤是为培补后天之意，以此可知治随证变，先后之法。

案3 气滞血瘀湿阻案

腹右有形为聚，脉大，食入即胀。治在六腑。

香附（生，磨汁）、草果、白术、茯苓、三棱、厚朴、南楂肉、广皮。（《扫叶庄医案·卷二》）

【赏析】

聚者，阳气也，六腑所成，究之亦为积聚之意也。六腑以通为用，故全方以通导之品为主，然通导不外气血。故以香附、三棱、南楂肉散气血之郁滞，消积化聚；草果、厚朴、广陈皮行气燥湿、化积消胀；食入即胀乃脾胃运纳失司，故以白术、茯苓健脾益气。本案治执简驭繁以气血为要，实为垂范后人。

案4 气滞湿阻案

六腑之阳不通，忌用寒凝，湿滞久延，积聚肿胀。当以辛温疏散。

苏叶、草果、椒目、青皮、川楝子、茯苓、川朴。（《碎玉篇·上卷》）

【赏析】

六腑之阳不通，法当辛温疏散，此为薛氏立法处方之本。寒凝湿滞而致积聚肿胀，湿滞积聚肿胀为标，寒凝为本。《金匮要略》云："病痰饮者，当以温药和之。"故以紧苏叶、草果、厚朴、青皮、椒目等辛温疏散之品治之。更以苦寒之川楝子，一则佐制诸药，防其过于温燥伤阴；二则肝为刚脏，寒热并用，适其寒温，以防格拒；三则肝主疏泄调畅全身气机，亦可疏利肝气，气疏则阳通；此药可谓一药三法，画龙点睛。

案5 络虚气滞血瘀案

络虚气攻为痛，久则血凝气滞，现出块垒为瘕，所吐墨汁即瘀阻水液相混。初因嗔怒，木乘土也。老人脂液日枯，辛香温散愈服愈凶。议辛润柔剂，不杂腻滞浊味。以之治络不能按经，仿古法例。

桑叶、葱管、冬葵子、桃仁、当归、芝麻。（《碎玉篇·下卷》）

【赏析】

本案络虚气攻，久而血凝气滞成瘕。肝郁气滞，郁而化火耗伤肝血，横逆犯胃则和降失调而呕。法当辛香以行其气滞、辛温以散其血凝。薛氏又言"老人脂液日枯"，而用辛柔之品，此为法中之变法也。薛氏言法不言方，仿古之法自拟其方。桑叶、葱管辛以散其滞；冬葵子、芝麻、桃仁润肠而通便，以降胃浊；桃仁、当归活血化瘀，且当归辛润而养血。可谓师古之法、不泥其方之典型案例，后学者不可不知。

案6　湿困脾阳之疟母案

疟母，因不慎入口，腹鸣痞胀，溏泄。与脾胃阳药。

茅术、草果、广皮、吴萸、川柏、川椒，姜汁泛丸。（《碎玉篇·上卷》）

【赏析】

疟母本就属疟疾迁延不愈而致气血亏损，瘀血内结。若此时饮食不慎，损伤脾胃，则脾胃运化失司，湿浊内生，可见腹鸣、痞胀、溏泄等症。治疗当燥湿运脾，行气和胃，以复其功能。因脾属太阴湿土，喜燥恶湿，此时脾阳为湿浊所困，应用茅苍术、草果、广陈皮、吴茱萸、川黄柏、川椒、生姜等药可助理气燥湿，恢复脾阳的生理功能，即为"与脾胃阳药"。

案7　气血亏虚之疟母案

疟母瘕结有形，治必宣通气血，所述病状，已是产虚。八脉交损，不敢攻瘕。

当归生姜羊肉汤。（《碎玉篇·下卷》）

【赏析】

本案疟母瘕结闭阻气血，其治以宣通气血为要，然病人已是产虚，不宜攻伐，急当扶正防其邪进。前有"正气存内，邪不可干"，亦当有正气存内，邪不可进"之言，故以当归生姜羊肉汤补其气血、温阳散寒。

案8　阴虚阳逆之厥冒案

平昔肠红阴络已伤，右胁下宿瘕。肝气易结，形瘦面青，阴虚阳气易冒，络不宁静，诸阳逆而为厥。脉细劲，咽喉痛，真阴枯寂之象。所以刚剂强镇不能息其厥冒耳。

龟甲、淡菜、童便、鸡子黄、阿胶。（《碎玉篇·上卷》）

【赏析】

《素问·阴阳应象大论》云："阴在内，阳之守也；阳在外，阴之使也。"阴血不足，无力载气则气郁，无力制阳则阳冒。正如薛氏曰："脉细劲，咽喉痛，为真阴枯寂之象，所以刚剂强镇不能息其厥冒耳。"故以龟甲、淡菜、鸡子黄、阿胶之类，血肉有情之品填补真阴；童便性寒引阳入阴，寓四逆之猪胆汁之效。

案9 湿聚气阻之疟母案

热病继疟，交冬自止，左胁已结疟母。今食物难化，大便溏泄，神疲力倦。病由荤酒太早，致湿聚气阻。治以疏补脾胃。

茵陈四苓加厚朴、益智仁。（《扫叶庄医案·卷三》）

【赏析】

本案病由荤酒太早，致湿聚气阻，况热病继疟，故治以祛湿清热疏通为主。食物难化、大便溏泄、神疲力倦乃湿聚脾胃、运纳失司，其病因实致虚、虚实夹杂，清利湿热，邪去则正复。故以茵陈四苓汤（茵陈、泽泻、猪苓、白术、茯苓）清利湿热；少佐厚朴行气导滞；茵陈四苓乃清热祛湿之剂，加益智仁温脾防其损伤中焦之阳气，亦可涩肠止泻以治标。

案10 下焦虚寒，气滞水停血瘀案

少腹宿瘕，悲哀痛厥。继而腹胀大满，直至心下。经来淋漓，过月乃止，其胀不减。便泻溺少，肢冷内热。是气血皆病。议温水脏法。

大针砂丸。（《扫叶庄医案·卷二》）

【赏析】

病在少腹，位及下焦，但以水脏为要。少腹宿瘕，继而腹胀大满，直至心下，此为水脏失温；膀胱气化失司，水饮内停，则便泻溺少；肢冷内热乃湿郁化热之象；经来淋漓，过月乃止，其胀不减此即不仅血病，更言气病。用大针砂丸（参见"内科医案"腹胀腹满案4）疗水肿寒积气滞，为该方常用之法。

头 痛 案

案1　疡痹入骨之头痛案

病起疮疡。疮愈，头痛，牙关紧闭。头面乃阳气流行之地，不容浊气留着。外疡既合邪疡痹入骨骱，散风药仅走肤膜无用。

角针、蜂房、大豆卷、牙皂、淡豆豉、甜瓜蒂。(《碎玉篇·下卷》)

【赏析】

《张氏医通·头痛》曰："头者，天之象，阳之分也。六腑清阳之气，五脏精华之血，皆朝会于高巅""六淫之邪……或蔽覆其清明，或坠遏其经隧，与正气相搏……若邪气稽留，亦脉满而痛。是皆为实也"。头面乃阳气流行之地，不容浊气留着，今疮疡湿热毒气上攻，虽疮愈然筋脉拘急，邪气留着而头痛，牙关紧闭。此乃湿热毒邪留着而深入骨骱，散风药走肤膜而难达病所，当以祛风攻毒、清热利湿之品深入骨骱。方中角针消肿托毒，排脓，杀虫；蜂房祛风攻毒，止痛；大豆卷清热透表，除湿利气；牙皂祛痰开窍，散结消肿；淡豆豉解肌发表，宣郁除烦；甜瓜蒂吐风痰宿食，泻水湿停饮。全方有清热祛湿，攻毒消肿之效。

案2　湿热内蕴之偏头痛案

产后病起下焦为多，今右偏头痛，得暖为甚；纳食则脘腹加痛，必泻而后已。夫病随利减，已见湿郁气阻，热是湿升，恒有是症。从脾胃门调治。(《扫叶庄医案·卷二》)

【赏析】

《素问·脉要精微论》曰："左外以候肝……右外以候胃，内以候脾。"产后病起虽以下焦为多，然此案病人所病属湿热流连气分所致。湿热内蕴，湿郁气阻则右偏头痛，热邪内蕴则得暖为甚；纳食则胃脘加痛，湿热随泻下而稍减，故必泻而后已。薛生白指出："太阴内伤，湿饮停聚"，脾为湿土之脏，胃为水谷之海，湿热之邪为病以中焦脾胃为中心，故治湿热，以调脾胃为主。

案3　肝胆实火之头痛案

巅顶头痛，溲淋便难。

龙荟丸。(《碎玉篇·下卷》)

【赏析】

《冷庐医话·头痛》曰："厥阴之脉，会于巅顶，故头痛在巅顶。"病人肝火亢盛，耗伤肝阴，肝阳失敛而上亢；气壅脉满，清阳受扰则厥阴头痛；火盛伤津耗液则溲淋便难。治当清肝泻火，润肠通便，方选龙荟丸。方中龙胆草味苦性寒，直入肝经泻肝胆实火，清下焦湿热，芦荟清肝泻下，当归养肝体柔肝用，共为主药；大黄、黄芩、黄连、黄柏、栀子、青黛，通泄三焦之火，为辅药；木香行肝胆气滞，止胸胁疼痛，为佐药；麝香芳香走窜，通窍行气，为佐使之药。诸药合用，共奏清肝利胆，泻火通便之功。

案 4 阴虚阳浮之头痛案

额准痛，齿缝出血，口苦舌干，盗汗。或表散，或饮酒，更助阳泄，愈加不安。皆阴虚阳浮，当以静药益阴和阳。

熟地、龟板、秋石、茯苓、牛膝、萸肉、阿胶、五味。(《扫叶庄医案·卷一》)

【赏析】

《景岳全书·头痛》曰："阴虚头痛……其证多因水亏，所以虚火易动，火动则痛……治宜壮水为主。"此案病人肝肾阴不足，虚火上越，灼伤络脉则额准痛，齿缝出血；阴不敛阳，阳热外泄则口苦舌干，盗汗；应用表散之品或饮酒致使阳气外泄则阴虚更重。证属下虚上实。治当以静药益阴和阳。方中熟地滋阴养血，填精益髓；龟甲滋阴潜阳；秋石滋阴降火；茯苓健脾宁心；牛膝补肝肾，引火下行；山茱萸补益肝肾；阿胶为血肉有情之品，滋阴养血；五味子补肾涩精。全方在滋阴之中配以血肉有情之味加强其填补真阴之效，又配以助阳之品，是"阳中求阴"之义。

案 5 痢后湿郁之头痛案

痢疾自止，头痛至腰，二便得通少安。议通太阳，以驱湿郁。

木防己、生白术、紫厚朴、桂枝木、苓皮、广皮。(《扫叶庄医案·卷二》)

【赏析】

《景岳全书·头痛》曰："心烦头痛者，病在膈中，过在手巨阳、少阴，乃湿热头痛也。"此案例病人湿热胶着而下痢，热随痢清而湿邪留滞，是以痢疾自止；然湿郁气阻，经气不利则头痛至腰；二便得通，气郁稍缓则少安。治当健脾利水。方中木防己、茯苓皮渗湿利水，使湿随小便而去；生白术、紫厚朴、广陈皮健脾燥湿；桂枝木温扶脾阳以助运水，与白术、茯苓皮相伍健脾运湿。全方多甘温之品，共达健脾除湿之效。

案 6　胃热阴伤之头痛案

脉数，头痛口渴，鼻衄，便坚，少阴不足，阳明有余。

鲜生地、知母、麦冬、生甘草、石膏、怀牛膝。(《碎玉篇·上卷》)

【赏析】

《素问·脉解》谓："阳明并于上，上者则其孙络太阴也，故头痛鼻衄腹肿也。"《景岳全书·头痛》曰："火邪头痛者，虽各经皆有火证，而独惟阳明为最。正以阳明胃火，盛于头面而直达头维，故其痛必甚""欲治阳明之火，无如白虎汤加泽泻、木通、生地、麦冬之类，以抑其至高之势，其效最速"。阳明邪热炽盛，损伤津液则口渴，脉数；邪热循经上扰则头痛；灼伤血络则鼻衄；阳明腑实则便坚。治当清泄阳明，滋阴养液。鲜生地、麦冬、生甘草清热生津；石膏、知母清泄阳明实火；怀牛膝补肝肾，引火下行。

案 7　木火内焚之头痛案

每日烦冗，必巅顶痛，齿胀。木火内焚，火源少制，岂芩连栀辈所宜。

丹溪补阴丸。(《碎玉篇·下卷》)

【赏析】

《素问·生气通天论》曰："阳气者，烦劳则张。"病人每日烦冗，损伤阴精，阴不敛阳，相火偏旺，循经脉上干则"必巅顶痛，齿胀"。此证本源乃火源少制之阴精不足，非黄芩、黄连、栀子清泄实火之辈所能适宜。治当滋阴降火，方选大补阴丸。方中熟地黄、龟甲大补肾水，潜阳制火；猪脊髓、蜂蜜可加强滋阴润燥之功，使肾阴充足则相火自退；黄柏、知母清热泻火，苦寒坚阴，使火去则不伤阴，且知母又可清热保肺，为肺肾相滋、培本清源之法，适用于阴虚火旺并重者。本方滋阴药与清热降火药相配，培本清源，两相兼顾。其中龟甲、熟地黄用量应比知母、黄柏重，以滋阴培本为主，降火清源为辅，符合病情。

案 8　阴亏火升之头痛案

入暮火升，头痛。

滋肾丸。(《碎玉篇·下卷》)

【赏析】

《临证指南医案·头痛》曰："头为诸阳之会，与厥阴肝脉会于巅……厥阴风火。

乃能逆上作痛。故头痛一症……火风乘虚上入所致。"病人阴液亏虚，虚热内蒸则入暮火升；水不涵木，肝阳随经亢逆于上则头痛。治当清热滋阴，方选滋肾丸（黄柏、知母、肉桂）。方中黄柏苦寒，善清下焦之热，正如罗美在《古今名医方论》卷四中所说："此时以六味补水，水不能遽生也；以生脉保金，金不免犹躁也。惟急用黄柏之苦以坚肾，则能杀龙家之沸火，是谓浚其源而安其流"；知母苦寒而质润多脂，寒可清热，以增强黄柏清泄下焦邪热之功，且可滋阴养液，阴足阳敛，两者合用，入肾经血分，补肾水不足；肉桂辛热，可引火归元，使火安其位。本方清热之中兼顾滋阴，苦寒为主佐以辛热。诸药合用，共奏清热滋阴之功。

案9　肠胃蕴热之头痛案

舌白，渴不欲饮，呕有痰，味皆变，头中空痛，两颊赤，此水谷湿热郁蒸肠胃，致清浊交混。忽然烦躁，难明苦况。法当苦寒泄热，辛香流气，渗泄利湿。无形湿热去，有形之积滞自止。

川连、厚朴、青皮、猪苓、黄芩、郁金。（《碎玉篇·上卷》）

【赏析】

《素问·通评虚实论》曰："头痛耳鸣，九窍不利，肠胃之所生也。"此案例属谷气蒸湿，热郁于肠胃，清浊交混所致。湿热蕴酿痰浊，阻滞气机则见舌白、渴不欲饮、呕有痰、味皆变；湿热蒙蔽清窍，清阳不升则头中空痛；热邪上冲则两颊赤。治当苦寒泄热，辛香流气，渗泄利湿，方选黄芩黄连汤加减。方中川黄连、黄芩清热燥湿；郁金宣化湿浊；厚朴燥湿化痰；猪苓淡渗利湿；青皮破气，气行湿化，并能消积化滞。湿热去则有形之积滞自止。

案10　气阴两虚之头痛案

夏至阴气不生，乃损不能复矣。今当大热，气泄愈甚。百脉诸气皆空，脂液尽耗，难更苏。为寒为热，无非阴阳互乘。阳由阴上越，则头巅痛，风木之火入中，则呕逆咳呛。总之液涸神竭，进两仪、琼玉，扶至稍凉，再为酌量。

人参、麦冬肉、竹叶、大麦仁、乌梅肉、鲜荷叶捣汁，水煎沉冷服。（《扫叶庄医案·卷一》）

【赏析】

夏至，阴气渐生，乃阳气旺之极矣；今虽夏至然阴气不生，乃损不能复所致；阳气旺极，大热迫津外泄而致百脉诸气皆空，脂液尽耗而津气更难复苏。阴阳互乘而见寒热；阴阳不能相守互用，随气上越则头巅痛；风木乘虚入内，壅滞气机则呕逆咳呛。治当益气养阴。方中人参、麦冬肉益气养阴，竹叶清热生津，大麦仁益气调中，乌梅肉生津敛肺，鲜荷叶捣汁清热生津。

案 11　阴虚风动之头痛案

阴虚内风，头痛欲喘。

六味丸加甘杞子、白蒺藜。（《碎玉篇·下卷》）

【赏析】

《景岳全书·头痛》曰："阴虚头痛……其证多因水亏，所以虚火易动，火动则痛……治宜壮水为主……宜六味地黄丸。"肾阴不足，阴不敛阳，虚火上越，肝阳上逆，肺气失于肃降则头痛欲喘。治宜滋阴降火，纳气平喘，方选六味地黄丸加味。方中熟地滋肾填精；以山茱萸养肝肾而涩精、山药补益脾肾而固精、枸杞子滋补肝肾，以达到三阴并补之功；并配以茯苓淡渗脾湿，助山药之益脾，且防山药敛邪；泽泻清泄肾浊，防熟地之滋腻敛邪，且可清降肾中虚火；牡丹皮清泄肝火，制山茱萸之温，且防酸涩敛邪；白蒺藜平肝祛风。上药合用，大开大合，使滋补而不留邪，降泄而不伤正，乃补中有泻，寓泻于补，相辅相成之剂。

案 12　清阳郁勃之头痛案

寅卯少阳旺时，风乃阳气之化，清阳郁勃，气血少宣，左偏头痛。按徐之才方，十剂轻可去实。

连翘、苦丁茶、蝉蜕、桑叶、荷边、象贝、杏仁。（《碎玉篇·下卷》）

【赏析】

《素问·六节藏象论》曰："肝者……阳中之少阳，通于春气"，成无己注释曰："阳中之少阳，通于春气，寅卯辰，少阳木王之时。"《素问·脉要精微论》曰："左外以候肝"，胆与肝相表里，属少阳；寅卯时少阳经气旺盛，阳气化风，清阳郁勃，气血少宣，经气不利则左偏头痛。邪气郁结头面清窍，《临证指南医案·肺痹》指出："清邪在上，必用轻清之药"，议当以轻可去实之法，清宣壅遏。方中味薄轻清之连翘、苦丁茶、杏仁祛风；经霜桑叶禀清肃之气轻宣燥热；荷叶边轻蠲邪气；蝉蜕祛风止痉；浙贝母清肺化痰。

眩晕案

案1　肝虚风动之眩晕案

肝风头晕。

枸杞子、当归身、桑叶、蒺藜、何首乌、甘菊花、炒白芍、块茯苓、天麻。（《扫叶庄医案·卷一》）

【赏析】

《古今医彻·头眩》曰："经言诸风掉眩，皆属肝木。则眩者风之所作，而肝之所主。"肝藏血，肝属木，风气通于肝，木生风，肝虚血弱则风邪乃生。血虚，阴不敛阳，肝阳亢逆于外则头晕。《医宗必读·卷十·痹》曰："治风先治血，血行风自灭"，治当滋阴息风，补血活血。方中枸杞子滋补肝肾，益精；何首乌补益精血；蒺藜活血祛风；当归身活血补血；桑叶、甘菊花、天麻平肝潜阳，息风定惊；炒白芍养血柔肝；块茯苓益脾和胃。全方补血兼以祛风。

案2　肝风痰厥之眩晕案

肝风眩晕，痰升欲厥。

人参、甘杞子、杭菊花、半夏、茯苓、桂圆。（《碎玉篇·上卷》）

【赏析】

《寿世保元·眩晕》曰："下虚上实，皆晕而眩"，肝肾阴虚，肝阳上亢则眩晕；《景岳全书·眩晕》曰："眩运一证……有痰饮留中，治节不行而运者，脾之弱也，此亦有余中之不足也。"此案脾失健运，痰饮内停，随肝阳上扰，痰升蒙蔽清窍则眩晕。治当滋阴潜阳，健脾化痰。方中人参健脾益气；枸杞子、龙眼肉补肝之精血；杭菊花清肝、平肝；半夏燥湿化痰；茯苓健脾渗湿，令痰无由生。

案3　阳微精关不固之眩晕案

精浊四年，据述途中烦劳惊恐而得。头面眩晕，肌肉麻痹，遇房事必汗泄，顾体反壮。此阳微失护，精关不固。温肾宁心，冀渐交合，久恙未能速效。

韭子、龙骨、覆盆子、五味子、菖蒲、柏子仁、补骨脂、胡桃、金樱膏丸。

（《扫叶庄医案·卷四》）

【赏析】

《素问·举痛论》曰："恐则气下"，大惊卒恐，耗伤肾气，肾失封藏，则精血下陷不能上升而见精浊。《灵枢·海论》曰："髓海不足，则脑转耳鸣，胫酸眩冒，目无所见，懈怠安卧。"肾藏精，精生髓，脑为髓之海，精浊日久，肾精不足，脑失所养则头面眩晕；烦劳伤心脾，脾主肌肉，脾失健运，痰湿内生，气血运行不畅则肌肉麻痹，形体反壮；肾失封藏，阳随精泄则遇房事必汗泄。治当壮元阳，补精血，化痰湿。方中韭菜子、补骨脂温补肝肾，壮阳固精；龙骨、覆盆子、五味子、胡桃肉、金樱膏收敛固涩，调补心肾；柏子仁养心安神；石菖蒲化痰和中，醒神开窍。

案4　中虚痰聚之眩晕案

平昔嗜酒，少食，中虚痰聚。当暑，热久伤气，遂眩晕气短，面色枯瘁，肢冷。言謇有年，厥中。急养气宣窍，不失为平准之法。

人参、半夏、煨姜、菖蒲、南枣、茯苓。（《碎玉篇·上卷》）

【赏析】

《温热论·论湿邪》曰："又有酒客里湿素盛"，湿为阴邪，损伤脾阳，脾失健运则少食，痰生；《素问·阴阳应象大论》曰："壮火食气""清阳出上窍""清阳发腠理"，本案正当暑季，暑热伤人阳气，清阳不升则眩晕气短，面色枯瘁，肢冷；足太阴脾经，连舌本，散舌下，脾胃虚弱则言謇，厥中。治宜补气宣窍。方中人参大补元气；煨姜、半夏、石菖蒲、南枣和中健脾养胃，半夏兼燥湿化痰，石菖蒲兼豁痰开窍；茯苓健脾渗湿，甘淡通阳。全方共奏健脾益气，化痰开窍之功。

案5　肝肾亏虚，心脾不足之眩晕案

入秋一月，天令肃降，脉得左寸搏数，左关小弦而动，是心烦君相少宁。肝阳变化，内风陡升莫制。巅顶皆眩，脑后筋惕，何一非阳动所致？此皆阴弱不主配，非肝脏有余之比。法当益水滋木培母，另开养心脾之营，使上下不致庞杂，肝肾方以摄固柔温。宗聚精七宝法以治之。

赤白何首乌、赤白茯苓、方解青盐、番舶茴香、补骨脂、鳇鱼胶、沙苑、北五味子，蒸饼和为丸。

临卧服心脾益气养营方，用归脾汤去芪桂。（《扫叶庄医案·卷一》）

【赏析】

此案属肝肾亏虚，心脾不足之眩晕证。病人肾阴不足，不能上济心火而心火旺则见心烦，君相少宁；肝经与督脉会合于巅顶，肝肾同源，肾阴不足，阴不敛阳，肝阳化风，因而泄越则巅顶皆眩，脑后筋惕。治当益水滋木培母以滋阴潜阳，另补益心脾以上下同治。方中赤白何首乌养血滋阴；赤白茯苓健脾宁心；方解青盐凉血泄热；番舶茴香理气和中；补骨脂温肾助阳；鳇鱼胶补益精血；沙苑子补肾养肝；北五味子补肾宁心。同服归脾汤益气养营，去芪、桂旨在减该方温补之力。

案6　肾阴不足，内风动越之眩晕案

五旬向衰，水不生木，则内风动越，巅顶眩晕，唇燥，跗无力，小便频动。议填下元不足之阴。

人参、天冬、五味、杞子、茯神、熟地、生地、锁阳、首乌。（《扫叶庄医案·卷一》）

【赏析】

《景岳全书·眩晕》曰："头眩虽属上虚，然不能无涉于下。盖上虚者，阳中之阳虚也；下虚者，阴中之阳虚也。阳中之阳虚者，宜治其气……阴中之阳虚者，宜补其精。"此案病人年老肾亏，肝失所养，以致肝阴不足，阴不制阳，肝阳上亢，发为眩晕。肝足厥阴之脉，"上循足跗上廉""与督脉会于巅"，其支者，"环唇内"，肝阴不足，失于濡润则见诸症；肾阴不足，阴损及阳，失于固摄则小便频动。法当上下同治，气阴双补。方中人参、天冬、五味子气阴双补；枸杞子补肝肾，益精血；熟地、生地、锁阳、何首乌滋阴养血；茯神健脾宁心安神。全方补下元之阴，全无治风之药，实乃治本之法。

案7　痰涎壅盛案

形盛者内必怯，头晕，痰涎迎涌，神识模糊。且与开痰顺气。

茯苓、半夏、钩勾、菖蒲、竹沥、姜汁、橘红。（《碎玉篇·上卷》）

【赏析】

《古今医统·眩晕宜审三虚》认为："肥人眩运，气虚有痰。"病人或嗜酒肥甘或饥饱劳倦，伤于脾胃，健运失司，以致水谷不化精微，聚湿生痰；痰湿中阻，浊阴不降则形盛，眩晕；痰涎壅盛，随气上逆，上蒙清窍则神识模糊。当与开痰顺气。方中半夏燥湿化痰，降逆止呕；石菖蒲豁痰开窍，化湿开胃；竹沥清热豁痰；橘红燥湿消痰；姜汁开痰；此五药共奏化痰利窍之功；茯苓健脾宁心；钩藤清热平肝，息风定惊。

案8　肝阴虚馁案

眩厥心悸，咽中填塞，汗泄畏冷。都主肝阴虚馁，阳明内风上巅。

生牡蛎、天冬、稽豆皮、阿胶、茯神、小生地。(《扫叶庄医案·卷一》)

【赏析】

叶天士在《临证指南医案·中风》中指出:"肝为风木之脏,相火内寄,体阴而用阳,其性刚,主升主动。"肝阴亏虚,阴不敛阳,肝阳亢逆则眩厥;肝木乘土,卫阳不固,则汗泄畏冷;木火刑金,肺失肃降,则咽中填塞。"肝为刚脏,非柔润不能调和也",治当滋阴降火,安神定志。方中生牡蛎滋阴潜阳;天冬养阴生津,清心润肺;"治风先治血,血行风自灭",以稽豆皮祛风养血;阿胶滋阴养血;茯神养心安神;小生地滋阴生津。

案9 肝阳化风案

眩晕,言謇,舌干,左肢麻木,两足无力,是二气日衰,内风陡动,再加嗔怒劳烦,有暴中之忧。早上议通补下焦,潜阳息风;晚用十味温胆加减,安神理痰。

首乌、甘杞子、茯神、於术、怀牛膝、虎骨、苁蓉、沙蒺藜、柏子仁、甘草。

晚用方:於术、半夏、人参、枣仁、黄连、枳壳、茯神、陈皮。(《碎玉篇·上卷》)

【赏析】

叶天士指出"肾液虚耗,肝风鸱张,身肢麻木,内风暗袭,多有痱中之累。滋液息风,温柔药涵养肝肾""若阴阳并损,无阳则阴无以化,故以温柔濡润之通补"。病人肾阴不足,阴气不主上承则眩晕;又嗔怒劳烦动阳,厥阴内风乘阳明脉络之虚,升腾太过,脂液无以营养四末,而指节为之麻木;肝主筋,在体为左,故见左肢麻木,两足无力。治当滋阴潜阳。方中何首乌滋阴养血;枸杞子滋补肝肾;怀牛膝补肝肾,引血下行;茯神、柏子仁养心安神;於术、甘草健脾益气;肉苁蓉、虎骨、沙蒺藜(即沙苑子)甘温,补肾益精,祛风通络。在大量补阴药中,配以具有温补之性的沙苑子、肉苁蓉等,乃阴中求阳之意,以防阴损及阳。

肝主疏泄,肝阴不足,失于疏泄则痰湿内停,治当化痰顺气,方选十味温胆汤加减。方中人参补脾益肺,於术健脾燥湿,二药合用,脾健则运化常而痰湿消;半夏降逆和胃,燥湿化痰;枳壳行气消痰,使痰随气下,陈皮理气燥湿,二药既可增强祛痰效力,亦可引痰下行;黄连泻心火;酸枣仁、茯神养心安神。

案10 肝肾内虚案

阳浮汗泄,如饥忽胀,眩晕,麻痹。产前心痛,谓之子悬。病起于产后,由肝肾内虚,真气不自收纳,内风掀旋不已,病传阳明脉络,筋骨不司步履,乃沉痼之疾。

河间地黄饮中去其附桂二味，余药熬取自然膏。(《扫叶庄医案·卷四》)

【赏析】

此案例属阴亏风阳动所致之眩晕证。病人产后肝肾亏虚，阴亏风阳动，阳浮汗泄，筋脉失养，肝木内风壮火，乘袭胃土。胃主肌肉，脉络应肢则眩晕、麻痹；脾失健运如饥忽胀。治当以静药和阳养阴息风。方中熟地黄、山茱萸滋补肝肾之阴；石斛、麦冬养阴生津，兼清虚火；巴戟天、肉苁蓉温养肾中真阳；上述六味，阴阳并补，以治肾虚；再以石菖蒲、远志、茯苓化痰开窍，交通心肾；五味子收敛耗散之真气；生姜、大枣和药调中。配合成方，共奏补肾填精，化痰开窍之功。

案 11　厥阴风动案

阳明脉衰，厥阴风动头晕心悸，肉𥆟麻木，有风痹之累。少饮加谷易安。

淮小麦、北沙参、炒麦冬、南枣肉、酸枣仁、炙甘草。(《扫叶庄医案·卷一》)

【赏析】

叶天士指出肝阳之潜藏，肝风之宁谧，"全靠肾水以涵之，血液以濡之，肺金清肃下降之令以平之，中宫敦阜之气以培之，则刚劲之质得为柔和之体，遂其条达畅茂之性"。肝主筋，阳明脉衰，中土失培，则肝失濡养，肝阳上亢，肝风内动则头晕心悸，肉𥆟麻木，有风痹之累。"肝风鸱张，胃气必虚"，故少饮、加谷，胃气充则易安。治当培土制木，滋阴潜阳。方中淮小麦清热养阴；北沙参、炒麦冬滋养胃阴；南枣肉滋肾养肝，补脾养胃；酸枣仁养肝宁心；炙甘草气血双补。阴气复则阳气得敛而诸症自除。

案 12　心脾不足案

晕，吐，缓，心悸痛。

炙甘草、枸杞子、茯神、生谷芽、人参、当归身、肉桂，后改养营丸。(《扫叶庄医案·卷二》)

【赏析】

此案例属心脾不足，气血亏虚之眩晕证。《灵枢·口问》说："上气不足，脑为之不满"，气血亏虚，脑失所养则晕；脾不升清，胃不降浊而上逆则吐；心气失养则心悸痛。治当补气养血，健脾宁心。方中人参、炙甘草益心气，补脾气，以资气血生化之源；当归身、枸杞子补血；肉桂能导诸药入营生血；茯神宁心安神；生谷芽健脾开胃，和中消食。

中风案

案1　上实下虚案

过劳阳动，内风上蒙清窍，头眩目暗。上实下虚，若能保养，冬藏可安。

炒黑栀子、甘菊炭、谷精珠、牛膝、稆豆皮、女贞子。

接案：脉象左部稍振，水亏风动，左牙痛。盖风从内旋，乃阳之化气，只以春升少纳，下元不司收藏，虚证何疑？况因目眚，频用韭子烟熏。查本草辛辣升腾，助阳损真。人于遗浊用之，藉其升阳以涵阴，更无漏泄耳。今痱中八日，声音渐振者，乃精气略有宁静，里窍略有灵机，是顺境也。不明此理，仍用辛泄，加人参，亦是清散上焦之药。但肝肾脏虚，在于至阴，若再投辛苦，以伤其阴，必致虚证蜂起。专望其向安，倘必以上有火热。古称实火宜清，虚火宜补，温养柔和，与温热刚燥迥异，幸勿疑讶。

生地、麦冬、女贞子、阿胶、茯神、石斛。（《扫叶庄医案·卷一》）

【赏析】

《素问·举痛论》曰："劳则气耗"，气虚固摄失职，精气外泄，阴不敛阳，水不涵木则肝阳上亢、蒙蔽清窍致头眩目暗。证属上实下虚。治当滋阴降火。方中炒黑栀子清热泻火解毒；甘菊炭清热；谷精珠疏风散热，清肝明目；牛膝补肝肾，强筋骨，引血下行；稆豆皮祛风养血；女贞子滋补肝肾。全方补中有泻，泻中寓补，共奏清热降火，滋阴养血之效。

《医述·半身不遂》曰："痱，废也，即偏枯之邪气深者也。"痱中八日，正盛邪怯，诸症渐轻，然医者不明其理，以辛散之品，耗散阴液，变证蜂起。实则泻之，虚则补之，温热之剂助热伤津，温养柔剂补益精血，此急当以甘凉温润之品以养阴液。方中生地、麦冬、石斛、阿胶、女贞子滋阴养血；茯神宁心安神。

案2　湿热内蕴案

久痢休息，脾胃皆弱。今夏湿盛，臂痛右痿，湿郁阻遏经脉流行之气。主以温脾辛香，为里中之表。治已得痛缓臂伸，当减姜黄、蒺藜之走经络矣。

生白术、生智仁、厚朴、草果、茯苓、陈皮。（《扫叶庄医案·卷四》）

【赏析】

《圣济总录·久痢》曰："论曰久痢不瘥，则谷气日耗，肠胃损伤，湿气散溢，肌肉浮肿，以胃土至虚故也""外邪入里，里湿为合"。久痢，脾胃虚弱，内湿自生，今夏湿盛，内外相引，阻遏经脉流行之气则臂痛右瘫。湿为阴邪，得阳才化，故以温脾辛香之品祛散表里之湿。表湿得去，重在里湿，以健脾燥湿为主。方中生白术健脾益气，燥湿利水；生益智仁温脾暖肾；厚朴行气燥湿；草果辛温，健脾燥湿，利水消肿；茯苓健脾宁心，利水渗湿；陈皮健脾理气，燥湿化痰。全方共奏健脾益气，燥湿利水之功。

案3　血虚生风案

脉缓，男子右瘫麻木。丹溪议从血虚有风。思起病值冰雪寒威，以舒筋汤。

黄芪、当归、桂枝、羌活、防风、抚芎（指川芎，编者注）、姜黄、桐皮。（《扫叶庄医案·卷一》）

【赏析】

《圣济总录·瘫痪》曰："痪则弛纵而不能制物""皆由气血内耗，肝肾经虚，阴阳偏废而得之"。《素问·至真要大论》曰："诸风掉眩，皆属于肝。"肝藏血，属木，为风脏，血虚木燥而生风，此又值寒冬，风寒在外。当祛风散寒，活血舒筋，方选舒筋汤加减。"有形之血不能速生，无形之气所当急固"，方中黄芪补脾益肺，补气固表；桂枝、羌活、防风开经气以疏邪，得黄芪祛邪不伤正；当归养血脉以营经；姜黄除痹气以引入手臂；川芎活血行气；海桐皮活血和中，祛风通络。全方补中有散，共奏补气养血，疏风舒筋之效。

案4　气上痰阻案

脉静，寝食便调，向有胃痛，饮暖烧酒相安。今年春季跌仆，右肢偏麻，语音不爽。是皆气伤痰阻，致内窍少灵也。

白金丸，菖蒲根汁法丸。（《扫叶庄医案·卷一》）

【赏析】

《医学正传·麻木》曰："丹溪曰：麻是气虚，木是湿痰死血。"病人向有胃痛，然饮暖烧酒相安，此乃胃气虚；时逢跌仆，气损血瘀，脾胃虚弱，运化失职，痰湿内生，气行受阻，窍失灵动而见诸症。治当豁痰开窍。以白矾化痰，郁金行气活血，菖蒲根汁开窍豁痰化湿。

案5　肝肾气厥案

内风皆阳之化气，然非有余，是二气不主交合。今形寒，跗胫背冷，似属阳虚。景岳云：阳失阴而离者，非补阴何以摄散失之阳？此病发皆主乎动，前法多以静药，谓病象在身中之左，有升无降。据说，舌络牵掣，暗不出声，足不堪行动。与河间肝肾气厥同例，主丹溪虎潜法。

虎潜丸。又地黄饮子去附子，加鹿鞭子，煎汁捣为丸。（《扫叶庄医案·卷一》）

【赏析】

《素问·阴阳应象大论》曰："阴在内，阳之守也，阳在外，阴之使也。"此案例属肝肾虚热，阴损及阳证。《景岳全书·痿证》曰："元气败伤，则精虚不能灌溉，血虚不能营养者"，是以舌络牵掣，暗不出声，足不堪行动。治当滋阴降火，益气养血，方选虎潜丸。方中黄柏配合知母以泻火清热；熟地、龟甲、白芍滋阴养血；虎骨强壮筋骨；锁阳温阳益精；干姜、陈皮温中健脾，理气和胃。诸药合用，共奏滋阴降火，强壮筋骨之功。再诊，用地黄饮子去附子，加鹿鞭子，煎汁捣为丸，附、鹿皆温阳之品，盖后者乃血肉有情之品，能入奇经补肝肾。

案6　真气不用案

脾胃居右，气行于左。左手痿痪，不知痛痒，不能把握。所谓胃气虚，则不用者是也。王金坛云：偏枯之病，未有不因真气不用。旨哉斯言！治法专培气分，补而宣通。可望其效。

人参、黄芪、生白术、附子、生川乌头。（《扫叶庄医案·卷一》）

【赏析】

《素问·痿论》曰："论言治痿者独取阳明何也？岐伯曰：阳明者，五脏六腑之海，主润宗筋，宗筋主束骨而利机关也……故阳明虚，则宗筋纵，带脉不引，故足痿不用也。"脾胃为气血生化之源，胃气虚，生化无源，宗筋不得濡养则痿废不用而见诸症。治当培补元气。方中人参、白术、黄芪补脾益肺；附子、生川乌头补火助阳。全方共奏峻补阳气，温运宣通之效。

案7　劳伤气泄案

头不痛，身不热，非外感，何用发散。口㖞，舌强，肢麻，老年人因劳气泄。议仲景法。

桂枝、归身、炙草、煨姜、南枣、黄芪。（《碎玉篇·上卷》）

【赏析】

东垣云："中风非外来风邪，乃本气自病也。凡人年逾四旬，气衰之际……多有此证。"病人因劳气泄，气血不能荣养脏腑经络，经气不利则口㖞、舌强、肢麻。头不痛、身不热，断定非风邪外感。治当益气补虚，方选黄芪桂枝五物汤加减。方中黄芪甘温益气，补在表之卫气；桂枝散风寒而温经通痹，与黄芪配伍，益气温阳、和血通经，桂枝得黄芪益气而振奋卫阳，黄芪得桂枝固表而不致留邪；当归身补血活血；炙甘草气血双补。此四药合用可调和营卫，益气和血。煨姜和中；南枣补脾养胃，滋肾养肝。全方可达气血双补，荣养周身之效。

案8　血虚风动案

形盛，脉小数，口㖞，左肢麻木。凡虚风内应肝脏，养血可以息风，不可作外邪治。

桑叶、蒺藜、归身、沙参、黑栀、玉竹。（《碎玉篇·上卷》）

【赏析】

《脉经》曰："脉微而数，中风使然。"《素问·阴阳应象大论》曰："风气通于肝。"《素问·脉要精微论》曰："左外以候肝。"今血虚生风，经络痹阻则口㖞、左肢麻木。李中梓在《医宗必读·卷十·痹》中说："治风先治血，血行风自灭"，治当清热息风，滋阴养血。方中桑叶、黑栀子清肝泻火；刺蒺藜活血祛风，平肝明目；当归身活血补血；沙参、玉竹清热养阴生津。全方清中寓补，祛邪不伤正，养血以祛风。

案9　风中脾络案

右瘫，舌喑无声，脉小微涩，病起上年十二月，仍能纳食。此中于脾络，治以宣通灵窍。

白附子、熟半夏、茯苓、鲜石菖蒲根汁、姜汁浸竹节，早服地黄饮子。（《扫叶庄医案·卷一》）

【赏析】

《素问·脉要精微论》曰："右外以候胃，内以候脾。"《圣济总录·瘫痪》曰："痪则弛纵而不能制物""右得之病在右耳"。本案病起于十二月，冬不藏精，下元虚衰，阴阳两亏，虚阳上浮，痰浊随之上泛，堵塞窍道则舌喑无声；风邪乘虚而入，中于脾络，脾在体为右，脾失健运则痰涎内生，阻于经络则右瘫，脉小微涩。治当滋肾健脾，化痰开窍。方中地黄饮子滋肾阴，壮肾阳，化痰开窍；白附子祛风痰，定惊搐；熟半夏健脾开胃，消痰涎；茯苓健脾；鲜石菖蒲根汁豁痰开窍，化湿开胃；姜汁浸竹节清热化痰。诸药合用，上下兼治，标本并图，尤以治下治本为主；补中有敛，开中有合，而成补通开合之剂；滋而不腻，温而不燥，使下元得以补养，浮阳得以摄纳，水火既济，痰化窍开则诸症可愈。

案10 肾虚外感案

右瘫，舌暗足痱，面赤戴阳，呵欠微呃，诊脉小濡而缓。此肾纳失司，肝风突震。但病起耳后暴肿，必兼湿热客气。清上轻扬，肿势颇减。七日以来，当阴阳经气一小周天，不必以时邪引病为虑。昔河间《宣明论》中，谓舌强难言，其咎在乎舌下经脉不主流通，以肾脉萦及舌下耳。其主地黄饮，取意浊药轻投，机关渐灵，并无碍乎上气痰热。仿此为法。

熟地黄、枸杞子、牛膝、石菖蒲、淡苁蓉、茯苓、川石斛、远志肉。(《扫叶庄医案·卷一》)

【赏析】

《证治汇补·中风》曰："肾虚脉萎，则口暗不语。"足少阴肾脉挟舌本，肾虚则精气不能上承，痰浊随虚阳上泛堵塞窍道，故舌暗；阴虚内热，虚阳上浮，故面赤戴阳；肾阴亏虚，水不涵木，肝风内动则右瘫，足痱；肝肾亏虚，复感湿热病邪则耳后暴肿，轻扬之品清热祛湿则肿势颇减。治当清热化痰，滋补肝肾。方中熟地黄、枸杞子滋补肾阴；淡苁蓉温壮肾阳；牛膝温养下元，摄纳浮阳，引火归元；川石斛滋养肺肾，金水相生，壮水以济火；石菖蒲与远志肉、茯苓合用，开窍化痰，交通心肾。诸药合用体现以下三个方面的特点：一是上下兼治，标本并图，尤以治下治本为主；二是补中有敛，开中有合，而成补通开合之剂；三是滋而不腻，温而不燥。使下元得以补养，浮阳得以摄纳，水火既济，痰化窍开则诸症可愈。

案11 亡阳脱证案

卒倒，气闭，痰迷，例先开痰行气。古人治热阻关窍，牛黄丸；寒阻关窍，苏合香丸；然皆治有余闭证方法。今遗尿，手撒，口开眼合，面赤戴阳，汗出亡阳，虚风内震，疲倦如寐，脱证显然。一丝不任千钧，聿迫晋重耳、越勾践返国之良图。

人参、於术、附子、黄芪。(《碎玉篇·上卷》)

【赏析】

中风分为闭证和脱证，"闭证"以邪实内闭为主，属实证，或为痰热内闭，或为风火内闭，或为寒痰内闭。急宜祛邪，或行气开痰；或清肝息风，辛凉开窍；或豁痰息风，辛温开窍。此案例是中风脱证，本证阳浮于上，阴竭于下，正气虚脱，心神颓败，阴阳有离决之势，故见上症。治当益气回阳，扶正固脱，方选参附汤加减。方中人参甘温大补元气；附子大辛大热，温壮元阳。二药相配，共奏回阳固脱之功。

《删补名医方论》说："补后天之气，无如人参；补先天之气，无如附子，此参附汤之所由立也……二药相须，用之得当，则能瞬息化气于乌有之乡，顷刻生阳于命门之内，方之最神捷者也。"白术健脾益气；黄芪补脾益肺；配附子峻补后天之气，达到峻补阳气，救逆固脱之效。

案12　脾虚湿蕴案

左瘫经年，形体已少矫捷运动。长夏气交之湿，与水谷不运之湿，皆令阻遏脾胃流畅之气，食减不化，大便不爽。渐渐喘急，四末肌理有中满之累。

杏仁、腹皮、厚朴、米仁、茯苓皮、桔梗、蔻仁、广皮，煎药送保和丸。（《扫叶庄医案·卷二》）

【赏析】

《素问·宣明五气》中提出"久卧伤气"，脾为气血生化之源，在体主四肢肌肉，脾气不足，肢体痿弱不同。时值长夏之际，脾失健运，内湿停聚，外感湿热，正如薛生白所言："太阴内伤，湿饮停聚，客邪再至，内外相引，故病湿热。"脾运失职则食减不化，大便不爽；湿热内蕴，肺失肃降则渐渐喘息。治当宣畅气机，清利湿热，方选三仁汤加减。方中杏仁、桔梗宣利上焦肺气，气行则湿化；白蔻仁芳香化湿，行气宽中，畅中焦之脾气；薏苡仁甘淡性寒，渗湿利水而健脾，使湿热从下焦而去；三仁合用，三焦分消；大腹皮、厚朴行气化湿，散结除满；广陈皮理气和中，利水化痰；茯苓皮利水消肿，使湿热从小便而去。因"左瘫经年，形体已少矫捷运动"，故辅之以保和丸，增健运水。

郁 证 案

案1 肝肾不足案

此肝病也。肝主筋，木火内寄，情志不适，热自内起，烁筋袭骨，有牵强不舒之状。惟怡悦可平，药无除根之理。

首乌、甘杞子、厚杜仲、桑寄生、白归身、沙苑子。(《碎玉篇·上卷》)

【赏析】

肝司疏泄，以气为用，气之疏泄有常，可使周身之气机，脏腑之功能活动条达畅茂。此案例病人情志不适，肝气郁结，疏泄失常，气机郁滞，"气有余便是火"，气郁不解，久郁易从热化，热自内起；肝主筋，肾主骨，子盗母气，烁筋袭骨则筋脉有牵强不舒之状。此皆气滞而起，惟气畅为治，《素问·举痛论》云："喜则气和志达，营卫通利"，故此惟怡悦可平，药无除根之理。肾为气之根，肝主疏泄，当以补益肝肾为主。方中何首乌、枸杞子、沙苑子滋补肝肾，强筋骨；杜仲"入肝而补肾，子能令母实"，配桑寄生益肾强腰，坚肾泻火；当归身活血，血能载气，血行则气行。

案2 久郁生痰案

久郁生痰生热，气塞为痛为胀。七情之病，务在襟怀活泼，仿越鞠法。

川连、神曲、半夏、延胡索、南星、海浮石、香附、川芎、茯苓、红花。(《碎玉篇·下卷》)

【赏析】

《素问·举痛论》云"百病生于气"，张介宾在《类经·疾病类》亦云："气之在人，和则为正气，不和则为邪气。凡表里虚实，逆顺缓急，无不因气而生，故百病皆生于气。"气行则津行，气停则津停，从而聚湿生痰，痰凝又会导致气滞，从而影响气机的运行。"不通则痛"，气机闭塞不行则为胀为痛。《丹溪心法·六郁》云："六郁之中，气郁为先，气郁一成，诸郁遂生。"气属阳，其体热，气郁不解，久郁易从热化，所谓"气有余便是火"，气郁化火生热。七情所伤，气郁为先，是以七情之病，须襟怀活泼，以促其气行，治当仿越鞠法理气解郁。方中川黄连清热，除火郁；香附行气，开气郁；川芎、红花、延胡索活血，调血郁；神曲健脾消食，去食郁；海浮石、半夏、南星化痰，除痰郁；茯苓健脾益气。气畅则诸郁自解。

案3　气血郁滞案

气郁则血不行，当理血中之气。

四物汤加香附、益母草、焦山楂。（《碎玉篇·下卷》）

【赏析】

《医学正传·诸气》云："夫人身之正气，与血为配，血行脉中，气行脉外，一呼脉行三寸，一吸脉行三寸，气血并行，周流乎一身之中，灌溉乎百骸之内，循环无端，运气不悖，而为生生不息之妙用也。"气为血之母，血为气之帅，两者并脉而行，气郁则血不行，治当理血中之气。方中当归补血活血；熟地滋阴补血；白芍养血柔肝；川芎、香附、益母草活血行气，畅通气血；焦山楂活血化瘀。此方补血配活血行气之品，动静相伍，补调结合，气血同治。

案4　肝火犯胃案

情怀悒郁，肝胆木火犯胃，食下黏涎上涌，食物不出。与反胃不同，当从肝病吐涎沫，例与酸苦泄热。

川连、白芍、乌梅、藿香、广皮、黑栀。（《碎玉篇·下卷》）

【赏析】

唐容川《血证论》云："木之性，主于疏泄，食气入胃，全赖肝木之气以疏泄之，而水谷乃化。"肝司疏泄，情怀悒郁，肝气郁结，郁而化火，疏泄不利，逆而犯胃，胃失和降，故食下黏涎上涌、食物不出。此本在肝，治当从肝，以清热和胃为主。方中川黄连、黑栀子清热；白芍养血柔肝；乌梅"主下气，除热烦满"（《本经》）；藿香"治脾胃吐逆，为最要之药"（《本草图经》）；广陈皮健脾理气。

水 肿 案

案1　脾虚水肿案

初诊，谓下焦浮肿，宜收摄肝肾。病者云：用过颇安，未见胸脘舒展之效。改进开泄胸中之气，服之甚觉不合。且面色少华，痞闷，又似如饥。当以虚论，未许骤功。

人参、肉桂、炙草、煨姜、茯苓、归身。(《碎玉篇·上卷》)

【赏析】

《景岳全书·肿胀》指出："凡水肿等证，乃肺、脾、肾三脏相干之病。盖水为至阴，故其本在肾；水化于气，故其标在肺；水惟畏土，故其制在脾。今肺虚则气不化精而化水，脾虚则土不制水而反克，肾虚则水无所主而妄行。"本案水肿初诊，其在下焦，故治用收摄肝肾之法；病情缓解，但仍有胸脘不舒，故改用开胸行气之法；然效果不佳，而且见面色少华、痞闷、又好似饥饿之感，故薛雪据此断为其胸脘不舒乃因虚而致，故从治其虚着手，药后不久功效显著。方中人参、茯苓、炙甘草补气健脾，利水消肿；肉桂补火助阳，引火归元；煨姜温中和胃；当归身补血活血。此方用药顾从肺、脾、肾三脏，既能益气补血温阳，又有通调水道之功。

案2　风水案

风水悉肿，仿古越婢法。

麻黄、苡仁、甘草、石膏。(《碎玉篇·上卷》)

【赏析】

"风水"一病首载于《内经》，《素问·水热穴论》载"勇而劳甚，则肾汗出，肾汗出逢于风，内不得入于脏腑，外不得越于皮肤，客于玄府，行于皮里，传为胕肿。本之于肾，名曰风水"。越婢汤乃治风水之代表方，《金匮要略·水气病脉证并治第十四》谓"风水，恶风，一身悉肿，脉浮，不渴，续自汗出，无大热，越婢汤主之"，由"麻黄六两，石膏半斤，生姜三两，大枣十五枚，甘草二两"5味药组成。本案水肿症见一身悉肿，方用越婢汤去生姜、大枣，加薏苡仁而成。方中麻黄宣肺气以散水湿，石膏清泄肺中之热，二药同用散表邪而不助里热；薏苡仁健脾补中，利水消肿；甘草甘缓调和诸药。共奏宣肺利水，泄热清肿之效。

案3　阳虚水肿案

据述暴惊动怒内伤，由肝及胃。胃脉衰，肝风浮动，肿从下起。若是漫延中宫，渐次凶矣。两年余久患，先议薛新甫法。

八味丸，匀十服。(《碎玉篇·上卷》)

【赏析】

本案水肿因暴惊动怒，伤肝及胃所致，故见胃脉衰；肝风浮动，水肿由下肢而起，若病情进一步发展，则会越发凶险。现已经患病两年余，故薛雪认为可以用薛新甫之法来治疗。薛新甫，又名薛己，明代医家，主张治病必求其本、务滋化源、脾肾并重，擅长温补，六味丸、八味丸是其补真阴真阳的常用方剂。薛己之八味丸即六味地黄丸加肉桂、五味子。薛己认为加减八味丸乃"天一生水之剂""阴虚火动之剂"，其立方依据是"无阳则阴无以生"。六味地黄丸具有填精滋阴补肾之效，方用熟地可滋肾填精；山茱萸滋肾补肝，涩精敛汗；山药滋肾补脾，收涩固精；泽泻利湿泻浊，防熟地之滋腻；牡丹皮泻相火，制山茱萸之温；茯苓健脾渗湿，助山药补脾。本案八味丸在六味地黄丸的基础上加肉桂和五味子，薛己认为"由其味属肺而能生肾水，性温行血，而能通凝滞""用肉桂导引诸药以补之，及引虚火归元，故效"，而五味子酸收以敛其阳。故本案方用八味丸以兼顾肺、脾、肝、肾，共奏温肾化水，利水消肿之功。

案4　风湿水肿案

据说洗澡时雨下倾盆，遂迩身热肌肤，浮肿。东垣谓：八益之邪。自外而入者也。议先驱其秽浊。

鲜藿香、鲜佩兰、鲜菖蒲、鲜佛手、鲜苏叶、鲜荷叶。(《碎玉篇·上卷》)

【赏析】

李东垣是"补土派"的一代宗师，在金元医家中自成体系，影响深远。《内外伤辨惑论》作为他的开山之作，在奠定其脾胃学说方面成就非凡，该书在开篇"辨阴证阳证"中运用"七损八益"来阐述阴阳辨证的重要性。在《内外伤辨惑论·辨阴证阳证》中，李东垣详细阐述了"八益"，即"天之邪气，感则害人五脏，是八益之邪乃风邪。伤人筋骨，风从上受之，风伤筋，寒伤骨，盖有形质之物受病也，系在下焦肝肾是也。肝肾者，地之气。"就是说，天之邪气伤人则筋骨为病，而"筋骨""下焦""肝肾""地"皆属阴，又八为阴数，故曰"八益"。

本案中因洗澡时雨下倾盆，遂迩身热肌肤，进而出现浮肿，故薛雪认为此浮肿为感受了"八益"之邪，由外而入，治当驱其秽浊。方用鲜藿香、鲜佩兰芳香化湿，和中发表；鲜石菖蒲化湿开胃；鲜佛手理气宽中；鲜紫苏叶解表，行气和胃；鲜荷叶化湿，升发清阳。此方中药物均用鲜品，且轻宣疏解之品，鲜品芳香之气较大，取其芳香化浊之力较强。

案5 阳微气滞之水肿案

老年阳微，气窒浮肿。当通腑阳，勿进破气。

生於术、淡附子、川桂枝、厚朴、白茯苓。（《扫叶庄医案·卷二》）

【赏析】

水不自行，赖气以动，水肿一证，是全身气化功能障碍的一种表现。具体而言，水肿发病的基本病理变化为肺失通调，脾失转输，肾失开阖，三焦气化不利。其病位在肺、脾、肾，而关键在肾。肾主水，水液的输化有赖于肾阳的蒸化、开阖作用。本案病人年老，肾阳衰微，则肾失蒸化，开阖不利，水液泛滥肌肤，则为水肿；水湿内停，易阻遏气机，故见气滞之症。脾主运化，有布散水精的功能，《临证指南医案》中有"湿喜归脾者，以其同气相感故也"，故本案中亦损及脾气，造成脾失转输，水湿内停，加重水肿。薛氏认为治当温通脾肾之阳，虽有气滞之症，但不能使用破气之品。方用淡附子、川桂枝温肾助阳；白茯苓、生於术健脾祛湿；厚朴行气燥湿。全方共奏温肾助阳，健脾利水之效。

案6 水湿浸滞肌肉之水肿案

留着之水，渗于肌肉而为肿满，非五苓不效。

川朴、焦白术、肉桂、茯苓、泽泻、猪苓、半夏。（《碎玉篇·上卷》）

【赏析】

五苓散为医圣仲景所创，见于《伤寒论》及《金匮要略》。在《伤寒论》中原治太阳病表邪未解，内传太阳膀胱之腑，水蓄下焦，形成太阳经腑同病。方由猪苓十八铢、泽泻一两六铢、白术十八铢、茯苓十八铢、桂枝半两（去皮）组成，具有利水渗湿，温阳化气之功。

清代医家王子接的《绛雪园古方选注》有"苓，臣药也。二苓相辅，则五者之中，可为君药矣，故曰五苓。猪苓、泽泻相须，藉泽泻之咸以润下，茯苓、白术相须，藉白术之燥以升精。脾精升则湿热散，而小便利，即东垣欲降先升之理也。然欲小便利者，又难越膀胱一腑，故以肉桂热因热用，内通阳道，使太阳里水引而竭之，当知是汤专治留着之水，渗于肌肉而为肿满"。本案中因留着之水，渗于肌肉而为肿满，故薛雪用五苓散加川厚朴、半夏治疗。方用猪苓、茯苓、泽泻淡渗以利水，通利小便，导水下行；白术助脾气之转输，使水精得以四布，配茯苓，更好地起到健脾利水的作用；肉桂辛热为使，热因热用，引入膀胱以化其气；方中在五苓散的基础上加川厚朴、半夏，可行气散结，燥湿降逆，亦有半夏厚朴汤之义，可见本案除水肿外，还有因水湿内停而致胸膈满闷，或咳或呕之表现。

案7　肺热失于清肃之水肿案

热蕴于肺，清肃不行，周身悉肿，气逆而喘。

川贝、冬瓜子、芦根、杏仁、苡仁。（《碎玉篇·下卷》）

【赏析】

肺主一身之气，有主治节、通调水道的作用。本案中热蕴于肺，肺气失于宣降，不能通调水道，发为水肿；肺主气，司呼吸，肺气不宣，则气逆而上，故见喘。方用川贝母清热润肺，化痰止咳，散结消痈；冬瓜子清热化痰，利湿；芦根清热泻火，利尿；杏仁降气止咳平喘；薏苡仁利水渗湿，健脾。全方共奏清肺平喘，利湿消肿之效。

案8　脾肾阳虚，水停于下，肺气上逆之水肿案

先天素薄，夏秋时病。后不自调摄，跗肿，少腹俱肿，脾肾两伤，渐延及肺。治节不行，水积于下，气壅于上，微微喘急，五苓散。古人治留着之水，虽有桂之化气，仍是腑阳有余之法，于此并无益。议合脾肺肾之蒸统治之。

济生肾气丸三两，匀十服。（《碎玉篇·上卷》）

【赏析】

本案水肿因先天禀赋不足，夏秋季节患病，病后没有调理，故出现足背浮肿、少腹俱肿，薛雪虑其病因为脾肾两伤，渐延及肺，致肺主治节功能失调，水湿停积于下；气机壅遏于上，故见微微喘急。五苓散，古人用治留着之水。方中虽有桂枝可温阳化气，但是是针对腑阳有余之法，对于本案治疗并无益，本案应兼顾脾肺肾三脏以治之，故选用济生肾气丸。济生肾气丸因源于宋代医家严用和的《严氏济生方》而得名，其原名为"加味肾气丸"。《严氏济生方·卷四》的"水肿"中记载"加味肾气丸，治肾虚腰重脚肿，小便不利"。济生肾气丸共10味药物，即在金匮肾气丸的基础上把桂枝改用肉桂并增加了牛膝、车前子，以增强其入里直达脏腑之温补肾阳、化气行水的作用。

桂枝与肉桂虽均有温阳化气的作用，但桂枝为嫩枝，力缓而走表里，既发汗解肌，又助阳化气；肉桂为树皮，力强而走里，善于补火助阳。《神农本草经疏》记载："浮也，气之薄者，桂枝也。气之厚者，肉桂也。……气薄轻扬，上浮达表，故桂枝治邪客表分之为病。味厚，甘辛大热而下行走里，故肉桂、桂心，治命门真火

不足，阳虚寒动于中，及一切里虚阴寒，寒邪客里之为病。"同时方中加了牛膝、车前子，加强了利水消肿的作用，对于肾阳不足、水湿内停所致的肾虚水肿更为适宜。

案9　外湿伤阳，脾病及肾之水肿案

阴雨湿气着人，渐次浮肿，能食不化，腰髀胀。脾真已伤，湿结气阻，大便秘塞；脾病传肾，阴囊肿大矣。

桂苓甘露饮去石膏。(《碎玉篇·上卷》)

【赏析】

本案水肿因感受外来的湿浊之邪，周身渐次出现浮肿。外在湿邪侵入人体，最容易伤脾阳，困遏脾气，引起湿浊内生。故《素问·至真要大论》中有"诸湿肿满，皆属于脾"，认为凡浮肿、胀满一类湿邪阻滞的疾病，当责之于脾脏的功能失常。脾居中州，运化水湿，脾失健运，水湿内停，内湿、外湿皆易困遏脾气，致使脾气不升，水湿停聚发为水肿满；脾失健运，则虽能食，但食后不易消化；湿阻则气滞，故见腰髀胀闷不适、大便秘塞；脾病传肾，而见阴囊肿大。

桂苓甘露饮，载于由金代刘河间所撰著的《黄帝素问宣明论方》，简称《宣明论方》。该书将《黄帝内经·素问》中的病名及病候作了整理、分析并制定了处方，为结合临床研究《内经》提供了范例。书中所载桂苓甘露饮方的药物组成为：茯苓一两、甘草二两、白术半两、泽泻一两、桂半两、石膏二两、寒水石二两、滑石四两、猪苓半两。上为末，每服三钱，温汤调下，新汲取水亦得，生姜汤尤良，具有清暑泄热，化气利湿之功。

本案中薛氏选用桂苓甘露饮去石膏，可知热邪不重，故去大寒质重之石膏。方用茯苓、白术健脾运化水湿；猪苓、泽泻利水渗湿；滑石、寒水石清热利水渗湿；官桂补火助阳，助下焦肾与膀胱气化，与茯苓、猪苓、泽泻配伍，一化一利，使水湿从小便而去，兼防寒凉太过而凝滞留湿之癖；甘草益气和中，调和诸药。全方共奏健脾化气，利水消肿之效。

案10　寒饮水肿案

饮为阴邪，入暮上升气逆，有年阳薄，自易浮肿胀满。仲圣古法，每于未发时则用通阳驻阴，小青龙为表中之里方也。

桂枝、茯苓、五味子、米仁、炙甘草、白芍。(《碎玉篇·下卷》)

【赏析】

本案中为老年病人，肾阳不足，不能化气行水，故发为水肿。饮为阴邪，入暮上升气逆，故水肿以傍晚为甚。薛雪治用仲景之法，在水肿未发之时采用小青龙汤

五变方之一的桂苓五味甘草汤加减，以敛气平冲、通阳驻阴消水肿。方中用桂枝辛温通阳，平冲降逆；茯苓、薏苡仁淡渗利水，导饮下行；炙甘草甘温益气，合桂枝则辛甘化阳以平冲气，协茯苓可补土制水；白芍、五味子味酸性温，收敛浮阳以归元，敛阴养血以驻阴。

淋 证 案

案1　湿邪痹阻气血之膏淋案

膏淋四年，夏秋但淋，入冬先两胁痛，左右横梗，必呕吐。痛时溺清，痛缓随淋。甲寅年四月，用海金沙、茵陈、萆薢，分利湿热，夏季颇安，入冬仍发。食物不消，味厚病甚。久蕴湿气，胶固阳明脉络。当天凉气收，饮邪阻气窒滞。发久病深，通剂必用缓法攻逐，用两通气血，佐以辛香入络。

姜汁炒厚朴、白芥子、韭白汁浸大黄、茯苓、桂木、土炙穿山甲、制半夏、麝香，水法丸。（《扫叶庄医案·卷四》）

【赏析】

病人原病膏淋，夏秋更甚，入冬未愈，发为"胁痛，左右横梗"，实为湿阻气机；肝气犯胃，"必呕吐"；与分利湿热治疗，湿邪稍减，入冬阴寒甚则仍发；湿邪困滞脾胃，故食物不消，过食肥甘则病甚。此即"久蕴湿气，胶固阳明脉络"，治宜除湿和中，行气活血，兼以通络止痛。方中厚朴行气燥湿，姜汁炒和胃之力更著；白芥子燥湿；大黄活血化瘀，以韭白汁浸之则通行之力更甚，助行气活血通络之功；茯苓、桂木通阳利水除湿；制半夏燥湿和胃，辛开散结，与厚朴同用行气燥湿，与白芥子同用燥湿化痰和胃；土炙穿山甲通络止痛；麝香辛香走窜，通行十二经脉，行气活血，与穿山甲同用助之通络止痛。全方共奏除湿和中，行气活血，通络止痛之功。方中麝香芳香走窜，不入煎剂，故水泛丸。

案2　酒客湿热之膏淋案

膏淋浊腻，湿热居多。今以酒客腹中气坠便积，宜从苦坚辛通治。

黄柏、川楝子、川萆薢、海金沙、晚蚕沙、茯苓、汉防己。（《碎玉篇·下卷》）

【赏析】

薛氏认为本病病因湿热居多，而酒客更易生湿化热。湿热下迫，故腹中气坠；湿热壅滞肠道，故便积。治宜苦坚除热，辛通治湿，分利湿热，乃常法。方中黄柏、川楝子苦寒清热，黄柏兼燥湿之力，川楝子味辛兼行气之功；川萆薢、海金沙、晚蚕沙分清别浊以除湿，海金沙又兼清热之功；茯苓、汉防己淡渗利水以除湿。全方苦坚辛通，分利湿热。

案3　肝胆湿热之膏淋案

寡居肝胆郁勃，气火直上直下，莫能制伏，小溲成淋。

龙胆泻肝汤。(《碎玉篇·下卷》)

【赏析】

病人寡居，情志不畅，肝胆气郁久则化火，或上炎出现头痛、目赤、胁痛，或下注则可见小溲成淋。治宜清利肝胆湿热。方选龙胆泻肝汤。方中龙胆草大苦大寒，主入肝、胆，善清肝胆湿热；黄芩、栀子苦寒助龙胆草之苦坚；泽泻、木通、车前子利水渗湿；柴胡疏肝、清热、引诸药入肝胆；生地、当归滋阴养血，一者防肝热伤阴，二者防诸苦寒渗利药耗伤阴血，三者肝体阴用阳，阴血足则肝之疏泄复常，不致郁勃；甘草清热和中，调和诸药。该方出自《医方集解》，被誉为"泻肝之良方"。

案4　阴虚阳亢，肝风内动之溲淋案

交节病变，总是虚证。目眩舌强，脊骨不舒，溲淋便涩，是肾液不充，风阳内张。宗河间浊药轻投，名曰轻子。

熟地、沙蒺藜、云茯苓、远志肉、菖蒲、川石斛、淡苁蓉、甘杞子、麦冬。(《碎玉篇·上卷》)

【赏析】

本案为阴虚阳亢，肝风内动的证治。病人"目眩舌强，脊骨不舒，溲淋便涩"，是"肾液不充，风阳内张"。治宜滋补肝肾。方中熟地、沙苑子滋阴补肾；淡苁蓉味甘、性温，具有补肾填精补髓、养血润燥等功效；云茯苓、远志肉、石菖蒲化浊开窍宁神；川石斛、枸杞子、麦冬滋阴补肝。薛氏认为"交节病变，总是虚证"，故治以补益为主。

本案治法，"宗河间浊药轻投"，颇具深意。所谓"浊药"，即柔药，指味厚滋腻重浊之品，一般都是滋补药，如阿胶、熟地、枸杞子、山茱萸等，这类药不易吸收消化，对于脾胃虚弱，痰湿偏重的病人不宜使用，但是在某些特殊情况下，病人身体虚弱需要进补，又脾胃虚弱就需要运用浊药轻投法。陈修园曰："重浊走于阴分以降逆"，可助平肝阳。本案虽未言药物剂量，但揣度应轻用取效。

案5　六腑积热之淋浊案

精气向衰，淋、浊、血，是食物久蕴，湿热下注，理虚培补乃治。本法未能宣通六腑蕴崇之热，议分消。清利湿热，佐苦以坚阴，辛以通气。

海金沙、银花、侧柏叶、萆薢、青皮、细木通。(《碎玉篇·上卷》)

【赏析】

本案以宣通之法祛六腑积热。"蕴崇"者，积聚之谓也。薛氏认为精气渐衰之淋、浊、血，是食物久蕴，湿热下注所致，治宜理虚培补为主。但纯补无法宣通六腑积热，故治以分消清热利湿，佐苦以坚阴，辛以通气。方中海金沙清热利湿；金银花、木通清心泻火解毒，木通兼利水之效；侧柏叶清热凉血止血；萆薢分清别浊；青皮行气疏通壅滞。全方以苦寒分清湿热，味苦坚阴，辛通导滞。

案6 肾阴亏虚，心肾不交之淋痛案

淋痛遗沥，夜不成寐，消渴，鼻窍有血，全是真阴内竭。若非经年绝欲，二气焉能交合。

早用六味加龟板、苁蓉、知母、黄柏。晚用补心丸加琥珀屑。(《碎玉篇·下卷》)

【赏析】

真阴内竭，不能上济心火，心热下移，火腑不利则淋痛遗沥、消渴；火炎扰心则夜不成寐；热伤血络，故见鼻衄。治宜滋阴补肾，宁心安神。早用六味地黄丸滋阴补肾，加龟甲、肉苁蓉、知母、黄柏助其滋阴降火之力；晚用补心丸养心安神，加琥珀屑利水通淋，兼重镇安神。早晚异治，交通心肾，标本兼顾，仍以治本为要。

案7 阳明脉衰，厥阴郁勃兼长夏湿热之淋浊案

年逾五旬，周身胀痛，下连腰髀，即有淋带。腹鸣胀痛，得泻胀减。若黏痰不爽，口苦涌清水，胀势即至。阳明胃脉，主乎束骨而利机关。有年脉衰，加以忧劳，郁勃厥阴，相火内风悉得令侵胃土。胃失变化精微，温热蕴蒸，气壅则胀，气坠为泄为带。天癸当绝，经水仍来。此肝胃之病累及其经，尚非温补之证。议两和肝胃，佐苦以坚阴，以长夏湿热司令耳。

生白术、香附、川黄柏、茯苓、蛤粉、川连、川朴、牡蛎、泽泻、姜渣。(《碎玉篇·下卷》)

【赏析】

病人年逾五旬，阳明脉衰，"阳明胃脉，主乎束骨而利机关"，机关不利，故周身胀痛，下连腰髀，即有淋带；土虚木乘，故病痛泻，腹鸣胀痛，得泻胀减；土虚运化不及，痰湿易生，可见黏痰不爽，口苦涌清水，胀势即至。治宜调和肝胃；长夏湿热当令，遂佐以苦寒清热坚阴。方中生白术、茯苓、泽泻除湿止泻，白术、茯苓兼扶土助运；川厚朴、香附行气疏肝；川黄柏、川黄连味苦清热坚阴，除当令湿

热；蛤粉化痰；牡蛎软坚；生姜渣和胃化湿。全方疏肝和胃，行气化湿，兼清湿热。

案8 下元已衰，下病传中之久淋案

破伤淋沥，点滴不能宁忍，用通利则遗精，肾气仍无效。跌仆必属惊恐，以致逆乱。以东垣天真丹缓治，以转旋气血之痹。七旬年岁，下元已衰，淋闭久不肯愈。春正天寒，食减无味，下病传中，治法非易。《灵枢》谓："中气不足，溲便为衰。"苟得知味知谷，然后议病。

大半夏汤。(《扫叶庄医案·卷二》)

【赏析】

本案为跌仆损伤所致淋沥的证治。跌仆属惊恐，必致气血逆乱。病人年事已高，下元虚衰，淋闭日久不愈，治以通利必更损下元。先以东垣天真丹(《医学发明·卷七》) 缓治，以转旋气血之痹。方用沉香、巴戟天、茴香、萆薢、胡芦巴、补骨脂、杜仲、牵牛子、琥珀、肉桂温补下元以扶正。正值春正天寒，食减无味，中焦受累。遂治宜益气生津，降逆止吐，方用仲景大半夏汤。《千金方》云："大半夏汤治胃反不受食，食入即吐"，本方原治久吐伤津耗气，气阴两虚证，于本案中疗"食减无味"，以之双补气阴，培补后天，待中焦健运，再谋后法。

案9 肾阴亏虚之尿血血淋案

少年心阳下注，肾阴暗伤，尿血血淋非膀胱协热邪也。夫阴伤，忌辛。肾虚恶燥，用东垣益气辛甘化燥。生脉散中有五味，未读食酸令人癃闭之津，溺出茎痛，阴液枯寂何疑。

天冬、川石斛、茯苓、芝麻、稽豆、柏子仁。(《碎玉篇·上卷》)

【赏析】

少年心阳下注，肾阴暗伤，溺出茎痛，此尿血血淋非实证，非膀胱有热。即为阴伤，治疗上忌过用辛燥。酸收令人癃闭，遂用东垣益气辛甘化燥之法。方中天冬、川石斛甘寒凉润；茯苓甘淡通阳利小便；芝麻、稽豆、柏子仁补肾润燥，柏子仁又兼养心安神之功。全方淡渗利湿，生津润燥，以救枯寂之阴液。

案10 少阳郁热乘络之淋浊案

先有血淋，淋止胁痛，脉来左部坚搏，是少阳郁热乘络所致。忌食酒肉厚味。

炒熟桃仁、茺蔚子、牡丹皮、当归须、山栀、泽兰。(《扫叶庄医案·卷二》)

【赏析】

病人先有血淋，阴血受损，少阳疏泄失司，故淋止胁痛；脉来左部坚搏，亦为佐证。治宜清热凉血，活血解郁，服药期间忌食酒肉厚味，防其助热生湿。方中炒熟桃仁、茺蔚子、牡丹皮、当归须、泽兰活血、凉血、养血。活血以定痛；凉血助退热；养血，一者补已亏之血，二者助少阳疏泄。栀子清热泻火，通泻三焦。

案11　膀胱湿热之血淋案

小水短赤，孔道涩痛，此溺血从膀胱而来。经言：胞移热于膀胱，则癃溺血。治宜清利。

生地、怀牛膝、川黄柏、赤苓、泽泻、黑山栀。(《碎玉篇·上卷》)

【赏析】

膀胱为藏津液之府，主要功能是贮尿和排尿。热移膀胱，灼伤津液，故病小便短赤；水道不利，故见孔道涩痛；热伤血络，故小便带血。诚如《素问·气厥论》所言："胞移热于膀胱，则癃，溺血。"治宜分消，清利湿热，凉血止血。方中生地清热凉血；怀牛膝利水通淋，兼补肝肾；川黄柏清热燥湿；赤茯苓、泽泻清热利湿；黑栀子清热泻火，通泻三焦。

案12　精血瘀腐之石淋案

欲遗未泄，败精混入溺窍，淋闭不通。精乃血之变，精血瘀腐，久而凝结，变为石淋，则难愈矣。病在下焦血分，何为纷纷以凉药与之。

韭白、两头尖、麝香。(《碎玉篇·下卷》)

【赏析】

病人欲遗未泄，败精壅塞溺窍，小水不利，故病淋闭不通。病在下焦血分，却非血热伤络，故不宜以凉药与之。此病当辛通为治。方中韭白辛散温通，行气导滞，通阳利小便；两头尖辛热通经络，止涩痛；麝香辛香走窜，通行十二经脉。三药辛通下焦水道，非凉药常法可比。

案13　肝肾精血亏虚，五志之火亢盛之淋浊案

诊脉右数，左小数入尺，淋浊不止，继患目疾。是精血暗损，肝肾之证。凡操持用心，五志之火自亢。是情志突起，非客气六淫之邪，并不许以辛散清火为治。

熟地、枸杞、茯神、夏枯草、柏子仁、甘菊、远志、香附。(《扫叶庄医案·卷四》)

【赏析】

本案右脉数、左小数入尺，为肝肾两亏，虚热内生所致，故病淋浊不止；肝开窍于目，故继患目疾。肝藏血，肾藏精，责之肝肾精血暗损；内伤五志过极，肝火自亢。系情志内伤，非外感六淫，不得以辛散清火为治，当以滋阴降火为要。方中熟地、枸杞子补益肝肾，益精血；柏子仁、茯神养肝宁心以安神；甘菊花、夏枯草清肝明目，清泻肝火；远志安神定志，交通心肾；香附行气疏肝解郁。全方滋肾阴，降肝火，养肝血，解肝郁，安心神。

白浊案

案1　下元虚惫，精血瘀腐，误治伤中阳之白浊案

奔驰劳动摇精，精腐溺浊，继出血筋，真阴大泄于下；胸膈痞闷，不饥不食，腹内响动攻触，清阳结闭于上。由医者不察阴阳虚实，反以清降滋阴，伤及胃中之阳。

人参、谷芽、生益智、石菖蒲、茯苓、广木香、茯神、石斛、檀香末、广皮，服十剂后转斑龙丸。（《扫叶庄医案·卷二》）

【赏析】

奔驰劳动，耗气损精，致下元虚惫，精溺皆浊，继则血亦不得封藏，出现血精。真阴已泄溢至此，亟当温补元阳，固摄精血。然胸膈痞满，不饥不食，是湿邪阻遏脾阳，脾胃失于运化，升降失常；清阳结闭于上，而清气不得输布于下；而医者又以甘寒之品，重伤胃阳。权宜之计，先复脾胃之职，再行温补固摄。方以人参益气，石菖蒲、木香、檀香末、广陈皮诸味辛香温通之品，理气祛湿，复脾之运化升清、胃之通降；茯苓、茯神渗湿以健脾；谷芽消食以健胃。此案薛氏治湿，芳化与渗利之品并用，较少用苦燥之品，一以脾喜芳香，二因苦易败胃，亦防其伤阴之弊。肾精泄溢，宜当兼顾，以益智仁、石斛补肾益精，固其虚损。10剂后，待中焦湿去阳复，再以斑龙丸（鹿角胶、鹿角霜、菟丝子、柏子仁、熟地、白茯苓、补骨脂）血肉有情之品，补肾阳，益精血，固精关。

案2　阴虚火旺，灼伤血络之赤浊案

赤浊，督损。

生地、山药、丹皮、泽泻、黄柏、龟板、茯苓。（《碎玉篇·上卷》）

【赏析】

小便浊，是肾气虚损，封固失常；浊而兼赤，是阴虚火旺，灼伤血络。督脉属肾贯脊，为肾精所充，故精血不足，督脉亦损，不能督固精微。治宜滋阴降火，益肾固精。方以知柏地黄丸加减，以龟甲血肉有情之品代知母、山茱萸等草木之品，滋阴清热，固精止血，其效尤宏。联系前后医案，薛氏见阴虚火旺，皆去山茱萸不用，恐其温涩助火之弊。

案3　惊骇伤肝，肝阳逆上之白浊案

惊必动肝，久而阳气变化，内风旋越不已，有升无降，阳不交合入阴，不但遗沥精浊，入夜遑遑欲绝。宜摄阴镇阳法。

磁石、五味、龟板、枣仁、龙骨、萸肉、茯神、当归。（《扫叶庄医案·卷一》）

【赏析】

经云："东方青色，入通于肝，开窍于目，藏精于肝，其病发惊骇"，又云："惊则气乱。"肝病易惊，而惊亦必伤肝；精血既伤，则肝阳逆动。肝阳逆于上，则每见眩晕风动之症；阳气虚于下，则封藏失职而见遗精白浊；阴阳不交，入夜则见神不守舍。治当补肝肾，益精血，潜肝阳。

薛氏每以血肉有情之品补益肾精，如龟甲、紫河车之属。此方以龟甲、山茱萸、酸枣仁、当归补益精血；磁石、龙骨质重潜镇肝阳；酸枣仁、茯神、龙骨、磁石、五味子等同用又可安神涩精。

案4　湿浊下注之便浊案

体伟肌丰，脉得缓小。凡阳气发泄，形似有余，里实不足。水谷之气，不得畅遂，酿湿下注为浊。已经三四年不效。气坠宜升阳为法，非比少壮阴火自灼之病。

菟丝子、车前子、蛇床子、大茴香、韭子、茯苓、覆盆子、蒺藜子。（《扫叶庄医案·卷四》）

【赏析】

体伟肌丰，其脉当滑，而脉反小（小脉即细脉），是形气俱不足。气血不足，则脉细；体硕肌丰，多有痰湿；痰湿内阻，阳气不展，亦使脉缓而细；阳气发泄，动则汗出，形似有余，实则气虚不固；湿浊困脾，气机被遏，致谷气不畅，津液失于输布，前则小便浑浊，后则大便不畅。综观此证，既有湿邪下注，亦有精微失固。宜益肾固精之法，仿五子衍宗丸，取菟丝子、覆盆子、韭子、沙苑子、车前子诸子合用。大茴香温阳理气；蛇床子温肾壮阳且燥湿；湿邪下注，脾阳为湿所困，当以升清阳为要，方以茯苓、车前子渗湿健脾以分清浊。由此可见，薛氏对于湿盛之证，其升阳之法亦重在利小便。

薛雪与叶天士，虽各以"湿热"和"温热"立论，但对于温病的很多认识却颇多一致。薛氏此案用茯苓、车前子利湿以升脾胃清阳，与叶氏所论"湿盛则阳微……通阳不在温，而在利小便"，甚为相合。

案 5 久病真阴亏损之精浊案

浊病乃湿热下注，久而失治，变为精浊。不易速愈，先用丹法补阴丸一月再议。
大补阴丸，盐汤送下。（《扫叶庄医案·卷四》）

【赏析】

《景岳全书·淋浊》谓："便浊证有赤白之分，有精溺之辨。"精浊即"浊病在
精道"（《证治准绳·赤白浊》），其症窍端常有浊物、淋漓不断而小便自清。便浊初
起，多责之湿热下注，法当清利湿热，然病人久而失治，已损真阴，变为精浊，故
先用滋阴，实因阴亏已甚，不宜再行渗利，更伤阴津。若虚火亢旺，扰动精室，使
精微更泄，真阴愈难救。权宜之计，先补真阴，用大补阴丸，待真阴稍充，再行渗
利，且宜通补兼施。

癃 闭 案

案1 噤口痢，湿热壅胃之癃闭案

口中干燥，小便全无，泉源下竭，阴液无以上承，噤口痢，湿热壅胃。高年患此，攻病保真，两难捉摸矣。

川连、白芍、石决明、石莲、黄芩、乌梅。（《碎玉篇·上卷》）

【赏析】

此癃闭是因噤口痢，吐泻伤阴，并伤胃气所致。湿热壅滞肠道，症见下痢；壅滞胃气，胃失通降，致食不下咽。此方仿开噤散清湿热，开胃气。黄连、黄芩清胃肠湿热以止痢；石莲子助芩、连清湿热，并能开胃进食；白芍、乌梅酸甘敛阴生津。冀湿热去而胃气复，始可进水谷而布津液，津液上承可除口渴，津液下行则癃闭可解。高年之人，肝肾多亏，加之热痢伤阴，恐肝阳亢旺于上而致眩厥，故以石决明、白芍平肝，既助阳气下潜，又助阴津下行。

案2 下焦寒水上冲之癃闭案

脉沉小左弦，冲气至咽欲厥，下坠入前阴，溲溺不能，自利。此厥阴冲脉之病，当以秽药驱浊。

桂枝、韭白、茴香、川楝、茯苓皮、青木香。（《扫叶庄医案·卷二》）

【赏析】

此为《伤寒论》之奔豚气，是下焦阳虚，失于镇摄，冲脉之气挟寒水上犯所致。冲脉与任督脉同起于会阴，挟脐循腹上行，会于咽喉。故其气上冲可至胸咽，气并于上则欲厥；其气下行可入前阴，气并于下则溲溺不通；冲气不发时，其人自利。故其病不在膀胱水道，而在厥阴冲脉。治当温下元，制寒水，平冲气。"秽药驱浊"，谓以辛香浓烈之药驱寒水壅塞之闭。寒水浊邪，壅塞气机，非甘温淡渗之药所能通，须得辛香浓郁之品，方可开结滞，通下窍。所用韭白（韭之茎曰白，陈藏器曰：俗谓韭叶为草钟乳，言其温补也）、茴香，香气浓烈，青木香、川楝子气味苦浊，皆非清新悦人之气，故曰秽；寒水之邪，不似津液，无荣润之功，反以伤人，故曰浊。方取仲景苓桂诸剂之意，以茯苓皮、桂枝为君药，温阳气，制寒水，平冲气；配以韭白、茴香入肝肾，温阳行气，助苓、桂温阳行水之功；佐以川楝子、青木香苦浊之气，行肝经气滞，助温药驱寒水而开结滞。

案 3　中气不足之癃闭案

年至七旬，下元暗败，淋闭，久不肯愈。春正天寒，食减无味，下痛传中。治法非易，《灵枢经》谓：中气不足，溲便为之变也。苟得加谷知味，然后可以议病。大半夏汤主之。

人参、茯苓、半夏、白蜜。（《碎玉篇·下卷》）

【赏析】

病患年高，肾阳已衰，肾不能主水，致小便淋沥不通。其治当取仲景肾气丸之意，温助肾气，化气以行水。然下虚已久，损及脾阳，火不暖土致中焦寒痛，不能行运化之职。世人皆谓肾司二便，而脾主运化水液，何尝不司二便，此《灵枢》早有论述。现中气不足，水谷减而运化不行，何能助肾之输布津液？故为之计，先复胃气，再议下虚淋闭。中焦虚寒，痞结不行者，正可用仲景大半夏汤。重用半夏开结滞；人参、白蜜温补中气兼制半夏之燥；加一味甘淡之茯苓，健脾利水，既助脾之运化，又稍顾下焦之淋闭。

案 4　肾虚癃闭案

下虚淋闵，柔剂温通。

杞子、淡苁蓉、鹿角霜、沙苑蒺藜、巴戟。（《扫叶庄医案·卷四》）

【赏析】

闵通"闭"，不通之意。下元虚衰，致肾不能主水而小便淋沥不通。其治宜仿仲景肾气丸之意，温助肾气，复其化气行水之功。而薛氏温补元阳，喜用血肉有情之品，鹿角霜、鹿角胶等是其常用之品。相比之下，桂、附之类也略嫌刚燥，熟地之类略嫌滋腻。故本方以鹿角霜温补元阳，配合温润之巴戟天、枸杞子、淡苁蓉、沙苑子补肾益精。肾气充，自能主水而行气化之职，小便可得通利。

关格案

案1　中虚关格兼肾阳不足案

年高，下不便上不纳，谓之关格。缘阳气不主旋转，津液少运，结瘀于脘。黏涎自涌，肠液下涸，腑气不宣，以致大便艰苦，皆衰惫见端。据说平日所服右归参茸，二十年甚安。禀质原非积热有余，议中下分治法。

人参、白蜜、川椒、姜汁，夜服半硫丸。(《碎玉篇·下卷》)

【赏析】

脾胃居于中焦，为升降之枢纽。高年之人，中气已衰，无力转圜，故上下不通；气虚不能布津，则停聚为痰；气滞痰阻，则黏涎自涌；津不下渗，则大便艰。中焦气闭为急，须以汤药救之。下元虽惫，素服右归参茸，只以丸药扶助即可。方以人参补中气；生姜汁性散，最善开痰涎，且能止呕；川椒辛香，温中开结滞；白蜜甘润，润下通便。半硫丸壮阳通便，既助阳气，又助气机的通降。

案2　阳气闭结之关格案

六旬外阳气不旋反闭，上不纳食，下不更衣，此为关格。脉小结涩，伤于无形，最为难治。

妙香丸，每日三粒，十服。(《扫叶庄医案·卷二》)

【赏析】

脉小结涩，是气闭于中。《局方》妙香丸，方用巴豆、麝香、牛黄、朱砂等药，最善解五毒，通关，辟秽。此案用走窜通闭之品，暂通闭结，待气机通达，再作他议。

案3　肠腑传导失司之关格案

清阳不主转旋，强纳不运吐出，是不化之形。肠汁干涸，腑阳不得传导，便难艰涩。古称关格，为阴枯阳结，药难奏效。或以半硫丸宣浊通腑，仿戴元礼诸热药皆固秘，惟硫黄滑而不秘。

半硫丸。(《扫叶庄医案·卷二》)

【赏析】

中焦虽为气机枢纽，斡旋之机，终须命门之火以暖土；津液输布，亦全赖肾中阳气蒸腾气化。中阳式微，是火不暖土，故而纳运无力，津液不布；肠液干涸，皆因阳虚津液难化，敷布不及。其治当温阳为先，然热药多燥，反致液涸，故取半硫丸为治。硫黄壮阳兼能通便；半夏最是辛开苦降之品，开结滞，通阳气，助硫黄通利之功。

阳 痿 案

案 1　精血亏虚案

风毒三载，侵蚀血液。年才半百，已阳事不举，胫骨不胜步趋，可称沉痼之证。外治无功，当以柔温之剂，益精髓，壮筋骨，不得痿软为上。

虎胫骨、枸杞子、甘菊花、牛膝、肉苁蓉、川石斛。(《扫叶庄医案·卷四》)

【赏析】

《活幼心书·风毒》云："风毒者，因惊风之后，风从气行，血从气使。"病人风毒三载，侵蚀气血，病久伤人根本，是以年才半百，元阳已衰，阳事不举；肾主骨，"足受血而能步"，此时阴血暗耗而胫骨不胜步趋，属肾阴亏损，痼疾不解。气血亏虚，真阴不足，当以柔温之剂，益精髓，壮筋骨。方中虎胫骨强筋健骨；枸杞子补益肝肾；牛膝补肝肾，强筋骨，引血下行；肉苁蓉补肾阳，益精血；川石斛滋阴清热；甘菊花清热平肝。

案 2　肝肾不足案

肌腠干燥，而目因起胬肉，不饥仍能进食，神识昼昏夜慧。询中年鳏居，而阳事易痿，有梦遗精。其损伤在肝肾精血。

首乌丸（制）、甘杞子、菊花炭、柏子仁、淡苁蓉、茯神。(《扫叶庄医案·卷一》)

【赏析】

《素问·痿论》云："思想无穷，所愿不得，意淫于外……发为筋痿，及为白淫。"《下经》曰："筋痿者，生于肝使内也。"张景岳言："有欲事不遂而梦者，此精失其位也，其因在肾。"病人中年鳏居，所欲不得，肝肾精血亏虚，是以阳事易痿，梦遗；精血虚无以润养肌腠则肌肉干燥；肝开窍于目，肝肾阴虚内热上攻于目则"目因起胬肉"；其本在肝肾，故不饥仍能进食；精亏心失所养则神识昏蒙；然夜属阴，夜间所亏之阴得天时之阴相助，故神识昼昏而夜慧。治疗当滋补肝肾，养心安神。方中首乌丸、枸杞子、淡苁蓉滋补肝肾；菊花炭清热；柏子仁、茯神养心安神。

案 3　阳难充复案

劳心至于阳痿，当以交合心肾。但中年以后，阳难充复，最不易效。

鹿茸、鱼胶、韭子、菟丝、补骨、舶茴香、沙苑、覆盆、五味、青盐、茯苓、远志、茅术（生制）。（《扫叶庄医案·卷一》）

【赏析】

《医述·阳痿》曰："男子阳痿不起，多由命门火衰，精气虚冷""有思想无穷，气郁心肾而为阴痿者，乃下焦火郁"。劳心伤神，心火旺于上，心阴不能下济肾水而出现肾阴亏虚则阳痿。肾阴不足不能上制心火，故治疗当以交通心肾为主。当中年以后，肾阴肾阳渐衰，阳难充复，以峻补真阴真阳为治。方中鹿茸、鱼胶为血肉有情之品，峻补真阴；沙苑子温补肝肾；菟丝子滋补肝肾，固精缩尿；韭菜子补肝肾，暖腰膝，壮阳固精，补骨脂温肾助阳，舶茴香温肾散寒，于"阳中求阴"之义；覆盆子益肾固精；五味子补肾涩精；青盐泻热；茯苓健脾宁心；远志安神益智；茅苍术燥湿健脾。

案4　房劳阳痿囊纵案

勉强摇精，致阳痿囊纵。不但形弱伛偻，肛门脐窍皆为收引，咽喉牵绊似垂，食物渐渐减少。由精血之伤有形，最难自复。少阴、厥阴脉循喉咙，开窍于二阴，既遭损伤，其气不及充注于八脉，故症见拘束之状。上年进柔剂阳药，服后巅顶维脉皆胀，耳窍恋鸣。想脏阴宜静可藏，试以乘舆，身怖必加局促不安，宜乎升阳动药之不灵矣。夫少阴内藏，原有温蒸诸法。厥阴相火内寄，恶暖喜凉。仿丹溪法。

咸秋石、盐水炒知母、真阿胶、柏子仁、生地、白茯苓、炒黑远志肉、龟板（去墙，捣）。（《扫叶庄医案·卷一》）

【赏析】

《医述·阳痿》云："故有房劳太甚，宗筋弛纵，发为阴痿者，乃命门火衰。"此案例病人勉强摇精，精伤甚则阳痿囊纵；精血虚失于濡润周身则形弱伛偻；少阴、厥阴脉循喉咙，开窍于二阴，既遭损伤，其气不及充注于八脉，故症见拘束之状；肝肾亏虚，则肛门脐窍皆为收引，咽喉牵绊似垂，食物渐渐减少。肾为生之本，肾精亏损，乃真阴亏虚，最难自复。本证实为肝肾阴精亏虚，上年进柔剂阳药，阳主动主升，厥阴经上达巅顶，肾开窍于耳，故服后巅顶维脉皆胀，耳窍恋鸣。肝肾同源，肾阴亏虚，病程日久则损及肝阴，治疗当仿丹溪法潜阳坚阴，收滋阴降火之效。方中咸秋石"入足厥阴、少阴经"（《本草汇言》）滋阴降火；知母、龟甲潜阳坚阴；柏子仁清泻肝火；生地、阿胶滋阴养血；白茯苓、远志健脾养心。诸药合用，奏补阴精、助肾阳之功效。

遗 精 案

案1　真阴大亏案

无梦精遗，腰髀酸软，入暮内热，五更盗汗。交节前后，体质更乏，显然真阴大亏，阳无依附，浮动不已，虚怯内伤。若不养阴，服药不效。

人参、五味、阿胶、天冬、莲肉、熟地、茯神、柏子仁、芡实，金樱膏丸。（《扫叶庄医案·卷四》）

【赏析】

《景岳全书·遗精》言："不因梦而精自出者，谓之滑精。……滑精者，无非肾气不守而然。"《素问·本神》曰："是故怵惕思虑者则伤神，神伤则恐惧流淫而不止。恐惧而不解则伤精，精伤则骨酸痿厥，精时自下，是故五脏主藏精者也，不可伤，伤则失守而阴虚，阴虚则无气，无气则死矣。"此案例病人无梦精遗，属滑精，精亏则腰髀酸软。《素问·生气通天论》曰："阴者，藏精而起亟也；阳者，卫外而为固也。凡阴阳之要，阳密乃固，两者不和，若春无秋，若冬无夏。"是故交节前后，体质更乏，真阴亏虚于内，阳无所附，浮越于外则入暮内热，五更泄泻。病机重在肾阴亏虚，是故治疗若不养阴则不效。然张景岳说："盖精之藏制虽在肾，而精之主宰则在心。故精之蓄泄，无非听命于心……苟欲惜精，先宜净心。"治当养心血，宁心志，益神气，补肾精，泄肾火。方中人参大补元气，养血生津；阿胶为血肉有情之品，填补真阴；五味子、芡实涩精止遗；莲肉益肾固精；熟地黄、天冬泄肾火，补肾阴；茯神、柏子仁宁心安神；金樱膏丸补虚固精。

案2　心肾不交案

交白露，暑去凉来，阳降多遗，仍悸恐畏怯。用交心肾固摄。

人参、龙齿、归身、芡实粉、远志、柏仁、湖莲、茯神、熟地、五味子，金樱膏丸。（《扫叶庄医案·卷四》）

【赏析】

《素问·六节藏象论》曰："心者，生之本，神之变也。肾者主蛰，封藏之本，精之处也。"《素问·邪客》曰："心者，五脏六腑之大主也，精神之所舍也，其脏坚固，邪弗能容也。容之则心伤，心伤则神去。"是以张景岳言："盖遗精之始，无不病由乎心，正以心为君火，肾为相火，心有所动，肾必应之。"病人病于白露渐凉之时，暑去气候转冷，阳气渐减，此时因寒气伤阳，阳损及阴，合肾阴素亏，封藏失司，则多遗精；精伤则恐，肾阴不济心火，则心火妄越，故悸恐畏怯均见。治当交通心肾。方中人参峻补元气；当归身补心血，与人参合用，能补益气血；茯神宁心安神；龙齿镇惊安神；远志、柏子仁交通心肾，意在补肾涩精、宁心安神的同时，促进心肾相交，心安神定，火来坎户，水利离宫，水火交养，遗浊皆清，湖莲补益心脾，收摄肾气；芡实粉、五味子敛阴涩精；熟地黄、金樱膏丸补肾涩精止遗。

案3 肝肾阴虚案

精浊已久，肝血肾液皆损。心热精自出，先伤阴也。

二仙加熟地、茯苓、五味、龙骨、远志、覆盆子。(《扫叶庄医案·卷四》)

【赏析】

《景岳全书·遗精》曰："然心主神……肝主疏泄，肾主闭藏。则凡此诸病，五脏皆有所主。"精血同源，精浊已久，肝血肾液皆损，心为君主之官，心热则神失所主，封藏失司而精自出，损伤阴津，阴损。"相火易动，肝肾多热，而易于疏泄者……或固精丸之类主之。然须察其火之微甚，宜清者亦当先清其火"，丹溪曰："梦遗精滑……久而虚脱者，须兼补药及收涩之药，无有不愈。"此时治疗当清热、补益、收涩共主，以二仙汤温肾阳、补肾精、泻相火。方中仙茅、淫羊藿、巴戟天温肾阳，补肾精；黄柏、知母泻肾火，滋肾阴；当归温润养血，调理冲任。加熟地黄补血滋阴，补精益髓；龙骨加强补肾之力；茯苓健脾益气；远志宁心安神；五味子、覆盆子涩精止遗。壮阳药与滋阴泻火药同用，以适应阴阳俱虚于下，而又有虚火上炎的病机；收涩药则是针对遗泄之症，起到标本兼治之能。

案4 外寒内饮案

久遗下虚，秋冬咳甚气冲，入夜上逆欲坐，不能安枕，形寒足冷。显然水泛为痰沫，当从内饮门治。医用肺药，则谬矣。

桂苓五味甘草汤加白芍、干姜。(《扫叶庄医案·卷二》)

【赏析】

《金匮要略·痰饮咳嗽病脉证并治第十二》言桂苓五味甘草汤证见"气从小腹上冲胸咽""因复下流阴股"，是青龙汤下后的外寒内饮证，此案例病人症见"久遗""咳甚气冲"，与桂苓五味甘草汤证同。病人久遗伤精，肾气亏虚，秋冬寒气盛，外寒袭人，损伤阳气，则症兼见形寒足冷；阳虚不能运水，内停为饮，阻碍气机，则咳甚气逆上冲；入夜阴气盛，阳气更虚，饮停碍气，则气冲更甚，欲坐不能安枕。

此是外寒、内饮、阳虚共见，非肺病可统，医用肺药则谬。治当解表，温阳，化饮。方中桂枝散寒解表，温阳化气；茯苓健脾化饮；五味子滋肾涩精；白芍养血敛阴；干姜温肺化饮，温中散寒；甘草味甘，助桂枝温阳，防茯苓渗利，助白芍化阴，助干姜温化。

案5 阴泄阳浮案

苦寒直降，阴走泄为遗，阳浮越为头痛咳嗽。以摄固二气主之。

熟地、远志、龙骨、茯苓、芡实、牡蛎。(《扫叶庄医案·卷四》)

【赏析】

《医述·遗精》云："肾主闭藏，肝主疏泄，二脏皆有相火，而其系上属于心。心，君火也，为物所感，则易于动，心动则相火翕然随之，虽不交会，精亦暗流而渗漏矣。"又云："有久服冷利等剂，以致元气失守而滑泄者，此误药之所致也。"此案例病人因苦寒之品误治，以致元气失守而遗精。肝肾同源，肾主蛰，守位，藏精，为封藏之本，肝主疏泄，水生木；肾阴亏于下，肝阳亢逆于上，故阴精走泄。阴不内守，阳亦泄越，厥阴、少阴经循咽喉，上达于头，阳热随气上冲则头痛咳嗽。治当滋阴降火，宁心安神为主。方中熟地黄入肝、肾经，滋阴补血，益精填髓；远志宁心安神；龙骨平肝潜阳，固涩安神；茯苓健脾宁心；芡实益肾固精；牡蛎敛阴涩精。

案6 精虚不足案

淋变为泻。凡有余者为湿热，不足者属精败而腐。见症属虚，治以温养通补。

鲜河车、枸杞子、沙苑蒺藜、淡苁蓉、熟地、茯苓、归身（小茴香拌炒）。(《扫叶庄医案·卷四》)

【赏析】

徐东皋云："有自遗者，乃气血虚而下脱，有因热而流通者，当分虚实。"案例中言"凡有余者为湿热，不足者属精败而腐"，两者都可致淋浊加重变为宣泻，《杂病源流犀烛·遗泄源说流》曰："有因脾胃湿热，气不化清，而分注膀胱者，亦浑浊稠厚，阴火一动，精随而出，此则不待梦而自遗者。"湿热之邪侵袭下焦，湿热扰动精室则遗精。《景岳全书·遗精》说："有素禀不足，而精易滑者，此先天元气之单薄也。"若肾精亏虚，则阴虚而火旺，相火偏盛，扰动精室，精液自出，发为遗精。本案见症属虚，当属肾精亏虚，治以温养通补肾精为主。鲜紫河车为血肉有情之品，峻补真阴；枸杞子、沙苑子滋补肝肾；淡苁蓉味甘、咸，性温，补肾阳，益精血，于"阳中求阴"；熟地黄味甘、性微温，补血养阴，填精益髓；茯苓健脾宁心，脾为后天之本，气血生化之源，肾所藏之精须得后天之精的充养；当归身（小茴香拌炒），活血补血，用小茴香拌炒，加强其温通之性。

案7　中焦不运案

脉细软涩，气冲失血，寐欲遗精。今纳谷不运，神思日倦，缘操作太过，上下失交。当先治中焦，心脾之营自旺，诸症可冀渐复。偏寒偏热，都主斫丧真元，宜禁。

九蒸於潜术、人参、茯神、归身、白芍、枣仁、广皮、炙甘草。（《扫叶庄医案·卷一》）

【赏析】

《素问·本病论》曰："饮食劳倦即伤脾。"《景岳全书·劳倦内伤》有云："劳倦内伤之证，有因积劳饥饱，致伤脾肾。"此案例病人因劳作太过，损伤脾肾，上下失交。脾为后天之本，气血生化之源，脾主统血。脾失健运、统摄则纳谷不运，气冲失血；劳则伤气，故神思日倦；肾阴亏虚，精关不固则寐欲遗精；脾肾亏虚，气血不和则脉细软涩。真阴最难骤充，先天得须后天充养，故当先治中焦，脾运得健，气血得充，脏腑皆得所养则诸症可冀渐复。真元本虚，过寒过热均会斫丧真元，故当禁用。案中以六君子汤加减健脾益气，调理气血。方中九蒸於潜术、人参、炙甘草、广陈皮健脾益气，燥湿化痰，调运中焦；茯神宁心安神；当归身补血和血；白芍养血柔肝，缓中止痛；酸枣仁补肝宁心。

案8　疟热伤阴案

疟热伤阴，数年春秋内热，仍安寝能食。想辨事勤劳，阳气易于升动，此阳降为遗泄。

虎潜丸。（《扫叶庄医案·卷四》）

【赏析】

此案例病人属疟热伤阴后诸证。疟热伤阴，阴虚内热数年，然仍可安寝能食，虽内热日久，脾胃未至大伤；阳气主升主动，辨事勤劳则阳气升动，阳降下迫则精气随之而泄。治当滋阴降火，以虎潜丸。方中黄柏配合知母以泻火清热；熟地黄、龟甲、白芍滋阴养血；虎骨强壮筋骨；锁阳温阳益精；干姜、陈皮温中健脾，理气和胃。诸药合用，共奏滋阴降火，强壮筋骨之功。

案9　精血下虚案

色夺脉虚，夏秋日加烦倦，此非客痛。据说左胁中动气，因遗精惊恐而得，乃下损精血。仿气因精而伤，当补精以化气。

　　紫石英、杞子、制首乌、茯神、柏子仁、归身。（《扫叶庄医案·卷四》）

【赏析】

　　《素问·阴阳应象大论》曰："其志为恐，恐伤肾。"《灵枢·本神》曰："恐惧而不解则伤精，精伤则骨酸痿厥，精时自下。"恐伤肾，肾气下陷，固摄失司则精血自下；肾精不足，水不涵木则肝气冲逆而见左胁中动气；精血亏损故见色夺脉虚；"精夺则阴虚，阴虚则无气"，夏秋日热伤气耗，故日加烦倦。张景岳谓："有气因精而虚者，自当补精以化气；精因气而虚者，自当补气以生精"，故治当滋阴养血。方中紫石英益血暖宫；枸杞子滋补肝肾；制何首乌补肝肾，益精血；茯神、柏子仁宁心安神；当归身补血活血。

案 10　阴虚疟来案

　　素有遗精，疟来而遗止。阴中之阳，既因邪得深入留连。述寒热起由足跗臁。阳维失护，少阴内怯，不得以表里混治。

　　人参、归身、炙草、鹿茸、桂木、生牡蛎。（《扫叶庄医案·卷三》）

【赏析】

　　《素问·评热病论》曰："邪之所凑，其气必虚。"肾藏精，病人素有遗精，乃肾气不固，失于摄纳所致；正气不足复感疟邪，邪来阴阳失常则遗止。《医门法律·疟疾论》曰："外邪得以入而疟之，每伏藏于半表半里，入而与阴争则寒，出而与阳争则热。"正虚邪气骤袭，与阴争则寒，与阳争则热；阴中之阳，随邪内入伏藏，阳维失职，少阴内怯，则寒热由足跗臁而起。《明医杂著·疟病证治》说："邪疟及新发者，可散可截；虚疟及久者，宜补气血。"此遗精既久，正虚邪侵，治当益气填精，鼓邪外出。方中人参、炙甘草益气扶正；当归、鹿茸补益精血；桂木温通经脉；生牡蛎敛阴潜阳，清热益阴，收敛固涩。全方共奏补虚托邪外出之功。

案 11　阴虚伏暑案

　　虽是伏暑湿邪，平素阴虚，久积劳倦，病发先有梦遗。此柴、芍、膏、连，苦辛皆忌。

　　鲜生地、连翘心、竹叶心、细木通、六一散、金银花。（《扫叶庄医案·卷三》）

【赏析】

　　病人平素阴虚，久积劳倦，损伤正气，气失固摄则有梦遗。气阴两虚，不耐攻伐，虽是伏暑湿邪所感，当清热祛湿，然苦寒虽清热然伤阳，辛散虽可祛湿然助热伤津耗气，均于气阴两伤之人有损，是以柴、芍、膏、连等苦辛之品忌用。治当以滋阴清热。方中鲜生地黄清热养阴生津；细木通清热利尿，合六一散清热祛湿，使湿热从小便而去；金银花、连翘心、竹叶心清热解毒。全方滋阴不碍邪，祛邪不伤正，攻补兼施。

案 12 阴虚阳越案

五液下泄，阳气上越壮盛，眩晕头重，痿弱不耐步趋，正《内经》谓下虚上实，为厥巅疾也。填精益肾，未尝不是，但医药未分动静，气味未专耳。法当潜其阳，益其阴，质重味厚，滑涩导引，确守勿懈，可冀其固。

鲜鹿尾一具，切片，隔纸烘脆；牛骨髓、羊骨髓俱隔水熬去滓；猪骨髓去膜，蒸；生白龙骨、生白左牡蛎、元武板、生鳖甲、五味子、茯苓、山茱萸、湘莲、山药、芡实、方解青盐。

以髓丸，饥时服。(《扫叶庄医案·卷四》)

【赏析】

《素问·五脏生成》曰："是以头痛巅疾，下虚上实，过在足少阴、巨阳，甚则入肾"，液属阴，趋下，阳气主升主动。病人五液下泄，阴不敛阳，阳气上越壮盛则眩晕头重；五液不足，不能濡养形体则痿弱不耐步趋。《素问·上古天真论》曰："肾者主水，受五脏六腑之精而藏之"，肾为先天之本，五液俱损必伤及肾精。"治下焦如权，非重不沉"，治当以味厚质重之品，滋阴潜阳，填精益肾。方中鲜鹿尾、牛骨髓、羊骨髓、猪骨髓为血肉有情之品，滋腻质重填精益髓；生白龙骨、生白左牡蛎、元武板（龟甲）、生鳖甲为重镇质重之品，滋阴潜阳；五味子收敛固涩，补肾宁心；山茱萸补益肝肾，涩精固脱；茯苓、山药、芡实补脾养胃，山药、芡实兼补肾涩精；湘莲肉固精益肾，滋阴补血；方解青盐咸寒入肾，凉血。

案 13 脾肾两虚案

向有遗精，肾阴不摄。正月间粪溏积下，入秋足胫浮肿，目下渐上，遇冷为甚。脾肾双补丸。(《扫叶庄医案·卷二》)

【赏析】

《景岳全书·遗精》曰："或相火妄动而遗者，此脾肾之火不清也。"肾阴不足，相火妄动则遗精；肾为先天，脾为后天，先天不足，累及后天，脾肾俱虚，正月间，寒湿伤阳，脾肾阳虚则粪溏积下；入秋阴气渐盛，阳气始衰，脾肾阳虚，温煦失职，水湿内停，浸渍肌肤则足胫浮肿，目下渐上，遇冷为甚。治当健脾开胃，补益肝肾，方选脾肾双补丸。方中人参大补元气，补脾益肺；莲肉补脾益肾；菟丝子、五味子、山茱萸、怀山药、巴戟天、补骨脂补益肝肾，填精益髓；车前子清泻肾中相火；肉豆蔻温助肾阳；橘红、砂仁健脾开胃。全方清补并施，清不伤正，补而不滞，共奏补益脾肾之效。

案14 湿秽疟邪案

遗精溺浊，用填阴固涩之剂，小溲不通，背部腰脊，气掣攻触，乃湿热内郁，太阳之气不行。仿《金匮》渴者用猪苓汤。今夏疟疾，皆时令秽湿之邪，疟后食物不慎。湿流生热下注，遂患淋沥，茎痛便难。阅医取苦胜湿，寒胜热，甚是近理。但加地黄汁腻浊滋血，与通利未合。

海金沙、茯苓皮、山茵陈、晚蚕沙、菖蒲、黄柏、萆薢。（《扫叶庄医案·卷四》）

【赏析】

《景岳全书·遗精》曰："湿热下流，火伏阴中而遗者，宜四苓散，或大小厘清饮之类主之。"病人本因湿热下流，火伏阴中，迫精外泄则遗精溺浊；医者当以通因通用之法治之，反误以固涩之剂壅阻湿热之邪，致使湿热内郁，太阳之气不行，膀胱气化不利则小溲不通、背部腰脊气掣攻触。此当以猪苓汤利湿泻热，通利膀胱。今夏感受湿秽时令疟邪，又饮食不慎，损伤脾胃，脾胃为湿土之脏，湿热内生，同气相求，湿流生热下注，以致膀胱气化不利，水蓄下焦则淋沥、茎痛便难。当以苦燥寒泄之品清热祛湿，不可以腻浊滋血之地黄汁助湿蕴热。方中海金沙清热利水通淋，茯苓皮利水消肿，山茵陈清热利湿，晚蚕沙和胃化浊除湿，石菖蒲宣气辟秽，黄柏清热燥湿，萆薢利湿，使湿浊从小便而出。

案15 气不摄纳案

遗精伤肾，气不收纳。卧倒气冲上膈，䐜胀，呼吸不通，竟夕危坐，足跗浮肿而冷，小便渐少。无非根底无以把握，难治之证。

肾气丸去牛膝、肉桂。（《扫叶庄医案·卷四》）

【赏析】

《素问·上古天真论》曰："肾者主水，受五脏六腑之精而藏之。"《景岳全书·遗精》曰："精道滑而常梦常遗者，此必始于欲念，成于不谨，积渐日深，以致肾气不固而然。"肾藏精，主纳气，遗精伤肾，气随精泄，肾气不足，气不摄纳，气逆上冲则䐜胀、呼吸不通；肾主水，肾阳虚弱，不能化气行水，水湿内停，外渍肌表则足跗浮肿而冷、小便渐少。治当补肾助阳，方选肾气丸减味。方中附子大辛大热，温阳补火；桂枝辛甘而温，温通阳气；二药相合，补肾阳，助气化；肾为水火之脏，内舍真阴真阳，阳气无阴则不化，"善补阳者，必于阴中求阳，则阳得阴助，而生化无穷"，故重用干地黄滋阴补肾生精；配伍山茱萸、山药补肝养脾益精，阴生则阳长。方中补阳药少而滋阴药多，可见其立方之旨，并非峻补元阳，乃在于微微生火，鼓舞肾气，即取"少火生气"之义。泽泻、茯苓利水渗湿，配桂枝又善温化水湿；牡丹皮活血散瘀，伍桂枝则可调血分之滞。此三味寓泻于补，俾邪去而补药得力，并制诸滋阴药碍湿之虞。诸药合用，助阳之弱以化水，滋阴之虚以生气，使肾阳振奋，气化复常，则诸症自除。

案 16　下焦空虚案

阴泄为遗，下焦诸脉既空，不主抱束，其阳浮上灼，自有首疢咳嗽。此治肺无益，必填实下元可愈。所虑少年精志未坚，失于保养，有劳怯内损。

熟地、山药、芡实、龙骨、龟板、山茱萸、茯苓、五味子、远志，金樱膏丸。（《扫叶庄医案·卷四》）

【赏析】

《景岳全书·遗精》曰："凡少年初省人事，精道未实者，苟知惜命，先须惜精。苟欲惜精，先宜净心。"少年精志未坚，失于保养，精气外泄而遗精。肾藏精，精化气、化血，精虚失于濡养则下焦诸脉空虚，不主抱束；精为阴，精泄则阴伤，阴不敛阳而阳浮上灼咽喉、清窍则首疢咳嗽。此肾精不足所致，与肺无关，是以治肺无益，而当填充下元，益肾涩精。方中熟地黄、山药、龙骨补肾填精；芡实、五味子补肾涩精；龟甲滋阴潜阳；山茱萸补益肝肾，收敛固涩固精；茯苓、远志安神宁心；金樱膏丸补肾固精。

血 证 案

案1　上下不宁案

上有鼻窍浊涕紫血，下则遗精便血。但说肾虚阴不配阳，未必上下皆病。意者本质固虚，水谷之气聚湿，湿生热，热升热降，致上下不宁。此酒肉鲜腥须忌，谓助其湿热也。

生白术、黄连、黄柏、防风根、地榆、槐花、煨葛根、茯苓，水泛为丸。（《扫叶庄医案·卷二》）

【赏析】

胃为水谷之海，水谷之气聚湿，湿郁化热；《临证指南医案》曰："脾宜升则健，胃宜降则和"，脾胃为全身气机之枢纽，湿热随脾胃之气升降而通达全身以致上下不宁。酒肉鲜腥易碍脾运，聚湿生热，故须忌用。此案病人素体体虚，脾胃虚弱，湿热内生，热灼血脉，随气上逆则见鼻窍浊涕紫血；下迫于肠、肾，则遗精便血。因其上下皆病，肾虚阴不配阳，但见下病，故不足以概之，当是脾胃虚弱，热随气流行全身所致。治当清热祛湿，健脾益气。方中黄连、黄柏清热燥湿；生白术、茯苓健脾益气；防风根、地榆、槐花清热止血；煨葛根升阳，防止黄连、黄柏寒下之性太过，顺应脾气升发之性。

案2　阴亏阳越案

少年脉数形瘦，是先天遗热，真阴难旺。衄血上溢，阴亏无以制阳，疟热再伤其阴，血来更频，延及损怯。当以静药补阴，不必苦寒伤胃。

熟地黄、山药、清阿胶、秋石、大麦冬、山萸肉、茯苓。（《扫叶庄医案·卷一》）

【赏析】

《景岳全书·血证》曰："故血衰则形萎，血败则形坏""阳亢则最能伤阴，所以血宜静而不宜动"。病人先天肾阴亏虚，阴虚内热，消烁肌肉，鼓动脉管则见脉数形瘦；《血证论·鼻衄》云："又有肾经虚火，浮游上行，干督脉经而衄血"，肾阴亏虚，阴亏无以制阳，虚热上行则见衄血；此时疟热再伤其阴，阴损更甚，虚热迫血更急则血来更频。治当以静药补阴，阴复阳怯，阴阳平和，自不必苦寒清热，以防伤其胃气。治当补肾养阴，方选六味地黄丸加减。方中熟地黄、山萸肉滋阴补肾；

山药补脾阴，固肾精；茯苓淡渗脾湿，助山药之健运；清阿胶滋阴补血止血；秋石滋阴降火，止血消瘀；大麦冬清热养阴。

案3　瘀血内停案

昔年强旺，夏秋热病顿减，精采不复，鼻窍不通，左胁有声，攻触痛呕，遇劳即发。必脉络中瘀留凝聚，顿然食减少饥，大络必聚血。病中衄血，已见一斑矣。

生蒲黄、桃仁、归须、五灵脂、穿山甲、桂枝木，韭白汁泛为丸。（《扫叶庄医案·卷二》）

【赏析】

陈无择云："恶血留内，或因大怒，肝血并湿停蓄不散，两胁疼痛。"肝藏血，左胁有声、攻触痛呕，是瘀血停蓄于肝；肝气乘胃则攻触痛呕。病人昔年强旺，然近来瘀血内留，内郁发热，金克木，肝血内停，肺气不行，则夏秋热病顿减，鼻窍不通，精采不复；劳则伤气，气机不行，瘀血愈重，故遇劳即发；血行不畅瘀留凝聚，停蓄脉络，肝失疏泄，影响脾运则食减少饥。病机重点在于瘀血内停，属内瘀迫血妄行，治当活血化瘀，散结止痛，方选失笑散加减。方中生蒲黄、五灵脂活血祛瘀，通利血脉以止痛；桃仁活血祛瘀；当归须活血通络；穿山甲活血散结；桂枝温通经脉，血得温则行；韭白汁通阳散结，行气导滞，气行则血行，加强前者活血祛瘀之力。

案4　肾虚呛血案

脉细呛血。病从下焦，气冲根怯。宜戒酒色，妥守百日可旺。

六味加车前、牛膝。（《扫叶庄医案·卷一》）

【赏析】

此属肾阴不足所致的呛血案。病人肾阴不足，肾不纳气，气逆上冲，脉细呛血，是以病从下焦。是以守精宜戒酒色，妥守百日可旺。治当滋阴降火，方选六味地黄丸加减。熟地黄、山茱萸、山药、泽泻、牡丹皮、茯苓六味合用，三补三泻，肝脾肾三阴并补，以补肾阴为主；车前子清热利水；牛膝补肝肾，引血下行。

案5　阴弱失守案

当夏四月，阳气大升，体中阴弱失守，每有吐衄神烦。已交夏至，阴欲来复。进甘药，所谓下损不得犯胃也。

熟地黄、茯神、芡实、山药、莲肉、甘草。（《扫叶庄医案·卷一》）

【赏析】

《素问·四气调神大论》曰:"所以圣人春夏养阳,秋冬养阴,以从其根。"自然四季,当夏四月,阳气大升,秋冬阴气始生。《景岳全书·血证》曰:"吐血咯血,凡因劳损而气虚脉静……而血有妄行者,此真阴内损,络脉受伤而然,惟用甘醇补阴培养脉络。"病人素体阴弱,阴不内守,阳气浮越于外,又夏季阳气大升,脉络受损则血外溢而吐衄,阳热扰心则神烦。夏至之后,秋气欲来,阴气欲复,当顺应四时而进滋阴降火之品。病人虚未及甚,而中焦运化失常,或治上碍下,治下碍中,不得已先治其中者。以损证无论上下,均以过脾为不治;而久病以胃气为本,脾胃之困已极,治上清润,治下滋补,均所不受,有碍胃气。是以当进甘剂,所谓下损不得犯胃,以健脾气为主,而不可养胃阴。此方选药乃育阴养脾肾之剂,熟地黄滋阴养血、填精益髓,用莲子、山药、芡实、茯神、炙甘草乃平养脾肾之阴。

案6　冬不藏精案

冬至已近,气候太温,少阳先升,地气不藏。发越之性,无物不坼,所以吐血之症皆发矣。

熟地黄、女贞子、茜草、炒白术、苡米仁、玉竹、旱莲草、炙甘草。(《扫叶庄医案·卷一》)

【赏析】

明朝冯时可曰:"盖冬月固密之时,(按跷)引动枝节,阳气泄越,至生发之候(春季),血遂妄行,故有衄衄之疾。"冬至已近,气温本凉而反温,阳气升动,精气不藏,血遂妄行则吐血。治当滋阴潜阳,补血止血。方中熟地黄滋阴补血,填精益髓;女贞子、旱莲草补益肝肾,凉血止血;茜草活血化瘀,凉血止血;玉竹养阴润燥;炒白术、薏苡仁、炙甘草健脾益气。

案7　劳力气泄案

劳力,阳气发泄,血丝自溢出口。乃脾营胃卫受伤,法当甘药调之。

芪建中去姜,加薏苡仁。(《扫叶庄医案·卷一》)

【赏析】

气虚,统摄失常则血外溢。脾胃为后天之本,气血生化之源,气耗则脾胃伤。甘入脾,治当健脾益气,方选黄芪建中汤去姜之辛散,加味甘之薏苡仁。黄芪建中汤于小建中汤内加黄芪,是增强益气健中之力,阳生阴长,诸虚不足之症自除;薏苡仁健脾止泻。

案8　脾胃损伤案

脉缓大，吐血甚多，仍然安谷。此阳明胃络病也。戒奔走烦劳，方可冀其奏效。生黄芪、薏苡仁、南枣肉、山漆、茯苓。（《扫叶庄医案·卷一》）

【赏析】

吐血乃阳明病也，然病人仍能安谷，是脏病未损故也，属阳明胃络之病。吐血甚多则脉见缓大，阳明之气以下行为顺，故当戒奔走烦劳，顺应其性。《景岳全书·血证》曰："暴吐暴衄，失血如涌，多致血脱气亦脱……当此之际，速宜以气为主。盖有形之血不能即生，无形之气所当急固。"脾胃乃后天之本，气血生化之源，五脏受血则功能正常，今失血过甚则五脏伤，尤以脾胃甚，治当健脾益气。方中生黄芪补中益气；薏苡仁健脾止泻；南枣肉补脾养胃；山漆乃三七别称（因跌仆损伤外敷之，如漆之黏附故名之），能化瘀止血；茯苓健脾宁心。上药共奏健脾益气，养血补气之功。

案9　暴阳莫制案

脉左数搏大，因骤然跌仆，吐血仍然，安谷如常。此阳气暴升莫制，络血不得宁静而泛越。夏三月至秋分，戒嗔怒情欲，莫令举发。

六味加入秋石、阿胶、川石斛。（《扫叶庄医案·卷一》）

【赏析】

病人因肾阴亏虚，阴不敛阳，阳气暴升莫制。"气有余便是火"，热灼血液，血宜静，得热灼而络血不得宁静而泛越则吐出；内有阳热则脉数搏大；因骤然跌仆，吐血仍然，安谷如常，病在肝肾而非脾。张景岳言："怒气伤肝，动肝火则火载血上，动肝气则气逆血奔，所以皆能呕血。"肝肾同源，是以吐血之时当戒嗔怒情欲。夏三月至秋分，属火，"火曰炎上"，当戒令升发之性。治当滋阴潜阳，方选六味地黄丸加入秋石、阿胶、川石斛。方中熟地黄滋阴补肾，填精益髓；山茱萸补养肝肾，并能涩精，取"肝肾同源"之意；山药补益脾阴，亦能固肾。三药配合，肾肝脾三阴并补，以补肾为主。泽泻利湿而泄肾浊，并能减熟地黄之滋腻；茯苓淡渗脾湿，并助山药之健运，与泽泻共泄肾浊，助真阴得复其位；牡丹皮清泄虚热，并制山茱萸之温涩。三药称为"三泄"。六位合用，三补三泻，其中补药用量重于"泻药"，是以补为主；肝、脾、肾三阴并补，以补肾阴为主。秋石滋阴降火，助三补滋阴之力；阿胶补血滋阴；川石斛滋阴降火。

案 10　怒劳吐血案

怒劳血吐成升，月余再吐。自述少腹常痛，夜必身汗出。必经水得通，可免干血劳怯。

醋炙鳖甲、炒山楂肉、胡黄连、炒桃仁、炒元胡索、茺蔚子。(《扫叶庄医案·卷四》)

【赏析】

《素问·举痛论》曰："怒则气逆，甚则呕血及飧泄，故气上矣。"《素问·生气通天论》曰："阳气者，大怒则形气绝，而血菀于上，使人薄厥。"怒则气逆，血随气逆于上则血吐成升；《素问·阴阳别论》曰："阳加于阴谓之汗。"病人过怒伤肝，肝火灼液，肝阴不足则少腹常痛，夜必身汗出。经水通则气通血行，血得宣通则瘀血不生，是以经水得通可免干血劳怯。此治当柔肝降火，活血祛瘀。方中醋炙鳖甲滋阴潜阳，软坚散结；炒山楂肉行气散瘀；胡黄连清热除蒸；炒桃仁活血祛瘀；炒延胡索活血化瘀，利气止痛；茺蔚子清肝活血。

案 11　脉虚冲逆案

自正月间吐血，至今形瘦气短，身动尤甚，饮食仍用，大便溏，着枕卧息不安，欲得坐起。此下焦冲脉之气冲上，遂令喘咳不已。痰系脂液所化，吐咯永不清爽。下损劳怯症，最不易治。

人参、紫石英、五味子、坎炁、石壳湖莲、锁阳、茯苓，山药粉糊为丸。(《扫叶庄医案·卷一》)

【赏析】

《血证论·吐血》曰："凡形质所在，无非血之用也。是以人有此形，惟赖此血。故血衰则形萎"，又曰："血之归宿，在于血海。冲为血海。"病人失血过多，血不养形，气病血必病，血病气必伤，治以至今形瘦气短，身动尤甚；脾为气血生化之源，血化精濡润五脏，今饮食仍用，脾失健运而胃纳尚可所致；大便溏，乃因脾失健运，聚湿生痰；肺主气，肺气虚则宣降失常而着枕卧息不安，欲得坐起；痰浊阻肺则吐咯不清爽；下焦冲脉之气上逆则喘咳不已。肺肾两虚，属下损劳怯之证，治当补气健脾，益肾填精。方中人参补气固脱；紫石英降逆气，镇冲气上升；五味子滋肾涩精；坎炁（即脐带）补肾纳气平喘；石壳湖莲补脾止泻，益肾涩精；锁阳补肾益精；茯苓健脾宁心；山药补脾养胃，补肾涩精。全方肺脾肾均补，补益气血。

案 12　八脉不摄案

尿血即血淋，热遗小肠膀胱为多。今四肢不温，膝酸足软，天暖犹欲火烘，脉缓小弱，此系八脉不摄。以壮冲任督脉，佐以凉肝，乃复方之剂。

鹿茸、鹿角霜、炒黑杞子、归身、生地、天冬。（《扫叶庄医案·卷四》）

【赏析】

《血证论·尿血》曰："膀胱与血室，并域而居。热入血室；则蓄血；热结膀胱，则尿血"，又曰："以内因，乃心经遗热于小肠；肝经遗热于血室。其证淋秘割痛；小便点滴不通者。"故尿血即血淋，多见热遗小肠膀胱为多。《景岳全书·血证》曰："……而血即精之属也。但精藏于肾，所蕴不多，而血富于冲，所至皆是""故凡劳伤五脏，或五志之火致令冲任动血者，多从精道而出"。然今四肢不温，膝酸足软，天暖犹欲火烘，脉缓小弱，因血即精气也，血失过多，精气无以化生，则八脉不养而失却统摄。治当壮冲任督脉，佐凉肝之品。肾藏精，受五脏六腑之精而藏之，今精气不足则肾失所养而见诸症，壮肾以充八脉。方中鹿茸壮肾阳，补精髓，调冲任；鹿角霜温肾助阳，收敛止血；炒黑枸杞子滋补肝肾，益精养血；当归身补血活血；生地黄清热凉血，养阴生津；天冬清热养阴，润肺滋肾。

案 13　伏热阴虚案

鼻痒，心辣闪烁，即大便下血，形瘦，脉小数，已经数年。

枯黄芩、生白芍、清阿胶。（《扫叶庄医案·卷二》）

【赏析】

此案是阴虚而有伏热之证。营气通于心，热伏于营分，则心辣闪烁，大便下血数年；血虚失养则鼻痒，形瘦，脉小数。治当清热养阴补血，方选黄芩汤加阿胶。方中枯黄芩清热止血，泻火解毒；生白芍养血敛阴；清阿胶滋阴补血止血。

案 14　脾不统血案

脉两关弦虚，先血后粪，两月未已。当年原有病根，遇劳而发属虚。仿仲景黄土汤。

黄土汤加炒焦白术，四剂后加人参一钱。（《扫叶庄医案·卷二》）

【赏析】

此案是脾阳不足，脾不统血之便血证。《景岳全书·血证》曰："但血在便前者，其来近，近者，或在广肠，或在肛门""虽血之妄行，由火者多，然未必尽由于火也。故于火证之处，则有脾胃阳虚而不能统血者""盖脾统血，脾气虚则不能收摄，脾化血，脾气虚则不能运化，是皆血无所主"。病人原有病根，脾阳素虚，湿热下注，先血后粪2个月未已，更伤脾气，脾主统血，脾阳不足失去统摄之权，血从下走而便血，《脉经》曰："脉沉弦者，衄也"，失血则脉两关弦虚。治当温阳健脾，养血止血，方选黄土汤加炒焦白术。方中灶心黄土（即伏龙肝），辛温而涩，温中止血；白术、附子温阳健脾，助君药以复脾土统血之权；然辛温之术、附易耗血动血，且出血者，阴血每亦亏耗，故以生地黄、阿胶滋阴养血止血；与苦寒之黄芩合用，又能制约术、附过于温燥之性；而生地黄、阿胶得术、附则滋而不腻，避免了呆滞碍脾之弊；甘草调药和中；人参补益脾肺，针对原有之脾阳不足。

案15　阴不上承案

少年肠红，阴气走泄，咳嗽吐痰，食仍进，而声嘶气促，走动若喘，且口干咽燥，饮水渴不解。明系阴不上承矣。

六味汤中加入桃仁、当归须。（《扫叶庄医案·卷一》）

【赏析】

肾藏精，精血互化，肺主气，声由气发。病人大便下血，损伤精血，肾精不藏则纳气失权而血逆于上；子病犯母，肾病及肺，肺肾阴虚，肺失宣肃则声嘶气促，走动若喘；阴血暗耗，阴不上承，不能濡养则口干咽燥，饮水渴不解。治当滋阴补肾，方选六味汤中加桃仁、当归须。以六味地黄丸滋阴；桃仁活血，止咳，润肠；当归须质润补血，活血，润肠，《本经》谓之"止咳逆上气"。

案16　湿热凝阻案

先粪后血，为远血。临便先痛，恐有湿热凝阻。分利逐湿主之。

生於术、炒槐花、木瓜、茯苓、地榆、广皮。（《扫叶庄医案·卷二》）

【赏析】

《金匮要略·惊悸吐衄下血胸满瘀血病脉证治第十六》曰："下血，先便后血，此远血也，黄土汤主之。"远血素为脾胃虚寒所致，治宜仲景黄土汤，然本案病人"临便先痛"，疑为湿热壅阻肠道气机，治当分利湿热。方中生於术，土之精也，安脾胃之神品；炒槐花、地榆凉血止血；木瓜健脾祛湿，涩津护液；茯苓健脾渗湿，与於术同用令湿浊从二便分消；广陈皮理气和中，燥湿化痰。薛氏虽言"分利逐湿"，仍兼顾便血，配伍槐花、地榆凉血之品。

案 17　阴泄阳浮案

血奔肠红，都是阴液走泄。阳浮发泄，易汗，背寒，心热。脏阴腑阳交损，形体日渐消瘦，皆衰老液枯之象。

鲜生地、阿胶、茯神、火麻仁、柏子仁、天冬。（《扫叶庄医案·卷二》）

【赏析】

本案为便血阴损阳浮的证治。阳虚不固，温运失职则易汗，背寒；虚阳浮越扰心则心热；气血亏虚，形体失养则日渐消瘦。治当滋阴生津，养血安神。方中鲜生地黄、天冬清热凉血，养阴生津；阿胶滋阴养血止血；茯神、柏子仁宁心安神，柏子仁兼润肠；火麻仁补益体虚，润肠通便。全方以滋阴、养血、止血为主，兼以润肠。

案 18　气伤失血案

此劳力所伤，失血，能食无力。当养气以生精血。

生黄芪、当归身、淡苁蓉、茯苓、牛肉胶和丸。（《扫叶庄医案·卷一》）

【赏析】

《景岳全书·血证》曰："凡因劳倦……而致大便动血者，非伤心脾，即伤肝肾。"病人劳则气耗，失于统摄则失血；血即精之属，精血耗伤则能食无力。治当养气以生精血。方中生黄芪补脾益气；当归身重在补血；淡苁蓉补肾阳，益精血；茯苓健脾宁心；牛肉补脾胃，益气血。

案 19　气血耗伤案

服桂枝汤药，失血咳呛不已，过辛温，耗散动络。姑以甘柔药缓之。

炙黑甘草汤。（《扫叶庄医案·卷一》）

【赏析】

《伤寒论》第 19 条曰："若凡服桂枝汤吐者，其后必吐脓血。"里有内热，误服桂枝汤，辛温助热耗散气血，阴血不足，阳气不振，肺气失于肃降则咳呛不已。当以甘柔之剂补益气血，方选炙黑甘草汤。方中生地黄滋阴养血，《名医别录》谓地黄"补五脏内伤不足，通血脉，益气力"；配伍炙甘草、人参、大枣益心气，补脾气，以资气血生化之源；阿胶、麦冬、火麻仁滋心阴，养心血，充血脉；佐以桂枝、生姜辛行温通，温心阳，通血脉，诸厚味滋腻之品得姜、桂则滋而不腻。用法中甘草炙黑，可止血。

案 20 肝胃阴虚案

肝胃络热，暮热甚，失血。

生地、川石斛、扁豆、麦冬、女贞子、茯神。(《扫叶庄医案·卷一》)

【赏析】

此案例属肝胃阴虚之失血证。病人肝胃阴虚，虚热内扰，迫血妄行则失血，暮热甚。治当滋阴降火，补益脾胃。方中生地黄、麦冬清热凉血，滋阴生津；川石斛健脾开胃，养阴通瘀；女贞子清虚热，补益肝肾；扁豆健脾和中；茯神宁心安神。

案 21 五脏虚损案

接案：夫血数发，卧枕气冲至喉，似乎痰阻，其实吐咯不出。此任脉不司提任，冲脉阳气直冲于上。纳食多噎，下损及胃，秦越人尚称难治。便溏。凡填补下焦，必佐益胃，最忌清肺，寒润更伤中气。

大造丸去天麦二冬、黄柏、牛膝，加入二仙丹、人参、河车、熟地、龟板、五味、金樱子、芡实。(《扫叶庄医案·卷一》)

【赏析】

《医学正传·血证》曰："有先吐血、后有痰者，是阴虚火盛。"本案责之肾阴不足，虚热上扰妄行而失血数发，致冲任失司、气血失和而见诸症。肾为先天，肾阴不足，五脏俱损，治当补益为主，慎防寒润损伤中气，应填补真阴，健脾益胃为要，方选大造丸加减。原方滋阴养血，补益肺肾，治阴虚血热，耳目失聪、须发早白等症。今去天麦二冬、黄柏、牛膝，加入二仙丹、人参、紫河车、熟地黄、龟甲、五味子、金樱子、芡实，旨在减腻滞益阴药，增补气血之力，并辅之以收涩之味也。

案 22 劳烦内伤案

接案：中年夏秋失血再发，劳烦内伤，背痛腰板，肝肾下亏，跷维奇脉，不主用事。子后汗出，阴阳发泄，是包举温养勿迟。苟不安逸，药必无功。

鲜河车、人参、芡实、大熟地、茯神、北五味、金樱膏、石莲、炒黑远志。(《扫叶庄医案·卷一》)

【赏析】

此案例是肝肾真阴不足所致之失血证。《素问·营卫生会》曰："营卫者，精气也。血者，神气也。故血之与气，异名同类焉。"失血过多则气随血脱，气血不足，形神失养而见诸症，安舒静卧以养阳气。治当补气生血，填精益髓。方中鲜紫河车为血气所生，填补真阴；熟地黄滋阴养血，填精益髓；人参、五味子大补元气，补肾涩精；芡实益肾涩精；茯神、炒黑远志安神宁心；金樱膏、石莲补肾固精。

案23 阴损难复案

今夏血证再发，入秋音哑喉痛，阴损难复。

生地、麦冬、天冬、北沙参、茯神、阿胶、鸡子黄。（《扫叶庄医案·卷一》）

【赏析】

《景岳全书·血证》曰："若气短似喘，声哑不出，骨蒸盗汗，咽干喉痛，动气忡忡者，此病在肾也""水亏则火盛，火盛则刑金，金病则肺燥，肺燥则络伤而嗽血"。当夏阳气盛，水亏火旺而引病再发，水亏火盛刑金而音哑喉痛，治当滋阴降火，养阴生津。方中生地黄、麦冬清热凉血，滋阴增液；天冬清热养阴，润肺滋肾；北沙参清肺养阴；茯神宁心安神；阿胶滋阴养血止血；鸡子黄养肾益阴，补中益气，润肺止咳。全方仿阿胶鸡子黄汤滋阴养血以补当夏失血之损。

案24 劳伤动血案

劳力络动失血，脉大寸搏，能食，咳呛。用甘药养肺胃之阴。

白扁豆、北沙参、麦冬、细生地、茯神、丹参。（《扫叶庄医案·卷一》）

【赏析】

《金匮翼·诸血统论》曰："劳伤吐血者，经所谓用力太过，则络脉伤是也。"肺主气，朝百脉，脾胃为仓廪之官，气血生化之源，寸口候肺。肺失血养则阴伤，失于肃降而咳呛，离经之血便为瘀血。治当以甘药养肺胃之阴，并兼以活血化瘀之品，方选沙参麦冬汤加减。方中沙参、麦冬清养肺胃；白扁豆益气培中，甘缓和胃；细生地清热凉血，养阴生津；茯神宁心安神；丹参活血祛瘀，清心凉血。全方有清养肺胃，凉血化瘀之功。

案25 失血面槁案

脉数失血，不咳面槁，勿进阴药。

扁豆、苡米仁、枣仁、茯苓、川石斛、炙甘草，秋石少许冲服。（《扫叶庄医案·卷一》）

【赏析】

《素问·决气》载"帝曰：何谓血？岐伯曰：中焦受气取汁，变化而赤，是谓血。血脱者，色白，夭然不泽"，失血过多，血不养形则面槁，"有形之血不能速生，无形之气所当急固"。治当益气摄血。方中扁豆、薏苡仁、茯苓、炙甘草健脾益气，达统血之用；酸枣仁酸甘敛阴生津；川石斛生津养胃，滋阴清热；秋石少许滋阴降火，清降血中虚热。

案26　肝肾不纳案

脉下垂右大。深春失血，入秋半不复，饮食仍纳，无以充长精神。由精血久损，肝肾不纳。行动则喘，语言气怯，着枕冲气上逆，咳呛。皆损及八脉，不易治之证。

河车、杞子、北五味、沙苑蒺藜、湖莲肉、大麦冬、人参、茯苓、熟地黄，山药浆同河车胶为丸。（《扫叶庄医案·卷一》）

【赏析】

此案属失血过久，气血两虚，肝肾不纳之咳喘证。病人失血半年有余，血虚无以濡养周身则八脉皆损。脾胃为气血生化之源，饮食虽纳，然气血生化不及，无以充养精神。肝藏血，肾藏精，精血同源，精血久损，肝肾不纳，故行动则喘；气随血脱则语言气怯，着枕冲气上逆而呛咳。治当益气养血，补肾涩精，方选补天大造丸加减。方中紫河车为血肉有情之品，峻补真阴，大补精血；熟地黄、枸杞子补益肝肾；人参、麦冬、北五味子益气生津，敛阴收涩，其中麦冬兼润肺，五味子敛肺，兼止咳喘；沙苑子、湖莲肉、山药补肾固精；茯苓健脾和胃。

案27　失血再发案

秋暑失血，初春再发。右脉大，颇能纳食。《金匮》云：男子脉大为劳，极虚亦为劳。要知脉大为劳，是烦劳伤气；极虚为劳，是情欲致损。欲驱病根，安静一年，可期其愈。

黄芪、苡米仁、南枣、北沙参、炙甘草、白及。（《扫叶庄医案·卷一》）

【赏析】

《素问·生气通天大论》曰："阳气者，烦劳则张。"《素问·举痛论》曰："劳则气耗。"肺主气，脾胃为气血生化之源，右脉候肺脾肾，左脉候心肝肾。病人右脉大，烦劳伤气所致；气虚不能摄血则失血，程门雪评注曰："左极虚，故知情欲致损。情欲致损，脉多细数，烦劳伤气，脉多虚大"。治当益气摄血。方中黄芪、薏苡仁、炙甘草、南枣补中益肺，益气摄血；北沙参养肺阴；白及亦可补肺，惟性腻碍胃，多致胸满不能食，此症颇能纳食，故用之，此药在失血初止，用以镇损宁络颇佳。

案28　阴虚内热案

少壮脉小数，垂尺及泽穴，男子精血不肯充旺，情萌内震，阴火即动。此失血咳嗽，外寒内热，非外来客病。自能保养，不致成怯。用药不过治偏，无关于生长身中之精气。

复脉汤去参、桂、姜，加入北沙参、甘蔗浆。（《扫叶庄医案·卷一》）

【赏析】

此案例属阴虚内热之失血证。少年精气未充而升发之力甚强，尺脉候肾，男子精血未充，而情窦动萌，龙雷内灼，阴火上逆则失血咳嗽；阴损及阳，温煦不及则外寒而内热；阴阳均不足，肾精有亏则脉小数，垂尺及泽穴。治当益气养阴，方选复脉汤加减。方中炙甘草甘温，益气养心；大枣健脾养心；阿胶、生地黄、火麻仁、麦冬滋养阴血；北沙参补肺阴，清肺火，祛痰止咳；甘蔗浆清热生津，滋阴润燥；白酒助药通脉。本方益气药与养阴血药配伍，益气养血。

案29　痰浊上逆案

盛体失血，作酸嗳逆，脉得左涩右弦。合引血干之条，曲直作酸之旨，责之厥阴中阳气上乘为治。

旋覆花、代赭石、老枇杷叶、块茯苓、新绛屑。（《扫叶庄医案·卷一》）

【赏析】

《素问·阴阳应象大论》曰："木生酸，酸生肝。"肝藏血，盛体失血，血出成瘀，肝之阴血受损，足厥阴肝之阳气上逆乘胃则作酸嗳逆，脉左涩右弦。治当和胃降逆，益气化瘀。方中旋覆花性温而能下气消痰，降逆止嗳；代赭石质重而沉降，善镇冲逆，加强降逆之效；老枇杷叶和胃止咳；块茯苓健脾和胃；新绛屑活血散瘀，止血定痛。

案30　肾不纳气案

失血后，卧着呛甚，欲坐不饥，勉强纳食，脉细促，两足皆冷。此元海气乏不纳，冲脉之气逆冲。虚怯门常有，最不易治。

熟地炭、牛膝炭、石莲蓬、炒山药、真桂心、紫石英、芡实。（《扫叶庄医案·卷一》）

【赏析】

《血证论·阴阳水火气血论》曰："血液下注，内藏于肝，寄居血海，由冲任带三脉，行达周身。"精血同源互化，失血后，气随血脱，温煦失职，诸脏失养，冲脉之气上逆则卧着呛甚，欲坐不饥，勉强纳食；血主阴，血虚，阴不敛阳，虚火外越则脉细促。"血即精之属也"，治当补阳养阴，填精止血。方中熟地黄炭滋阴养血止血；牛膝炭引火下行，补肾止血；石莲蓬消瘀止血；炒山药滋阴补阳，健脾益胃；真桂心补命门真火，温中，引相火归元；紫石英降逆气；芡实补肾涩精。全方滋补、涩纳并举。

案 31　血虚气逆案

失血五年，今夏秋发作最重。脉左涩右弦，冲气逆则咳甚，天明汗泄。议用柔剂阳药以治下。病者四十三岁。

紫胡桃肉、茯苓、五味子、炒黑枸杞子、沙苑蒺藜、芡实、紫石英、石壳湖莲。（《扫叶庄医案·卷一》）

【赏析】

《侣山堂类辨·辨血》曰："肾为水脏，主藏精而化血。"左脉候心肝肾，右脉候肺脾肾，失血五年，五脏失养，伤及肾精肾气，血虚冲气上逆则咳甚，脉左涩右弦；天明阳气升，迫津外泄则汗泄。治当降气填精生血，议用柔剂阳药。方中紫胡桃肉补肾固精，温肺定喘；五味子、芡实补肾涩精；炒黑枸杞子滋补肝肾；沙苑子温补肝肾，固精；茯苓健脾益气；紫石英降逆气；石壳湖莲补肾固精止血。全方肝脾肾并补，固精生血，降逆止咳。

案 32　气阴两伤案

时气热病，久延伤阴，遂有失血咳嗽。夏秋晡热倦懒，受暑热伤气也。只宜养胃肾之阴，不必以其咳嗽而治肺。

复脉去参、姜、桂。（《扫叶庄医案·卷一》）

【赏析】

暑为阳邪，伤津耗气，气虚则夏秋晡热倦懒；暑热日久，伤人阴液，久病及肾，肾失摄纳则失血咳嗽。治当益气养阴，滋肾益胃，方选复脉汤去参、姜、桂。方中炙甘草甘温益气，养心；大枣健脾养心；阿胶、生地黄、火麻仁、麦冬滋养阴血。本方益气药与养阴血药相伍，滋阴养血。原方去参、姜、桂不难理解，盖本案以气阴不足为主，故去性温通阳药也。

案33　肝风内旋案

数年以外失血，形瘦食失，行走气喘。自述交夏血症必发，发则左胁有声，由下而上。盖肝阳内风，旋动血溢，皆肾水不主生木。若能安养怡悦，尚可带病延年。

九制首乌、旱莲草、天门冬、方解青盐、茯神、雄羊肉肾、女贞子、枸杞子、麋鹿胶。(《扫叶庄医案·卷一》)

【赏析】

失血已久，精血已伤，血不养形则形瘦；血不养五脏，脾失健运则食减；肾阴不足，水不涵木，肝阳上逆，血随气逆则左胁有声，由下而上，血随溢出；气随血脱，又肾不纳气，气短不足以息则行走气喘；安静怡悦，气血宁静如常则可带病延年。治当滋补肝肾，养阴生津。方中何首乌、女贞子、枸杞子、旱莲草补益肝肾；鹿胶、羊肾为血肉有情之品，峻补真阴；柏子仁养心安神；茯神健脾宁心；天冬养阴生津；青盐凉血。

案34　汗血补气案

血脱补气，况汗血并至者乎? 冬令。

人参、生芍、扁豆、熟地黄、玉竹、茯神、花蕊石、童便。(《扫叶庄医案·卷一》)

【赏析】

《素问·营卫生会》曰："故夺血者无汗，夺汗者无血。"《景岳全书·血证》曰："……而丹家曰：涕、唾、精、津、汗、血、液，七般灵物总属阴。"血主阴，汗血同源互化，血能载气，津亦能载气，汗血并至则阴伤更甚。"血即精之属也"，肾藏精，应冬令，治当益气固脱，滋阴固精。方中人参补脾益肺，益气固脱；扁豆健脾益气；生白芍、玉竹滋阴养血；熟地黄滋阴养血，填精益髓；茯神宁心安神；血出即为瘀，故以花蕊石化瘀止血；童便滋阴降火，凉血散瘀。全方清补并用，阴阳并调，因气为阳，血为阴，气血两虚则应阴阳并补。

案35　阴夺阳升案

阴夺阴损，心动阳升，壮年失血成怯。所喜胃旺，只要戒欲，暂废读书，勿动心操持，百日渐可复。

熟地黄、山药、芡实、女贞子、茯神、湖莲。(《扫叶庄医案·卷一》)

【赏析】

此案例属心肾不交所致之失血证。心主血，肾藏精，阴夺阴损，肾阴亏于下，心阳浮越于上，血不循常道溢出脉外则失血，失血成怯。有形之血不能速生，急当滋阴补血。方中熟地黄、山药滋阴养血，填精益髓；芡实补肾涩精；女贞子滋补肝肾；茯神宁心安神；湖莲补肾固精止血。全方质重味厚，于脾胃虚弱者不宜，所喜胃旺，腐纳得常，气血生化有源。《素问·上古天真论》曰："其知道者，法于阴阳，和于术数，食饮有节，起居有常，不妄作劳，故能形与神俱，而尽终其天年，度百岁乃去。"是以戒欲固精，暂废读书，勿动心操持可防心神暗耗而令形与神俱，可图百日渐复。

案 36　气逆动络案

诊脉左部平和，右关弦大带滑。此失血，并非虚损。问胸脘不爽，是阳明胃气不和，气逆则扰动血络。只宜暂戒酒肉辛辣，胃和即愈，不须介怀。

紫降香（锉末）、金川斛、桔梗、广皮、杜苏子、杏仁、枳壳、莱菔子。（《扫叶庄医案·卷一》）

【赏析】

《素问·厥论》曰："阳明厥逆，喘咳身热，善惊，衄，呕血。"脉右关候脾胃，胃主受纳腐熟，以降为顺。胃气不和则脘不爽；受纳腐熟失常则蕴生痰浊，而见右关弦大带滑；气逆于上扰动血络则失血，血出即为瘀。治当和胃降气，活血化瘀。方中紫降香行气止痛，活血止血；金川石斛生津养胃，滋阴清热；桔梗利五脏肠胃，补血气；广陈皮理气和中，燥湿化痰；杜苏子降气消痰；杏仁开宣肺气，气行痰消；枳壳破气，行痰；莱菔子消食除胀，降气化痰。脾胃为气血生化之源，酒肉辛辣之品伤胃，故当戒之。胃和气血生化有源则无需介怀。

案 37　木火化风案

中年失血两日，陡然舌强无声，四肢麻木，身痿足热。此水枯木火化风，肾肝之病，静养方可向愈。

生地、麦冬、阿胶、天冬、川石斛、龟板。（《扫叶庄医案·卷一》）

【赏析】

《张氏医通·诸血门》曰："气不耗，归精于肾而为精，精不泄，归精于肝而化清血。"肝藏血，主筋，属木；肾藏精，属水。失血两日伤及肾精，精不养形则身痿；肾阴不足，阴虚内热则足热；水不涵木，木火化风扰动经筋，筋脉不利则陡然舌强无声、四肢麻木。治当滋阴降火，滋补肝肾。方中生地黄、麦冬滋阴生津；阿胶滋阴养血止血；天冬、川石斛滋补肝肾，滋阴清热；龟甲滋阴潜阳。血主阴，宜静，故静养方可向愈。

案 38　气滞血瘀案

次跌仆致经脉气血壅痹，胁背高凸，非汤药可效。

黎洞丸，每日服一丸。（《扫叶庄医案·卷二》）

【赏析】

此案例属跌仆后气滞血瘀证。肝藏血，胁肋为足厥阴经循行之处，背部为太阳经循行之地，太阳常多血少气；跌仆外伤，血不归经，瘀血留积，气血经脉痹阻，营卫行涩则胁背高凸。瘀阻气滞，当防其瘀血攻心，窍道闭阻，治当逐瘀开窍，方选黎洞丸。方中麝香开窍醒神，冰片、阿魏以助之；牛黄、天竺黄开窍豁痰，清心解毒；大黄、血竭、三七、山羊血、乳香、没药逐瘀止痛；儿茶、雄黄、藤黄清热解毒。

案 39　下焦蓄血案

左胁下硬，忽忽喜忘，是为蓄血之象。

桃仁、牡丹皮、郁金、钩藤、降香汁、赤芍药、橘红。（《扫叶庄医案·卷二》）

【赏析】

《素问·调经论》云："血并于下，气并于上，乱而喜忘。"《伤寒论·辨阳明病脉证并治》云："阳明证，其人喜忘者，必有蓄血，所以然者，本有久瘀血，故令喜忘。"病人瘀热在里，血为热所搏，结而不行，蓄于下焦，故见左胁下硬、喜忘。治当清热活血散瘀。方中桃仁为强劲破血之品，活血化瘀；牡丹皮清热活血散瘀；郁金行气活血；钩藤清热平肝；降香汁行瘀止血；赤芍凉血行瘀；橘红利气散结。

痰饮案

案1 支饮轻证案

变幻百出，自难名状，病伤阳气，痰饮内扰，仍然纳食。议从支饮。

牡蛎、生白术、福泽泻、姜汁，煎汤泛丸。（《碎玉篇·下卷》）

【赏析】

本案中病人症状较多，很难说出具体的不适之症，饮食正常。薛雪认为其病因为阳虚不运，痰饮内停所致，治当从"支饮"着手。"支饮"乃属《金匮要略》痰饮病四大证型之一。支，即支撑，作用力由下往上；支饮病的饮留于胃或者心下，饮邪上逆，侵犯胸膈及其以上部位，病势也是由下往上。清·尤在泾云："支饮者，如水之有派，木之有枝，附近于脏而不正中也"，故凡是饮邪由胃上逆胸膈以上的饮病都是支饮。其病机为饮邪上逆。

本案方用牡蛎、生白术、福泽泻、姜汁，煎汤泛丸进行治疗。此方有《金匮要略》"泽泻汤"之义，原文有"心下有支饮，其人苦冒眩，泽泻汤主之"。泽泻汤由泽泻、白术组成，治疗心下饮盛上泛，蒙蔽清阳的支饮轻证。重用泽泻利水祛饮，导浊阴下行为主；用白术健脾燥湿，崇土以制水饮上泛。共奏利水祛饮，健脾制水之效。本案在泽泻汤的基础上加了牡蛎以软坚散结，重镇降逆；并以姜汁煎汤泛丸，以温中和胃止呕，并制泽泻、牡蛎寒凉之性，使全方具有温中降逆，利水化饮之效。

案2 水亏火炎，精气不充之痰饮案

初春，脉动而不鼓，亦收藏之司浅矣。当年未育，晨吐黑痰。水亏火炎，精气不充之象。胃旺纳谷，宜专理下焦，不必以痰为虑。

熟地、首乌、莲肉、芡实、茯神、远志、龟板胶、鹿胶、鱼胶、蚌胶、海参胶、韭菜子、怀牛膝、羊髓、金樱子、菟丝子、覆盆子、五味子。（《碎玉篇·上卷》）

【赏析】

本案病患初春，脉动而不鼓，是因为收藏之司浅；且当年未育，而晨吐黑痰，薛氏认为是水亏火炎，精气不充之象。由于病人胃旺纳谷，故治疗当专理下焦，不必以痰为虑。肾为水火之宅，内寓真阴真阳；肺为燥金，喜凉润而恶温燥。若肾阴不足，虚火炎上，循肾脉上贯肝、膈，入于肺中，刑金灼肺，煎熬津液为痰。正如

《临证指南医案》所言:"更有阴虚劳证,龙相之火,上炎烁肺,以致痰嗽者,此痰为津液所化,必不浓厚,若欲消之,不惟无益,而徒伤津液。"故取龟甲胶、鹿胶、鱼胶、蚌胶、海参胶、羊髓等大剂甘寒阴柔之品及诸般动物髓、胶之类直补肾阴,壮水摄火,使上逆之火得返其宅;配以熟地黄、何首乌、韭菜子、怀牛膝补肝肾,益精血;金樱子、莲肉、覆盆子、芡实、菟丝子、五味子益肾固精;茯神、远志宁心安神,其功显著。

案3 气火灼津之痰饮案

烦心动阳,痰多失血咳呛。自述血来脘膈先闷。是气火燔灼,闪烁津液,变成痰沫。

桑叶、麦冬、茯苓、米仁、丹皮、扁豆。(《碎玉篇·上卷》)

【赏析】

本案病人因郁热炼液,液聚发为痰饮。由于各种原因导致阳热内郁,煎熬阴津,日久液炼为痰。具体而言,为阴虚火旺、炼液为痰,薛雪谓其"真阴亏损,五液蒸痰",多为气血阴阳本虚与痰浊痰湿标实互见。热聚痰凝遂使气机郁滞,气机郁滞又会加重津停痰阻,两者互为因果、矛盾错杂。故本案中病人先见脘膈闷满不适,后现咳呛痰多之状,因热伤血络而见咯血之症。痰饮的产生主要与肺、脾、肾三脏有关,"脾为生痰之源""肺为储痰之器"。针对本案,薛雪治用桑叶、麦冬等甘寒养阴清热润肺之品和茯苓、扁豆、米仁(即薏苡仁)等健脾利水以治其本,用牡丹皮清热凉血以治其标。

案4 伏暑燥热,炼津成痰案

伏暑热燥气分,津化痰,形瘦,嗽未止,不饥便溏。

米仁、芦根、白蔻、浙苓、桔梗、枇杷叶。(《扫叶庄医案·卷三》)

【赏析】

李梴《医学入门》中提出了伏暑的病名,并对伏暑邪伏部位、病机和临床表现进行了论述。其后明代王肯堂《证治准绳》明确指出"暑邪久伏而发者,名曰伏暑"。由于伏邪性质和伏邪部位不同,伏暑发病有两种类型:若为暑湿病邪郁伏气分而发,其病变以暑湿内郁气分为重心;若为暑热病邪郁伏营分而发,其病变以暑热内舍营分为重心。本案病人伏暑热燥伤于气分,伤及肺脾。肺居上焦,主气,肺气有宣发肃降,通调水道的作用;若因肺气失宣,通调失司,故咳嗽不止;津液失于布散,燥热炼津成痰。脾居中州,而脾主运化,有运输水谷精微之功能;若因湿邪困脾,或脾虚不运,均可使水谷精微不归正化,故见形体消瘦、不饥便溏之症。

薛雪治从肺脾，方用薏苡仁、浙茯苓利水渗湿，健脾止泻；芦根清热利水；白豆蔻化湿行气，开胃消食；桔梗宣肺，祛痰；枇杷叶清肺止咳，降逆止呕。诸药或入肺经，或入脾、胃经，共奏清肺和中，利水祛痰之效。

案5　痰气互阻胸中案

腹中宽爽，胸中似闷，痰气上凝。治痰先须理气，气行痰湿自解。

白蔻仁、半夏、橘红、茯苓、米仁、枳壳。（《碎玉篇·下卷》）

【赏析】

本案病人腹中宽爽，胸中似闷，痰气上凝，治痰先须理气，气行痰湿自解。故方用二陈汤加减。半夏、白豆蔻燥湿化痰，降逆和胃，消痞除满；橘红、枳壳理气宽中，燥湿化痰；茯苓、薏苡仁健脾利湿，杜绝痰的生成，同时治已成湿痰。全方共奏燥湿化痰，理气和中之效。

案6　寒痰溢饮案

寒气溢饮。

人参、半夏、白术、茯苓、生姜、附子。（《碎玉篇·下卷》）

【赏析】

《素问·脉要精微论》曰："肝脉软而散，色泽者，当病溢饮。溢饮者，渴暴多饮而易入肌皮、肠胃之外也。"《金匮要略·痰饮咳嗽病脉证并治第十二》云："饮水流行，归于四肢，当汗出而不汗出，身体疼重，谓之溢饮。"本案病人因感寒气而致"溢饮"，故治当温阳化饮。因阳虚不运，痰饮内停，视肺、脾、肾三脏病位之不同，分别施以温肺化饮、温脾化湿、温肾纳气诸法。温肺化饮法多仿仲景痰饮病篇治疗阳虚支饮的小青龙汤及其加减法；温脾化湿主要针对痰湿中阻之证，芳香化湿、通阳化气、淡渗利水诸法合用，此乃薛雪最擅；温肾纳气主要针对肾阳亏虚、水泛为痰之证，摄纳浮阳，补肾助藏。本案中以"温脾化湿"为主，方用人参、白术、茯苓益气健脾，祛湿化痰；半夏、生姜燥湿化痰，降逆止呕；附子补火助阳，温中散寒。全方共奏温中健脾，祛湿化痰之效。

案7　表寒已无，寒饮内阻之痰饮咳喘案

寒热客邪，已过营卫，变为痰饮。遇冷遇暖，或加劳悴，饮泛阻塞升降，喘不得着枕。饮去便安。逐饮非一，最难除根。

小青龙去麻、辛。（《扫叶庄医案·卷二》）

【赏析】

小青龙汤治疗太阳伤寒兼水饮内停之病证，而本案中"寒热客邪，已过营卫，变为痰饮。遇冷遇暖，或加劳悴，饮泛阻塞升降，喘不得着枕"，说明此证中外寒已去，治当使"饮去便安"，故薛雪治用小青龙汤去麻黄、细辛。小青龙汤去麻、辛是薛雪在寒饮伏肺一证常用的处方，尤重方剂中发散与收敛之间的配伍。白芍与桂枝一收一散、与干姜一阴一阳，使全方刚柔相济，燥湿得宜，达到温肺化饮，降逆平喘之效。

案8 外寒引动内饮之痰饮案

寒天痰嗽，乃阳气微弱，不能护卫，风冷来侵而起。久则饮泛上逆，入暮为剧，饮属阴浊耳。仍发散清肺，仿仲景饮门议治。

桂枝、五味、杏仁、茯苓、炙草、干姜。

附方：橘半枳术，用竹沥、姜汁泛丸。（《扫叶庄医案·卷二》）

【赏析】

本案中病人病因"寒天痰嗽，乃阳气微弱，不能护卫，风冷来侵"而发病，所以它的病机为外寒引动内饮。饮为阴邪，午后阳气衰减，阳不化饮，故见"久则饮泛上逆，入暮为剧"。薛雪治以"仿仲景饮门议治"。从方药来看，本方是五个加减小青龙汤的第一方——桂苓五味甘草汤加干姜、杏仁。桂苓五味甘草汤原是仲景为服用小青龙汤后发生冲气变证而设，薛雪并未拘泥于此，而将其化裁应用于外寒内饮之治。该方较小青龙汤，少了麻黄、半夏、细辛之温燥，同时亦去除了白芍之阴柔，散与收的力量都较为缓和，且多了茯苓淡渗水湿。在此基础上，薛雪加干姜温阳散寒，加杏仁宣降肺气，共奏外散风寒、内化寒饮之功。

附方用"橘半枳术，用竹沥、姜汁泛丸"，橘半枳术丸，源自明代虞抟的《医学入门》，方由橘皮、枳实、半夏、白术组成。本案用橘半枳术丸以治痰饮之标，枳实与白术，行气化痰，健脾燥湿，有泻有补；半夏、陈皮增强化痰理气之功效，脾升胃降，则痰湿得除；更加竹沥、姜汁，化痰和胃之效更甚。

案9 内伤痰热案

酒肉生热，引湿变痰，忧愁思虑气郁助热，皆令老年中焦拒格阻食。姜半之辛开，姜连之苦降，都属克伐。议不伤胃气，冬月久可用者。

北梨、莱菔子，捣烂熬膏，晨服五钱。

膏方：蔗糖、花粉、川贝母、杏仁、米仁，同熬膏。（《碎玉篇·下卷》）

【赏析】

本案老年病人，脾胃功能低下，且素食酒肉，故易伤及中焦脾胃，生湿化热，而成痰浊。痰浊之邪困阻中焦，故见中焦拒格阻食。故薛雪认为对于此病的治疗不应用姜、半夏之辛开之品，姜、黄连之苦降之药，这些药物都属克伐，易伤胃气，故治当祛痰不伤阴，清热不败胃，以膏方之剂调补，标本兼顾，且冬月可久用。方用北梨清热生津，润燥化痰；莱菔子消食除胀，降气化痰；天花粉清热泻火，生津止渴；川贝母清热润肺，化痰止咳，散结；杏仁降气止咳平喘；薏苡仁利水渗湿，健脾散结；蔗糖清热生津，下气润燥。全方药物均以入肺、脾、胃经为主，均为甘淡、微寒之品，从而达到既可清热祛湿治其标，又可护胃润肺调其本之效。

案 10　饮聚胸膈案

聚饮膈上，辛开淡降而已。

块苓、桂枝、炒熟半夏、姜汁、炒橘红、泽泻、苏子。(《扫叶庄医案·卷二》)

【赏析】

本案病人"聚饮膈上"，可见痰饮停于胸中。"脾为生痰之源，肺为贮痰之器"，故薛雪治以辛开淡降法，标本兼顾。方中半夏燥湿化痰，降逆和胃；橘红理气燥湿，和胃化痰；姜汁和胃降逆温化痰饮，既可助半夏祛痰和胃，亦可解半夏之毒；紫苏子行气和胃；桂枝温通经脉，助阳化气，共奏"辛开"之效；茯苓、泽泻为甘淡渗利之品，可利水、健脾、渗湿，治生痰之源，共奏"淡降"之效。全方以辛温之品化在上之痰，以甘淡之药使痰饮有去路，达"治标"之效；用药又均入脾、胃经，共健脾和胃之功，有"治本"之效。

案 11　痰饮犯肺，气机郁滞案

理痰犹须理气，脉右浮弦，勿犯中下。

苏梗、厚朴、白杏仁、香附。(《碎玉篇·下卷》)

【赏析】

脉右浮弦，为气机郁滞，痰饮犯肺，治当行气解郁，化痰降肺。尚无腑中结实，切忌使用下法，无谓伤及中下。脾胃是气机升降之枢纽，脾胃气滞则会影响肝的升发和肺的肃降。方中紫苏梗入肺、脾，辛温质轻，可宣肺理气，宽中运脾；厚朴入脾、胃，行气消积，燥湿除满，降逆平喘；杏仁入肺，降气止咳平喘；香附归肝、脾，疏肝解郁，理气宽中，肝升则肺降。全方皆行气之品，脾、肺、肝兼顾，使气顺则痰消，充分体现了"理痰犹须理气"之义。

案12 热伤血络，痰中带血案

络热痰血，两和肺胃。

川贝、花粉、知母、麻仁、杏仁。（《碎玉篇·上卷》）

【赏析】

本案为燥热伤肺，炼液成痰，且伤及血络，故痰中带血。治宜两和肺胃，母子并调，清热泻火，滋阴润燥。方中川贝母清热润肺，化痰止咳；天花粉、知母清热生津润燥；火麻仁、杏仁滋阴润燥，润肠通便，杏仁又可肃肺止咳。

案13 痰饮瘀血阻滞中焦案

脉沉弦，痰饮瘀血阻着中脘，吐沫，拒食，因饥饱劳伤，损及清阳。年已望七，久延关格。

苏子、桃仁、陈皮、韭汁、姜汁、半夏。（《碎玉篇·下卷》）

【赏析】

本案为痰饮瘀血阻滞中焦的证治。有形之邪阻着中脘，胃气失和，故吐沫、拒食；病邪在里，痰饮等停聚，故见沉弦脉。薛氏认为因于饥饱劳伤，损及清阳。病人年过六旬，病尚在中焦，若不及时治疗，累及脾肾之阳，致脾肾阴阳衰惫，气化不利，湿浊毒邪上逆犯胃，恐成关格。小便不通名曰关，呕吐不止名曰格，关格的临床表现以小便不通与呕吐并见为主症。治宜化痰活血，降逆和胃。方中紫苏子降逆化痰；桃仁破血逐瘀；陈皮、半夏燥湿化痰，降逆和胃；《本草纲目》认为韭菜汁"主上气，喘息欲绝，解肉脯毒。煮汁饮，能止消咳盗汗"，可知韭菜汁能降逆化痰；与生姜汁同用，行气通阳，降逆和胃消痰。诸药同用，令痰消血行，胃气得降，清阳得升。

案14 中焦阳虚，湿聚成痰案

脉濡，中宫阳不主运，湿浊聚痰，不饥，不渴，不食。

桂枝木、草果、广皮、茯苓、厚朴、炒谷芽。（《扫叶庄医案·卷二》）

【赏析】

本案病人中焦阳虚不运，湿聚成痰，胃失和降，故"不饥，不渴，不食"，为痰湿中阻之证。治宜健脾和胃，行气化湿。方中桂枝、茯苓温阳化饮；草果、厚朴、陈皮芳香温燥，行气化湿；炒谷芽消食和中，健脾开胃。诸药合用，阳气得化得展，痰湿得以分消走泄。

案15 少阴寒饮上泛案

脉弦，脊骨中冷，深夜痰升欲坐。少阴寒饮上泛，议通太阳。

桂苓五味甘草汤，加淡干姜、北细辛。（《扫叶庄医案·卷二》）

【赏析】

本案为少阴寒饮上泛的证治。肾主骨，肾阳虚则见脊骨中冷；肾阳虚不能化气行水，遂生寒饮，水寒射肺故见痰升欲坐、脉弦。治当温阳散寒，止咳化饮，仿仲景法，方用桂苓五味甘草汤加淡干姜、北细辛。方中桂枝能辛温通阳，平冲降逆；茯苓淡渗利水，导饮下行，两者是温阳化饮之常用配伍；炙甘草甘温益气，合桂枝则辛甘化阳以平冲气，协茯苓可补土制水，又防渗利太过；仲师云："病痰饮者，当以温药和之"，以淡干姜、北细辛辛热、辛温同用，温肺散寒，止咳化饮，"若要痰饮退，宜用姜辛味"；此时配伍酸温之五味子，收敛浮阳以归元，敛肺止咳，防姜、辛升散太过。本方用药重在入少阴，温化寒饮，如此配伍，使寒饮得蠲，胸阳舒展，肺气肃降，则咳、痰自除。

案16 肝郁气滞，胃失和降之痰血案

脉小数微弦，痰血间出不止，两胁俱痛，肝胃气震，络血不宁。先以解郁降气，继当甘补。

苏子、山药、丹皮、钩勾、降香汁、茯苓、米仁。（《碎玉篇·上卷》）

【赏析】

本案为肝胃气滞，络血不宁的证治。肝经循行两胁，肝气郁结，不通则痛，故见两胁俱痛；气郁化火，一者血络不宁，二者炼津成痰、随气上逆，故见痰血间出不止；脉小数微弦，亦为肝胃气郁化火，络血不宁之象。治当解郁降气，清热凉血，继予甘补。方中紫苏子辛温，"诸子皆降"，以之降气化痰止咳；降香汁理气止痛止血；钩藤甘凉，息风清热平肝；牡丹皮苦辛微寒，清热凉血止血；山药甘平，补脾益肺；茯苓、薏苡仁甘淡，健脾渗湿，平补中焦，治生痰之本，达统血之用。

案17 气郁津聚成痰案

脉症乃气结在上，津不运行。蒸变浊痰，由无形渐变有形。徐之才谓轻可去实，非胶固阴药所宜。

鲜枇杷叶汁、杏仁、紫厚朴、白蔻仁、薏仁米、降香汁。（《扫叶庄医案·卷二》）

【赏析】

本案中痰饮由气结在上，肺胃宣降失常，津液失布，脾失健运，津聚成痰所致。薛氏认为治当采用徐之才"轻可去实"之法，而非腻滞阴药所宜。"轻可去实"首见于徐之才《药对》，"轻"系指麻黄、葛根等轻扬宣散之品。《简明中医辞典》（试用本）云："轻可去实是用轻清疏解的药物，以治疗风温初起的表实证，如见头痛身热、微恶风寒、无汗咳嗽、苔白脉浮数等，用葱豉桔梗汤以疏风清热。"本案则采用扬轻抑浊、开上启下作用的药物，以治疗痰饮之实证。"肺苦气上逆，急食苦以泄之"，方中以味苦之鲜枇杷叶汁、杏仁、降香汁同用，鲜枇杷叶汁清肺止咳、降逆止呕，杏仁宣降肺气、止咳平喘，降香汁下气定喘；紫厚朴行气开郁，下气平喘；白蔻仁化湿行气，宣畅中焦；薏苡仁健脾渗湿。全方宣上、畅中、渗下，用药轻薄，分消无形渐变有形之浊痰，可谓拓展了"轻可去实"之临床应用，值得后学者效仿。

案18　劳倦阴虚，虚热伤络扰心案

能食，痰血，心悸，宜暂掩卷数日。

生地、麦冬、茯神、川石斛、柏子仁、阿胶、丹参。（《碎玉篇·下卷》）

【赏析】

本案病人课业劳倦，阴血亏耗，虚热已生，致痰中带血，心中悸动；能食，胃阴尚存，唯以调补心肺为重。方中生地黄甘寒，清热凉血止血，养阴生津，补肾阴以补肺阴，乃金水相生之法；麦冬甘微苦微寒，养阴生津，润肺清心；川石斛甘微寒，益胃生津，滋阴清热；三药同用，心肺胃阴同补。茯神甘淡平，宁心安神定悸；柏子仁甘平，养阴血、安心神；二药同用补心安神，尤宜于课业繁重，劳伤心脾之心悸、失眠。阿胶甘平，补血滋阴，润肺止血，补之、润之，与本案之血虚心悸、心烦不眠、肺燥痨嗽带血者甚为合拍；丹参苦微寒，活血、凉血、清心，使血止而不留瘀，亦令全方补中有行，不致腻滞。

案19　阴虚痰咳案

能食不知饥，痰多咳逆。当先理气，清肃上焦。本质阴亏，再议。

太子参、白蔻仁、蒌仁、桑叶、杏仁、川贝母。（《扫叶庄医案·卷一》）

【赏析】

本案为本虚标实的痰咳证，痰多咳逆为标，阴虚为本。治当治痰治标为主，先理气，清肺肃肺。病人能食不知饥，虑为胃阴不足，痰湿困脾，待痰消咳止再行善后。方中瓜蒌仁润肺化痰，滑肠通便，肠腑通降则肺气壅塞自除；川贝母清热润肺，化痰止咳，二药同用，清肺润肺，化痰止咳之力更甚；桑叶善清肺络之热，清肺润燥止咳；杏仁降气止咳平喘，与桑叶同用，入肺可清之、肃之。上四味，皆以治痰治标为主。"脾为生痰之源"，故加用太子参益气健脾，生津润肺；白蔻仁化湿行气和中以消困脾之痰湿。

案20　年老阳微伏饮案

年老水入涌出，阳微伏饮。

大半夏汤加姜汁。（《扫叶庄医案·卷二》）

【赏析】

本案为老年病人，饮水后涌出乃脾胃中虚，痰饮内伏，胃气上逆所致，治宜补中降逆。方用仲师大半夏汤加姜汁。《金匮要略心典》谓："胃反呕吐者，胃虚不能消谷，朝食而暮吐也。又胃脉本下行，虚则反逆也。故以半夏降逆，人参、白蜜益虚安中。"方中半夏和胃降逆，燥湿化痰；姜汁温中止呕，既能制半夏之毒，又能增半夏降逆和胃化痰之功；人参温养脾胃之气；白蜜和中润燥。"胃反呕吐者，大半夏汤主之"，原方加用姜汁，共奏温养胃气，降逆化饮之功。

案21　风温失治，肺胃阴伤气逆案

气短色白，风温失治，痰腥觉热，与金匮麦门冬汤。

麦门冬汤用沙参，加蔗汁、梨汁。（《碎玉篇·上卷》）

【赏析】

本案病人因风温失治，肺胃阴伤，阴虚则虚火上炎。肺气上逆故见气短色白，热灼津伤故痰腥觉热。治疗当滋阴清热，降火逆，肃肺气，方用麦门冬汤用沙参，加蔗汁、梨汁。麦门冬汤出自《金匮要略·肺痿肺痈咳嗽上气病脉证并治第七》"大逆上气，咽喉不利，止逆下气者，麦门冬汤主之"。原方由麦冬、半夏、人参、甘草、粳米、大枣组成。方中重用麦冬养阴润肺，清虚热；协沙参养阴清肺，益胃生津，二药乃养肺胃之阴的要药，同用药力更著；半夏降逆化痰，半夏虽性温，但与大量麦冬、沙参相伍燥性被制，降逆之功犹存，又可使麦冬、沙参不致腻滞；人参、甘草、粳米、大枣养胃益气，气能生津，津液充沛，虚火自敛；甘蔗汁除热止渴，和中宽膈；梨汁生津润燥，清热化痰，二汁同用，更增养阴清热之功。全方滋阴润肺，降逆和中。

案22　痰饮内伏之舌麻案

舌麻内伏痰饮。

六君子汤去白术，加干姜。(《碎玉篇·下卷》)

【赏析】

《证治汇补·麻木章》曰："脾肾亏，湿痰风化乘间而入，均使舌本麻木。"本案中病人舌麻，虑其为脾胃虚寒，内伏痰饮所致。治当益气健脾，温化痰饮。方用六君子汤去白术，加干姜。六君子汤用治脾胃气虚兼痰湿证，功能健脾益气，燥湿化痰。然本案病证偏阳虚，故去益气健脾之白术；加用温中祛寒之干姜，与人参同用，"辛甘化阳"，温补并行，以温为主。本案法同理中丸，用茯苓而不用白术，与薛氏认为与茯苓"淡渗通阳"不无关系。

案23 肺络受伤之痰中带血案

声不变而粉红浊痰不已，是络伤，非肺伤也，所以臑内痛。

白及、麦冬、蒸术、米仁、苦参、北沙参、炙甘草、牡蛎。(《扫叶庄医案·卷一》)

【赏析】

本案为肺络受伤导致痰中带血的证治。"寒伤经，热伤络"，病人出现声不变而粉红浊痰不已、臑内痛，虑其热邪直接伤及肺络。《灵枢·经脉》曰："肺手太阴之脉……下循臑内，行少阴心主之前"，"臑内痛"指上臂内侧痛。"非肺伤也"，即非伤及肺之气阴，病在血分而不在气分。治宜收敛止血，清热润肺，燥湿化痰。方中白及苦甘涩微寒，收敛止血治其标，乃治咯血之要药；麦冬、北沙参甘寒凉润，养阴生津，清热润肺治其本；蒸白术燥湿运脾；薏苡仁渗湿健脾，排脓散结以除浊痰；苦参清热燥湿；牡蛎潜阳补阴，软坚散结，收涩止血，助白及止血；炙甘草甘缓，润肺止咳，调和诸药。全方标本兼顾，收敛止血、清热润肺为主，兼以燥湿化痰散结。

案24 湿痰痹阻经络案

湿痰阻气，肌麻骨痛，当疏通经络以祛湿，薄味清肃以理痰。

於术、半夏、羌活、白蒺藜、茯苓、防风。(《碎玉篇·上卷》)

【赏析】

本案为湿痰痹阻经络的证治。病人因湿痰阻滞气机，肢体经络经气不利，故见肌麻骨痛。治当化痰通络，即疏通经络以祛湿，用辛散薄味之品清肃肺气以理痰。方用於术、半夏燥湿化痰；茯苓利水渗湿，中下分消以祛痰湿，痰湿消则络脉通；防风、羌活、白蒺藜质轻升散，此即"薄味"之品，三药同用，祛风胜湿，通络止痛；白蒺藜又兼清热平肝之功，有助清肃肺气。

案25 痰浊中阻，胃失和降案

食入拒格，呕吐涎沫。

半夏、益智仁、枳实、生姜汁。(《碎玉篇·下卷》)

【赏析】

本案病人食入拒格、呕吐涎沫，虑为痰浊中阻，胃失和降所致。治当和胃化痰，降逆止呕。方用半夏燥湿化痰，降逆止呕；益智仁温脾摄唾；枳实质重沉降，破气消痞，降逆化痰；生姜汁温中止呕化痰，助半夏之力，兼能解半夏之毒。本方药简力专，化痰降逆为要。

案26 暑风痰嗽，湿热内蕴案

暑风痰嗽，目黄，舌白已退，遇风肌热，此肺病未和。薄味不致疟。

六一散、川贝母、栝楼根、地骨皮、桑叶、玉竹。(《扫叶庄医案·卷三》)

【赏析】

本案病人因感受暑风，湿热内蕴，故见痰嗽，目黄。虽舌白已退，但遇风则肌热，病在肌腠，乃"肺病未和"，仍是暑湿为患，病位在表。"肺药取清轻"，味薄之品方可清轻透邪，不致邪气内陷膜原而成疟。方用桑叶辛寒质轻升散之品疏散风热，清肺润燥；玉竹养阴润燥，生津止渴；川贝母清热润肺，化痰止咳；栝楼根（即天花粉）生津止渴，降火润燥；地骨皮凉血除蒸，清肺降火；六一散清暑利湿。全方透邪清润为主，利湿为辅。

案27 暑风挟热，湿聚成痰案

暑风挟热，与湿阴气生痰。

薄荷、川贝、杏仁、桑叶、通草、苡仁、连翘。(《碎玉篇·上卷》)

【赏析】

本案病人因感受暑风挟热，暑月湿盛，故易生痰浊。治宜辛凉清宣，兼以甘苦淡渗通利，表里同治。方中薄荷、桑叶、连翘皆辛凉（寒）之品，质轻宣散，疏散暑温风热；川贝母清热润肺，化痰止咳；杏仁味苦能降，肃肺气而止咳喘；薏苡仁、通草清热利水祛湿。全方表里兼顾，暑热、痰湿尽除。

案28　酒客暑湿内伏案

暑湿内伏，酒客素有痰饮，舌白，气秒，不饥烦渴。

茅术、草果、半夏、石膏、知母、川朴。(《碎玉篇·上卷》)

【赏析】

本案为酒客外感暑湿的证治。病人因暑湿内伏，加之平素嗜酒，湿热内蕴，内外相引。舌白、气秒、不饥烦渴均为湿热内伏之象。治当清热祛湿，行气化痰。药用甘寒养阴之品以清热，配伍苦寒之品以燥湿。方中石膏、知母清热泻火，滋阴润燥；茅术、半夏燥湿化痰；草果、川厚朴芳香行气化湿。虽素为酒客，但苔白不饥，推知湿重于热，故方中以石膏、知母清热同时用茅术、半夏、草果、川厚朴等苦温香燥之品化湿。看似矛盾之药，实则契合复杂之病情。

案29　下元不足之痰多食少案

述夏令气暖发泄，自觉跗臁筋骨，气空如坠。未至深冬，即欲暖护。兼以易怒热升。此属下元精血暗损，仍多操持烦劳。心阳动吸水亏，肝木少涵。平素不受温补，及参术益气。议以滋填充髓主方，且痰多食少，又必顾及胃气。

线鱼胶、沙苑蒺藜、茯神、盐水炙补骨脂、甘杞子、柏子仁霜、砂仁、九制赤白首乌、川黄柏、紫胡桃霜、茯苓、方解青盐。(《扫叶庄医案·卷一》)

【赏析】

本案为肝肾阴阳俱虚的证治。病人夏季自觉肢体筋骨空坠，喜暖，易怒，责之下元精血暗损，加之操持烦劳，水火不济，肝木失养。阴虚于下，温补则火升，治当滋补填精益髓，因病人痰多食少，尚须顾及胃气。综上，本案病人为肝肾不足，心肾不交，兼脾胃虚弱，故治当补肾益肝，养心安神，和中理气。方用紫胡桃霜、线鱼胶、沙苑子补肾填精，《本经逢原》载"鳔胶合沙苑蒺藜名聚精丸，为固精要药"；盐水炙补骨脂温肾助阳，补火暖土，先后天并调；九制赤白何首乌、枸杞子补肝肾，益精血；茯神、柏子仁霜养心安神；川黄柏苦寒降泄，清热燥湿，泻火除蒸，防诸药升阳助火；茯苓利水渗湿，健脾宁心；砂仁化湿和中，温脾理气；方解青盐引药入肾。全方调补肝肾为主，安神和中为辅。

案30　暑风痰多神昏，湿热内蕴案

痰途次冒暑，火盛烁金经，名并厥，世俗谓之暑风，痰多渴饮，神志不清，欲动维艰。热必兼湿，与黄连温胆汤加减。

黄连温胆汤去草。(《碎玉篇·上卷》)

【赏析】

暑风，又称暑痉、暑痫，是暑温病中暑热内盛引动肝风，以高热、痉厥为主要表现的证候。本案病人因内有痰饮后又触冒暑风，暑邪灼津，故见痰多渴饮；"暑气内通于心"，扰及心神，故神志不清；热伤筋脉，且暑热挟湿，筋脉痹阻，故欲动维艰。薛氏认为此证为热必兼湿，治宜清化痰湿，方用黄连温胆汤去草。方中黄连取其清热祛湿、泻火除烦之用；半夏、竹茹化痰，和胃止呕；陈皮、枳实理气，行滞，燥湿；更佐茯苓健脾渗湿，以杜生痰之源；大枣安中养脾；去甘草防其壅滞。黄连温胆汤去草针对本案中的痰、湿、热等证进行治疗。全方疏理气机，通利三焦；清热化湿，调和脾胃；化痰清火，安胆宁心。

案31　痰阻气郁，肌肤作胀案

痰饮，阻遏气机清阳，遂失转旋，肌肤皆胀。其痹在营卫之间，若用攻里，宜其无效。

桂枝、香附、茯苓、姜皮、苏梗、降香。(《碎玉篇·下卷》)

【赏析】

本案病人因痰阻气郁，清阳不得上达，故头目转旋；痰饮内停泛溢肌肤，则见肌肤皆胀。虑其病机为痰饮痹着营卫之间，病在肌表皮腠，治当因势利导，发表化饮，非攻逐治里所能奏效。方中桂枝辛温走表，发汗解肌，温阳化气，有助痰饮消散；茯苓健脾利水，渗湿通阳，与桂枝通阳化饮之力更甚；姜皮走表行水，化痰消肿；"善治痰者，不治痰而治气，气顺则一身津液亦随气而顺矣"，痰阻气滞，遂用香附、紫苏梗、降香行气消胀，令气行则痰饮随之消除。

案32　阳虚饮停，浊阴上泛案

痰饮者皆阴蚀，乘阳微浊，攻为呕吐。胃气伤，不主纳食。用真武汤驱浊饮醒阳。

真武汤。(《扫叶庄医案·卷二》)

【赏析】

本案为脾肾阳虚，痰饮内停证。痰饮者皆属阴类，非阳不运，若阳气虚衰，气不化津，则阴邪偏盛，痰饮内停。因脾胃阳虚，阳不制阴，痰饮上乘阳位，则胃气上逆而呕吐；脾胃阳虚，运化失司，则不主纳食。用真武汤温阳利水，祛浊饮而醒阳气。真武汤(《伤寒论》)，由茯苓、芍药、白术、生姜、附子组成，以附子温阳醒阳；茯苓、白术、生姜驱浊饮，生姜尚可降逆和胃；芍药"利小便"，酸甘微苦微寒，既可防辛热之品燥烈，又可防渗利苦燥之品伤津。全方温阳利水，温散痰饮。

案33 肾阳不足之痰饮咳喘案

痰饮留伏而发，最详金匮玉函。以内饮治肾，外饮治脾，更出总括一论，饮邪当以温药和之。数年前寒暄感触致病，今屡发，势甚于前。男子中年以后，下元自衰也。

附子、山药、山萸肉、丹皮、泽泻、胡桃、熟地、五味子、茯苓、坎炁。(《碎玉篇·下卷》)

【赏析】

本案为肾阳不足之痰饮咳喘证。《金匮玉函经》对痰饮病证作了最为详尽的描述，并总结出"病痰饮者，当以温药和之"的治疗原则，至今仍为临床遵循。清代医家叶天士总结前人治疗痰饮病经验，重视脾、肾，提出了"外饮治脾，内饮治肾"之大法，给临床以很大的启迪。病人数年前感受寒邪病痰饮，现今屡屡发作，病势比以前加重。部分原因在于男子中年以后，下元自衰，肾气肾阳不足，蒸化失司，导致痰饮内生，病情加重。方中熟地黄、山药、山茱萸、泽泻、茯苓、牡丹皮与附子合用，正好取金匮肾气丸之义，温肾助阳，化气行水，以达"益火之源，以消阴翳"的目的；胡桃温补肺肾，善"治虚寒喘嗽久不愈"(《本草便读》)；五味子酸能收敛，甘能补虚，"入肺肾二经，收敛耗散之金，滋助不足之水"(《本草蒙筌》)；坎炁补肾纳气而平喘。全方合用，温肾助阳，化气行水，止咳平喘。

案34 痰饮阻遏，阳不入阴之不寐案

痰饮乃阴浊所化，阻遏阳气，不入于阴，夜不熟寐。《灵枢经》用半夏秫米汤，谓通阳交阴。饮邪不聚，天王补心丹。一派寒凉阴药，适于浊邪树帜。仲圣云：凡饮邪当以温药和之。

半夏、茯苓、秫米。(《碎玉篇·下卷》)

【赏析】

本案为痰饮不寐证。痰饮乃阴浊所化，阻遏阳气，阳气不得入于阴，故夜不能熟寐。《灵枢·邪客》云："补其不足，泻其有余，调其虚实，以通其道，而祛其邪。"所谓"通其道"者，谓祛除厥逆之邪气，开通阴阳交会的道路，使阴阳之气调和贯通，则能安卧入眠。本案治法当遵仲圣之言，"病痰饮者，当以温药和之"。方用半夏秫米汤加茯苓。以半夏性温味甘通阳，降逆而通泄卫气，《本草纲目》言其能除"目不得瞑"；秫米性味甘凉能养营，益阴而通利大肠；加茯苓渗湿健脾，宁心安神，既增加补虚泄实之力，又安神志以助寐。所谓"通其道而祛其邪"，则"其卧立至"。

案 35　寒饮上泛之咳喘案

痰饮入夜上泛，咳喘不得卧息。当治饮，不当治咳。

桂苓五味甘草汤加淡干姜、白芍。(《扫叶庄医案·卷二》)

【赏析】

本案为痰饮上泛之咳喘证。痰饮为阴浊之邪，今病人"痰饮入夜上泛"，夜属阴，说明病人阳气不足，痰饮之邪合夜间阴邪上乘阳位；痰饮犯肺，肺失宣降，则咳喘不得卧息。此咳喘由痰饮所发，故先生曰："当治饮，不当治咳。"方用桂苓五味甘草汤加淡干姜、白芍。方中桂枝能辛温通阳，平冲降逆；茯苓淡渗利水，导饮下行；炙甘草甘温益气，合桂枝则辛甘化阳以平冲气，协茯苓可补土制水；五味子酸温，收敛浮阳以归元；加用干姜温以化饮，且增全方温阳散寒之效；白芍敛阴养血，与干姜、桂枝相配，刚柔相济，燥湿得宜，使温阳化饮而不伤肺。

案 36　胃阳不足，痰饮内停案

痰饮一证，头绪甚多，以阳气不足之体，当此天暖发泄，反误服苦辛泄气之药，伤及胃口。此背冷不能纳食，是其明征。

茯苓、桂枝、甘草、生姜、南枣。(《扫叶庄医案·卷二》)

【赏析】

本案是胃阳不足，痰饮内停证。痰饮一证，可以有很多原因引起，但多发于阳气不足之体，应该在天暖之时服用温化之品，借自然界之阳气一并温化饮邪，反误服苦辛泄气之药，损伤脾胃阳气。《金匮玉函要略辑义》曰："夫心下有留饮，其人背寒冷如手大。"病人背冷、不能纳食，是胃阳不足，痰饮内停之明征。治宜温阳健脾利水为法。方中茯苓渗湿健脾，桂枝温阳化气，两者合用温阳利水；生姜温中散寒，并可化饮；南枣、甘草益气健脾，合桂枝、生姜温建中阳，鼓舞运化功能；甘草并可调和药性。

案 37　中虚痰滞，郁而化热案

痰滞，下泄痛缓，腹胀喜按。此属虚痞，为劳伤无形之气。

川桂枝、川黄连、生白术、厚朴、广皮。(《扫叶庄医案·卷二》)

【赏析】

本案为中虚痰滞，郁而化热证。脾胃气虚，运化无力，津聚成痰，痰邪阻滞于胃肠，气机不通，则心下痞满、腹胀疼痛；痰阻于中，则脾升胃降失常，故呕吐、泄泻；下泄后气机阻滞稍缓，故痛缓；病发于脾胃虚弱，则虽胀满而喜按；郁久化热，则可见苔腻微黄。故本案属虚痞，源于过劳，损伤无形之气，所谓"劳则气耗"。治宜健脾消痰，行气消痞。方中桂枝温阳化气，散寒通阳；黄连清热燥湿，以清郁热，两者合用，辛开苦降以消痞散结；白术健脾燥湿；厚朴、广陈皮行气燥湿，理气和胃，使气行则痰消，气行则痞消。

案 38 胃阴不足，虚火伤络之痰血案

痰中血不因咳呛而出，纳食渐减，此胃络受热，气不降津变。以甘凉润降，则不伤胃。

甘蔗（捣浆）、川石斛、生扁豆、大麦冬、茯苓。（《扫叶庄医案·卷一》）

【赏析】

本案是胃阴不足，虚火伤络证。胃为阳明燥土，喜润而恶燥，胃阴不足，受纳腐熟功能失常，故纳食渐减；承降下行无力，气不降津，津聚成痰；胃阴不足，虚火内生，灼伤胃络，则痰中血不因咳呛而出，实发于胃也，应为呕逆而出。故应甘凉润胃，清降虚火为法，则胃阴渐复，呕逆痰血可愈。方中甘蔗甘寒，入肺、胃经，可消热生津，下气润燥；川石斛甘寒，主入胃经，益胃生津，滋阴清热，本品能"清胃除虚热，生津已劳损"（《本草纲目拾遗》）；大麦冬甘、微苦，微寒，"为纯补胃阴之药"（《神农本草经百种录》），兼"清胃中之热邪"（《本草新编》）；生扁豆甘而微温，健脾化湿，茯苓甘淡，健脾渗湿，两者与生津养阴之品相伍，健脾生津，且渗湿祛痰。诸药合用，滋养胃阴，清降虚火，兼健脾祛湿以治痰。

案 39 中焦虚寒，痰饮内停之脾厥案

痛而喜按属虚，痰多肢冷，是脾厥病。

六君子加桂枝、草果、附子。（《碎玉篇·上卷》）

【赏析】

本案是中焦虚寒，痰饮内停之脾厥证。中焦虚寒，则脘腹冷痛、喜温喜按；脾胃虚寒，运化无力，津聚成痰，上贮于肺，则咳嗽痰多、色白易咯；脾主四肢，脾阳不足，则四肢厥冷，是为脾厥。治宜温阳健脾，燥湿化痰。以六君子汤益气健脾，燥湿化痰；加桂枝、附子温阳散寒，与甘温之品合用，温健脾阳而散寒除湿祛痰；草果燥湿温中，气浓味厚，"辛温燥烈，善除寒湿而温燥中宫，故为脾胃寒湿之主药"（《本草正义》）。全方合用，温阳健脾，燥湿化痰。

案40　卫阳不足，痰饮阻滞肌表经络案

卫阳虚，痰饮久聚，背寒身痛，肢臂麻木，宜固卫健中。

苓桂术甘汤加半夏、蒺藜，姜汁泛丸。（《碎玉篇·下卷》）

【赏析】

本案为卫阳不足，痰饮阻滞肌表经络证。《难经·四十三难》曰："胃为卫之本，脾为营之本，胃主气属卫，脾主血属营，脾胃健而营卫通，故治中焦，生育营卫。"说明脾主营，胃主卫，脾胃为气血生化的根源。中焦阳虚，脾胃不足，气血生化乏源，则卫阳虚；脾失健运，水湿不化，则痰饮久聚；《金匮玉函要略辑义》说："夫心下有留饮，其人背寒冷如手大。"饮停心下，阻遏阳气，则背寒身痛；脾主四肢、肌腠，湿邪困脾，肢臂气血不畅，则麻木不仁。故治宜温阳化饮，健脾和胃，拟方苓桂术甘汤加半夏、刺蒺藜。苓桂术甘汤具温阳化饮，健脾利湿之效；加半夏增燥湿化痰，降逆止呕之效；本案"肢臂麻木"或因于痰，或因于风，或两者相协为患，以化痰药祛痰通络，又以刺蒺藜活血祛风，如此一来，风痰并治，是症可消；姜汁泛丸，既可增加温阳行水之效，又可制约半夏毒性，用丸剂意在久病缓治。

案41　温邪侵袭，热痰中阻，胃失和降案

温邪蒸灼津液，酿为热痰，胃口不得清肃，不饥不食。只宜甘凉生津，峻利不可再投。

麦冬、蔗浆、花粉嘉定、川贝、桑叶、大沙参。（《扫叶庄医案·卷三》）

【赏析】

本案为温邪侵袭，热痰中阻证。温邪侵袭人体，多从口鼻而入，最易损伤肺胃。肺为娇脏，不耐寒热、燥湿；胃为阳明燥土，亦恶温燥之邪。胃中温热之邪蒸灼津液，酿为热痰；痰热壅滞于胃，胃不得清肃下行，失其收纳腐熟之常，则不饥不食。现胃中温热灼津，胃阴已伤，故先生曰："只宜甘凉生津，峻利不可再投"，因峻利之品损阴伤阳。方中麦冬甘、苦，微寒，"津液浓厚，能入胃以养胃液"（《医学衷中参西录》），兼"清胃中之热邪"（《本草新编》）；甘蔗，甘寒，可消热生津，下气润燥；天花粉甘、苦，微寒，清热泻火，生津止渴；川贝母苦、甘，微寒，清热润肺，化痰止咳；桑叶甘、苦，寒，疏散风热，清肺润燥；大沙参甘、苦，微寒，养阴清肺，益胃生津。全方合用，养阴清热，润燥化痰，肺胃兼顾，以胃为主。

案 42　脾肾亏虚，痰湿内停案

昔肥今瘦，为痰病伤正气不复，下焦无力。议治脾肾。

补骨脂、茯苓、广皮、生智仁、生白术、川椒，蒸饼为丸。（《扫叶庄医案·卷二》）

【赏析】

本案为脾肾阳虚，痰湿内停证。"肥人多痰"，痰是水液代谢失常的产物。脾主运化水湿，脾失健运，则水湿不化，聚而成痰；肾主气化水液，肾虚则水失气化，泛而为痰。痰湿壅滞经隧脉道，则体虚而肥；痰为阴邪，阻遏阳气，痰湿久聚，困阻脾胃，脾升胃降失常，则气血生化乏源，脏腑形体失养，则形体渐瘦。肾中阴阳是互根互用的，浊邪停于肾，肾的气化功能失常，亦会渐虚，出现下焦气化、固摄无力的表现，如肾司二便功能失常，则泄泻，或小便过多。治宜温肾暖脾，祛湿化痰。方中补骨脂温肾助阳，暖脾止泻；茯苓渗湿健脾；广陈皮理气燥湿和胃；生益智仁暖肾固精，温脾止泻；生白术健脾燥湿；川椒温中散寒。全方温肾暖脾，祛湿止泻，虽然没有用祛痰药，但脾为生痰之源，肾为主水之脏，痰由湿聚而成，理气温阳则湿化，则痰邪可除。

案 43　肺胃痰涎壅盛案

涎饮激射。

块苓、苏子、陈皮、郁金、半夏、芥子、姜汁。（《扫叶庄医案·卷二》）

【赏析】

本案是肺胃痰涎壅盛证。肺胃不足，痰涎内生，留驻于胃，上贮于肺，肺胃气逆，故涎饮激射。治宜化痰降逆为法。方中茯苓渗湿健脾；半夏、陈皮燥湿化痰，理气和中；姜汁既可温胃化饮，又可制半夏毒；有"二陈"之义。紫苏子降气消痰，止咳平喘；白芥子温肺化痰，利气畅膈，两者合用是温肺化痰降气的常用组合；郁金行气解郁，合陈皮以解痰涎壅滞之气机。诸药合用，化痰理气，降逆和中。

案 44　肥人阴虚肝阳偏炽，风痰内扰案

胁左热，攻心及背，痰多，面浮，肢麻。肥人肝阳偏炽，乃性情易嗔怒所致。

复脉去参、姜、桂。（《扫叶庄医案·卷一》）

【赏析】

本案是风痰扰动证。胁肋是肝经循行之处，左胁发热，上攻心及背，源于肝阳不能潜藏，化热上攻；痰多、面浮、体肥，说明病人平素脾气不足，痰浊内停；现

肝阳偏亢，化风生热，挟痰浊上扰，阻滞肢体经络，则肢麻不仁。先生认为是多痰体质，又肝阳偏炽，情志激动诱发肝阳上亢，挟痰浊上扰所致。先生用"复脉去参、姜、桂"滋阴养血，潜藏肝阳，使肝阳平复，则上扰之热、痰可平。

本案中去掉了方中甘温之人参及辛温通散之姜、桂，且未言用清酒，与《温病条辨》中加减复脉汤之义相近。加减复脉汤中去掉了复脉汤中甘温之人参、大枣及辛温通散之桂枝、生姜、清酒，但是加入了养血敛阴之白芍，旨在滋阴养液，敛阴复脉。故本案治法、用方亦在于滋阴养血，潜藏肝阳。肝阳平复后，可化痰善后。

案 45　泻痢气阴两伤兼痰浊内停案

泄痢后咽干，胃口极薄，痰多，吐咯爽，与酸甘法。

人参、乌梅、麦冬、诃子皮、炙甘草。（《碎玉篇·上卷》）

【赏析】

本案是泻痢后脾胃气阴两伤，兼痰浊内停证。泻痢损伤中焦气阴，脾气不足，则运化升清无力，不能输布津液上承则咽干；胃阴不足，不能濡润咽喉，则咽干；脾失健运，胃失和降，则不思饮食，或饮食极少；脾虚不能运化水湿，湿聚成痰，留着于胃，上贮于肺，阻滞气机，致胸脘痞闷；气机上逆，故痰多；吐咯后气机稍畅，故吐咯爽。本案虽脾胃气阴两伤与痰湿内停并存，但脾胃正气不复，则难以祛湿化痰，故言"与酸甘法"。方中人参、炙甘草甘、温，益气健脾；麦冬甘、苦，微寒，养阴生津，兼以清热；乌梅酸涩而平，敛肺，涩肠，生津；诃子皮酸收涩津，下气利咽。诸药合用，益气养阴，涩肠敛肺，以待脾胃正气来复。

案 46　肥人风痰上扰案

形盛，多湿痰，滞气，肝木乘胃，自多昏厥。

半夏、茯苓、钩勾、橘红、白附子、南星。（《碎玉篇·上卷》）

【赏析】

本案是风痰上扰证。"肥人多痰"，病人脾气虚弱，运湿无力，湿聚成痰成饮，留着体内，故形盛而多湿痰；痰湿为阴邪，阻滞气机，壅遏肝木，肝木不疏，郁而化风上扰，或遇情志波动，肝阳上亢化风上扰，挟痰浊上逆，则多昏厥。治宜化痰息风，健脾祛湿。方中半夏、橘红、茯苓合用，乃二陈汤（《太平惠民和剂局方》）的核心配伍，燥湿化痰，理气和中；钩勾（钩藤）平肝息风；白附子祛风化痰，尤善治头面之风；南星燥湿化痰，祛风止痉，"为开涤风痰之专药"（《本经逢原》）。全方合用，治痰与息风兼顾，肝脾同调而成风痰并治之剂。

本案中全方方义与《医学心悟》中半夏白术天麻汤相近，均为治痰与息风兼顾，肝脾同调之剂。不同的是《医学心悟》方中多白术、甘草、生姜、大枣燥湿健脾和胃，用天麻平肝息风，比本方健脾燥湿之力稍好；但本方除用钩藤平肝息风外，配伍白附子、南星化痰息风，故息风化痰之力优。

案47　脾肾阳虚，痰浊内停案

阳气火衰，痰饮，内风乘虚动泛，非外来之风，不可追逐。八味丸从阴引阳，以理下元；中宫不主健运，另以六君子加味丸方，晚服可也。

六君子加炮姜、南枣、姜汁为丸。(《碎玉篇·上卷》)

【赏析】

本案是脾肾阳虚，痰浊内停证。肾主水，肾阳不足，不能化气行水，水泛为痰为饮；脾主运化，脾阳不足，水湿不化为津液，反聚湿成痰成饮。适逢内风乘虚动泛，挟痰浊上扰，而为眩晕、头痛。此为内风挟痰上扰，非外风侵袭，不可用疏散外风药物追逐邪气。用八味丸从阴引阳，补肾助阳，以理下元，助气化水液以消痰饮。中宫脾土不运，另以六君子加炮姜、南枣、姜汁为丸，以温健脾阳，燥湿化痰，晚服可也。如此，八味丸与六君子加味丸同用，以温补脾肾之阳，燥湿化痰行水，以治痰饮之邪。

案48　气郁痰停，神志不安案

因郁生痰，因痰致病，与重阳者狂不同，观其神色脉象可见。解郁安神，化痰定志，为对症之治。然性情之病，当以性情治之，草木根荄不堪独任也。

川郁金、酸枣仁、云茯苓、石菖蒲、辰砂、左牡蛎、紫丹参、柏子仁、远志肉、川贝母、天竺黄、猪心。(《碎玉篇·上卷》)

【赏析】

本案是气郁痰停，神志不安证。气推动水液的运行，气郁则生痰；然情志不遂，肝阳上亢化风，挟痰浊上扰清窍，则神志不安，癫狂烦躁，舌苔黄腻，脉滑数，与阳热发狂不同。治宜"解郁安神，化痰定志"。然情志疾病，当配合疏导情志之法，只用草木根荄等药物治疗，恐怕难以全效。方中川郁金行气解郁，清心凉血；川贝母清热润肺，化痰止咳；天竺黄清热豁痰，凉心定惊；酸枣仁、柏子仁养心安神；紫丹参活血通经，清心除烦；云茯苓渗湿健脾，宁心安神；石菖蒲开窍豁痰，醒神益智，化湿开胃；左牡蛎滋阴潜阳，重镇安神；远志肉安神定志；辰砂镇心安神；猪心养血安神。全方合用，化痰定志，养心安神，兼重镇安神。

案 49　肾阴不足，虚火上炎案

用肺药开上不应，病人说痰味咸，谷食窄，从肾气逆升入咽。

滋肾丸，淡盐汤送。(《碎玉篇·下卷》)

【赏析】

本案是肾阴不足，虚火上炎证。肾脉之"直行者"从肾上行，穿过肝和膈肌，进入肺，沿喉咙，到舌根两旁。肾阴不足，虚热内生，虚火上扰肺金，灼津成痰，故咳嗽有痰；咸味入肾，痰味咸，说明病本在肾，故用宣肺化痰药开上焦肺气治痰无效；虚火上扰咽喉，则咽干咽痛，饮食难以下咽。治宜滋阴补肾，清降虚火，用淡盐汤送服滋肾丸。以黄柏清泄相火；知母滋阴清热，可上清肺金而降火，下润肾燥而滋阴；少用肉桂辛热，引火归元，阳中求阴。

案 50　胃阴不足，痰浊内停案

用木防己汤，痉厥已缓，经脉郁伏湿邪已解。胃汁大伤，痰嗽，气闪。与甘药不伤胃气。

甘蔗浆、南花粉、薏苡仁、炒黄川贝、麦冬。(《扫叶庄医案·卷三》)

【赏析】

本案是胃阴不足，痰浊内停证。素体脾虚停湿，加之暑热侵袭，内合于脾胃，湿邪困脾，脾阳不能达于四末，则手足厥冷；热邪伤津，经脉失养，则肢体抽搐。先用木防己汤行水散水，清热补虚，痉厥以缓，经脉郁伏湿邪已解；但是胃液大伤，虚热内生，上灼肺金，痰浊内生，肺失宣肃，则咳嗽有痰、短气。须以甘药补之、润之。方中甘蔗浆甘寒，消热生津，下气润燥；南天花粉清热泻火，生津止渴；麦冬养阴清热；薏苡仁利水渗湿，健脾止泻；炒黄川贝母清热润肺，化痰止咳。全方合用，滋养胃阴清热为主，兼以化痰止咳。

注：木防己汤(《金匮要略》卷中)，以木防己利水，石膏清热，桂枝温阳化饮，人参益气补虚，共成行水散水，清热补虚之方。

案 51　水泛化痰阻气之喘嗽案

壮年久寓闽、越、粤，南方阳气偏泄，中年以来，内聚痰饮，交冬背冷，喘嗽，必吐痰胃脘始爽。今六十四岁，已属向衰，喜暖怕寒，阳虚已露。不宜搜逐攻劫，当养少阴肾脏。仿前辈水泛化痰阻气，以致喘嗽之例。

肾气去牛膝、肉桂，加沉香、五味子。(《扫叶庄医案·卷二》)

【赏析】

壮年之时久居南方，气候潮湿炎热，热迫津出，气随汗泄，故言"阳气偏泄"；中年以来，每至冬季背部怕冷、喘嗽，此皆为阳气不足，水液失于气化转输，痰饮内停，肺失宣降所致；痰饮病邪易阻滞气机，若中焦气机不畅，则见胃脘痞满不舒；若痰随胃气上逆，则吐痰，由于暂时排除部分痰邪，故言"胃脘始爽"。《素问·上古天真论》云："丈夫……七八，天癸竭，精少，肾脏衰，形体皆极。八八，则齿发去……五脏皆衰，筋骨解堕，天癸尽也。"该案病人年64岁，已属向衰，肾气亏乏，阳气不足，失于温煦周身，则喜暖怕寒。此时不宜搜逐攻劫，以防徒伤正气，治宜温肾纳气，以复肾之封藏之性，兼化气行水，以平喘止咳。方用济生肾气丸化裁，去川牛膝、肉桂，加沉香以温肾纳气平喘、五味子以滋肾敛肺定喘。

本案去川牛膝、肉桂争议颇多。二药补益肝肾，"益火以消阴翳"，徐灵胎视为治喘最要之药。为何不用？邓养初认为肾气失固，不宜用滑泄之牛膝；孙祥文则认为痰沫甚多，"恐温摄则痰束于内，而喘反甚也"，并引"后遗精门有喘而危坐者加桂、膝"证之。可参详。

案52　肾中真阴不旺，虚火上炎，灼伤肺络之嗽血案

壮年脉形数垂入尺，痰多，曾嗽血，冬底盗汗。显然真阴不旺，精血难充。若不加保养，久延成怯。

人参、熟地黄、山药、茯苓、芡实、建莲肉、牛膝、五味子，河车胶和为丸。（《扫叶庄医案·卷一》）

【赏析】

此案嗽血病机为肾中真阴不旺，虚火上炎，灼伤肺络。阴亏无以制阳，虚热迫津外泄，则见冬月盗汗；虚火炼液为痰，则见痰多。若不加保养，精血难充，则易延绵为劳怯之证。治宜滋阴填精补肾。方中熟地黄、紫河车滋阴填精补肾；人参、山药、芡实、建莲肉健脾益气，补后天以实先天；茯苓健脾渗湿；牛膝引虚火、痰浊下行；五味子酸收入肺肾，滋肾敛肺止咳，防肺气虚耗。

消 渴 案

案1　肝阴不足，内热消渴案

肝阳化风，上燔心热。消渴，如饥不食，不寐，因惊扰所致。

生地、阿胶、知母、麻仁、天冬。（《碎玉篇·下卷》）

【赏析】

《金匮要略浅注》云："夫厥阴风木之中见少阳相火，风郁火燔则病消渴……风盛则干，火从木出，消证不外乎此。"此案亦从厥阴肝木入手，肝阴不足，阳亢化风，风火上燔，灼伤津液，则发消渴；肝木犯胃，胃阴不足，则如饥不食；火扰心神，神明不安，则见不寐。治宜滋阴生津。方中生地黄主入肝、肾，滋肾养肝，乙癸同源，养阴生津；知母、天冬滋肾润肺，金水相生，益胃生津；阿胶、火麻仁甘平，益精养血，养肝血，滋肝阴。

案2　阴伤火烁之消渴案

两日诊脉，午前虚数，晡刻弦劲，随见神烦消渴之象。此五液久伤，阳气失偶，故现升举浮越。自述右胁血升气不舒展。凡人身左主升，右主降，肝肺职司令。血去络空，龙相内逼，诸气皆逆，不独左右矣。苟非宁心静养生气，何以日苏。

再诊，肝肾阴虚。丹溪补阴方，知母苦坚其阴，为少年阴火烁劫而设。然必形坚苍黑，胃强纳谷者为宜。后资海藏可久辈，务一填实质重之味，诚为至精至当。

人参、坎炁、龟板、茯苓、芡实、莲肉、熟地、五味子。（《碎玉篇·上卷》）

【赏析】

病人阴伤火烁，故脉虚数；阴虚阳气乖张，浮越于外，故阳明经经气最旺之时脉象弦劲有力，伴见神烦消渴之象；肝升于左，肺降于右，今血去络空，龙雷相火内逼，气逆于上，故见右胁血升气不舒展。宜宁心静养。

再诊，浮阳已复，仅阴虚之候，可考虑丹溪补阴方治疗，但丹溪补阴方多用知母，其苦坚，适用于"少年阴火烁劫"者。使用知母须满足两点，其一，"形坚苍黑"，即阴虚火烁甚者；其二，"胃强纳谷者为宜"，防其腻滞碍胃，苦寒伤脾，故纳呆便溏者不宜。薛氏拟方人参、茯苓、芡实、莲肉健运脾胃；龟甲、熟地黄、五味子补敛阴液；坎炁即脐带，血肉有情之品，与紫河车相似，味甘、咸，性温，归肺、肾经，为峻补命督精血的要药。诸药同用，补阴又不致腻滞碍胃。

案3　消渴之人外感颐肿案

脉小涩，气秽，舌白，消渴，右颐颈肿，寒热，脘闷，二便不利。未经痊愈，感受新邪，致肺气内郁，延绵体弱，有痈疡成脓之象。

桑皮、连翘、马勃、象贝母、光杏仁、郁金汁、牛蒡子。（《碎玉篇·上卷》）

【赏析】

素有消渴之证，尚未痊愈，复感外邪，以致肺气内郁，化火上攻，故右腮颊部、颈部肿大；邪犯肺卫，正邪交争，故寒热；肺主一身之气，肺气内郁，气机不畅，则见脘闷不舒、脉小涩；肺为水之上源，与大肠相表里，肺气不利，则二便不利。此案病程延绵，病人体弱，若任其发展，有痈疡成脓之弊，故治宜疏风散热，清热解毒消痈。方中连翘质轻走上焦，善疏散头面部风热，又可清热解毒，为"疮家之圣药"；马勃、牛蒡子味辛质轻，主入肺经，疏风散热，清肺利咽；桑白皮甘寒，善清泄肺中之郁火；杏仁味苦质润，降利肺气，以复肺之宣降；浙贝母清肺化痰，解毒散结以消痈肿；郁金辛寒，行气解郁。诸药合用，开肺气，散郁火，解毒消痈，寓有"火郁发之"之义。

案4　肾阳不足之下消案

男子中年，下元先亏，阴中之阳不司涵煦，阴不承载于上，遂渴饮，溲频，溺有硝卤之形。《内经》有遗寒遗热之分。上中之消主气热，下消必以摄肾，蒸阳以运真津液。八味汤主之。

附子、熟地、山茱萸、粉丹皮、泽泻、肉桂、茯苓、山药。（《碎玉篇·上卷》）

【赏析】

男子中年，肾精逐渐匮乏，天癸将竭，下元不足，肾中之阳气虚衰，失于蒸腾气化，阴津无以上承于口，故见口渴欲饮；肾主司二便，肾气不足，开合失司，故小便频数，发为消渴之证。消渴有上消、中消、下消之别，此案当属下消之类，治宜温摄肾气，吹嘘肾中之真阳以温化运转水津。方用八味汤。附子、肉桂温肾助阳，阳足则蒸腾肾水上行，运转周身；熟地黄滋肾填精，合桂、附蒸精化气，少火生气；山茱萸滋补肝肾，养肝血以充肾精；山药健脾固肾，补后天以实先天；泽泻、茯苓利水渗湿，以泄肾中之浊，兼制诸药滋腻太过；牡丹皮清热，以制虚阳浮动，并防诸药温之太过。

案5　秋燥伤阴之消渴案

秋燥暴热，燥津损液，消渴再炽，阴不承载于上，金水同治，子母生方。

人参、知母、麦冬、蔗汁、柏子仁。(《碎玉篇·上卷》)

【赏析】

燥为秋季主气，有凉燥、温燥之分，此案当属温燥一类。燥盛则干，热易伤津，燥热相合，津液受损，火炽津亏，故消渴更甚。盖肺属金，肾主水，金能生水，水能润金，而燥邪易伤肺金，肺阴不足，母病及子，则致肾阴亦亏；肾阴亏乏，子盗母气，则肺阴更虚。肾水不足，阴液无以上承，故口渴更甚。治宜滋肾润肺，金水同调，子母相生。方中知母主入肾经、麦冬主入肺经，两者合用滋肾润肺，养阴清热，生津止渴；人参健脾益气，脾旺有助运化转输水津，气旺有助充养肺金，此为"损其肺者，益其气"，有培土生金之意；蔗汁甘寒，益胃润肺，生津止渴；柏子仁甘平质润，润燥通便。

案6　阴虚火炎之消渴牙宣案

向多牙宣，阴虚火炎。三疟入于阴，蒸烁脂液，日加枯槁。消渴多饮，液涸引水自救。急当滋补肝肾之阴，加以血肉填精，包举大气。

制何首乌、天门冬、麦门冬、生地黄、熟地黄，各碾末，以河车胶和为丸。(《扫叶庄医案·卷一》)

【赏析】

该案牙宣为阴虚火炎，热伤血络所致，加之疟邪伏于募原，深入三阴，蒸烁膏脂、津液，致使形体日渐枯槁；邪伏于阴，阴液煎灼，故消渴多饮，液涸故而引水自救。治宜急补肝肾之阴，加以血肉有情之品以滋肾填精。方中制何首乌、熟地黄补肝肾，益精血，为滋补肝肾之良药；天冬、麦冬、生地黄滋阴清热，甘寒生津；紫河车为血肉有情之品，温肾填精，益气养血。

案7　厥阴消渴反胃案

消渴，心嘈，心下痛，气塞自下而上，咽中堵塞。此厥阴肝阳升举，劳怒动阳必发，久则反胃欲厥。

阿胶、柏仁、天冬、小生地、女贞子、茯神。(《扫叶庄医案·卷二》)

【赏析】

《金匮要略·消渴小便不利淋病脉证并治第十三》云："厥阴之为病，消渴，气上冲心，心中疼热，饥而不饮食，食则吐。下之不肯止。"此案消渴，证属厥阴消渴。厥阴肝为风木之脏，内藏相火，若风郁火燔，灼伤肝阴，脏燥必求救于水，水入不足以制火，反为火消，故发为消渴之证。肝阴亏竭，郁火上犯于心，故心中嘈热；肝阳升举，肝气上冲，气机郁阻，故心下痛，自觉气塞自下而上，咽中堵塞。若劳累动怒，势必加重肝气上冲，久则乘犯脾土，胃受木克，胃气上逆，则反胃；若阴阳之气无以顺接，甚则发为厥证。方中阿胶为血肉有情之品，急填肾精肝血；小生地、女贞子、天冬善滋肝肾之阴，以平降肝阳之升；柏子仁、茯神益气养血，补养安神以除烦。

案8 肝肾阴虚，肝阳化风之消渴耳鸣案

液虚风动，消渴耳鸣。

生地、天冬、茯苓、牡蛎、白芍、阿胶。（《碎玉篇·下卷》）

【赏析】

此案消渴为肝肾阴虚，阴液内亏所致。阴虚无以制阳，肝阳上亢，故耳鸣。治宜滋阴潜阳。方中生地黄、天冬甘寒养阴，滋水涵木；白芍益阴柔肝，合质重之牡蛎，以平降肝阳；茯苓健脾益气，以复气血之生化，助脾之运转水津；阿胶甘平，血肉有情之品，填精益血。

案9 下消溲溺如淋案

易饥能食，阳亢为消。此溲溺如淋，阴不足也。

生地、天冬、知母、人中白、陈阿胶、熟地、麦冬、黄柏。（《碎玉篇·上卷》）

【赏析】

消渴有上消、中消、下消之分。一般而言，上消属肺，饮水多；中消属胃，进食多而消谷善饥；下消属肾，多饮水而小便浑浊。此案当属中下二消，总属阴不足也。胃阴不足，阳亢为消，易饥能食；肾阴不足，蒸腾气化失司，故小便淋浊。治宜滋阴降火。方中生地黄、天冬、麦冬甘寒养阴，益胃生津；陈阿胶、熟地黄滋肾填精，滋阴补血；知母、黄柏苦寒坚阴；合咸凉之人中白以清热降火。

口 渴 案

案 1　肺热瘅疟之口渴案

瘅疟，邪在肺，口渴，骨节烦疼，桂枝白虎汤主之。

桂枝、知母、甘草、粳米、石膏。（《碎玉篇·上卷》）

【赏析】

《素问·疟论》云："但热而不寒者，阴气先绝，阳气独发，则少气烦冤，手足热而欲呕，名曰瘅疟。"此为邪热在肺，阳气独发，故但热不作寒；热盛伤津，故口渴；阴液不足，经脉失于濡养，故骨节烦疼。方用仲景白虎加桂枝汤以辛凉清热，生津止渴，通络止痛。方中石膏辛甘大寒，清热泻火，透热生津；知母苦寒质润，滋阴降火，生津润燥；粳米、甘草健脾益气，益胃生津；桂枝味辛，通利经脉以止疼痛。

案 2　伏暑伤津之口渴案

伏暑伤津，口渴，当生胃汁。

竹叶、川贝、知母、生甘草、蔗浆、麦冬。（《碎玉篇·上卷》）

【赏析】

长夏受暑，过夏而发者，名曰伏暑。暑热伤津，故口渴，治当益胃养阴，生津止渴。方中竹叶上清心热，下利小便，防暑热扰及心神，又兼引暑热下行，从小便而去，为清解暑热之佳品；川贝母清肺润肺，兼以化痰，防暑热炼液为痰；知母、麦冬、蔗浆、生甘草甘寒养阴，益胃生津以止口渴。

案 3　阴亏劳倦伤津之口渴案

脉虚，舌色灰白，暮夜渴饮，阴亏劳倦，津液受伤，当与甘药。

沙参、麦冬、竹叶、生甘草、鲜生地。（《碎玉篇·上卷》）

【赏析】

阴亏劳倦内伤，津液受损，故暮夜渴饮、脉虚、舌色灰白。治与甘药，以养阴生津。沙参、麦冬、鲜生地黄、生甘草养阴清热，生津止渴；竹叶清心利水，引热下行。

案4　胃热阴伤之口渴案

午后微热口渴，用玉女煎。

竹叶、鲜生地、知母、白芍、生甘草、生石膏。(《碎玉篇·上卷》)

【赏析】

午后自然界阳气旺盛，阳明气火有余，胃热伤及少阴肾中之精，故午后微热口渴。方用玉女煎加减，清胃滋肾，生津止渴，以泻胃热之有余，滋肾水之不足。方中生石膏辛甘大寒，善清阳明胃热，生津止渴，合苦寒质润之知母清热不伤阴；鲜生地黄甘寒生津，下养肾阴，以滋肾水；白芍、生甘草酸甘合用，养阴生津；竹叶清心利水以除烦。

案5　暑热挟湿，困阻中焦之口渴案

遇天气郁勃泛潮，常以鲜省头草叶泡服，取芳香不燥，可免秋夏秽浊。时令之病，鲜莲汤亦好。若汗出口渴，夜坐火升，舌碎，必用酸甘化阴，以制浮阳上亢，宜蒸熟乌梅五分，冰糖三钱，略煎几沸，服一次。饭后饮茶，亦宜大麦汤，或香粳茶。其松萝六味，味苦沉降；中气虚者，不宜用瓜果，忌饮香薷饮。泄越渗利，甚不相宜。或人参汤可以凉服。暂时煎药，当和中清暑，以雨湿已久，中焦易困耳。

附方：人参、扁豆、木瓜、生甘草、佩兰、麦冬、茯苓。(《碎玉篇·上卷》)

【赏析】

若遇天气郁勃泛潮者，常以鲜省头草叶（佩兰）泡服，取其芳香不燥，化湿辟秽之功，可免秋夏秽浊之气；若遇时令之病，饮鲜莲汤，莲子心清心泻火解毒，莲子肉健脾益气以固后天之本；若汗出口渴，夜坐火升，舌碎，此为下焦阴亏，虚火上犯，灼伤津液所致，必用酸甘化阴之品，以制浮阳上亢，用乌梅、冰糖略煎几沸，服一次；饭后饮茶，亦宜大麦汤，或香粳茶，取其行气和胃，消食化积之功。松萝六味，味苦沉降，脾胃虚弱之人，当慎服；中气虚者，不宜用瓜果，忌饮香薷饮，概瓜果类生冷寒凉，易伤胃气，香薷饮重在祛湿理气和胃，不宜用于胃虚之人，对于脾虚泄泻之人，甚不相宜，可与人参汤热药凉服，益气健脾和胃。

对于长夏雨水丰盛，暑湿困脾，中焦气机不畅者，可用和中清暑之方。佩兰芳香化湿，解暑辟秽；扁豆、茯苓、人参益气健脾，渗湿止泻；木瓜酸温，行气利水化湿；麦冬、生甘草甘寒养阴，生津止渴，防暑热伤及气阴，又防诸药温燥利水伤阴。

虚 劳 案

案1　真气大损案

形色萎黄，唇白，交节血涌，呕吐涎沫。脏腑真气大损，定议甘温益气；再用清滋肺药，后天生气日漓矣。

黄芪建中汤去姜。(《碎玉篇·上卷》)

【赏析】

虚劳，又称虚损，不外气血、阴阳之虚。《素问·阴阳应象大论》有云："形不足者温之以气，精不足者补之以味。"肾为先天之本，脾为后天之本，气血化生之源，虚劳病机重在脾肾，尤其以脾胃最为关键。甘味入脾胃，故薛氏治疗尤善用甘药。如《灵枢·终始》中所言"阴阳俱不足，补阳则阴竭，泻阴则阳脱。如是者，可将以甘药"，生化有源，五脏得补，则虚劳易于康复。

本案病人呈脏腑真气亏损之象，若再用清滋肺药，则犯"虚虚实实"之戒，而更戕后天之本，致日渐稀薄。故方用黄芪建中汤加减，建立中气，则能生育营卫，化生精血，虚劳不足可愈矣。黄芪建中汤为《金匮要略》治虚劳诸不足之方。《证治准绳》曰："血不足而用黄芪，黄芪味甘，加以甘草，大能生血，此仲景之妙法。盖稼穑作为甘，甘能补胃，胃为气血之海，气血所从生也。经曰无阳则阴无以生，以甘益胃而生血。用黄芪、甘草之甘以补中气，芍药之酸以收阴气，桂枝辛热，外以益卫而实表，内以和荣而补阴。"故薛氏继承张仲景之学说，以甘药建立中气，临证化裁，独具匠心。

案2　肝肾阴伤案

本病下损，利再伤阴。从肝肾治，勿以泻痢投燥，燥则劫阴矣。病乃阴伤，已及阳分，形羸背寒。河车丸包举填精，究属独浊阴之药，必兼建立中阳，以崇生气。若医咳治血滋阴，必然败坏决烈。

紫衣胡桃、米糖、煨姜、南枣肉、白芍、炙甘草。(《扫叶庄医案·卷一》)

【赏析】

虚劳病主要表现在五脏阴阳气血亏损，而阴阳之根系在肾，气血化生源于脾胃，薛氏治疗虚劳病重在脾、肾两脏，然脾胃为后天之本，故在治疗中当以脾胃为要。

久病虚损者，形气精血消夺，必用血肉有情之品以补之，但仍须兼顾健脾胃功能，有助于化生气血。如本案虽病在下焦，损伤精血，宜从肝肾论治，用河车丸为正治之法，然血肉有情之品，重浊黏腻，亦须恢复中阳，以崇生气，使后天生化有源，从而有益于虚劳的康复，故以胡桃肉、白芍、南枣肉以滋补肝肾，以米糖、煨姜、炙甘草以恢复中阳。

案3　阴虚火旺案

奔走动阳失血，继而咳嗽吐痰。由真阴亏损，五液蒸痰。趁此胃口颇旺，以静药填阴摄阳。

熟地（水制）、阿胶、女贞子、天冬、米仁、刮百龟甲、咸秋石、知母、霍山石斛。（《扫叶庄医案·卷一》）

【赏析】

本案为阴虚火旺证。肾精不充，虚火上炎，五液蒸腾，痰多咳嗽，故治疗主以养阴滋肾，即"壮水之主，以制阳光"。其中，秋石、知母滋阴降火，余皆滋补五脏阴液之药，不乏阴柔味厚重浊之品，易滋腻碍脾，故在运用中选取"胃口颇旺"之时投药，填阴摄阳，可崇生气，是其用药之妙也。

案4　真阴亏损案

中年脉细便燥，五液不充，即是阴亏。长夏失血，交秋再发，食减其三，为下损及胃，劳怯难愈之证。用药不宜偏寒偏热，但主养精血有情，勿损胃口者。

芡实、龟鹿胶、建莲肉、九蒸熟地黄、山药、五味子、猪脊髓、牛羊髓。（《扫叶庄医案·卷一》）

【赏析】

本案病人脉细便燥，案中指明病机为真阴亏耗，又长夏失血，精血损伤尤甚，故非血肉有情之品不足以补之。然"食减其三，为下损及胃"，即中焦虚弱不宜运药，营卫化生失源，此情况最为难治。在治疗中，薛氏主张用血肉有情之品龟鹿胶、猪脊髓、牛羊髓等以养精血，熟地补肾滋阴，但更注意以不伤胃口为原则，故在本方中加以芡实、建莲肉、山药、五味子等味甘者，兼有健脾补中之功，甘温扶助胃气，是求生化有源，生生不息。

案5　劳伤营卫案

劳伤营卫，不能理繁冗。凡元气不足，兼后天生气不旺，古人必以温甘之味从中调之。

人参、归身、甘草、南枣、饴糖、肉桂、白芍。（《碎玉篇·上卷》）

【赏析】

虚劳者，以虚为主，治疗本应"虚则补之"，但因其气血俱虚，阴阳失和，往往虚不受补，故宜重在调理后天之本，务以饮食为先，水谷精微得化，充养周身，则虚劳无所由生。本案劳伤营卫，营卫不和，阴阳失调，故治宜宗仲景之法。人参、甘草、南枣、饴糖皆为甘药，益气健中；肉桂、当归身助阳补血，甘与辛和而生阳；白芍补血敛阴，酸得甘助则阴生。全方配伍，阴阳相生，中气自立，气血得生，虚羸自愈。

案6　久劳喉痹案

形气精血消夺，生生不来，岂草木可以充复。古称人参益气，羊肉补阴。咽喉如痹，佐秋石为外廓，取咸味直至至阴。

人参、雄羊肉肾、赤石脂、鲜山药，捣浆丸。再以秋石为丸。（《扫叶庄医案·卷一》）

【赏析】

本案为久劳精伤，脏腑虚损，虚火上炎，伴见咽喉肿痛、干燥。求病治本，由于形气精血损伤较重，非草木之品可以充复，故用羊肾，血肉有情之品滋补，滋肾补阴；人参、山药益气补中；赤石脂收涩固脱。诸药共用，以养精气来复。又伴见喉痹，兼以治标，秋石咸、寒，亦为有情之品，滋阴降火，标本兼顾。

案7　肾气亏虚案

冲年色夺肉瘦，左脉细，右脉空，男子精损，真气不主收纳。自述少腹筑筑动气而痛。病形脉症已是下焦，治肺大谬，久延劳怯。

薛氏八味丸。（《碎玉篇·上卷》）

【赏析】

本案为幼儿肾精亏耗，命蒂真气已离散，不能纳气，故由下窜上而见少腹动气。正如徐灵胎在《杂病证治》中所言"肾虚不能吸水归元则积饮为患……或留脐腹为动气筑筑然，均宜益火之源，以消阴翳也"。本案用薛氏八味丸（薛己的八味丸，以生地黄易熟地黄），滋补肾水，引火归元，水火相济。即张景岳所说"善补阳者，必于阴中求阳，则阳得阴助而生化无穷"。

案8 阴虚阳浮案

病属阴伤，久则渐干阳位。然精气神都主乎脏，脏宜藏真，有补无泻。

熟地、龙骨、芡实、覆盆子、五味子、茯苓、龟板、牡蛎、山萸肉、远志肉，猪脊髓打糊为丸。（《碎玉篇·下卷》）

【赏析】

本案未列出症状，结合病机描述，阴损及阳，阴阳不相维系，浮阳上越，症状可能出现虚阳上越之象。切勿泻热，而宜填补真阴，重镇潜阳。方中熟地黄、龟甲、猪脊髓峻补真阴，盖阴足自能潜阳；龙骨、牡蛎重镇潜阳；山茱萸、芡实、覆盆子、五味子益肾收涩；更有茯苓、远志交通心肾。俾其阴阳固结，不但元阳不复上脱，真阴亦永不下竭矣。

案9 外感致虚案

当暑，病情反复，病幻。因天地气机发泄，身久欠虚，无以主持，故见病。治病无功，而安中纳下，每每获效。秋分节令，天气降，地气收。缘火热伤气，虚体未能收肃。是以肢节时寒，头巅时冷。无非病久，诸气交馁，凡此皆生气之浅鲜也。急当温养益气，填补充形。秋冬助其收藏，为平春生发之用。《内经》有四季调神之训，今投剂亦当如是旨。

熟地、鹿胎、五味子、人乳、黄狗肾、柏子霜、莲子肉、青盐、苁蓉、茯神、羊肾，河车膏丸，人参汤送下。（《碎玉篇·上卷》）

【赏析】

此案为外感所致虚劳。清·吴澄《不居集》曰："外损一证，即六淫中之类虚损者也，凡病在人，有不因内伤而受病于外者，则无非外感之证，若缠绵日久，渐及内伤，变成外损。……然其中之虚虚实实，不可不察。有外感之后，而终变虚劳，亦有虚劳而复兼外感，此两者是易混淆，辨别不明，杀人多矣！此其大义，所以当辨。"

本案病人因暑而病情反复，暑令之时阳气外泄，更易耗气伤津，故虚劳复发。若见病治病，则未求其本，故应安中纳下，助其收藏，方能获效。尤以秋冬之季最宜，顺应天时，阳气收藏，此乃尊《内经》四时养生之旨。故法用温肾益气，填补充形。熟地黄、鹿胎、人乳、黄狗肾、肉苁蓉、羊肾、紫河车温阳补肾填精；五味子固精收涩；人参、莲子补气固中；柏子仁霜、茯神养心收敛；青盐咸寒引药入肾。全方共用，扶虚赢，补精血，冀其精血渐复。

案 10　虚劳癃闭案

高年精血暗枯，开阖失司，癃，分利仍是泻法，成形者散漫之气也。

鹿茸、羊肉、生姜、麝香、归身。（《碎玉篇·上卷》）

【赏析】

本案病人年事已高，精血暗枯，阴损及阳，阳虚不得气化，开阖失司，故见癃闭。《内经》虽有"小大不利治其标"，若以通利法治之，则不顾其本，而更易伤阴散气，故法应温补肾阳。故方用鹿茸壮肾阳，补精髓；麝香辛温，活血通经；羊肉温脾缓中，而肝肾之阳虚，亦得其温补之益，故用是证，最为切当，其必与当归、生姜协力，则羊肉能于阴中化阳，助其散阴中之寒也。阴寒得化，气化功能恢复，小溲自通矣。

案 11　阴虚劳热案

肌消肉瘦，竟夜内热，阴虚劳损，安逸可久，天暖气泄病加。

早服人乳一杯，另服补阴丸。（《碎玉篇·上卷》）

【赏析】

《素问·调经论》云："阴虚生内热奈何？岐伯曰：有所劳倦，形气衰少，谷气不盛，上焦不行，下脘不痛，而胃气热，热气熏胸中，故内热。"本案病人阴虚劳损，夜间阳入于阴，助其阳热，故见夜生内热；又"劳则气耗"，故《金匮要略》言本病"春夏剧"，因时助邪也。当病之时，宜安心静坐，以养其气，以甘寒收其热，以酸味收其散气，以甘温补其中气。治以人乳填精生津、滋补阴血合用补阴丸滋阴降火。补阴丸出自《丹溪心法》，方中黄柏、知母泻火清热；熟地黄、龟甲、白芍补益肝肾，滋阴养血；虎骨强壮筋骨；锁阳温阳益精；干姜、陈皮温中健脾，理气和胃。诸药合用，则精血得充，热不内生。

案 12　下虚上实案

惊恐内动，肝肾真阴不旺，阳失偶而浮越，下虚上实，过劳有厥仆之累。

熟地、白芍、天冬、黄柏、龟板、锁阳，白归身、山萸肉。（《碎玉篇·上卷》）

【赏析】

本案病因为惊恐内动，恐则伤肾，肝主谋略，乙癸同源，肝肾真阴亏虚，阴不敛阳，浮阳外越，而致下虚上实证。若过劳，则阴阳不得维系，将成厥仆之证。故以滋阴降火为法，仍以补阴丸化裁。天冬易知母，甘寒生津；加当归填补精血；山茱萸味酸性温，大敛元气。故本方较之上案，更侧重滋阴敛阳，而火不甚炽。

案 13　精血下夺案

精血下夺，冲阳上升，任失，补任填固，已见小效。脉大且动，未可温热刚剂。

人参、龙骨、山药、五味子、芡实、女贞子、熟地、龟板。(《碎玉篇·上卷》)

【赏析】

任脉为奇经八脉之一，有"阴脉之海"之称。本案病人大失精血，可因任脉失固所致，故宜补任填固。另脉大且动，冲阳上升，可知阴不敛阳。故本方用熟地黄、龟甲、女贞子、山药滋补肾阴，人参补气生津，龙骨、五味子、芡实收涩固精。全方共奏滋补阴液，固护任脉之功效。

本案体现了薛氏重视奇经的学术思想和临床特色。在《内经》理论的指导下，薛氏结合自己的临床实践，将奇经辨证广泛运用于各科杂病，尤其是妇科疾病的辨证论治，为丰富中医辨证手段开拓了新的门径，此处也可管窥一二。

案 14　龙雷暗动案

男子及长，欲萌未遂，龙雷暗动，肾中精血损伤。此阴虚热自内脏而来，寒凉肺药多致胃败，慎之。

三才加麦冬、茯神、五味子。(《扫叶庄医案·卷一》)

【赏析】

本案病人为年青男子，情欲尚生，龙雷之火不安，肾中精血亏虚，症可见梦遗等；且肝肾同源，肾水既亏，肝失滋荣，肝中所寄雷火，势必随肾中龙火上燔，而成燎原之势，可伴见舌生疮、咽痛如火灼、目赤、鼻衄等上热之症。故切忌见热治热，而用寒凉肺药，清肃上降，当宜求之本源。故方用三才封髓丹加麦冬滋阴生津，茯神补肾安神，五味子收涩固精。三才封髓丹出自《卫生宝鉴》，具有泻火坚阴，固精封髓之功效，用于阴虚火旺，相火妄动之证。方中以天冬补肺生水，人参补脾益气，熟地黄补肾滋阴，以药有天、地、人之名，而补亦在上、中、下之分，故曰三才也；更加黄柏入肾滋阴；以砂仁入脾行滞；而以甘草制天冬、黄柏之苦，俾合人参以建中气。

案 15　热劳案

热劳。丸方。

生地、胡黄连、川断、白芍、阿胶、丹参、茯神、湖莲肉、女贞子，乌骨鸡膏为丸。(《扫叶庄医案·卷四》)

【赏析】

本案仅有病名热劳，即虚劳病呈现一派热象。症见身热、面赤、头痛、心神烦躁、口渴、怔忡、盗汗、饮食无味、倦怠多卧、消瘦或口舌生疮等。《金匮翼·热劳》曰："热劳者，因虚生热，因热而转虚也。"又热易伤津，壮火食气，故治宜养阴益气，清热除蒸。方中生地黄、胡黄连清热滋阴；阿胶、白芍、女贞子、川续断滋补阴血；丹参和血祛瘀；茯神宁心安神；湖莲肉健脾滋阴；乌骨鸡膏补气养血疗虚劳。全方用药精妙，考虑周全。

案16 产后致损案

上年产后致损，所见皆肝肾阴虚，勿进燥热。

生地、桂枝、茯苓、阿胶、白芍、炙甘草。(《碎玉篇·下卷》)

【赏析】

本案为产后气血瘀滞而致虚损，而症状表现为腰膝酸软、疲乏、盗汗、五心烦热等肝肾阴虚证候。故宜在滋补肝肾，活血通瘀。仿桂枝茯苓丸之义，桂枝温经活血通络；茯苓益气养心，能利腰脐间血；易桃仁、牡丹皮为阿胶，协生地黄、白芍滋阴养血，白芍兼活血和营；炙甘草缓中，调和诸药，活血通瘀而不伤正。本案"虚"与"瘀"互结，瘀血内结而致虚劳，虚成而又致瘀，两者互为因果。瘀血不去新血不生，故宜补益气血，祛瘀生新，并配以滋阴补肾。

案17 肾虚督损案

肾虚督损。

都气丸。(《扫叶庄医案·卷一》)

【赏析】

本案名言病机，为肾虚督损。督脉为诸阳之会，总督一身之阳气，故表现为肾不纳气，肾失固摄、温煦，症见疲乏气短、虚不纳气之喘促、遗精盗汗、小便清长等症。故治宜补肾纳气，涩精止遗。方选用都气丸，即六味地黄丸加五味子，收涩纳气。近代冉雪峰方解为："山药扶脾，山萸滋肝，丹皮清心、肾，苓、泽旋转上下、沃焦渴、泽颜色，加五味以资统摄，寓温于清。以通为涩，化机总结于斯，名曰都气，意义跃如。"

案18 先天原弱案

先天原弱，继以病伤。是症精血不肯生旺，阴不恋阳，阳浮气升，煎方以酸收重镇，滋阴填精，颇效。调摄大旨，忌食辛辣，不宜夜坐，及奔走之劳，久服可冀复元。

金樱膏、青盐、芡实、磁石、龟鹿膏、山萸肉、熟地黄、湖莲、阿胶、锁阳、北五味、云茯神。(《扫叶庄医案·卷一》)

【赏析】

本案论述较为详实，病因责之素体怯弱，形体不充，再患病后，气血减耗，更易患病，系先天禀赋不足，肝肾精血亏虚，水不涵木，浮阳上越所致。治宜滋阴填精，重镇潜阳，收涩健脾；药后调护宜饮食清淡，忌劳累奔走，以待气血化生，阴阳调和。方中龟鹿膏、山茱萸、熟地黄、阿胶滋补肝肾之阴；锁阳补肾益精；金樱膏、五味子、芡实、湖莲固精收涩；青盐咸寒引药入肾；茯神健脾宁心安神；磁石潜阳纳气，镇心安神。全方镇养并施，使阴精充沛，浮阳镇潜，久服可冀痊愈。

案19 暑湿致虚案

香薷饮泄越渗利，颇不宜于虚体。或有人参者，可以凉服暂用。药当平和清暑，以雨湿已久，中宫易困耳。

木瓜、扁豆、人参、茯苓、甘草、醒头草。(《扫叶庄医案·卷三》)

【赏析】

本案病人素体怯弱，暑湿初起，复感于寒。虚劳病人平素虚羸、倦怠，伴见发热头痛、恶寒无汗、口渴面赤、胸闷不舒、舌苔白腻、脉浮数等暑湿内阻、表寒外束之证。因香薷饮辛温发散，用剂刚燥，不宜虚体；若加人参，暂可服用。内有素体虚弱，外邪湿困已久、暑热不盛，故当以化湿补虚为主，又"脾喜燥恶湿，胃喜润宜降"，药当平和，选用柔剂。方用辛温芳香之醒头草（佩兰）易香薷，散寒化湿解表；扁豆健脾和中，芳香化浊；人参、茯苓、甘草健脾补虚；佐木瓜清热益胃酸收。全方共奏渗湿散寒，健脾消暑之功。

案20 形劳嗜饮案

形劳嗜饮，中气受伤。凉药治肺，清痰降火，不过见病治病。急急理胃土以生金。

米仁、白及、黄芪、桔梗、茯苓。(《扫叶庄医案·卷二》)

【赏析】

本案结合案语描述，可推测病人形体瘦弱，易于疲劳，口渴欲饮，伴见咳嗽，甚则咳血等症。实为脾胃虚弱，后天失养，土不生金，金无所生，肺气不充则上逆，故见咳嗽；中气不足，水湿失布，不得上承则口渴欲饮。切不可见病治病，误用凉药清肺，当宜治本，故健脾益胃，培土生金。方中黄芪、茯苓、薏苡仁健脾扶中渗湿；桔梗理气开宣肺气；白及收涩止血。全方补益后天之本为主，土充则金生。

案 21　君相皆动案

形瘦体质，不为湿害，经言瘦人以湿为宝也。盖课诵动心，谋虑必由肝胆，君相皆动，气升血溢，诸经气皆升举。凡安静怡悦稍安，情志怫郁病加，皆内因之恙，且劳心曲运神机。去酒色致伤两途。神气无形，精血有形也。

生地、丹参、远志、枣仁、麦冬、柏子仁、天冬、桔梗、当归、五味、茯神、元参。（《扫叶庄医案·卷一》）

【赏析】

本案病人为形瘦之人，朱丹溪在《格致余论》有云"而况肥人湿多，瘦人火多"，故其病易于内生火热。若劳心操神，必由肝胆思虑，则君相皆动，气血由升。宜闲淡恬静，心情舒畅，切勿思虑过动，扰动相火。因神气无形，故治疗崇本，养其有形之精血，故治宜滋养阴血，宁心安神。方用生地黄、麦冬、天冬、玄参、桔梗滋阴清热；当归、丹参补养心血；远志、酸枣仁、柏子仁、茯神、五味子宁心安神。

案 22　形瘦暑劳案

形瘦阴亏，暑热客气未尽，气分有热，故不耐阴柔腻药。

竹叶、川贝母、麦冬、知母、生甘草。（《扫叶庄医案·卷三》）

【赏析】

此案病人形体消瘦，瘦人多火，"以湿为宝"，为阴虚火热之体质。再感暑热邪气，气分余热未尽，故忌用滋腻之品养阴而敛邪。又暑热为酷烈之邪，易耗气伤津，病人平素阴虚，故治宜竹叶石膏汤化裁。方中竹叶、生甘草清热除烦；麦冬甘寒养阴；知母养阴清虚热；川贝母清润化痰。全方用药轻清灵动，清润甘寒，养阴而不敛邪，共奏清透养阴生津之功效。

案 23　虚劳丸方调养案

虚损，当分自上自下。越人云：损及胃，难治。凡辛苦气味及上焦，清肺热消食，皆令胃败。议丸方固摄阴阳，扶持胃口。

人参、阿胶、山药、芡实、莲肉、熟地、龟板、五味子，溶胶为丸。（《碎玉篇·上卷》）

【赏析】

本案为久病虚劳病人常用调养方。虚劳当有上、中、下之分，此为薛氏治疗虚劳的又一特色。补上焦以轻清灵动为主；补中焦以脾胃之体用，以崇生气；补下焦补之以味，补下焦之阴，宜填精纳缩，补下焦之阳，温煦固涩，下焦虚甚，必用血肉有情之品。如《难经·第十四难》中有云："损其肺者，益其气；损其心者，调其营卫；损其脾者，调其饮食，适其寒温；损其肝者，缓其中；损其肾者，益其精。"无论上、中、下三焦，"五脏皆虚从中治"，因此薛氏尤为注重脾胃，如本案所言"损及胃，难治"。故当以扶持胃口为长期调养之关键。以丸剂进之，丸者缓也，有助于脾胃功能恢复，扶虚羸，虚劳渐愈。方中人参、山药、芡实、莲肉健脾益气，建立中气；阿胶、山药、熟地黄、龟甲、五味子补肾固涩。全方先天、后天共补，可为虚劳调养之久服方。

案24 暴寒外袭案

虚损暴寒外袭。

小建中汤。(《扫叶庄医案·卷一》)

【赏析】

"后天之治本气血，先天之治法阴阳。"但气血虚衰进一步可导致阴阳虚损，阴阳虚衰又寓有气血亏乏，因此肾、脾之先、后天为治虚之关键，然补脾健中，气血居其任，阴阳岂不复？故求阴阳之和者，必先求其中气。如前文所述，薛氏治虚劳尤重脾胃。本案为虚劳感寒，故用仲景之小建中汤原方为的对之法。小建中汤由桂枝、炙甘草、大枣、芍药、生姜、饴糖组成，即桂枝汤倍芍药加饴糖而成。方中饴糖味甘，缓中补虚，生津润燥，为补中之上品，可驱中焦之寒；甘之味，与桂枝相配，辛甘化阳，补阳气之不足；甘之味，与芍药相配，酸甘化阴，益阴气之虚；炙甘草调中益气；姜、枣调和气血。全方配伍精当，既健脾而安五脏，又安五脏而健脾，以收五脏阴阳气血并治之效，堪称仲景治疗虚劳的经典之方。

案25 湿热阻肺案

阳气素亏，背部怕寒。冬月嗽甚欲坐，入春纳谷胀。脉左弱右弦。议湿中有热气蒸，肺气腫郁，口舌咽喉仍窒。

早服苇茎汤，夜服威喜丸。(《扫叶庄医案·卷一》)

【赏析】

本案为素体阳虚，湿热蕴蒸于肺。如《内经》所云"热盛则肉腐，肉腐则成脓"，邪热犯肺，伤及血脉，又"肺病湿则气不得化"，湿阻气机，热郁湿滞，更易成脓成痈。症见痰多腥臭，咽喉阻痹，故急则治标，亦急投苇茎汤。方中苇茎甘寒轻浮，善清肺热；瓜瓣清热化痰，利湿排脓，能清上彻下，肃降肺气，与苇茎配合则清肺宣壅，涤痰排脓；薏苡仁甘淡微寒，上清肺热而排脓，下利肠胃而渗湿；桃仁活血逐瘀，可助消痈。方仅四药，结构严谨，药性平和，共具清热化痰、逐瘀排脓之效。病人素来阳气亏虚，形寒肢冷，脾气不足，冬月则饮停胸中而嗽，春日阳生则腹胀。故夜用威喜丸固其本。如《成方便读》方解曰："诸症皆从虚而不固中来，治之者似宜纯用敛涩之剂，然淫浊带下，皆属离位之精，则又宜分消导浊。茯苓、黄蜡二味，一通一涩，交相互用，性皆甘淡，得天地之至味，故能调理阴阳，固虚降浊，以奏全功耳。"本案之妙更在于，薛氏根据病情缓急，灵活运用剂型：肺痈之急，用汤剂，"汤者，荡也"；虚劳之缓，用丸剂，"丸者，缓也"。

案 26 肝肾精亏案

阅病源诊脉，是肝肾精血暗亏，由致阴伤及阳明之脉，身半以上，渐致拘束，此非外来客邪也。

六味加鹿茸、五味。(《扫叶庄医案·卷二》)

【赏析】

本案脉诊为肝肾精血亏虚。症见身半以上项背拘紧不舒，因阳明经主肌肉，故为阴损及阳明经脉所致，而非外邪所客。故宜填补肝肾为主，兼温肾阳。主用补肾阴之基本方六味地黄丸。六味合用，三补三泻，是以补为主；肝脾肾三阴并补，以补肾为主，以治其本。又阴损及阳，肾为水火之穴，故在六味丸中加鹿茸补肾壮阳、五味子摄精固涩，即仿仲圣八味丸之桂附，意不在补火，而在微微生火，即生肾气也，正如张景岳所言："善补阳者，必于阴中求阳，则阳得阴助而生生化穷。"

案 27 中气不摄案

中气不摄，非阴弱吐血可比，勿进阴药。

四君子汤中加入牛膝、玉竹。(《扫叶庄医案·卷一》)

【赏析】

本案可见出血症，究其病机为气不摄血，而非阴虚内热所致，故勿进补阴之药。"脾是生气之源"，当健脾益气，方用四君子汤加入牛膝、玉竹。方中四君子汤(人参、茯苓、白术、炙甘草)补气以达统血之用；本案系上部出血，上部出血忌升提，宜用沉降，故加入牛膝引血下行；出血致阴血损伤，病位在中，故以入胃之玉竹滋阴养血。全方共奏益气健脾统血之功。

痹 证 案

案1　风寒血痹案

风寒久必入脉络，外卫阳失护，已现右肢麻木。虽鼻渊脑寒，不可发散。议和血脉，以逐留邪。

黄芪、归身、防风根、川桂枝、木防己、明天麻熬膏。（《扫叶庄医案·卷四》）

【赏析】

本案感受风寒，久病入络而成痹，表现为肢体麻木不仁，为血痹病之主症。《素问·痹论》曰"不痛不仁者，病久入深，荣卫之行涩，经络时疏，故不痛，皮肤不营，故为不仁"，即邪气侵袭，久则入络，营卫不和，运行不畅，经络不利，故出现麻木、不仁、不痛的表现。虽症伴见鼻渊脑寒、但不痛，可见寒邪并不为主导。故宜益气温经，和血通痹，即可逐邪。方用黄芪桂枝五物汤加减。黄芪桂枝五物汤为治疗素体营卫不足，外受风邪所致血痹的常用方。本案取其君、臣二药化裁而来。方中黄芪甘温益气，补在表之卫气；桂枝散风寒而温经通痹，与黄芪配伍，益气温阳，和血通经；桂枝得黄芪益气而振奋卫阳；黄芪得桂枝固表而不致留邪。当归活血通络；防风走表而散风邪，与黄芪相合，寓含玉屏风之意；防己、天麻祛风通络。诸药合用，固表而不留邪，散邪而不伤正，邪正兼顾。

案2　风湿热痹案

风为阳，湿为阴，二气相搏，窒于肌腠之里，着于关节，行不利为痛。得三焦气行，湿无沉着，气通病解。

飞滑石、紫厚朴、白蔻仁、茯苓皮、通草、杏仁、木防己、大豆黄卷。（《扫叶庄医案·卷四》）

【赏析】

本案为风湿热痹阻经络。风为阳邪，湿为阴邪，二气相搏，湿性重浊腻滞，阻滞气机，着于关节，经气不利，不通则痛；又湿郁而火化，故湿中蕴热。本案遣方用药充分体现了薛氏治疗湿热病的特色，即三焦水湿辨证，从上、中、下三焦分治。

治上焦，宜宣利肺气。肺为气化之主，气行则湿化，故方用苦温之杏仁，味苦能降，兼疏利开通之性；配以大豆黄卷开泄中上，源清则流自洁。治中焦，宜宣畅气机，调和脾胃，最为关键。如章虚谷云："三焦升降之气，由脾鼓运，中焦和则上下气顺，脾气弱则湿自内生。"故方用白蔻仁畅中运湿，配以厚朴苦温燥湿。治下焦，宜淡渗利湿。刘河间言"治湿不利小便非其治也"，后世奉为治湿之心法，故方用茯苓皮通利水湿，使湿浊从小便而解。同时使湿从下而解有利于分化湿热，湿热两分则病情轻浅，如薛氏云"夫热为天之气，湿为地之气，热得湿而愈炽，湿得热而愈横。湿热两分，其病轻而缓，湿热相合，其病重而速"。故方用滑石、通草清热而利小便；木防己祛风止痛，行水消肿。故全方用药从三焦而治，湿去气通，风热自解。

案3 寒湿痹痛案

寒湿着关节，痰饮阻气分，咳而痹痛。

川桂枝、茯苓、熟附子、熟半夏、木防己、北细辛。(《扫叶庄医案·卷四》)

【赏析】

痹者，闭也，不通也。《素问·痹论》曰："风寒湿三气杂至，合而为痹也，其风气盛者为行痹，寒气盛者为痛痹，湿气盛者为着痹也。"本案为寒湿合而为痹，寒主收引，寒气盛则血脉凝滞而痛；湿性重沉，湿气盛则浮肿重坠。湿饮停聚在内，水湿不运，肺气上逆而咳。治寒痹者，散寒为主；治着痹者，燥湿为主。方用桂枝、附子、细辛温阳通络，热则气血流通，通则不痛；茯苓、半夏、木防己温燥胜湿，兼以补脾，盖土旺则能胜湿，气足则无顽麻也。

案4 肝肾亏虚痿痹案

筋热则舒，寒则缩，有年痿痹，难效之疴。

白归身、龙骨、桑寄生、甘杞子、沙苑子、抚川芎。(《碎玉篇·上卷》)

【赏析】

本案为痹证久延不愈者，往往邪盛正虚，阳气阴血耗损，难以驱除。《济生方·痹》曰："皆因体虚，腠理空疏，受风寒湿气而成痹也。"痹证的发生无不由体虚感邪，风寒湿入侵，内外相因，闭阻经络而成，临床可见颈、背、腰、骶、肩或四肢大小关节疼痛、肿胀、僵硬、强直、麻木等。痹证早期当以祛邪为主，同时补益气血，调补肝肾，助之以通。痹证日久则寒伤阳气，热伤阴血，伤筋损骨，病及肝肾，正虚邪留，临床可见活动功能障碍，腰脊僵痛，关节强直、变形，筋骨痿弱废用，终致痿证。此时当以扶正为主，充其气血，补肝肾，濡养筋脉关节。补肝肾、养营血为此阶段治疗痹证的重要法则。方中桑寄生、沙苑子、枸杞子补肝肾、强筋骨、益精明目；当归、川芎养血通络；龙骨益肾固精。全方共奏平补阴阳，补血通络之功效。

案5 久病入络案

据说冬寒涉水，水寒深入筋骨，积素年发，胫骨膝盖，筋急寒冷。夫病在下属阴，水寒亦属阴邪，与气血交混，草木焉能驱逐。古人取虫蚁，佐芳香，直攻筋骨，用许学士法。

全蝎、乌头、大黑豆、地龙、麝香。（《碎玉篇·上卷》）

【赏析】

本案阐述病机为冬月涉水，寒湿痹阻筋络，积久则发。邪气留着经络之间，痹阻气血，日久痰浊瘀血内生，痰瘀邪气交混，进一步加重病情，甚则形成窠臼，延为痼疾，即病久入络、顽固不愈者，非草木之品深入，宜虫蚁搜剔而入穴、入络，正如《临正指南医案·积聚》中所言："通络方法，每取虫蚁迅速飞走诸灵，俾飞者升，走者降，血无凝着，气可宣通，与攻积除坚、徒入脏腑者有间。"故仿许叔微学士法，用虫蚁之品，窜入经脉，直攻筋骨。方中乌头散寒止痛；全蝎、地龙通经活络；麝香芳香，通窍开络；黑豆补肾健脾。全方共奏温散寒邪，活血通络之功效。

案6 风湿痹阻案

脉缓软，四肢牵强，环跳髀尻牵引，壮年有此病。起四月中，乃时湿邪入于经络，为痿痹之证。

木防己、生白术、羌活、防风、桂枝木、独活、生黄芪、川草薢；后去羌活，加片姜黄、当归身。（《扫叶庄医案·卷四》）

【赏析】

本案为壮年出现四肢及臀部强直、僵硬，乃四月时湿兼风入袭，外干时令之湿邪，内不化水谷之湿，故内外合邪，而出现湿邪尤盛之风湿痹。方用防己黄芪汤合蠲痹汤加减化裁。防己黄芪汤治风湿之表虚证，防己与黄芪相配祛风行水、益气固表，两者相合祛风胜湿而不伤正，益气固表而不恋邪，使风湿俱去；白术补气健脾化湿，助防己以行水湿，助黄芪益气固表；合《百一选方》蠲痹汤之片姜黄破血行气，通经止痛；防风祛风胜湿，当归活血补血；更加桂枝通阳活血，独活善祛下焦风湿，草薢祛湿利小便分清浊。诸药合用，共奏祛风胜湿，健脾利湿，益气活血之功效。

案7 风湿痹痛案

脉小，足冷，四肢发，骨骱肿痛，风湿已入经络成痹。形脉皆虚，护卫以攻邪。

防风、生黄芪、片姜黄、羌活、当归、独活、海桐皮。（《扫叶庄医案·卷四》）

【赏析】

痹证是指人体营卫失调，感受风寒湿热邪气，合而为病，或日久正虚，内生痰浊、瘀血、毒热，正邪相搏，使经络、肌肤、血脉、筋骨甚至脏腑气血痹阻，失于濡养的一类病变总称。本案病人表现为下肢厥冷、四肢肿胀、骨关节肿痛，为营卫气虚，风湿痹痛。治宜益气和血，祛风胜湿。方用蠲痹汤化裁。羌活、防风祛风胜湿；黄芪补气健脾，气通则血活，血活则风散；当归、片姜黄活血通络，寓含"治风先治血，血行风自散"之义；独活配羌活，共散一身上下之风寒湿气；海桐皮祛风除湿，利水和中。

案8　内损痿痹案

内损痿痹，起于幼年，非三因之邪。此攻逐通经，及伤寒偏热，愈治愈剧。盖精气暗消，维不为己用。温柔固补，必须宣通，是静中有动，血肉形气。如脏器可久，皆若此。

雄羊肉肾、鹿茸、金樱粉、虎骨胶、砂仁（研末）、当归身、小茴香、杜芡实、桑椹膏。（《扫叶庄医案·卷四》）

【赏析】

本案病人为幼年，明确病机为先天禀赋不足而致痹阻，非风寒湿气相杂所致。肾为先天之本，受五脏六腑之精而藏之；肾为阴阳水火之宅，是平衡和维系机体矛盾统一的主宰。肾阳振奋，肾精充盈，则筋骨得养，骨骼强健；若肾中阴阳不足，骨髓空虚则骨质疏松，酸软无力；又乙癸同源，肝血肾精互滋互用，肝主筋脉，故一损俱损，常累及而病。故本案治宜填补肝肾，温经通络，筋骨得充，痿痹自愈。方中羊肉肾、鹿茸、虎骨胶皆为血肉有情之品，峻补肾阳，益肝肾，强筋骨；金樱子、芡实收涩固精；砂仁健脾行气以防滋腻；小茴香温肾暖肝和胃；桑椹滋阴补血；当归活血通络。诸药合用，阴阳双补，补肾填精。

案9　痰饮痹阻案

饮酒聚湿，湿生痰生热，维脉为湿热所阻，遂为痹痛，犹是浅近之恙。其在里久酿痰饮，深处络中，二年以来，阳气日衰。痰湿皆属阴浊，乘夜冲举，有妨卧寝。仲景论饮非一，总以外饮治脾，内饮治肾为要法。总之，脾阳鼓运水谷之气，何以化湿变痰；肾阳潜藏，斯水液无从上泛而为痰喘。试以过饮必泻甚，酒肉当忌矣。先议越婢法，宣上郁热，以通痰饮。

桂枝木、木防己、茯苓、淡干姜、石膏、白芍、北五味。（《扫叶庄医案·卷二》）

【赏析】

本案为酒客里湿素盛，湿郁气滞，生痰化热，灼及经络，气血交阻，而为痹痛。痰饮停聚在内，久则伤阳。痰饮为浊阴之邪，则停聚于下，而湿热邪气郁闭在上，冲逆扰心，故不寐。仲景治饮多从脾肾来治，盖两者相互影响，脾阳得运，肾阳潜藏，则水无以泛。本案为肺胃郁热，肺气不宣，水道失调，痰饮停聚，故仿越婢汤之法，开太阳以下趋浊阴。故用木防己、石膏清热利湿；桂枝、白芍宣通经络，调营和卫；茯苓、干姜健脾利湿，温化痰饮，恢复中运；五味子益气生津，补肾宁心。

案 10　形寒拘束案

接案：形寒拘束已止，身痛，食少。

生黄芪、归身、人参、南枣、淡附子、蒸冬术、广皮、炙甘草。

又照前方（生黄芪、归身、人参、南枣、淡附子、蒸冬术、广皮、炙甘草，编者注），去淡附子，加谷芽、煨姜。（《扫叶庄医案·卷三》）

【赏析】

本案为复诊，前案不详。据案语所述及以方测证，病人营卫虚弱，外感寒邪为盛而成痹。盖痹病病人皆多有虚象。如《医学入门·搏风》曰："痹属风寒湿三气入侵而成，然外邪非气血虚而不入。"即《内经》所谓"邪之所凑，其气必虚"，气血虚弱是痹证发生的重要内因。本案即为气血生化失司，经脉不得濡养，复感寒邪而成痹。故治宜温通散寒，益气活血。方中黄芪、当归益气养血；附子温阳散寒；人参、南枣、蒸冬术、广陈皮、炙甘草益气健脾，则生化有源。服药后形寒拘紧已愈，以饮食不佳、身痛为主症，故继服原方去附子，防止温通过燥，加谷芽、煨姜以助脾运。

案 11　湿阻经络案

牙龈常紫，膝盖酸痛，上年秋季为甚。此湿邪阻于经络，阳明之气，不司束筋利机。议宣通脉络之壅，使气血和平。

金毛脊、白蒺藜、生白术、油松节、生米仁、木防己。（《扫叶庄医案·卷三》）

【赏析】

本案病人牙龈常紫，膝盖酸痛，故为湿邪困阻经络，导致阳明经脉不利，肌肉筋脉束紧不舒。又叶天士有云"齿为肾之余，龈为胃之络"，膝为筋之府，故肝肾亦不足。然痹者，闭也，为风寒湿三气杂至，壅塞经络，血气不行而致。故薛氏治疗痹证除扶正祛邪外，重在宣通脉络，使气血运行通畅。方中金毛脊祛风湿，补肝肾，强腰膝；松节祛风燥湿，舒筋通络，活血止痛；白蒺藜活血祛风；防己祛风胜湿；生白术、薏苡仁健脾化湿，以助气血和平。

案 12　筋骨痹痛案

暴冷深入阴分，筋骨痹痛，络脉邪干，气血流行已钝，当暮夜交阴病，加仲景苓姜术桂，转旋下焦之阳得效。肤腠现瘰，知寒凝则湿聚，温补还宜缓进，恐留邪遗瘰，岂滋腻阴药能除此病。

桂枝、干姜、茯苓、乌头、白术。（《碎玉篇·上卷》）

【赏析】

本案初为寒邪暴袭，寒主收引，筋骨挛痛，用仲景之苓姜术桂，温阳通络散寒得效。然现肌肤出现瘰疬，为气血壅滞蕴毒，故继原方温补，宜注重宣气通络，以恐留邪。桂枝助阳化气，温经通络；干姜温通中阳，以助运化；茯苓、白术健脾、利湿、宣通而不滋腻；此证候中，寒湿凝滞深入阴分，气血郁滞不畅，筋脉聚集不利，非大辛大热之乌头不能除也。方中诸药合力温经散寒，除湿止痛，颇适于痹证深入、寒湿偏盛之痛痹。

案 13　背脊痹痛案

背脊痛不耐坐，左胁板实，吸气呛痛，左手冰冷，食入不化，常有遗精，久病三年在络。议甘温气剂。

川桂枝木、肉桂、当归、茯苓、左牡蛎、炙甘草。（《扫叶庄医案·卷二》）

【赏析】

痹证为风寒湿三气杂至而袭人体，在临床上，往往表现为项、腰、背部痹阻。本案即为背脊痹痛，故为寒邪凝滞成痹。结合其痹阻部位为足太阳膀胱经循行，故用桂枝辛甘而温，入膀胱经，具有祛风散寒，温经通络之效，尤适治疗寒邪侵袭太阳经所致痹证；当归活血通络；又病人久病，寒邪伤阳，伴见遗精，宜甘温补阳，用肉桂、炙甘草温补脾之肾阳；牡蛎收涩固精；又加茯苓健脾利小便，以助通阳而不滞。

案 14　督损背痛案

督损背痛。

鹿霜、甘杞子、桂枝、归身、杜仲、川断肉。（《碎玉篇·下卷》）

【赏析】

薛氏治病尤重奇经，在痹证证治中亦可窥见一二。奇经皆属于肝肾，得肝肾之精血而充盈，赖脾胃水谷精微之涵养，尤其在痹病后期，病久体虚，出现肝肾气血亏虚，奇经不充，营络瘀滞，而致痹邪难除。故要温养奇督，润脉通络，即通补奇经法，常用血肉有情之品。尤其是督脉在痹证中起着关键作用。其一，督脉总督一身之阳，主要循行于背部，多次与三阳经及阳维脉交会，并具有温煦脏腑并卫外御邪之作用，若督脉充盛，则风寒湿邪气不易侵犯；其二，督脉与肾密切相关，从经脉循行看，肾附于脊上，而督脉循脊而行，两者可相交通。因此督脉致痹多为督阳虚衰，多表现为脊背强痛。本案即为督阳虚损，故治宜温通督脉，温补肾阳。方中鹿角霜性阳入督脉，温补肾阳；桂枝、当归活血通络，使气血畅通；杜仲、川续断温补肾阳，强筋骨；枸杞子滋阴补肾，平补阴阳。

案15　痛起足跟案

多言耗气，劳倦伤形，吸气不利，痛起足跟，继贯胁肋。奇经虽非一，肝肾所该为多，不入奇经之方不效也。

当归、枸杞子、紫石英、生精羊肉、沙苑蒺藜。（《扫叶庄医案·卷四》）

【赏析】

本案内有气虚劳倦，肝肾亏虚，又致痹证。主要表现为足跟痛，贯及胁肋，与奇经八脉的循行相关。如《素问·痿论》中就阐述了冲脉、带脉、督脉与阳明脉之间的关系，"阳明者，五脏六腑之海，主润宗筋，宗筋主束骨而利关节也。冲脉者，经脉之海也，主渗灌溪谷，与阳明合于宗筋，阳明总宗筋之会，会于气街，而阳明虚则宗筋纵，带脉不引，故足痿不用也。"阳明经为多气多血之经，在痹证的发生中也其着重要作用，阳明气血流畅，则痹证易愈，故治疗中薛氏注重宣通气机，即在此理。本案既有肝肾亏虚，又病累奇经。故在补益肝肾的基础上，必用通奇经之品。方中羊肉、枸杞子、沙苑子补肝肾，调阴阳；当归活血通络；紫石英温营血而润养，可通奇脉，镇冲气之上升。

案16　湿热痹痛案

抚之痛极，按之不觉，邪在皮肤，久郁化热，背肢为甚。治从阳分。

桂枝、羌活、天花粉、姜黄、海桐皮、生石膏。（《碎玉篇·上卷》）

【赏析】

本案为风湿阻滞经络，影响经气运行，久而郁积化热，湿聚热蒸，蕴于经络则痛。病人表现为抚之痛极，而按之不觉，则病在经，故治宜轻清宣泄之品，以利气分之湿热。方中海桐皮、天花粉、石膏清热利湿除痹；姜黄活血行气止痛；羌活祛风胜湿；桂枝温经通络，以助宣通。

案17 肝络少血案

肝络少血，木火气上膈而痛。议以辛润。

生地、苏子、芝麻、柏子仁、天冬、川贝。(《碎玉篇·下卷》)

【赏析】

肝体阴而用阳，本案病机为肝络血虚，故肝阳失于涵养，上炎燔灼而痛。治宜辛散肝气，滋补阴液。方中川贝母清润；柏子仁、芝麻濡润；天冬甘寒补阴；生地养血滋阴；紫苏子行气降气。诸药合用，共奏滋润肝阴，行气降火之功效。

案18 营卫不和案

饥饱悲哀，内伤情志，痛无定所，忽闭忽开，主乎营卫流行失绪。凡心主营，肺主卫。当开爽怡悦，气血不致结痹，不必偏于寒热补泻也。

桂枝、石菖蒲、远志肉、茯苓、炙甘草、茯神。(《扫叶庄医案·卷二》)

【赏析】

本案病机阐述营卫不和与痹证的关系。营行脉中，濡养四肢筋骨、脏腑经络；卫行脉外，防御外邪；营卫内外相关，阴阳相随。若营卫调和则能御外邪，气血通畅而不成痹；若营卫不和，则腠理疏松，卫外不固，邪气侵袭，即可出现脉络痹阻，气血凝滞，形成痹证。所以治宜调和营卫，又心主营、肺主卫，故可调心养营。方中桂枝辛温散寒，通阳助卫；茯苓淡渗利小便以助通阳而不滞；远志、茯神养心安神；石菖蒲芳香宣通气血；炙甘草益气和中。

案19 少年精伤案

筋骨酸痛，少年精伤，阳维少护。

白归身、怀牛膝、虎骨、沙蒺藜、巴戟天、青盐、甘杞子。(《碎玉篇·上卷》)

【赏析】

王肯堂在《证治准绳》中指出："痹病有风、有湿、有寒、有热……皆标也；肾虚，其本也。"《内经》中亦有"肝气衰，筋不能动""肾脏衰，形体皆极"等描述，即说明肝肾亏虚易导致筋骨不健，遂风寒湿三气杂至，易于成痹。因此补益肝肾为治痹的又一重要治法，尤其对于幼年和衰年者。本案为少年精伤，则致筋骨酸痛，治宜补肝肾，强筋骨。方中虎骨、沙苑子、巴戟天、牛膝补肾壮阳，强筋骨；枸杞子补肝肾之阴；青盐咸寒引药入肾；以上诸药均入肾经，调补肾中阴阳；更加当归为血中之气药，条达气机，活血通络，畅通血行。

案20　湿阻气化案

久痛，用辛温两通气血不应。病已十年，不明起病之由。今便溏，溺赤，水谷酒食不运，必挟湿阻气化。主以分消。

山茵陈、猪苓、厚朴、米仁、苓皮、泽泻、蔻仁。（《扫叶庄医案·卷一》）

【赏析】

本案久痛，予辛温散寒药不效。然病人久病迁延，症状见便溏、溺赤、水谷不运，则因发知受，病因为湿热阻滞。本案病机即阐述了湿与痹证的关系。痹证初起风寒湿邪较盛，久则湿性黏滞缠绵，故易留着，而风寒渐远。"湿闭清阳之道路也"，湿易阻滞气机，郁而化热，湿热相结，如油入面，缠绵难愈，易于反复。故治宜分消，如叶天士所言"渗湿与热下，不与热相搏，势必孤矣"。方中茵陈清热利湿；厚朴、白蔻仁行气燥湿；猪苓、薏苡仁、茯苓皮、泽泻淡渗利湿，即刘河间所云"治湿不利小便非其治也"。此方与后世吴鞠通《温病条辨》之茯苓皮汤组方用药颇为相似。

案21　络虚痹痛案

久痛无定所，纳食二便如常，此为络虚。

鹿角、甘杞子、柏子仁、小茴香、白蒺藜、归身。（《碎玉篇·下卷》）

【赏析】

本案与下案可以相互参照来看。本案病人久痹，呈游走性疼痛，此为久必入络，络布全身，隐伏之深，气血失养，不荣则痛。故通补最宜，用药当选柔剂温通，不拘于血药滋腻之品。鹿角、枸杞子、小茴香、当归为温润通补药，当归辛温又能通络而不滞；柏子仁补心养血；白蒺藜平肝解郁，使全方补中寓清，而不滋腻。

案22　纲维失司案

据说向年多劳，痛来流走，前后左右相映。凡阳维脉循外入卫，阴维脉循内入营。纲维失司，络虚为痛，脉不固束，腰髀酸软。议柔温通补。

鹿茸、白归身、柏子仁、沙蒺藜、淡苁蓉、甘杞子。

接丸方：鹿茸、白归身、鹿霜、沙苑子、杜仲、茯苓、小茴香、阳起石，用桑椹子为丸。（《碎玉篇·上卷》）

【赏析】

本案病人痛无定所，前后左右相映。病机与奇经失司有关。《难经·二十八难》

有云："奇经之为病何如？然：阳维维于阳，阴维维于阴，阴阳不能自相维，则怅然失志，溶溶不能自收持。""阳维起于诸阳会，阴维起于诸阴交"，则阴维阳维的功能是"维络"阴阳经和"溢蓄"气血，使阴阳能"自相维"，故阴阳之病，则表现为阴阳不和、气血失调、纲维失司。又如叶天士《临证指南医案·调经》曰："八脉隶乎肝肾，一身纲维。八脉乏束固之司，阴弱内热，阳微外寒矣。"故纲维失司，络虚不荣，治宜温补。薛氏常用鹿角霜、小茴香、当归、沙苑子、肉苁蓉、茯苓等从阳维、阴维着手温通营络。方中用鹿茸、淡苁蓉、沙苑子温通肾阳；枸杞子平补阴阳；柏子仁补心养血；当归补血通络。丸药在此基础上更加鹿霜、杜仲、小茴香、阳起石温补肾阳之力，强筋骨；桑椹补血滋阴；茯苓健脾通利而助宣通。

案 23　劳损血络案

劳伤血络，内涸而为痛，宜甘缓之。

桂圆肉、单桃仁。（《碎玉篇·下卷》）

【赏析】

《素问·经脉别论》有云："食气入胃，散精于肝，淫气于筋。"血液由水谷精微化生，贮藏于肝，以供全身组织、器官的功能及筋骨的运动。本案为劳伤血络，肝血亏虚，不荣则痛。《素问·脏气法时论》曰："肝苦急，食甘以缓之。"故本案用甘温之品，扶土抑木，补血健脾。方中龙眼肉，性温味甘，益心脾，补气血；桃仁活血祛瘀，润肠通便，补而不滞。两药合用，又为食补之良方。

案 24　土壅木郁案

连朝阴晦，阳气郁勃，食入运化失司，气滞为痛。性更躁动，木来乘土，况有血症。辛燥动络非宜，主两和肝胃。

生白芍、延胡索、神曲、炒枳实、广皮、炒山楂。（《扫叶庄医案·卷二》）

【赏析】

五行中肝属木，脾属土，土壅木郁为肝脾病理关系中的一种。如清代《名医方论》中解释"肝为木气，全赖土地以滋培，水以灌溉。若中气虚，则九地不升，而木因之郁"。张锡纯《医学衷中参西录》亦有云"人身之气化由中焦而升降，脾土受湿，升降不能自如以敷布其气化，而肝胆之气化遂因之湮瘀"。说明脾胃因湿阻气滞，升降失司，影响肝之调达。本案病机亦如此。故治疗必须注重中焦，健脾疏肝和胃。方中白芍养肝和血；延胡索活血散瘀，理气止痛；枳实、陈皮化湿，健脾，理气；神曲、山楂健胃助运。因脾胃湿阻气滞为本，肝失条达疏泄为标，治病求本，故注重化湿健脾调胃，使脾胃得运，升降得因，则肝木自舒。

案 25　暴冷痹痛案

隆冬阳微，不耐暴冷，筋骨痹痛。议益气血以升阳。

人参、鹿胶、归身、炙草、防风、黄芪。(《碎玉篇·上卷》)

【赏析】

本案为冬月暴寒，机体阳微不受，而筋骨痹痛。《素问·生气通天论》曰："阳气者，精则养神，柔则养筋。"治痹通阳尤为紧要，而寒痹更应如是。《医学心悟》中对寒痹论治尤为详尽："治痛痹者，散寒为主，而以疏风燥湿佐之，大抵参以补火之剂，所谓热则流通，寒则凝塞，通则不痛，痛则不通也。"本方鹿胶温补肾阳；人参、黄芪、炙甘草补中益气，以补生化之源；防风散寒祛风，以御外邪；当归活血通络。诸药合用，共奏温阳散寒，益气活血之功效。

案 26　瘀留冲脉案

络通痛减，病已挽回，但少腹余氛，瘀留冲脉。不必以宿佝偻为重，只宜溺通瘀下，斯为得矣。用交加虎杖合方，加炒灵脂。

鲜生地、姜同捣汁和服，大黑豆皮、琥珀末、川楝子、炒小茴香，白花益母膏丸。

接服：当归、沙苑蒺藜、桂圆肉、炒小茴香、炒杞子、炒桃仁。

丸方：生龟甲八钱，用酒醋熬成膏；当归三两，炒楂肉二两，炒黑小茴香一两，酒炒香附一两，炒桃仁三两。膏丸，每服三钱。(《扫叶庄医案·卷四》)

【赏析】

本案为复诊案例，前案不详。根据案语分析，病人痹病已久，络虚为痛，如案 21，经过温阳通补后，络通痛减。目前病机为瘀留冲脉。《灵枢·海论》称冲脉为血海，而五脏中肝主藏血，又奇经之病与肝肾最为相关。故治宜从肝论治，逐瘀通络。方中小茴香性温热，入肝、肾而归脾，温阳通脉；川楝子，性味苦、寒，苦寒降泻，行气止痛。二药合用为薛氏治经脉闭阻、血瘀互结的常用药对，小茴香通经络，和气血；川楝子泻邪气，止痹痛。两者合用，经脉得通，气血得行，痹痛自除。鲜生地滋阴补肝肾；黑豆皮滋阴养血，平肝益肾；琥珀散瘀止血；益母草活血通瘀。更加虎杖走经络，散瘀止痛；五灵脂甘温，活血散瘀，《本草纲目》谓五灵脂，"足厥阴肝经药也，气味俱厚，阴中之阴，故入血分。肝主血，故此药能治血病，散血和血而止诸痛"。本案病人痹病已久，固守法继服，沙苑子、小茴香、炒枸杞子、龙眼肉均为补肝肾阴阳之品；当归、桃仁活血通络。丸药用龟甲血肉有情之品以填真阴；小茴香、当归温阳补血；桃仁活血通络；香附、山楂行气健脾，以助运化，补而宣通。

案27 厥阴挟冲气案

脉沉伏，逆痛不止，厥阴挟冲气为患。

制附子、淡茱萸、炙甘草、葱白、炒白芍。（《扫叶庄医案·卷四》）

【赏析】

本案脉症结合，《濒湖脉学》曰："寒邪内伏，阳气不达于外，故脉伏而不出。痛极气闭，脉亦见伏。"又逆痛不止，为厥阴挟冲气上冲，气机逆乱，不通则痛，如"厥阴之为病……气上冲心"。故本案病机为寒邪侵袭而冲气上逆。故治宜温通散寒，通阳理气。附子温中散寒，温阳化气，平冲降逆；吴茱萸入肝经，温中理气，止痛散寒；葱白散寒通阳；白芍酸敛柔肝；炙甘草调和诸药。

案28 跗肿骨痛案

湿痹久伤阳明，跗肿骨痛。

野於术、苡仁、福泽泻、汉防己、茯苓。（《碎玉篇·上卷》）

【赏析】

湿为阴邪，其性重浊黏滞，易阻遏经络，阻滞气机，使经脉不利。本案为湿痹日久而伤阳明经脉，"阳明者，五脏六腑之海，主束筋骨，而利机关"，故表现为足肿骨痛。薛氏除湿不忘健脾是其治湿痹的一大特点。脾属中土，湿为土之气，故湿邪入侵，"终归脾胃"；又脾主运化水湿，脾虚则痰湿内生，内外之湿互结、滞留关节肌肉，阻遏气机，导致经络气血运行不畅，而痹证易发。故在治湿时除注重利小便外，还应注重健脾，使中焦运化恢复，则水津四布，水湿得运，归于正道而排出体外，则无痰湿内生、痰瘀互结、阻滞经络之虞。方中泽泻利水渗湿；薏苡仁、茯苓既能健脾，又能渗湿；白术健脾助运；防己祛风胜湿，利水消肿。全方共奏健脾利水，渗湿消肿之功。

案29 湿痹发肿案

湿着骨骱之中，痛必发肿。此邪留躯谷，不入脏腑，无性命之忧，有缠身之累。

地龙、自然铜、乳香、全蝎、骨碎补、山甲末、没药，无灰酒为丸。（《碎玉篇·下卷》）

【赏析】

本案为湿痹肿胀。薛氏治疗痹证肿胀的特点为在祛湿利水外，重视运用活血化瘀药，尤其是虫类药物。湿痹因湿性重浊淹滞，多缠绵难愈，久病者必有痰瘀互结，当以虫蚁搜剔之品通络活血，行气化瘀，痰瘀自除，则水湿自利，肿胀自消。方中乳香活血行气，止痛消肿，《名医别录》谓之"疗风水毒肿，去恶气"；没药散瘀止痛消肿；骨碎补补肾活血；自然铜散瘀止痛，破积聚；地龙、全蝎、穿山甲皆为虫类药，散瘀通络，攻克顽疾。另现代药理学研究表明，穿山甲具有改善冠脉流量、降低胆固醇、调节细胞及体液免疫的功效，大剂量尚可控制介质释放，发挥抗组胺作用，从而抑制风湿痹病的发展。

案30 欲发疝瘕案

痛不已，右坚，欲疝瘕。

川楝子、茯苓、姜汁炒黑栀、小茴香、橘核，接服桂枝汤加桂。(《碎玉篇·下卷》)

【赏析】

本案痛不停止，欲作疝瘕。《诸病源候论》卷二十曰："疝者痛也，瘕者假也，其病虽有结瘕而虚假可推移，故谓之疝瘕也。由寒邪与脏腑相搏所成。其病腹内急痛，腰背相引痛，亦引小腹痛。"《类证治裁》记载用乌头栀子汤加橘核、桃仁、吴萸治之。本案仿其治法，用小茴香易乌头，温阳散寒；栀子清热消肿止痛，用姜汁炒制其苦寒；茯苓健脾渗湿利水以宣通；川楝子易吴茱萸，行气止痛，与小茴香相配，是薛氏常用治疗血瘀癥瘕之药对；橘核理气散结、止痛，《本草经疏》曰"其味苦温而下气，所以能入肾与膀胱，除因寒所生之病也，疝气方中多用之"。更服桂枝汤加桂，伐寄肾之寒邪，降冲逆，表里通和，病得以愈。

案31 脉痹胃虚案

痛从右肩胛及右胁，畏风怕冷，咳嗽呼吸俱痛。病名脉痹，乃阳明胃虚，饥饱失时，劳瘁得之。

黄芪、桔梗、苡仁、煨姜、南枣、防风。(《碎玉篇·上卷》)

【赏析】

脉痹，病在脉，是以肢体疼痛、无力，脉搏微弱或无脉为主要表现，多由正气不足，外邪侵袭，脉道闭阻所致。脉痹的主要表现为"在于脉血凝而不流"(《素问·痹论》)，"其脉左口脉结而不流利或如断绝者"(《中藏经》)。本案未言其脉，而仅有其症"咳嗽呼吸俱痛"，此与《济生方》所描述的"脉痹之为病应乎心，其状血脉不流，令人萎黄，心下鼓气，卒然逆喘不通，嗌干善噫"相似。脉痹的病位在血脉，病因与外邪痹阻、气血亏虚均有关。案言阳明胃虚，饥饱失时，故宜治本为先。方中黄芪、防风益气祛风，以御外邪；薏苡仁、煨姜、南枣补运中焦；桔梗行气宣通。

案 32　络虚肝着案

痛而重按少缓，是为络虚。虚则气逆，忌进辛香泄气。宗仲圣肝着之病，用旋覆汤。

旋覆汤加桃仁、归尾、柏子仁。（《碎玉篇·下卷》）

【赏析】

"痛而重按少缓"是络虚疼痛的重要指征。久病气血耗伤，络脉不充，久痛则病由经脉累及络脉。且久病胃络空虚，使阳明润降不足，厥阴易于上逆，此时之疼痛，非辛香通补无以祛除。故谨守病机，宗仲圣之肝着病，用旋覆汤化裁。方中旋覆花，主入肝经，味咸辛苦而温，散胸胁结气，疏通脉络；葱茎味辛，能行能散，通利阳气，以疏通肝之络，助旋覆花调畅胸胁之气；新绛入经络，活血祛瘀；桃仁活血祛瘀；柏子仁滋阴养血；当归活血通络。诸药合用，共奏调畅气机，通行瘀滞之效。

案 33　筋骨痛痹案

痛着右腿身前，肌肉不肿，必在筋骨；且入阴分，势笃邪留于阴。向有偏坠，从肝经治。

白归身、小茴香、厚杜仲、生山甲、广地龙、北细辛。（《碎玉篇·上卷》）

【赏析】

本案痛而肌肉不肿，则痹在筋骨，肝在体合筋；且症见偏坠、肿大、疼痛、下坠，又足厥阴肝经下循阴器，故治从肝经论治。小茴香主入肝、肾经，温阳散寒，理气止痛；杜仲入肝经，补益肝肾；当归活血通络；穿山甲、地龙散瘀通络，搜剔络中伏邪；细辛散寒通窍，《药品化义》曰："若寒邪入里，而在阴经者，以此从内托出。"

案 34　风湿便溏案

痛自背起及肢，太阳阳明游行之界，舌白，便溏，初起必挟风湿。

桂枝、汉防己、苡仁、木通、天花粉、绵茵陈。（《碎玉篇·上卷》）

【赏析】

本案痛处背起及肢，项背为太阳经之循行，阳明主四肢，故曰痛在"太阳阳明游行"，此为风的特征。又症见舌白、便溏，皆为湿象。方中防己辛能行散祛风，苦能降泄燥湿；薏苡仁健脾利湿；木通清热利小便；茵陈辛苦，清热利湿；天花粉清热；桂枝通络。全方用药灵动宣透，使湿热邪气分消而解。

案 35　络脉窒塞案

虚里穴为阳明胃，阳明气血皆多，络脉窒塞为痛，映及背部。脉络不和，必宣通望其痛息。彼萸地之凝，芪术之守，皆非络药。

桃仁、穿山甲、阿魏、归须、韭白根、麝香。（《扫叶庄医案·卷二》）

【赏析】

阳明为十二经脉之长，是保障人体气血升极而降的重要经脉，其健运通降对维持全身气血的运行以及络脉的充盈通畅至关重要。《素问·痿论》有云"阳明者，五脏六腑之海，主润宗筋，宗筋主束骨而利机关也"。故阳明气爽，清阳流行不息，则肢节脉络疏通，痹证自除。故在治疗中以通补最宜。方中穿山甲散瘀通络；麝香辛香走窜，即叶天士所云"非辛香无以入络"；桃仁、当归活血通瘀；阿魏消积散痞；韭白通阳散结，行气导滞。全方用药通达灵动，符合络脉充盈流畅的特点，避免补而呆滞。

案 36　阳明脉虚案

阳明脉虚，右肩引痛。

黄芪、桂枝、炙草、姜黄、煨姜、大枣、当归身、防风。（《碎玉篇·上卷》）

【赏析】

本案病机为阳明脉虚而痛。痛属络虚，势必用补，脾胃为后天之本，中焦为气血生化之源，故薛氏治疗络虚疼痛十分重视脾胃的调养。药食入胃，先由中宫吸收、消化以布诸经，中焦为营气之本，营气失养，则转旋失调。方中黄芪、煨姜、大枣、炙甘草皆补中焦以助运；当归活血通络，使血有生化之源；姜黄、桂枝、防风皆通达之品，使气血得补益又得承运，以免呆滞之弊。

案 37　右膝牵引案

右肢膝盖牵引为痛，起于深秋，是新凉外触，气血少宣，此属脾。

羚羊、桂枝、姜黄、花粉、海桐皮、川芎、酒桑枝、归身。（《碎玉篇·上卷》）

【赏析】

本案起于深秋，则外受新凉，气血少宣，归于脾。结合方药，以方测证。病机为湿热蕴结，湿聚热蒸，蕴于经络，气血阻滞，外感新凉而致痹。《素问·生气通天论》对湿热痹也有论述："因于湿，首如裹，湿热不攘，大筋软短，小筋弛长，软短为拘，弛长为痿。"痹证热邪在里，其治疗如同温病热入营血，或伏气温病，治疗重在透邪外出。故薛氏治疗时多用桂枝与羚羊角相配，以宣通络脉，透邪外达。另加姜黄、桑枝、当归、川芎活血行血通络；海桐皮祛风除湿，活血解毒；天花粉清热宣透。本方体现了薛氏治湿热痹的特点，清泄之中，必配以辛温透达、宣通活络之品，也符合后世所谓的辛开苦降治湿热证的特点。

案38　肢骱起核案

肢骱起核，抚按颇痛，必有流邪入筋骨混气血矣。从痹证治，蠲痹丹。

黄芪、赤芍、羌活、姜黄、归身、甘草。(《碎玉篇·上卷》)

【赏析】

四肢关节起核，轻触重按均痛，则为邪气夹痰瘀留于筋骨间。方用蠲痹丹。"蠲"者，有免除之意，去之疾速也。本方有益气活血之功，气通则血活，血活则风散，服之可使痹证得以迅速免除。方中黄芪、当归益气补血；赤芍活血化瘀；羌活祛风胜湿；姜黄活血通络；甘草健脾益中，调和诸药。

痿 证 案

案1　水不涵木案

接案：十二日来干支一轮，右肢痿，右足跗略有痛象，舌窍未灵，味少甘美，虚象显然。三日前主家以齿痛为热，医迎主见，即投辛凉解散。此证虚在肝肾下焦，若不固纳维本，漫无着落。仍以前法（指温养柔和之法，编者注）加入凉肝可也。

熟地、茯神、牛膝、远志肉、杞子、川斛、天冬、甘菊花。(《扫叶庄医案·卷一》)

【赏析】

肾为先天之本，肾藏精，肝藏血，肾阴滋养肝木，乙癸同源，肝血肾精亏虚，筋脉不得濡养，则右肢痿软无力；肾中内藏人体真阴真阳，在液为唾，唾为肾精所化，能滋养口舌，若肾精亏虚，津不上承，则舌窍未灵；然肾阴亏虚，不得涵养肝木，肝阳上亢，则可见齿痛等肝火上炎之症。故以滋补肝肾为本，配以凉肝之品。方药仍以地黄饮子化裁，去其滋补肾阳之药，加入凉肝之品。方用熟地黄滋补肾阴；牛膝滋补肝肾，引火下行；石斛、天冬滋养肺肾，金水相生，壮水以济火；远志、茯神合用，是宁心安神，交通心肾的常用组合；枸杞子、菊花相配，养肝滋肾，清降肝热。诸药合用，共奏滋水涵木，滋阴降火之功用。

案2　精血亏虚案

精血夺，足痿。

人参、茯苓、大茴香、锁阳，用羊肉膏为丸。(《碎玉篇·上卷》)

【赏析】

足痿，又称痿躄，《医方考》云"痿躄者，手足不用之义"。本案名言病机为精血亏虚，虽《内经》有云"五脏因肺热叶焦，发为痿躄"，然《内经》又有"治痿独取阳明"，何也？《医学心悟》解释曰："盖阳明为脏腑之海，主润宗筋，宗筋主束骨而利机关也。阳明虚，则宗筋纵，带脉不引，故足痿用不也。由前论之，则曰五脏有热，由后论之，则曰阳明之虚，二说似异而实同。盖阳明胃属湿土，土虚而感湿热之化，则母病传子，肺金受伤，而痿证作矣。"因此，本虚而标实。正如《证治百问·卷四·痿》中说"痿本虚证……惟有软弱无力，起居日是废，行步艰难，站未有痛楚者也"。对于痿证的治疗亦有填补肾气法，如《寿世保元》对其极为重视，

"论大补元气，培填虚损之圣药也，治精血亏损，下部痿软无力"，尤其对下肢痿软无力，多从填补肾精，大补元气着手。此案即从脾肾论治，填补精血，以助恢复。方中羊肉、大茴香壮补肾阳；锁阳补肾益精，以滋先天；人参、茯苓益气健脾，以固后天，也是"治痿独取阳明"的又一体现。

案3　骨痿理胃案

精血损伤，骨痿。苦辛药不能去病，反伤胃口。无治病捷径，理胃为先，仓廪汤。(《碎玉篇·上卷》)

【赏析】

本案为脾胃虚弱，湿热浸淫，气血生化乏源所致。痿证的病变部位在筋脉肌肉，根本原因在五脏虚损。脾主肌肉、主四肢，脾胃为后天之本，气化生化之源，故重视脾胃在痿证治疗中亦十分重要，即"治痿独取阳明"之旨意。正如李东垣所论"大抵脾胃虚弱，阳气不能生长，是春夏之行，五脏之气不生。脾病则下流乘肾……骨乏无力，是为骨痿"。本案治疗以甘温之品温养胃气，升中阳以鼓舞脾胃功能；清热利湿恢复脾胃功能，开生化之源，使肌肉得养，骨髓充实，骨痿自愈。方用仓廪汤，方妙在人参、茯苓、仓米、甘草、莲肉益气和胃；协济羌活、独活、柴胡、前胡、枳壳、桔梗，各走其经以散邪，又能鼓舞脾胃中之水谷上输于肺，以水津四布，五经并行，以奉养周身；并配以川芎行血通脉，即如吴师机所言"气血流通即是补"。

案4　肝阳上亢案

少阴不藏，肝阳升亢，发为痿痹。

玉竹、生地、羚羊角、川贝、赤芍、桑叶、知母、鲜石菖蒲、远志、川石斛。(《扫叶庄医案·卷一》)

【赏析】

本案名言病机为肝阳上亢。肝为藏血之脏，肝在体合筋。筋肉的强健与运动灵活自如有赖于肝阴血对肌肉的濡养，血运于筋，筋得其养则舒缩得宜。若肝热内盛，则消耗阴血，筋膜不得荣养而致经脉弛缓，表现为肢体肌肉痿软无力，甚则肌肉萎缩或瘫痪；肝胆之火循经上冲则伴有头痛、胁痛、口苦或筋脉拘急等现象。治宜凉肝滋阴。方用羚角钩藤汤化裁。方用羚羊角清泄肝热，能入血分；桑叶辛凉疏泄，清肝气分之热；知母、赤芍清虚热，养阴和营，以防热煎营阴；木盛而兼燥金之化，故兼用甘寒之生地、玉竹、石斛养阴润肺，滋阴增液，养筋润燥，缓解肌肉痉挛，此为佐金平木法；邪热亢盛，每易灼津成痰，故用川贝母、石菖蒲以清热化痰；热扰心神，又以远志平肝、宁心安神。本方的配伍特点是以凉肝清热为主，配伍滋阴化痰、安神之品，火去则痉挛之症得以缓解。

案5　奇脉论治案

痿厥，春季病发，由冬阳不为藏固。自左及右，渐渐转甚，筋惕肉硬，肿至少腹腰髀，乃跷维任督奇脉失司。形体充盈，内实不足。夫天地节令应乎人身，寒暄更迁病仍顽钝，斯为沉痼废弃之累瘁矣。

鹿茸、归身、苁蓉、沙蒺藜、小茴香、鹿角霜。（《碎玉篇·上卷》）

【赏析】

重视奇经，不拘一格为薛氏医案的特点之一。本案则从奇脉论治痿证。前文已述薛氏强调奇经八脉与肝肾关系密切。肝肾同源，奇脉滋蓄其精血，肝肾奇脉互为影响。肝肾亏虚，奇脉少气，下元不固，则致痿病。奇脉失司，其特点为腰腹部连至髀胯部酸软、肿大、疼痛等。痿证病程大多日久，历经气虚血少，累及下元，肝之固藏、肾之摄纳失职，奇经八脉蓄溢功能失司，故治宜滋补肝肾，兼以温通。对元气大亏之疾，非峻补难挽，故常以鹿茸、鹿角霜、鹿角胶为通督脉之主药，因"鹿性阳，入督脉""鹿茸自督脉以煦提，非比姜附但走气分之刚暴，驱邪益虚，却在营分""鹿茸壮督脉之阳，鹿霜通督脉之气，鹿胶补督脉之血"。方中用鹿茸、鹿角霜温养督脉；肉苁蓉入肝、肾及任督之经，补肝肾，强筋骨；沙苑子、小茴香补肾温阳；当归补血通经，血中之气药，有助精血流通而不滞。

案6　阳明络衰案

向有湿痰痿魇，用温通络脉而愈。年岁日加，阳明脉衰，筋率不舒。《内经》治痿，独取阳明。

黄芪、防风根、独活、野於术、淡附子，水酒各半泛丸。（《碎玉篇·上卷》）

【赏析】

《素问·痿论》云："阳明者，五脏六腑之海，主润宗筋，宗筋主束骨利机关也。"即言阳明脉盛，可使气血源源不断供给至五脏六腑，十二经筋才能禀脏腑气血发挥"束骨利机关"的作用；若阳明脉虚，则宗筋纵，肢体痿软不用。正如叶天士所云"阳明脉络空乏，不司束筋骨以流利机关，肩痛肢麻头目如蒙，行动痿弱无力"。故遵《内经》之经典，治痿独取阳明。本案病机为素有痰湿，故以温通、补益阳明络脉为治。方中黄芪、防风、白术健脾益气，以充阳明经脉；独活祛风散湿，如《本草汇言》曰："独活之苦辛而温，活动气血""善行血分，祛风行湿散寒之药也"，能通痹痛难行、麻木不用之症；附子温中补阳，温煦脉络。

案7　阳明脉衰案

阳明脉衰，厥阴风动，经脉交亏，麻木动痹，肢节重着，久而成痿，当护阳祛邪。

黄芪、甘杞子、防风、蒺藜、附子、远志。(《碎玉篇·上卷》)

【赏析】

本案亦为阳明脉衰之病机。与上案之不同在于可见厥阴风动，此因阳气虚衰，阴寒相对偏盛，格拒于外，虚阳浮张于筋经，气血濡养筋经失常，则筋脉麻木动痹。仍以《内经》独取阳明为经旨，李东垣将此发挥为用药从脾胃论治，其论云"故《下经》曰：骨者，生于大热也，此湿热成，令人骨乏无力，故治独取阳明"。薛氏崇其论，基于病机，较上案而言，本方更重护阳祛邪。方中黄芪、防风健脾益气，祛邪；蒺藜、附子补阳温通；枸杞子养肝滋肾；远志安神，交通心肾。

案8　阳气不足案

右股痿瘓无力，甚于秋冬，缓于春夏，是阳气不足也。但三旬壮年，不宜有此。芪附汤。(《扫叶庄医案·卷一》)

【赏析】

本案症状、病机论述详尽。右股痿瘓无力，与时令有关，甚于秋冬，缓于春夏，自然阳气以春夏为长，故为阳气不足也。病人正值壮年，阳当宜盛，则重在脾胃不当健运而化生。正如王肯堂在《证治准绳》中指出脾胃虚弱则"五脏无所禀"，且提出了真气与谷气的密切关系，"真气所受于天，与谷气并而充身也"，则强调在治痿时，应重视谷气的作用，以补护脾胃。故方用芪附汤。方中黄芪甘温益气，健脾养胃；白术苦温，健脾燥湿，加强益气助运之力；茯苓、薏苡仁甘淡，健脾渗湿，与白术相配，则健脾祛湿之功益著；附子温阳补中；炙甘草，益气和中，调和诸药。故全方温中益气，健脾助运，以化水谷，则助真气。

案9　下元亏虚案

足心涌泉穴，内合少阴肾脏。中年以后，下元精血先虚，虚风内起，先麻木，而骨软筋纵，乃痿之象。当以血肉温养主治。

於术、苁蓉、归身、怀牛膝、羊肉、青盐、茯苓。(《碎玉篇·上卷》)

【赏析】

本案病人壮年而发痿证，即见肝肾阴虚之象，并有虚风内起之象，虽病情轻微，但亦防止传变，"见肝知病，知肝传脾，当先实脾"。故本案治疗重在滋养肝肾，并兼以顾护脾胃。方中羊肉补形，温中补肾，益气补虚；肉苁蓉补肾益精壮阳，《本草汇言》曰其"养命门，滋肾气，补精血之药也"；牛膝补肝肾，强筋骨，李时珍曰"滋补之功，如牛之力"；青盐咸寒，以入肾经；当归补血活血通经；加以白术、茯苓健脾助运，以防滋腻太过，反受其制。

腰痛（腰酸）案

案1 手足微厥案

感寒腰痛，手足微厥，仿仲圣当归四逆例。

当归四逆散。（《碎玉篇·下卷》）

【赏析】

当归四逆汤，系仲景为治厥阴病"手足厥寒，脉细欲绝"而具有温经散寒，养血通脉之功。临凡遇寒入营络所致之腰背、肢体关节疼痛，用之亦颇有效。本案即为遇寒后腰痛，寒邪凝滞，血行不利，阳气不能达于四肢末端，营血不能充盈血脉，遂成手足微厥。故仿仲圣之当归四逆例，用散剂。方以桂枝汤去生姜，倍大枣，加当归、通草、细辛而成。方中当归甘温，养血和血；桂枝辛温，温经散寒，温通血脉，为君药。细辛温经散寒，助桂枝温通血脉；白芍养血和营，助当归补益营血，共为臣药。通草通经脉，以畅血行；大枣、甘草，益气健脾养血，共为佐药。重用大枣，既合归、芍以补营血，又防桂枝、细辛燥烈大过，伤及阴血。甘草兼调药性而为使药。

案2 奇脉不用案

劳伤肝肾，奇脉不用，遇烦必腰痛背垂，虽有失血，未可沉阴滋降。以柔剂温通补下，以充奇脉。

淡苁蓉、炒杞子、茯神、炒当归身、淡补骨脂、生杜仲、生羊肉肾。（《扫叶庄医案·卷一》）

【赏析】

《素问·脉要精微论》言："腰者肾之府，转摇不能，肾将惫矣。"腰为肾之外府，腰部有恙，其病本在肾，肝肾同源，又奇经八脉隶属于肝肾。故劳伤肝肾，则致奇脉不用，经脉失于荣养，不荣则痛，故致腰痛。腰背部主要是足太阳经与督脉循行之处，《金匮要略·脏腑经络先后病脉证第一》言腰、脊痛为"阳病十八"之属；又腰部为带脉之所束，与阳明、冲脉密切相关。故腰部经脉与脏腑气机息息相关，肝肾受损，精血不足，则筋脉肌表失养，不荣则痛。故治宜滋补肝肾，兼以温通，非峻补难挽。方中羊肉肾血肉有情之品，补肾益精；淡苁蓉、补骨脂、杜仲温助肾阳，强筋壮骨；枸杞子滋养肝肾，以补肾阴；当归活血通络；茯神养心安神。全方共奏阴阳双补，调补精血之功效。

案3　闪挫腰痛案

闪挫腰痛。

单桃仁、青葱、新绛、怀牛膝、稆豆衣、归尾。

又方：官桂、乳香、没药、怀牛膝、杏仁、归尾。（《碎玉篇·下卷》）

【赏析】

本案为外伤所致腰痛，即跌仆外伤或腰部用力不当或强力负重，损伤筋骨，经脉气血瘀滞而发。其症可见，《医学心悟》所述"若因闪挫跌仆，瘀积于内，转侧若刀锥之刺，大便黑色，脉涩或芤者，瘀血也"。可见，瘀血是其病理产物和继发病因，因此治疗的关键是活血通瘀，运行气血。方中桃仁活血祛瘀；新绛行经脉而通瘀涩；青葱通气行血，《本草纲目》载其"通气故能解毒及理血病。气者，血之帅也，气通则血活矣。金疮磕损，折伤血出，疼痛不止者，王璆《百一方》用葱白、砂糖等份研封之，云痛立止，更无痕瘢也"；以上三药相配活血通络行气，血行经通则痛止；又恐活血伤血，故以怀牛膝、稆豆衣、当归以养之。

方二中，当归养血活血，病久腰痛，血脉涩滞，当归可行滞养润，尤为适宜，《药性切用》谓之"血滞能通，血虚能补，血枯能润"；官桂温通血脉；乳香气香窜，味淡，故善透窍以理气，没药气则淡薄，味则辛而微酸，故善化瘀以理血，其性皆微温，二药并用宣通经络，而不耗伤气血，为通络之常用药对；杏仁能散能降，《本草便读》曰："桃仁、杏仁，其性相似，一入肝经血分，一入肺经气分。"怀牛膝活血散瘀，引气血下行。两方均为活血散瘀通络，方一适宜于新伤疗补，以通瘀效果颇佳；方二适于久伤之后瘀滞，通补兼顾。

案4　茎瘘盗汗案

少年腰痛，茎瘘，盗汗，进食不甘，肾损伤及胃腑。

归身、小茴香、砂仁、茯苓、菟丝子。（《碎玉篇·上卷》）

【赏析】

本案病人正值少年，腰痛并伴有茎瘘、盗汗。茎瘘是发病时阴茎萎缩内陷而得名，亦称阴缩症。《灵枢·经筋》云："足厥阴之筋……上循阴腹，结于阴器，伤于寒则阴缩入。"又"肾开窍于肾""寒主收引，诸寒收引皆属于肾"，故茎瘘多从肾阳虚治之。腰痛，亦本在肾；阴阳互根互用，阳损及阴，则见盗汗；进食不甘，则胃腑受累。故治疗滋补肾阳，兼以助运。方中用小茴香暖肾散寒；菟丝子补益肝肾，固精缩尿；当归活血通络；砂仁、茯苓健脾助运。全方特点补而不滞，补涩相兼。薛氏补肾多兼固精，以使肾精充足，封藏有度。

案5　痰凝气滞案

停痰气滞，腰痛。
南星、陈皮、茯苓、乌药、半夏。（《碎玉篇·下卷》）
【赏析】

"腰者，肾之府"，其痛宜治肾矣。然而脾为太阴，而能治水，"土可克水也"。"脾为生痰之源"，一旦土气不振，地气难清，水谷之气每凝而成痰，痰凝则气滞血瘀，流窜经络，潜犯关节，"腰，大关节也"，经气被阻而作为腰痛矣。治宜燥湿豁痰，行气开郁。方用导痰汤加减化裁。方中半夏辛温性燥，善能燥湿化痰，且又和胃降逆；陈皮理气行滞，又能燥湿化痰，治痰先理气，气顺则痰消；茯苓健脾渗湿，渗湿以助化痰之力，健脾以杜生痰之源；胆南星祛风痰，配半夏有助燥湿之效；乌药行气温阳止痛，配陈皮有助行气。全方标本兼施，燥湿理气祛已生之痰，健脾渗湿杜生痰之源，共奏燥湿化痰，理气和中之功，痰去气清血和，则骨正筋柔而腰痛止。

案6　腰痛如束案

腰痛如束，腹膨欲胀，八脉为病。
鹿霜、归身、茯苓、杜仲、茴香。（《碎玉篇·下卷》）
【赏析】

腰背部主要是足太阳经与督脉循行之处，足少阳经、阳维脉、阳跷脉行两侧，足阳明、足三阴经、阴维脉、阴跷脉、冲脉与任脉行于腹部，带脉环绕腰部。阴维脉连通三阴与任脉，而任脉为阴脉之海，阳维脉连通三阳，而督脉为之统，阴跷脉交足少阴与足少阳，阳跷脉交会与手足三阳，任脉、冲脉、督脉同起于胞中，一源三歧，阳明为水谷之海，冲脉为十二经之海，而皆为带脉之所束。可见，腰腹与八脉密切相关，尤其为带脉之所束。本案病人以腰痛如束、腹膨欲胀为特点，正如《难经·二十九难》曰："带之为病，腹满，腰溶溶若坐水中。"故此案当从八脉论治，充养经脉。方中鹿霜入督脉，"通督脉之气"；杜仲补肝肾，强筋骨，《神农本草经》载杜仲"主腰脊痛，补中，益精气，坚筋骨"；茴香温肾止痛；当归养血通络；茯苓健脾利湿，通补相因而不滞。

案 7 嗔怒腰痛案

因嗔怒腰痛。

丹皮、青皮、赤芍、陈皮、乌药、黑栀。(《碎玉篇·下卷》)

【赏析】

本案为七情所致腰痛。《素问·阴阳应象大论》曰"怒伤肝",怒伤气,怒使气机上逆。肝主收汇,喜条达;病人嗔怒,就会导致肝升降失衡,疏泄失常。肝气郁滞,气机不畅,不通则痛,故腰痛。治宜理气,兼以行血通络。方中青皮、陈皮疏肝破气;乌药行气止痛;气为血之帅,气滞则血滞,故专以理气同时,兼以行瘀,牡丹皮祛瘀生新而养阴,赤芍散瘀止痛;栀子清热降火,《本草思辨录》曰"凡肝郁则火生,胆火外扬,肝火内伏,栀子解郁火,故不治胆而治肝";惟气药香燥,郁于内者,必有郁火,故用黑栀子降火,使牡丹皮、赤芍行瘀通血络而不燥。本方主以理气,气血平调,以流为贵。

疟 病 案

案1 瘅疟阴伤案

此热伤气分而为瘅疟，寐则肢肿热渴。余暑尚炽，宜救胃津。

人参、麦冬、竹叶、知母、生甘草。(《扫叶庄医案·卷三》)

【赏析】

疟疾是外感疟邪引起的以寒热往来、汗出、口渴、头痛、面赤为主要临床特征的急性热病。疟疾之名在《黄帝内经》中早有记载，《素问·疟论》与《素问·刺疟》两篇是论述疟疾及其治疗的专论，其对疟疾的病因病机、分类等均有论述。其中，"但热而不寒者，阴气先绝，阳气独发"，但热不寒者，称为"瘅疟"。可见，其病机为火热炽盛。热盛易伤阴耗气，火性燔灼，则见肢肿、口渴。正如吴鞠通《温病条辨》有云："仲景于瘅疟条下，谓以饮食消息之，并未出方。调如是重病而不用药，特出饮食二字，重胃气可知。阳明于藏象为阳土，于气运为燥金，病系阴伤阳独，法当救阴何疑。重胃气，法当救胃阴何疑。制阳土燥金之偏胜，配孤阳之独亢，非甘寒柔润而何!"故治宜甘寒柔润急救胃津。方用竹叶石膏汤加减。热不盛、气逆不显而伤阴尤重，故去石膏、半夏、粳米。方中竹叶清热除烦；人参、麦冬益气养阴；更加知母养阴清热；生甘草养胃清热生津。诸药合用，热去烦除，气复津生，胃气调和，胃津得复。

案2 厥阴疟证案

此厥阴疟证之最重者，烦躁吐蛔，脉弦数可征。拟苦辛酸法。

川连、川椒、桂枝、干姜、乌梅、白芍。(《扫叶庄医案·卷三》)

【赏析】

《内经》中将疟疾按病在六经分为"足太阳之疟""足少阳之疟""足阳明之疟""足太阴之疟""足少阴之疟""足厥阴之疟"。本案为厥阴之疟，疟之最重者，即为厥阴三疟。如《温病条辨·下焦篇》曰："邪不深不成三疟。三疟本有难已之势，既久不已，阴阳两伤。"症见烦躁吐蛔，即蛔厥之表现；脉弦数，为厥阴之脉。内发热则烦，阴气伤也；蛔为阴虫，寄生肠中，既可耗损局部之阳气致阴盛生寒，又能摄取水谷之精微使气血匮乏，即"下益寒，上益热"。故用苦辛酸法，减味乌梅丸治之。方以乌梅、白芍、黄连之酸苦，合桂枝、干姜、川椒之辛温，共为苦辛酸之剂。方中乌梅酸泄肝热、白芍酸敛肝血，二药相配，收泄相因，符合肝体阴而用阳之生理特点；二药合黄连又为酸苦泻热；干姜、川椒、桂枝辛热通补胃阳，合乌梅、白芍酸辛行肝气，行阴泻肝；黄连合川椒、桂枝、干姜辛苦同用，辛开苦降，升降中焦气机。

案3　太阴湿疟案

太阴湿疟，脾阳伤，气不运。舌白脘闷，水饮停蓄。当理气分。

草果、厚朴、藿香梗、广皮、杏仁、苓皮，化苏合丸一九。（《扫叶庄医案·卷三》）

【赏析】

本案为太阴湿疟，湿重于热的证治。湿为阴邪易阻滞气机，脾为湿土之脏，喜燥而恶湿，故湿邪侵袭易伤脾阳，而脾失健运。脾不散精，则水饮停蓄；"脘闷"是湿阻气机之兆；"舌白"是指舌苔白腻，为湿重于热之象。故治以燥湿为主，用辛温与苦温相配，湿邪非温不化，辛以宣畅气机，苦以燥湿，即吴鞠通治疗湿疟"方法以苦辛通降，纯用温开而不必苦寒也"。方中杏仁宣畅肺气，开水之上源；草果、厚朴、藿香梗、陈皮燥湿行气畅中；茯苓健脾利湿以渗下，治湿不利小便非其治也。既病防变，用苏合香丸芳香醒神，防止湿热酿痰，蒙蔽心包。

案4　间日湿疟案

间日疟，不饥，心闷，不甚渴，从脾胃制邪可愈。

草果、知母、黄芩、生姜、厚朴、半夏、广皮。（《扫叶庄医案·卷三》）

【赏析】

本案疟疾间日而作。症见不饥、心闷，这是因为湿阻气机，脾阳、心阳受遏所致；不甚渴，说明湿遏热伏，热象逐渐显露而伤阴。正如薛氏在《湿热病篇》中所言"湿热病，属阳明太阴经者居多"。章虚谷阐释云："胃为戊土属阳，脾为己土属阴。湿土之气，同类相召，故湿热之邪，始虽外受，终归脾胃也。"故从脾胃而论治。本案热象已显，故用草果温太阴独盛之寒，知母泻阳明独盛之热，厚朴、陈皮佐草果温运中焦之湿蕴，黄芩佐知母苦寒以清热，生姜、半夏温化湿饮。本方与后世吴鞠通所立草果知母汤相似，可引以互参，《温病条辨·中焦篇》曰："背寒，胸中痞结，疟来日晏，邪渐入阴，草果知母汤主之。"

案5 三疟气怯案

今年疟疾，半由雨湿阴晦之邪，当以芳香逐秽理气分多效。但三疟系在阴伏，起必左足微冷，热过有汗。仍知饥知味，乃劳乏气怯之病，不必专以攻邪。是岁系湿土司天。

桂枝木、生牡蛎、炒黑蜀漆、生芪、当归、防风根、生姜、大枣。（《扫叶庄医案·卷三》）

【赏析】

本案结合运气多以湿邪为主，太阴脾疟的治疗，重在治湿，以芳香逐秽、燥湿理气之品多效。而本案病人"起必左足微冷，热过有汗"，此太阴三疟也，疟三日而发，正气多虚，当宜补益为主。本案病人"仍知饥知味"，可见脾胃尚运，而以气虚不能卫邪之表现为主，故称"劳乏气怯"。方中黄芪、防风益气固表，寓玉屏风之意；脾运尚可，故当归易白术，养血活血，与桂枝相配，温阳通络；牡蛎软坚散结，收涩存阴；生姜、大枣补中；蜀漆为常山的嫩枝叶，称为"常山苗"，有截疟之功。诸药相配，以本为主，兼以治标，共奏益气通阳之功，正气得充，则湿邪当去。

案6 阴伤内热案

脉左数搏，是先天真阴难充，则生内热，疟热再伤其阴。予滋养甘药填阴。

左归丸去杞子、牛膝，加天冬、女贞。（《扫叶庄医案·卷三》）

【赏析】

本案病人左脉数而搏指，为阴虚内热之征，可见午后潮热的症状。《内经》曰："阴阳相搏而疟作为矣。"《医学心悟》释曰："阴搏阳而为寒，阳搏阴而为热。"今为热疟，故再伤其阴。先天真阴不足，复感热疟伤阴，故治宜填补阴液，滋养先后天之阴。方用左归丸加减，滋补真阴。方中重用熟地滋肾填精，大补真阴；山药补脾益阴，滋肾固精；山茱萸滋补肝肾，涩精敛汗；女贞子易牛膝，滋补肝肾，清虚热；天冬易枸杞子，甘寒生津，濡润滋补胃阴；龟、鹿二胶，为血肉有情之品，峻补精髓，龟甲胶偏于补阴，鹿角胶偏于补阳；菟丝子补益肝肾，固精缩尿。方中在补阴之中配伍温润之品，补阳益阴，阳中求阴，即张介宾所谓："善补阴者，必于阳中求阴，则阴得阳升而泉源不竭。"

案7 疟后津伤案

疟后食不易化，口渴，胃津消乏，当清补酸甘化阴。

人参、花粉、知母、白芍、乌梅、橘红。(《碎玉篇·上卷》)

【赏析】

本案为疟病后期，余邪未净，胃阴耗伤之表现。所以治疗要滋阴清热，以清补为宜，酸甘化阴。方中人参补气生津；天花粉生津解渴；白芍、乌梅，则酸甘化阴，生津益胃；配伍知母，则为甘苦合化阴气法，以清胃热，益胃阴；橘红理气化痰，补而不滞。本案可与吴鞠通《温病条辨·中焦篇》第78条互参，"疟伤胃阴，不饥，不饱，不便，潮热，得食则烦热愈加，津液不复者，麦冬麻仁汤主之"。

案8 上焦肺疟案

此肺疟也。伏热在里，加以秋凉外束，上焦病勿犯中下。

沙参、知母、川贝、生甘草、蔗浆、杏仁。(《碎玉篇·上卷》)

【赏析】

本案名言肺疟，但论之不详。《温病条辨·上焦篇》曰："舌白渴饮，咳嗽频仍，寒从背起，伏暑所致，名曰肺疟，杏仁汤主之。"吴鞠通在其分注中进一步论曰："肺疟，疟之至浅者。肺疟虽云易解，稍缓则深，最忌用治疟印板俗例之小柴胡汤，盖肺去少阳半表半里之界尚远，不得引邪深入也，故以杏仁汤轻宣肺气，无使邪聚则愈。"此论与薛氏观点相合，即认为上焦之病，治宜清轻宣扬，勿犯中下。也体现了薛氏论疟疾有上、中、下三焦之分，具有定性、定位、治疗之意义。一般而言，上焦为病轻浅，治疗多用辛凉甘寒清宣为主；中焦病多为湿热之邪，治疗多用苦降辛开，化湿清热；下焦多为疾病后期，虚实夹杂或呈邪少虚多之势，多宜补益为主。本案病在上焦，故用轻扬宣通、甘寒清宣之品以治之。方中杏仁轻宣肺气；知母滋阴清热；沙参、蔗浆润肺生津；川贝母润肺止咳，清肺化痰；生甘草清热利咽，调和诸药。诸药合用，共奏轻扬宣润之功。

案9 疟母癥瘕案

疟数月，三日一发，邪伏于阴。不忌荤酒，致胁腹有形，邪与气血胶固，结为疟母癥瘕。

鳖甲煎丸，每服三十九。(《扫叶庄医案·卷三》)

【赏析】

疟病后期，正气损伤，可以气滞痰凝血瘀而形成"疟母"。吴鞠通在《温病条辨·下焦篇》第59条分注中释之曰："少阳、厥阴为枢，疟不离乎肝胆，久扰则脏腑皆困，转枢失职，故结成积块，居于所部之分。谓之疟母者，以其由疟而成，且无已时也。"治疗要以行气破结、化瘀活络、软坚散结为法，同时要兼顾正气，方用《金匮要略》之鳖甲煎丸。因为疟母非一日而成，治疗也非一日可消，故用丸剂，长期服之，使之渐散。方中药物分为行气破积、化痰祛湿、活血化瘀、软坚散结、补益气血五大类。

《温病条辨·下焦篇》第59条方论中曰："此辛苦通降，咸走络法。鳖甲煎丸者，君鳖甲而以煎成丸也，与他丸法异，故曰煎丸。方以鳖甲为君者，以鳖甲守神入里，专入肝经血分，能消癥瘕，领带四虫深入脏络，飞者升，走者降，飞者兼走络中气分，走者纯走络中血分。助以桃仁、丹皮、紫葳之破满行血，副以葶苈、石韦、瞿麦之行气渗湿，臣以小柴胡、桂枝二汤，总云三阳经未结之邪，大承气急驱入腑已结之渣滓，佐以人参、干姜、阿胶护养鼓荡气血之正，俾邪无容留之地，而深入脉络之病根拔矣。"

案 10　疟伤阴气案

疟伤阴气。

复脉去参、姜、桂。（《扫叶庄医案·卷三》）

【赏析】

本案为阴气两伤，论之未详。因方用复脉汤，故可推测本案为疟邪日久，耗伤下焦真阴，可见形体不充、倦怠神疲、口干舌燥、眼眶凹陷、脉虚大等症。方用复脉汤加减。复脉汤又称炙甘草汤，为《伤寒论》中治疗气虚血弱之方，具有益气滋阴，补血复脉之功效。由于本案为阴气两伤，故去方中人参、生姜，桂枝等阳药。方中炙甘草甘温益气，养心；大枣健脾，养心；地黄和麦冬滋补阴血，在《本草纲目》中有专门用地黄和麦冬熬成膏后治疗血虚的记载；阿胶、火麻仁滋阴生血，与补气药相配，气血并补。

案 11　阳虚伏暑案

阳虚体质，伏暑成疟，凉药只宜少用。身麻属气虚，用生姜泻心法。

生姜、茯苓、炙草、南枣、半夏。（《碎玉篇·上卷》）

【赏析】

本案为伏暑成疟，伏暑为湿热邪气，"暑得湿则留"。湿热相杂，多阳明、太阴受邪，其病位又与体质密切相关。薛氏认为"中气实则病在阳明，中气虚则病在太阴"。本案病人为阳虚体质，故病在太阴，湿化较重，胃阳不足，症可见胃中不和、气逆而呕、心下痞硬、胁下有水气等症。病人兼有身麻，为气虚不得充养，故治宜仿生姜泻心法，并补中气。《古方选注》曰："泻心汤有五，总不离乎开结、导热、益胃，然其或虚或实，有邪无邪，处方之变，则各有微妙。先就是方，胃阳虚不能行津液而致痞者，惟生姜辛而气薄，能升胃之津液，故以名汤。"本方仍用生姜为君，散胁下之水，降逆止呕；半夏破阴以导阳；茯苓健脾益气利水；炙甘草、大枣益胃安中，培水谷以生化；大枣佐生姜生发津液，不使其再化阴邪。

妇科医案

天癸未至案

天癸从未至，肉瘦色瘁，咳嗽气逆，着枕更甚。暮夜内外皆热，天明汗出热减。痰出或稠或稀，咽中不爽。此先天最薄，真阴不旺。勿攻针，指务悦安适。俾经来可得热除，不然即世俗称为干血痨矣。

复脉汤去麻仁。(《碎玉篇·下卷》)

【赏析】

该案主症为天癸从未至，薛氏认为乃先天禀赋不足，真阴不旺所致。肾为人一身之本，先天之本，藏先天之精，含元阴元阳，而天癸是肾精充盛到一定程度所产生的精微物质，《素问·上古天真论》言"女子……二七天癸至，任脉通，太冲脉盛，月事以时下"。由此可见，月经的形成与肾、任冲二脉密切相关。若先天真阴不足，无以化为天癸，肾精亏乏，精血无以充养冲脉，致使血海不能满盈，故月经从未至；肾精不足，失于濡润肌肉，故形体消瘦，精神憔悴；然真阴亏乏，阴不制阳，肾中虚火内扰，故入暮发热尤甚；概卫阳之气夜行于阴，日出于阳，故天明汗出热退；若虚火上犯于肺，导致肺气上逆而发为咳嗽、气喘，甚则不能平卧，而咽喉为肺之门户，故伴有咽喉不利；虚火灼津为痰，则可见咳痰或稠或稀。若出现以上情况，切勿以温针攻之，以图温经活血通经，否则血枯津亏，发为"干血痨"之变证。方用复脉汤以填补真阴，养血通脉。方中生地主入肾经，性甘寒，滋肾水，养真阴，滋而不腻；麦冬甘寒，润肺燥，去虚火，兼以生津止渴；阿胶补血润燥，精血同源，以填肾精；炙甘草、人参、大枣健脾益气，使气血生化有源；生姜辛温，具宣通之性，合桂枝以温通阳气，通利血脉。去麻仁，"恐其滑肠而阴药不得停留滋补也"。全方补中寓通，滋而不腻。服后，待行经之时，血热随经血而出，其发热自止，并嘱病人保持愉悦心情，身体安适勿劳累。

注："干血痨"见于《金匮要略·血痹虚劳病脉证并治第六》："五劳虚极羸瘦，腹满不能饮食，食伤、忧伤、饮伤、房室伤、饥伤、劳伤、经络荣卫气伤，内有干血，肌肤甲错，两目暗黑。"

月经先期案

月经先期三日，热多寒少，脉右弦大。血分偏热，治厥阴疟，邪窒在血。

生鳖甲、青蒿梗、冬桑叶、炒桃仁、川贝母、炒牡丹皮。（《扫叶庄医案·卷四》）

【赏析】

该案主症为月经先期三日，热多寒少，如疟状。薛氏认为乃血分有热，邪结窒于血分，治从厥阴入手。厥阴肝为风木之脏，内寄相火，性喜条达恶抑郁，又主藏血，体阴用阳。若肝郁化火，热扰冲任，迫血妄行，故月经先期三日而至；热邪伏于血分，煎灼经血，致使胞脉不利，以方测证当有经行不畅、经色深红、质稠等症，故言"邪窒在血"；且脉右弦大，弦脉主肝胆，大主热盛，亦是肝经、血分有热之象。方中鳖甲咸寒，直入阴分，滋阴清热，以除血分之热；青蒿辛苦而寒，性味芳香，清中有透，能引血分之邪外出，与鳖甲相配，内清外透，使血分之热有外达之机，且青蒿用梗，更能疏理气机；冬桑叶，甘苦而寒，入肝、肺二经，取其于冬季，以助寒凉清热，又能清肺凉肝，既清肝经之热，又降肺中之火，使肝肺二脏左升右降，条达气机；川贝母，甘苦微寒，清肺润燥，化郁热，降肺火，合桑叶以佐金平木；桃仁、牡丹皮炒用，既清热凉血，又活血散瘀，凉而不滞。纵观全方，似有青蒿鳖甲汤之意，减养阴之生地黄、知母，加活血化瘀之桃仁，故可知本案重在泄血分实热，兼以行血中之滞；脉右弦大，当知肝经郁热，却只用一味桑叶清肝平肝，若临床肝经热盛的病人，可酌情加用川楝子、薄荷、栀子等。

月经后期案

案1 下元虚冷之月经后期案

产后寒入胞门，经水逾期不爽，少腹瘕形渐大，面色青㿠，肉瘦。自上秋产蓐，越今夏诊二次，议以瘕属气结，用大全葱白丸暨乌骨鸡丸温通冲脉。今气血自和，两方不效。是下元虚冷，再攻必变胀矣。

人参、桂心、归身、小茴香、茯苓、鹿角霜、香附、生艾。（《碎玉篇·下卷》）

【赏析】

妇人产后体虚，寒邪趁虚侵犯胞宫，寒性收引凝滞，致使冲任二脉气血失和，胞脉不利，故"经水逾期不爽"；血得热则行，得寒则凝，寒凝胞宫，气滞血瘀，故少腹部瘕形逐渐增大；寒伤阳，且瘀滞日久，气血运行欠畅，脏腑形体失养，故面色青㿠，形体消瘦。病人自去年秋季产褥期后，至今年夏季诊治两次，均以其"瘕属气结"治之，方用大全葱白丸暨乌骨鸡丸治疗，以温通冲脉，活血行气。而现今病人气血自和，却仍服上方，故"两方不效"。薛氏认为此乃下元虚冷所致。肾主封藏，"胞络者，系于肾"，而冲任二脉皆起自于胞宫，若肾阳不足，下元虚冷，寒从中生，脏腑胞宫失于温养，气虚血少，冲任不足，血海不能如期满溢，故月经推后。方用鹿角霜，性甘温，能补下元之虚，温阳益精养血；肉桂心，辛甘大热，既补命门之火，又温通经脉；艾叶、香附暖胞宫，散下焦之寒；小茴香，辛温，能温肾暖肝，散寒止痛；当归身，重在养血，兼以活血行气，为血中之气药，合人参，补气和中，以复气血生化之源；茯苓甘淡渗利，其性下趋，既健脾益气，又利湿渗浊，以畅胞宫冲任气血，诚如《金匮要略·水气病脉证并治第十四》所言"血不利则为水"。故本案重在温补下焦，未用破血攻下之品，如若攻之，则更伤元气，因此薛氏告诫后人"再攻必变胀矣"。

案2 冲任内损之月经后期案

产后形肉日瘦，经水逾期，此属内损。问经来无痛，与方书气滞经迟迥异，养肝调冲任可矣。

桂枝、归身、茯神、生地、白芍、甘杞子、柏子仁、丹参，乌骨鸡膏捣丸。（《碎玉篇·下卷》）

【赏析】

妇人产后形体日渐消瘦，经水逾期未至，由于行经之时未见腹胀、腹痛等气滞之症，故薛氏认为"此属内损"，治以养肝调冲任即可，当与气滞所致之月经后期相鉴别。肝主藏血，"女子以肝为先天"，肝血充足则可下注冲任，"冲为血海"，当血海满盈则可在肝的疏泄作用下，形成月经。妇人产后耗气伤血，若肝血不足，冲任不能按时满盈，故见月经推后。正如薛己在《女科撮要》中言"其过期而至者有因脾经血虚，有因肝经血少……"方用生地黄、枸杞子补肾填精，肾精充足有利化生肝血；芍药阴柔，入肝经而养血柔肝，为"血中之血药"，当归身重在补肝血，为"血中之气药"，两者相配，补中寓行，动静相合；茯神健脾益气，渗湿泄浊，又可宁心安神；柏子仁质润，善养心血安神，通过养心血以充肝血，子母相生；桂枝辛甘温通，通行经脉，合茯神有"桂枝茯苓丸"之意，以调冲任，防补益药物壅遏气血；丹参养血活血，行血而不伤血，补血又不滞血，并配合乌骨鸡膏，气血双补。以方测证，用茯神、柏子仁，可推测病人当有血不养心之失眠、心悸等症。

案3　水亏血少之月经后期案

火升心悸，耳鸣少寐，月经迟。病人时年廿八岁。

生地、阿胶、茯神、女贞子、柏子仁、天门冬。(《扫叶庄医案·卷四》)

【赏析】

《景岳全书·妇人规》言"血热者……其有阴火内烁，血本热而亦每过期者，此水亏血少燥涩而然"，本案亦属"血热经迟"范畴。概下焦肾水不足，无以上济心火，致使心肾不交，心火偏亢于上；又肾藏元阴元阳，肾阴不足，相火内动，虚火上扰于心，心血被灼，血不养心，故言"火升心悸"；心者，神明出焉，以清明为要，如被火扰，则少寐；"肾气通于耳"，肾精亏乏，髓海失养，故见耳鸣；肾藏精，精化血，精血同源，肾水不足，血海亏乏，故月事过期而至。本案重在滋阴补肾填精，辅以养血安神。方中生地黄甘寒，主入心、肾，下滋肾水，上济心火，交通心肾；天冬甘苦而寒，主入肺、肾，上润肺金，下滋肾水，金水相生；女贞子甘苦而凉，主入肝、肾，滋肝肾之阴，益精养血，肝肾同调；阿胶甘平，补血养虚；柏子仁甘平，养心血，安心神；茯神甘淡，健脾益气，宁心安神，又可渗利水湿，使诸药滋而不腻，补而不滞。

案4　肝脾气滞之月经后期案

经迟，心腹痛，泄泻。十五岁。

四制香附、川芎、延胡索、当归身、南枣肉、煨木香，红枣肉丸。(《扫叶庄医

案·卷四》)

【赏析】

本案月经推迟，乃肝脾气滞，冲任受阻，血运不畅所致。肝主疏泄，性喜条达，若肝气郁滞，肝木乘脾，肝强脾弱，故而泄泻；肝脾气滞，不通则痛，则见心腹疼痛。治宜疏肝理脾，行滞调经。方用香附疏肝理气，为"女科之主帅"，理气有助行血；当归、川芎养血活血，行血而不伤血；延胡索活血散瘀，行气止痛；木香芳香醒脾，善行脾胃之气滞；并配以枣肉为佐使之用。

案5　奇经虚损之月经后期案

连次小产，初伤冲任，久而督带维皆伤，八脉不匀约束。阴不下固，阳乃上浮，如经后期、淋滞、晨泄、上热下冷、浮肿、脊酸腰垂、耳鸣、不寐等症。久损不复，必以从阴引阳，通固兼用。若非积累工夫，未得旦晚得效。

人参、炒焦当归、补骨脂、茯苓、青盐、紫石英、鹿茸、炒黑小茴香、生蕲艾，蒸饼丸服三四钱。(《扫叶庄医案·卷四》)

【赏析】

《素问》云："任脉、冲脉、督脉者，一源三歧也。"三者均起自于胞宫。带脉横围于腰，状如束带，约束纵行诸经。而阴维、阳维脉具有维系全身经脉的生理作用，诚如《难经》所言："阳维者，维络诸阳……阴维者，维络诸阴。"病人小产后，起初伤及冲任二脉，"久而督带维皆伤"，故奇经八脉失约。冲为血海，十二经脉之海，诸经之血，皆会于此，"任为阴脉之海""督为阳脉之海"，若冲任督脉受损，各经之血即日渐损耗，不能聚于血海，故下焦精血亏虚。肾者，主蛰，封藏之本，受五脏六腑之精而藏之，若诸经气血亏损，势必穷极于肾。肾为水火之宅，内藏元阴元阳，肾精无以所化，元阳亏虚，相火妄动，而致虚阳上浮。故本案病机重在奇经虚损，下焦失固，肾封藏失约，虚阳上浮，阴阳失和。若冲任受损，精血不足，血海失于满盈，则经期推后；若带脉失约，精微水湿下注，则见淋证；若肾虚，命门之火失于温煦脾土，脾失健运，水湿内停或下注于肠，则见浮肿、晨泄；脊酸腰垂、耳鸣、不寐皆为肾虚无以濡养肢体、官窍、心神；上热下冷，乃虚阳外浮，阴阳失和。故阳病在阴者，必从阴引阳，治宜温肾暖胞，通固兼用。方中鹿茸甘咸而温，为血肉有情之品，禀纯阳之性，具生发之气，温壮肾阳，益精养血，兼固冲任而止带下；紫石英甘温，温肾阳，暖胞宫，调冲任，其性质重沉降，又可定惊悸，安魂魄；补骨脂辛苦而温，补肾壮阳，固精缩尿，兼以温脾止泻；艾叶温经脉，暖冲任，散寒调经；小茴香温肾暖肝，辛散发散，立行诸气，温中宣通；当归养血活血，以利冲任，补中寓行；人参大补元气，补诸脏经络之气；茯苓健脾益气，渗湿止泻；配以咸寒之青盐以清上热，兼引药入肾。纵观全方，诸药重在温肾阳，固下焦；合养肝血之当归相伍，阴阳互生，从阴引阳，用少量入阴分之药，引振阳补气之药入于阴分，诚如张景岳所言："善补阳者，必于阴中求阳，则阳得阴助而生化无穷。"合茯苓、当归通固兼用，补而不滞。

案6　肝胃不和，气滞血瘀，络脉瘀阻之月经后期案

少腹气冲，胃脘必痛，呕吐涎沫，三年频发，少腹已结瘕形，月事日迟，肝胃病伤及冲脉，起自嗔怒而得，治法不越调经，俾气血通行，不致攻犯脉络。古人论痛，总由络病，依此为法。

川楝子、香附、葱管、茯苓、川椒、蓬术、延胡索、小茴香。(《碎玉篇·下卷》)

【赏析】

该案病机乃肝胃不和，伤及冲任，气滞血瘀。究其诱因"起自嗔怒"。情志抑郁或暴怒，最易伤肝，肝性喜条达，恶抑郁。若肝气郁滞，横逆犯胃，致使胃失和降，浊阴上逆，故见呕吐涎沫；肝胃气滞，不通则痛，故胃脘疼痛；肝藏血，其所藏之血在肝之疏泄作用下，下注冲脉，且肝之经脉通过冲、任、督脉与胞宫相通，使胞宫藏泻有序，若肝失疏泄，冲任经气受阻，血海失于满溢，故见月经推迟；肝胃不和，冲任之气上逆，故自觉少腹有气上冲；"三年频发"，日久则气滞血瘀，故"少腹已结瘕形"，以方测证，可伴少腹疼痛。诚如叶天士所言："初为气结在经，久则血伤入络"，故治宜疏肝行气，调畅冲任，活血止痛。方中香附疏肝解郁，行气止痛；川楝子、延胡索，有金铃子散之意，疏肝泄热，理气止痛，防肝郁日久化火生热；莪术辛散温通，破血行气散瘀；川椒、小茴香、葱管辛散温燥，温经活血行气，乃"血得热则行，得寒则凝"，以温通经脉；茯苓淡渗利湿，其性下趋，通利冲任，又可化痰以消癥块。考虑冲气上逆之证不重，故未用桂枝以平冲降逆，临证时可据情况加减使用。

月经先后不定期案

案1 热灼血伤之月经先后不定期案

操家烦劳太过，内起之热从情怀中来，热灼血伤，经事愆期，食少干呛，难用通经峻剂，居家安适，不致骤成劳怯。

资生九。(《碎玉篇·下卷》)

【赏析】

妇人操持家事烦劳太过，情志不遂日久，肝郁化火，灼伤阴血，血海不能按时满溢，或前或后，故月经愆期；肝郁乘脾，故食少；木火刑金则干呛。是故薛氏告诫后人，此类病人不宜过用行气通经破血之峻剂，以免徒伤气血，并嘱其保持心情愉悦，切勿操劳过度，否则易发为"劳怯"之证。方用资生丸以补益脾胃，安中扶正。

注：劳怯，可参考《松崖医径·卷下》："劳怯者，多由气体虚弱，劳伤心肾，则阴虚而生内热所致。主在痰血水火不能既济故也。亦有外感六淫之气，失于怯散，以致乘虚入里，久不与治，遂成劳瘵。"

案2 阴亏于里，阳泄上浮之月经先后不定期案

每交五六月，喉间宿疾蛾发，既愈仍有鼻塞，火升上热下冷，经水或前或后，形瘦，脉小数。是阴弱不旺，肝阳左升太过，肺气右降不及，阴亏于里，阳泄上浮。

人参、阿胶、天冬、丹皮、丹参、石决明、生地、黑料豆。(《碎玉篇·下卷》)

【赏析】

病人每到五六月之时，喉间宿疾即会复发，即使痊愈，亦伴鼻塞等症。薛氏认为此乃下焦肝肾阴虚，肝阳左升太过，肺气右降不及所致。若肝肾阴虚，虚热内扰冲任，迫血妄行，可见月经提前；若血热内灼经血，血液黏稠瘀滞，亦可见月经推后；咽喉为肺之门户，若肝阳太过，木火刑金，肺之肃降不及，故见咽喉疼痛、鼻塞等；且形体消瘦、脉小而细数皆为阴虚内热之象。故治宜滋肝肾之阴，降上逆之火。方中生地黄甘寒，入肝、肾，滋肾阴，养肝阴，"滋水涵木"；天冬甘寒，入肺、肾，上润肺金，下滋肾水，寓有"金水相生""佐金平木"之意；人参、阿胶益气补血；黑料豆补肾健脾，脾肾互滋，"精血互化"；丹参、牡丹皮入血分，凉血清热，

防血热内扰冲任；石决明质重沉降，清肝平肝，以降上逆之火。

案3　肝胃气热上熏，失血经阻之月经先后不定期案

情念多郁，热自内生，经来愆期，心中嘈辣，腹痛，干咳时呛。是肝胃气热上熏，久则失血经阻，最为予虑。

生地黄、阿胶、白芍、穞豆皮、茯神。(《碎玉篇·上卷》)

【赏析】

情志不遂，易伤肝木，久则郁而化火生热。肝主藏血，主疏泄，司冲任血海，若火热之邪灼伤肝阴，耗损肝血，致使肝之疏泄失职，血海蓄溢失常，则见月经愆期；若肝木横逆犯胃，肝胃不和，则胃脘嘈杂不适（此处"心中"，指胃脘）、脘腹疼痛；火热之邪性炎上，肝主升，胃主降，肝胃失和，气随火逆，灼伤肺金，则见呛咳。如任其发展，则血亏经枯，脉道不利，冲任失调，故言"失血经阻"。方用生地、穞豆皮以滋阴养血，补益肝肾，盖肝藏血，肾藏精，癸水生乙木，乙癸同源，精血互化；阿胶、白芍主入肝经，益肝阴，养肝血；茯神健脾益气，以助气血生化有源，又可淡渗利湿，以助冲任流利，还可宁心安神，以防火热之邪扰乱神明。

月经过少案

案1　肝血肉枯，劳损之月经过少案

经来甚少，脉左坚搏仍然，咳呛嗽涎沫，夜热汗出。肝血肉枯，已属劳损。宜进甘缓，以养肝胃，令其纳谷，庶可望愈。若见热投凉，希图治嗽，胃伤速愈矣。

生地、沙苑蒺藜、女贞子、阿胶、石斛、黑栀。（《扫叶庄医案·卷四》）

【赏析】

《医宗金鉴》云："伤血血枯，经来渐少，二三月后经闭不行，以致症见骨蒸肌热……懒于饮食，皮干消瘦，咳嗽频频不已，多成虚损之证。"观本案之证，与其甚为相符。肝血枯竭于内，脾胃虚损，后天乏源，生血不足，阴血亏乏，故源竭而血海难满，"经来甚少"，如不干预，势必发为闭经；阴血亏于内，阴不制阳，虚热内生，迫津外泄，则"夜热汗出"；虚火上灼肺金，肺清肃失职，水津不布，则"咳呛嗽涎沫"。观其脉象"左坚搏仍然"，看似不虚，若误以为实热内扰，而妄投大苦大寒之品，以图泻肺热定呛嗽，势必更伤脾胃，戕乏正气。故而薛氏告诫后人，此属当治以甘缓，养肝胃为要，使其恢复胃气，能纳谷食，方有可愈之望。方用甘温之沙苑蒺藜（沙苑子），补肾固精，以填真元；生地黄、女贞子甘寒养阴，滋补肝肾；石斛甘寒，益胃生津，滋阴清热；阿胶甘平，补肝血，滋肺阴；栀子炒焦，善入血分，凉血清热。诸药合用，肝胃同调，肝肾并补，先后天互滋，故精血足方可下注冲任，肝气调方可司血海。

案2　精血亏虚之月经过少案

胸胁支满妨食，呕逆，经水日少而迟，带下。

从《内经》饮以鲍鱼汁、茜草、骨鲗。（《碎玉篇·下卷》）

【赏析】

《素问·腹中论》曰："有病胸胁支满者，妨于食……病名血枯……气竭肝伤，故月事衰少不来也……以四乌鲗骨、一蘆茹二物并合之，丸以雀卵……饮以鲍鱼汁，利肠中及伤肝也。"该案证属血枯经少。肝藏血，司冲任血海，肾藏精，胞络系于肾，若肝肾亏虚，精血不足，无以下注冲任，故"经水日少而迟"；若肝之升发，肾之封藏失衡，以致清气不升，浊气不降，气逆于上，故胸胁胀满、呕逆，甚则妨碍

饮食；若肾封藏失约，下焦失固，故带下量多。方中海螵蛸（乌贼骨）甘、咸、涩而微温，补肾助阳，收涩固精，以助肾之封藏，肾精足方可化肝血；茜草（蒐茹）苦、寒，善走血分，柔肝凉肝，活血化瘀通经，合乌贼骨一温一寒，一收一散，通涩并行，相反相成；配以甘咸之鲍鱼汁，平补肝肾，益胃养血，补而不滞。

案3 体质偏热，阴液内亏之月经过少案

质偏于热，阴液最亏。女人以肝为先天，经水微少，储蓄无几，不能交会冲脉，此为不孕育之根由也。凡生气与阴血皆根于阳，阳浮为热阴弱不能恋阳。脊背常痛，当从督任治。

鹿胎、甘杞子、桑螵蛸、龙眼肉、白归身、茯苓。（《碎玉篇·下卷》）

【赏析】

体质偏热，乃阴亏于内，阴不制阳，虚热内生所致。女子以肝为先天，以血为用，若肝血亏虚，不能灌注于冲脉，致血海枯竭，故"经水微少"，此为不孕之根由也。气血之生成赖一身之阳气温煦推动，若阴亏于内，阳无所根，虚阳外浮，阴不敛阳，久则阴阳俱损。任督二脉起自于胞宫，任脉循腹行于身之前，为阴脉之海，总任诸阴经；督脉行于背部之中行，为阳脉之海，督领诸阳经，此两者阴阳互滋，则生生不息。若脊背常痛，此乃任督受损，当以温阳补督，滋阴充任。方中鹿胎咸温入肾，为血肉有情之品，温阳补肾，调经种子，大补元精，化生气血，以温督脉，诚如《内经》所言"形不足者，温之以气；精不足者，补之以味"；枸杞子甘平，滋肝肾之阴，平补肾精肝血，以充任脉，配以龙眼肉、当归身以养阴血；桑螵蛸甘咸入肾，补肾气，固下焦，补中寓涩；茯苓甘淡，健脾益气，淡渗通利，补中寓通。故本案重在温阳滋阴以治督任，阴阳充实，则嗣育有根。

闭 经 案

案1　产后闭经，蓐损案

产后二年，经水不至。今秋纳谷损减，衄血，腹满便溏，形神日敝，显然蓐损。人参、茯苓、桑叶、丹皮、炙草、山药。(《碎玉篇·下卷》)

【赏析】

《景岳全书》云："蓐，草荐也。产妇坐草艰难，以致过劳心力，故曰蓐劳，此即产后劳倦也。"本案病机当属产后劳倦，血枯经闭。脾胃为"后天之本""气血生化之源""冲任隶于阳明"，若脾虚血少，气血乏源，无以下注冲脉，故"经水不至"；若其运化失职，故"今秋纳谷损减"；脾主统血，脾虚失摄，血溢脉外，或脾虚肝旺，肝热伤及血络，故衄血；胃主受纳，脾主运化，脾升胃降，若脾胃虚损，升降失调，诚如《内经》所言"清气在下，则生飧泄；浊气在上，则生䐜胀"，故腹满便溏；气血亏虚，失于濡养，故"形神日敝"。治宜益气健脾为主，辅以活血通经。方中人参、茯苓、炙甘草有四君子汤之意，健脾益气，以培补后天；山药甘平，补益脾气，滋养脾阴，兼可补肾涩精，以平补脾肾；桑叶甘、苦而寒，平肝泄热，凉血止血；牡丹皮苦而微寒，入血分，凉血活血以通经。

案2　气血不和，脉络不通之闭经案

此气血不和，脉络不通为胀，用大针砂丸胀减。其经水仍阻左胁，宿瘕久聚，此病根未去。

炒熟桃仁、生牡蛎、炒黑小茴香、炒延胡索、粗桂木、生香附。(《扫叶庄医案·卷四》)

【赏析】

《临证指南医案·癥瘕》云："夫癥者征也，血食凝阻，有形可征，一定而不移；瘕者假也，脏气结聚，无形成假，推之而可动。"若气血凝滞，络脉瘀阻不通，而发为胀满，用大针砂丸(参见"内科医案"腹胀腹满案4)减其胀，然薛氏认为其经水仍阻左胁，宿根未去。治宜疏肝行气，活血化瘀，软坚散结。方用生香附，性味甚烈，香气颇浓，专治气结为病，为气病之总司；延胡索炒用，活血行气，能行血中气滞，气中血滞，盖胸胁为肝经所布之处，二药合用，主入肝经，气血并治；小茴香炒黑，桃仁炒熟，配以粗桂木，辛散行血，温通血脉，活血化瘀；生牡蛎咸寒，软坚散结，以除宿瘕。

案3　肝郁气滞化火，瘀阻冲任之闭经案

经闭，寒热，腹痛。

青蒿、丹皮、川贝、郁金、香附、茺蔚子、茯苓、焦山楂。（《碎玉篇·下卷》）

【赏析】

以方测证，本案闭经当属肝郁气滞，瘀阻冲任所致。肝主疏泄，司冲任，肝气郁滞，气行则血行，气结则血滞，故经闭；足厥阴肝经抵少腹，肝气郁滞，不通则痛，故腹痛；肝气郁结日久易化火生热，则见发热；若肝郁致使阳气被遏，失于温煦，故恶寒。方用香附，专入气分，疏肝行气解郁，调经止痛；郁金辛苦而寒，既入气分，亦入血分，一则清肝经郁热，二则行气活血止痛；青蒿、牡丹皮善行血分，凉血清热，以除血分之热；川贝母质润，清热开郁而不燥；合茯苓化痰利湿以通利冲任；茺蔚子、焦山楂活血通经。

案4　血分臌胀，经水不来案

经水不来，腹大，足冷，浮肿。此乃血分臌胀，四大证候，何得渺视。

禹余粮丸。

接服：人参、泽泻、淡干姜、茯苓、淡附子，又禹余粮丸。（《扫叶庄医案·卷二》）

【赏析】

薛氏言"经水不来，腹大，足冷，浮肿"此为血分臌胀四大证候。脾主运化水液，肾主蒸腾气化水液，若脾肾阳虚，水液代谢失司，水湿内停，故腹大、浮肿；阳虚失于温煦，故双下肢冷；水为有形实邪，易阻气机，气行则血行，气滞则血瘀，若瘀阻冲任，胞脉闭阻，故经水不来。因此，本案病机重在脾肾阳虚，水停、气滞、瘀血相互为患，冲任受阻。治宜温阳利水，活血调经。方用禹余粮丸（即大针砂丸）温补冲任，温阳活血，利水调经。接服附子、人参温补脾肾；干姜温阳祛寒；"通阳不在温，而在利小便"，遂用茯苓、泽泻利水通阳。全方全无破血通经之品，虑其正虚邪实，不耐攻伐，待水湿一去，经水自来。

案5　络脉无血，经水不来案

经水不来，是络脉无血。古云：气旺血自生。大忌通瘀。

人参、鹿茸、桂心、茯苓、归身，羊肉膏为丸。（《碎玉篇·下卷》）

【赏析】

该案闭经当属血虚经闭，诚如薛氏所言乃"络脉无血"。气血亏损，致肝肾失养，冲任不充，血海空虚，故"经水不来"。盖气为血之帅，血为气之宅，气旺促血生，此类闭经大忌逐瘀通经之法，当以益气养血调经。薛氏善用血肉有情之品，方中鹿茸、羊肉补肾阳，益精血，调冲任，以培补先天之本；人参甘温，大补元气，合当归补气生血；肉桂大辛大热，大补命门相火，合当归温通冲任血脉；茯苓甘淡，健脾渗利，祛下焦寒湿。诸药合用，大补元气，补中寓通。

案6　肾阳不足，冲任虚寒之闭经案

经阻，带下，畏冷。

香附、归身、川断、茯苓、砂仁、川芎、杜仲。（《碎玉篇·下卷》）

【赏析】

本案病机当属肾阳不足，冲任虚寒。肾藏先天之精，与冲任相通，肾虚精亏，源断其流，血海不足，故月事不行；肾阳为一身阳气之根本，阳虚温煦失职，下焦虚寒，故畏冷；带脉贯肾，系胞，肾阳不足，带脉失约，寒湿下注，故带下量多。治宜温补下元，养血调经，兼以行气化湿。方中杜仲、续断补肝肾，调冲任，甘温助阳，以治下元虚冷；香附、当归、川芎疏肝行气，养血活血；茯苓健脾益气，利水渗湿；砂仁芳香行散，降中有升，行气化湿，与茯苓同用，化湿浊，止带下。

案7　干血痨之闭经案

经阻三月，咳嗽失血，交夜蒸蒸身热，脉来左搏而促，是阳气烦蒸致逆，诸络血液不得汇集冲脉。深秋经水不来，必加寒热，瘦削，称干劳矣。

生地、丹皮、全当归、焦山楂、生鳖甲、芫蔚子、白芍、麦芽。（《碎玉篇·下卷》）

【赏析】

冲为血海，十二经脉之海，诸经之血、脏腑之血皆灌注于此，若阴虚阳旺，阳气浮亢于上，血随气逆，诸络血液不得汇集冲脉，血海亏虚，故月经停闭；气血上逆，肺之肃降不及，故咳嗽失血；阴血亏于内，虚热内生，故入夜蒸蒸身热；左脉搏动有力且急促，乃血虚肝旺之象。若时日渐久，虚火久蒸，干血内结，瘀滞不通，以致新血难生，津血不得外荣，阴血愈发亏损，势必阴阳失和，而见消瘦、寒热，发为"干劳"（即"干血痨"）。治宜滋阴养血，化瘀调经。方用生地黄、白芍甘寒养阴，滋水涵木，清热生津；生鳖甲质重，滋阴潜阳，以降上逆之气血，又可退热除蒸，以清血分之热；全当归为妇人调经之要药，养血调血，合生地黄、白芍有四物汤之意，滋阴补血，补中寓行；牡丹皮入血分，凉血清热，活血化瘀；焦山楂、茺蔚子活血通经，以除干血；肝藏血，主疏泄，体阴用阳，血虚易肝旺，妙用一味麦芽，取其升发之性，条达肝气而不截伤肝阴，又可健脾和胃，以助气血生化之源。诸药合用，寓有仲景治干血痨之"缓中补虚"治则治法。

案8　情志不遂，肝脾气郁之闭经案

脉涩，经滞，食入脘痞，都因情怀失和，肝脾郁结使然。

人参、陈皮、白蔻仁、钩藤、香附、茯苓、焦楂肉。（《碎玉篇·下卷》）

【赏析】

本案病机当属肝脾气滞，瘀阻冲任。《万氏女科》云："忧愁思虑，恼怒怨恨，气郁血滞而经不行。"概七情所伤，肝失疏泄，气郁血滞，脉道不通，瘀阻冲任，血不得下，故"经滞"；肝气郁结，肝木乘脾，脾失健运，故食后脘痞；涩脉亦主气滞血瘀。治宜行气开痞，解郁通经。方中香附疏肝解郁，理气调经，为女科之主帅；陈皮、白蔻仁芳香入脾，理气醒脾，燥湿开痞；人参、茯苓健脾益气，淡渗利湿；钩藤甘凉，清热凉肝，概肝郁日久易化火，防肝阳上亢；焦楂肉酸甘，入脾经以消食化积，又入肝经血分，活血祛瘀通经，肝脾同调。

案9　产后奇经虚损，少腹瘕聚之闭经案

女科肝病最多，产后必病及八脉。即如少腹聚瘕，瘕气攻心下必呕吐，逆上则咽喉闭塞。经水半年不至，越日必有寒热。下焦病血分为多，瘕属气聚，癥为血痹。疝在冲脉，阴维阳维混混，医药焉能入奇经。

地鳖虫、延胡索、楂炭、蓬术、生鳖甲、川楝子、桃仁、麝香，益母膏捣丸。（《碎玉篇·下卷》）

【赏析】

女子以肝为先天，以血为用，故"女科肝病最多"。瘕者，假聚成形，聚散无常，推之可移，痛无定处，病属气分；癥者，有形可征，固定不移，痛有定处，病属血分，故言"瘕属气聚，癥为血痹"。肝主疏泄，性喜条达而恶抑郁，若肝气郁结，最易气聚成瘕。妇人产后，耗气伤血，损及八脉，若因情志不遂、饮食不节、寒温不调、脏腑感寒等诱因，皆可致气滞血凝。若阻于少腹，则少腹疼痛或发为疝，诚如《诸病源候论·卷三十八》所言："疝瘕之病……多挟有血气所成"；若阻于心下，胃失和降，则呕吐；若气逆于上，阻于咽喉，则咽喉闭塞；若阻于冲任，胞脉不通，则月经停闭；若瘕聚日久，正气受乏，虚实夹杂，营卫阴阳失和，则见寒热。

治宜活血行气，通利奇经。方用地鳖虫（土鳖虫），咸寒入肝，性善走窜，破血逐瘀通经；麝香辛香，开通走窜，行血中之瘀滞，开经络之壅遏，活血通经；二药相配，通诸窍，开经络，通达上下内外，直入奇经，以行经络之滞；莪术、桃仁、延胡索、川楝子、山楂炭，疏肝解郁，破血行气，以行气分之滞，以除血分之瘀；生鳖甲软坚散结，除肝经之败血；配以益母草膏活血调经。捣丸服之，取其"丸者缓也"，缓消癥瘕。

案 10　闭经兼血虚受寒，腹中寒疝案

三月经水不至，少腹气胀，下坠寒疝。属虚可与当归生姜羊肉汤。

当归、羊肉、生姜、小茴香。（《碎玉篇·下卷》）

【赏析】

《金匮要略·腹满寒疝宿食病脉证治第十》云："寒疝腹中痛，及胁痛里急者，当归生姜羊肉汤主之。"在《金匮要略·妇人产后病脉证治第二十一》亦言："产后腹中痛，当归生姜羊肉汤主之，并治腹中寒疝，虚劳不足。"由于妇人劳损气血，致令体虚，血虚受寒，寒邪客于胞宫，损伤冲任，血气不通，故"三月经水不至"；肝经受寒，寒凝气滞，故"少腹气胀，下坠寒疝"。治宜温肾暖肝，散寒调经。方中羊肉为血肉有情之品，甘温补虚；当归养血活血，为血中之气药；小茴香温肾暖肝，散寒止痛，治寒疝腹痛；生姜辛温走表，宣散其寒。"然不用参而用羊肉，所谓'精不足者，补之以味'也。"（清·徐彬《金匮要略论注》）

案 11　下焦虚损，冲气上逆之闭经案

上年秋冬带淋，初用震灵丹，继进参茸升阳，佐提摄而安。夏月咳呛，至秋分咳甚必呕，腰脊如坠。问经闭两月，显是冲气下虚。天明欲便，乃瘕泄之渐。

都气丸。（《碎玉篇·下卷》）

【赏析】

病人于去年秋冬之季，因带淋之证，初用震灵丹以补脾肾，固冲任，继用人参、鹿茸合升提固涩药而好转。今年夏季出现呛咳，甚则呕逆，并伴腰脊坠痛，问之经闭2个月。薛氏认为此乃下焦虚羸，肾不纳气，冲气上逆。天明，即平旦，乃阳气升发之时，若下焦虚损，脾肾不足，升清不及，故而欲便，此为瘕泄之渐；冲任虚损，血海空虚，故闭经。方用都气丸以补肾固冲，滋肺纳气。熟地黄、山茱萸、干山药、泽泻、牡丹皮、茯苓为六味地黄丸，以补肾精，固下焦；五味子酸收，既敛肺气，又涩肠止泻。

注：

1. 震灵丹可参考《太平惠民和剂局方·卷五》，组成为禹余粮、紫石英、赤石脂、代赭石、乳香、没药、五灵脂、朱砂。

2. "瘕泄"可参考《难经·五十七难》："大瘕泄者，里急后重，数至圊而不能便，茎中痛。"与今之痢疾类似。

案12　冲任气血亏乏，阳浮阴弱之闭经案

条寒条热，经水不通，久咳。

鹿霜、归身、柏子仁、小茴香、龟板、香附、茯苓，研末，益母草膏为丸。（《碎玉篇·下卷》）

【赏析】

《女科百问》云："久咳损气，则血亦不足，遂致经闭不行。时发寒热，久久成劳者，气血俱损之故也。"盖肺主一身之气，久咳伤气，气虚无以生血，则血亦不足也，冲任气血亏乏，故经水不通；气血俱损，阳浮阴弱，故"条寒条热"。治宜补益奇经，养血调经。方用鹿角霜温肾助阳，以温督脉，龟甲滋阴养血，以养冲任，是薛氏治奇经虚损常用药对；当归身、香附、小茴香行气活血，温经散寒；柏子仁补肾养心，交通心肾；茯苓健脾益气，通利冲任，以除寒湿；配以益母草膏活血通经。研末为丸，意在"丸者缓也，舒缓而治之"。

案13　冲任虚馁，气血不足之闭经案

停经九月，少腹重坠而痛，及诊少阴脉涩小。并非妊象，且冲任虚馁，怕其暴崩。

八珍汤中加入砂仁。（《扫叶庄医案·卷四》）

【赏析】

停经9个月，诊其脉象，少阴脉（尺脉候肾、命门）涩小，非妊娠之滑脉，虑其冲任虚损。若妄用通经之品，恐其血崩不止，故用八珍汤（人参、白术、茯苓、甘草、熟地黄、当归、川芎、白芍）益气补血，调养冲任；少腹重坠疼痛，乃气虚气滞之候，遂加一味砂仁以芳香醒脾，行气止痛，合大队补气之品，寓补中有升之意。

案14　下元真阴亏乏，奇经虚损之闭经案

停经两月，经漏不止，百日始净，五心脊椎骨热，天明汗出热缓。下元真阴亏，既不复阴海任脉阳海督脉，医以纯药芪术补中，自然少效。

人参、建莲、萸肉、女贞子、糯稻根、阿胶、茯苓、白芍、炙草。（《碎玉篇·

下卷》)

【赏析】

本案病机乃下元真阴不足，奇经虚损。冲、任、督脉一源三歧，皆起自于胞宫，冲为血海。若下元不足，精血亏少，故停经；若带脉失约，则经漏不止，百日始净；五心脊椎骨热，天明汗出热缓，亦是阴虚内热之象。治宜滋阴补肾，固涩奇经。方中女贞子甘凉，入肝、肾经，滋补肝肾，内清虚热；山茱萸酸收，入下焦，补肝肾，固冲任以止漏下；合糯稻根滋阴止汗，退虚热；阿胶、白芍益阴养血，以充血海，且阿胶兼有止血之效；人参、炙甘草、莲子肉益气健脾，以助气血生化有源，且莲子味涩入肾，亦可固下焦，止漏下；茯苓益气健脾，甘淡渗利，通利冲任，引药入奇经，补中寓通。医者若纯用黄芪、白术一类益气补脾，治在中，而不在下，药难以入奇经，自然少效。

案15 郁劳闭经案

泄泻减食，经水不来，而寒热、咳嗽日无间断。据说嗔怒起病，其象已是劳怯。郁劳经闭，最不易治。

人参、蒸冬术、广皮、茯苓、炙甘草、白芍。(《扫叶庄医案·卷四》)

【赏析】

《圣济总录·妇人血气门》云："思虑太过，心气不足，气结不得宣利，月水不应时，或久不通，或气隔成劳，渐有寒热，肌肉不生，不思谷食，凡此病不可服破血有性之药。"本案证属郁劳闭经。由于情志不遂，嗔怒伤肝，易致肝气郁结，若木不疏土，脾失健运，水湿下注于肠，故"泄泻减食"；脾胃为气血生化之源，脾虚血少，血海空虚，故经闭；气血俱损，已成虚劳，肺气亦虚，故"寒热、咳嗽日无间断"。治宜补气养血。方用四君子汤加陈皮、白芍。人参、白术、茯苓、炙甘草益气健脾；白芍柔肝，益阴养血，有"抑木扶土"之意；陈皮芳香醒脾，以行脾胃之气滞。

案16 悒郁内损，劳怯闭经案

悒郁内损经阻，筋骨皆痛，损伤不复，即起劳怯。温养流通，望其郁痹气血和融。若但清热，见血理嗽，百无一治。

当归、生杜仲、桑寄生、炒枸杞子、生鹿角。(《扫叶庄医案·卷四》)

【赏析】

《仁斋直指方·妇人论》云："经脉不行，其候有三……一则风冷内伤，七情内贼，以致经络痹滞……"情志不遂，最易伤肝、心、脾三脏。肝性喜条达，恶抑郁，若肝气郁结，气不行血，血液瘀滞，阻于冲任，则月经停闭；若瘀阻经络，不通则痛，则筋骨皆痛。心主血脉，脾主运化，母子相生，若抑郁日久，伤及心脾，气血俱损，即成"劳怯"。此属当以温补奇经为主，辅以活血行气，盖气血调和，其症自愈。切不可见其发热，妄投苦寒清热之品，否则徒伤脾胃；亦不可见其咳血，妄用敛肺止血之药，否则凝滞气血，百无一治。肾阳为一身阳气之根本，督脉为"阳脉之海"，方用生鹿角、生杜仲以补肝肾，强筋骨，温壮督脉；"冲为血海"，任脉为"阴脉之海"，用桑寄生、枸杞子补肝肾，强筋骨，益精血，精血同源，以养冲任。四药合用，奇经并补，气血足，任冲脉通，故月事自来。辅以当归养血活血，兼行血中之滞，为"血中之气药"，气血融和，郁痹自开。诸药合用，体现薛氏治虚劳经闭"温养流通"之法。

案17 阴亏于下，阳浮于上之闭经案

阴伤于下，热气冒上，脉左坚数。虑其失血，不可强迫通经。

丹参、柏子仁、茯苓、泽兰、牡丹皮、生麦芽。（《扫叶庄医案·卷四》）

【赏析】

《妇人大全良方》云："经候微少，渐渐不通……此由阴虚血弱，阳往乘之，少水不能灭盛火，火逼水涸亡津液。当以养血益阴，慎勿以毒药通之，宜柏子仁圆、泽兰汤。"阴血亏于下，阳气浮亢于上，故"热气冒上"；脉左坚数，亦为血虚肝旺之象。该案仿其法，勿用破血逐瘀通经之品，而以养血调经为主。方中柏子仁甘平质润，主入心、肾，滋阴养血，水火既济；丹参苦而微寒，"功同四物"，养血活血调经，祛瘀不伤正；牡丹皮性寒入血分，凉血清热；茯苓、泽兰利水通经；生麦芽甘平，条达肝气而不截伤肝阴，亦可健脾和胃。

案18 产后血晕成疾，奇经虚损之闭经案

自雍正八年八月间生产，血晕成疾。当七八朝后，减食，断乳，发渴，恶心，便难。至今经水不通，饮食减少，每交节候，常觉倦怠；或稍劳碌，及偶着寒，即手面浮肿，喉痛，面赤腰酸。服温补之剂，稍得效验。兼有带症，容易恼怒。今年饮食略好，小腹膨痛，便燥有血，或便溏不爽。

紫石英、乌鲗骨、人参、当归身、卷柏、桑寄生、川石斛、淡苁蓉、天冬、柏子霜、桂心、禹余粮、枯黄芩、远志肉、川椒，蜜丸服。（《扫叶庄医案·卷四》）

【赏析】

妇人产后气虚血弱，而致血晕。脾胃受损，运化失职，胃失和降，故饮食减少、恶心；气血生化乏源，血少津亏，则断乳、口渴、大便难。现经水不通、纳少、疲

愈，或因劳碌，或感风寒，则手面浮肿、喉痛、面赤腰酸，此皆为产后冲任受损，下元不足，阴亏于下，阳浮于上所致。服用温补之剂以固下焦，稍得效验。下焦肝肾不足，带脉失约，故兼有带症；下元不足，肾之封藏失约，相火妄动，上扰于心，故容易恼怒；产后气虚，推动无力，血液运行迟缓，不通则痛，故小腹膨痛；血虚津亏，大肠传导失职，则便燥有血，或便溏不爽。治宜温固奇经，通养兼用。方用禹余粮丸加减化裁。紫石英甘温，主入心、肾，在下温肾阳，暖胞宫，以调冲任，在上质重能镇，安神除烦；禹余粮、乌鲗骨（即乌贼骨、海螵蛸）涩而微温，入下焦，固精收涩止带，以固带脉；桑寄生补益肝肾，养血以固冲任；肉苁蓉补肾助阳，兼润肠通便；石斛、天冬甘寒，养肾阴，清虚热，合柏子霜、远志、黄芩在下滋肾水，在上清心热，以交通心肾，安神定悸；人参、当归身益气健脾，养血和血；卷柏、桂心、川椒辛散温通，活血通经。

案19　肝气郁滞成瘕，过用攻下致血枯经闭案

左胁有形，渐次腹大。每极攻下泄夺大便得泻，胀心少减，继而仍然不通。频频攻下，针刺不已。病有六载，三年前经水已断。念此病之起，由肝气不和气聚成瘕。攻泄脾胃受伤，古称脐突伤脾。今之所苦，二便欲出痛如刀割，是血液内枯，里气愈结。先进利窍润剂。

琥珀、怀牛膝、麝香、穞豆。

二便通后服归身、茺蔚子、杜牛膝、冬葵子、郁李仁。（《碎玉篇·下卷》）

【赏析】

胸胁为肝经循行之处，肝气不和，气聚成瘕，故左胁有形、渐次腹大。医者以攻下为主，配以针刺，大便得泻，腹胀稍减，然病邪未去。病有6年，久用攻下之法，损伤脾胃，正气受损，气血乏源，血海空虚，故经水已断。现二便艰涩难出、痛如刀割，为血亏津枯，气机阻遏，窍道失润所致。治宜行气润肠，通利窍道。方用琥珀，散瘀消癥，活血通经，利尿通淋；怀牛膝补益肝肾，兼可引胸胁之血下行；麝香辛散走窜，行气开窍，活血化瘀；穞豆滋阴养血，润肠通便。二便通后，接服当归身、茺蔚子、杜牛膝、冬葵子、郁李仁以养血活血，润肠通便。

痛 经 案

案1 气滞血瘀，经后期痛经案

经后期心腹痛。

香附、延胡索、归尾、茯苓、山楂、川楝子、桃仁、小茴香。(《碎玉篇·下卷》)

【赏析】

经后期腹痛多属气血俱虚，冲任失养，不荣则痛。然以方测证，本案腹痛属气滞血瘀，不通则痛。治宜行气活血。方中香附、川楝子疏肝解郁，行气止痛；延胡索、当归尾、桃仁、山楂行气活血，调经止痛；小茴香温通胞脉，散寒止痛，"血得热则行，得寒则凝"；茯苓健脾益气，甘淡渗利，通利冲任。

案2 气血郁痹，络脉不和，经后期痛经案

少腹微膨，经来后期多痛，秋冬膝䐀冰冷，冲气致左胁攻触，脘中胀闷，痛不能食。此属气血郁痹，络脉不和。虽无性命之危，然恐有不得孕育之累矣。

炒延胡、炒小茴香、川楝子肉、穿山甲、当归尾、生牡蛎、炒烟尽五灵脂、生蒲黄。

接服后药：前方专主温通气血，痛果得缓，瘕气亦不上攻触。今复形寒，食不化，与养营方，兼暖冲任，为孕育之基。

人参、紫石英、艾粉、四制香附、淡苁蓉、肉桂、归身、巴戟天，各碾细末，以白花益母草膏为丸。(《扫叶庄医案·卷四》)

【赏析】

《景岳全书·妇人规》云："经行腹痛，证有虚实。实者，或因寒滞，或因血滞，或因气滞，或因热滞；虚者，有因血虚，有因气虚。"本案病机属气血郁痹，络脉不和。足厥阴肝经抵少腹，绕阴器，布胸胁，若肝气郁滞，血液不行，瘀阻络脉，则少腹微膨、经来后期多痛；若阻于冲任，气血运行失和，冲气上冲，则左胁疼痛；若肝木横逆犯脾，肝胃不和，则脘腹胀闷、甚则痛不能食。虽不危及性命，然瘀久伤正，损伤冲任，有恐不得孕育。故首诊重在温通气血，行气止痛。方中延胡索、小茴香炒用，辛散力强，行气活血以止痛；川楝子疏肝解郁，泄肝热，防久郁化火生热；穿山甲性善走窜，内达脏腑，外通经络，活血逐瘀，通行络脉；牡蛎咸寒，

一则软坚散结，合失笑散（炒五灵脂、生蒲黄）以活血化瘀，散结止痛，二则其性质重，入肝经，降逆冲气，以止胁下攻触疼痛；当归尾活血养血，使祛瘀而不伤正。

二诊时，疼痛缓解，但畏寒、纳差，为气虚血弱，投以养营方，兼暖冲任。方中人参、当归身益气养血；紫石英、淡苁蓉、巴戟天、肉桂温肾助阳，以暖冲任；艾叶粉温经散寒，以暖胞宫；香附、益母草行气活血调经。诸药合用补奇经，暖冲任，益气血，"为孕育之基"。

案 3　久病奇经八脉受损，气血亏虚之痛经案

腰胁刺痛，虚里尤甚，头晕跗肿，形寒，临经诸病皆集。此病久八脉损伤，调经和养气血，不得见病治病。

川芎、沙苑蒺藜、桂心、鹿角霜、小茴香、茯苓、炒枸杞子、归身，益母草膏为丸。（《扫叶庄医案·卷四》）

【赏析】

《素问·平人气象论》云："胃之大络，名曰虚里……出于左乳下，其动应衣，脉宗气也。"虚里反映宗气之盛衰，若气虚血弱，气无力行血，血无以荣络，故腰胁刺痛，虚里尤甚；脾胃不足，运化失职，水湿下注，故跗肿（脚肿）；气血乏源，无以上荣头目，故头晕。诸病于行经之前皆聚，此乃久病奇经八脉受损，气血亏虚，当以温养奇经，调和气血。方用鹿角霜、沙苑子、肉桂、枸杞子温补肝肾，益精养血，药入奇经；小茴香温肾暖肝，以暖胞宫；当归身、川芎、茯苓益气健脾，养血调经；益母草活血调经。故本案未见病治病，重在治本，调补奇经，则诸症自愈。

崩 漏 案

案1　暴崩伤血，奇经虚损案

暴崩去血过多，络中空虚，浮阳挟内风，以心悸，筋脉酸软，奇经病也。

熟地黄、女贞子、白芍药、清阿胶、旱莲草、湘莲肉。（《扫叶庄医案·卷四》）

【赏析】

《诸病源候论·崩中候》曰："崩中者，脏腑损伤，冲脉、任脉血气俱虚故也……不能约制其经血，故忽然暴下。"暴崩伤血过多，致经络气血空虚，阴血不足，浮阳上扰于心，或血不养心，均可致心悸；若血不荣络，虚风内动，经脉失养，则筋脉酸软。薛氏认为此病在奇经。治宜滋补奇经，固崩止血。方中熟地黄质润入肾，填精益髓，大补真水，且精血同源，亦可益阴生血；女贞子、墨旱莲有二至丸之意，甘寒入肝、肾，滋补肝肾之阴，以降浮阳虚风，且墨旱莲兼具止血之功；三药合用，主入肝、肾，直达奇经；白芍酸寒，敛肝阴养肝血，柔肝平肝，防肝血不足，肝阳上扰，合熟地黄益阴养血，合阿胶养血之血；配以甘涩之湘莲肉，补益脾肾，以固下焦冲任，亦可入心，养心血，定心悸。故诸药合用，重在补奇经八脉之虚损，未用大量收涩止血药，意在治本。

案2　冬温阳不潜藏，火不归元，经漏不止案

冬温阳不潜藏，内风上越，头旋面赤，下焦皆冷。因经漏未已，难进引火归元。

人参、甘杞子、巴戟天、胡桃、茯苓、紫石英。（《碎玉篇·下卷》）

【赏析】

《温病条辨·上焦篇》曰："冬温者，冬应寒而反温，阳不潜藏，民病温也。"肾主蛰，封藏之本，内寄命门之火，若经漏日久，下焦不固，难以引火归元，肾封藏失约，阳不潜藏，而发为冬温；相火妄动，风火相扰，故头旋面赤；冲任不固，肾阳虚衰，故下焦皆冷、经漏不已。法当温补肾阳，引火归元。方中巴戟天、胡桃肉温肾助阳，以固下焦；紫石英甘温质重，温肾阳，暖胞宫，引火归元；枸杞子补肝肾，益精血，从阴引阳；人参、茯苓健脾益气，滋后天以养先天，且茯苓甘淡渗利，补中寓通。

案 3　冲任虚损，下焦不固之经漏带下案

经漏带下，上冷畏寒。

人参、白术、芡实、姜炭、鹿茸、附子、艾炭。（《碎玉篇·下卷》）

【赏析】

《诸病源候论·漏下候》曰："漏下者，由劳伤气血，冲任之脉虚损故也……不能制其经脉，故血非时而下，淋漓不断。"《诸病源候论·带下候》亦云："带下者，由劳伤过度，损动经血……冲脉任脉为经络之海，任之为病，女子带下。"故经漏、带下皆是冲、任、带脉虚损，下焦不固所致。下焦肾阳不足，失于温煦，则上冷畏寒；寒湿不化，湿浊下注，则带下量多色白。治宜温固下焦。方中鹿茸咸温，为血肉有情之品，温补肾阳，益精养血，固冲任，止带下；附子辛甘大热，峻补元阳，温里祛寒；人参、白术益气健脾，盖脾胃为气血生化之源，中气不足，脾湿下陷，易发为带下证，若气虚无力摄血，血不归经，则易成漏证；芡实、姜炭、艾炭温经止血，收涩止带。故全方脾肾双补，重在调补冲、任、带三脉，辅以收涩之品，标本兼顾。

案 4　肾阳不足，奇经虚损之经漏案

经漏气冲，脘痛腰脊如坠。

鹿霜、甘杞子、柏子仁、归身、沙苑、小茴香。（《碎玉篇·下卷》）

【赏析】

以方测证，本案经漏当属肾阳虚，封藏失司，冲任不固，胞宫藏泻失常所致。腰为肾之外府，脊背为督脉所循之处，若肾阳不足，则腰脊如坠；肾阳为一身阳气之根本，若温煦失职，火不生土，亦可见脘腹疼痛。故治宜温肾助阳，固冲止血。方中鹿霜、沙苑子补肾助阳，涩精止血，以固冲任，药入奇经；枸杞子善补肝血、柏子仁善养心血，母子相生，精血互化；当归身养血和血，为血中之气药，补中寓行；小茴香温经散寒，理气止痛，以除脘痛。诸药合用，重在温肾，以固奇经，兼以养血，以充血海。

案 5　脾肾虚寒，冲任不固之经漏案

经漏三年，淋漓，带下黄白，视色脉不受温暖，固下汤散力量难以直达冲任。古局方有震灵丹，每朝服六十粒。固奇脉药可使其缓，欲求其愈，非大剂人参汤不可。

赤石脂、代赭石、乳香、五灵脂、紫石英、没药、禹余粮、飞辰砂。(《碎玉篇·下卷》)

【赏析】

月经漏下 3 年，实为脾肾虚寒，冲任不固所致。脾主统血，若脾虚不能摄血，血之运行失常，则经漏不止；若失于运化水湿，湿浊下注，带脉失约，则带下量多；脾肾先后天互滋，若累及于肾，致其封藏失约，冲任不固，亦可成经漏带下。故用局方之震灵丹以温脾肾，暖胞宫，固冲任，可直达奇经。然欲求其愈，须大剂独参汤以大补元气，补五脏之虚，气旺以摄血。如此合用，脾肾双补，震灵丹走下，入奇经，固冲任；人参入中，温脾土，暖中焦。中、下二焦并重，经漏、带下并治。

案 6 经漏瘀阻日久，误用滋腻方致脘膈壅滞案

经漏四十余日，瘀腐成块。病中动怒，胸膈胀闷，且痛瘀下稍宽。医治漏血，地芍归胶。下焦未沾其益，脘膈先受其滞，宗经旨先理其上。

苏梗、桃仁、香附汁、南楂、延胡索、生麦芽。(《碎玉篇·下卷》)

【赏析】

经漏日久，离经之血"瘀腐成块"，即为瘀血；瘀阻冲任，血不归经，又会加重出血；病中动怒伤肝，气郁血滞，瘀血阻于胸膈，则胸膈胀闷，甚则疼痛；若瘀血下，疼痛减轻。医者见经漏，用熟地黄、白芍、当归、阿胶一类以养血止血，殊不知此皆滋腻碍膈之物，易助湿生满腻膈，故薛氏言"下焦未沾其益，脘膈先受其滞"。现下焦有漏下，中上有满闷，先理其上，以活血化瘀，行气止痛，兼以宽中畅膈，待上焦瘀血去，脾胃和，再治下焦之经漏。方用桃仁、香附、延胡索疏肝解郁，活血化瘀，行气止痛；山楂消食和胃，活血化瘀；紫苏梗辛温行散，理气宽中；生麦芽行气健脾，消食和胃，兼顾肝气之郁滞。

案 7 久漏成崩，上有疡证案

久漏成崩，上有疡证，用药极难，仿《内经》七方之一。但因下漏，稍佐清上。

鲗骨、茜草，煎浓滤清；入黄芩、阿胶，再煎十沸服。(《碎玉篇·下卷》)

【赏析】

阳证疮疡多由外感火毒所致，初期当清热解毒，行气和营，以"消"为主；中期当托脓外出，以"托"为要。然过用寒凉清热解毒之品以治疡证，恐冰伏气血，伤及冲任；若一味收涩止血以治崩漏，恐不利疡证之消散，故薛氏言其"用药极难"。虑其崩漏日久，冲任虚羸，故以治崩漏为主，稍佐清上之品以顾疮疡。仿《内经》四乌贼骨一藘茹丸化裁。方用乌贼骨以收涩止血；藘茹（茜草）凉血止血，活

血化瘀，涩中寓通；黄芩入上焦，以清热泻火，《神农本草经》云其治"诸失血"；阿胶质润，滋阴养血止血，止崩漏之要药。四药同用，止血为主，佐以清上。

案8　崩漏日久，阴伤阳乘，营卫不和案

脉数，寒热汗出，腹胁痛。病起经漏崩淋之后，是阴伤阳乘。消渴，喜凉饮不可。纯作外邪，和调营卫，甘缓主治。

归身、茯神、炙草、白芍、浮小麦、南枣。（《碎玉篇·下卷》）

【赏析】

该案乃崩漏日久，伤及阴血，阴伤阳乘，营卫不和所致。阴血不足，阴不制阳，虚热内生，故脉数、消渴、喜凉饮不可；营卫失和，则寒热汗出；肝主藏血，阴血不足，血不归肝，肝脾不和，则脘腹、胁肋疼痛。经云："肝苦急，急食甘以缓之。"治宜和调营卫，甘缓治之。方用甘麦大枣汤加减化裁。浮小麦甘缓入心，益心气，养心血，敛心液，止汗出；炙甘草、大枣甘润，补中缓急，诚如《难经·十四难》所言"损其心者，调其营卫""损其肝者，益其中"；当归身、白芍养血柔肝；茯神健脾宁心，心肝脾同调。

案9　阴液内乏，阳风旋鼓，外盛内虚之崩漏案

三旬，有崩漏，形体日加充壮，此皆发泄，外盛内虚。如背部周身肌腠之中热烘，肢体皆为动摇，阴液内乏，阳风旋鼓。病能篇云：诸风掉眩，皆属肝木。风木不宁，阳明脉空，暴中暴厥，皆由此而起。

细生地、柏子仁、麦冬、阿胶、生白芍、茯神、冬桑叶、北沙参。（《扫叶庄医案·卷四》）

【赏析】

《素问·阴阳别论》云："阴虚阳搏谓之崩。"肝藏血，冲为血海；胞脉者，系于肾。肝肾阴亏于下，致冲任虚羸，不能镇守浮阳虚火，灼伤胞宫血络，故崩漏下血；虽形体日加充壮，此皆为浮阳发泄之势，外盛内虚。肝为风木之脏，若肝血不足，阴液亏乏，经脉失于濡养，阳风旋鼓，则肢体动摇；阴不制阳，虚热内生，则背部周身肌腠之中热烘。诚如经云：诸风掉眩，皆属于肝。阳明经为多气多血之经，冲任亦隶属于阳明，若肝肾阴亏，精血亏乏，阳明脉之气血空虚，加之肝风内动，则暴中暴厥。治宜滋肾养肝，平降肝阳，调摄奇经。方用甘寒之生地黄滋肾水，养肝阴，泄伏热；阿胶甘平，为血肉有情之品，既平补肝肾之阴，又养血止血；二药合用，肝肾同补，母子相生，药入奇经，以固冲任；肝升肺降，肝左升太过，肺右降不及，风木不宁，故用麦冬、北沙参滋养肺阴；白芍、冬桑叶养血柔肝，清肺凉肝，

平抑肝阳，以佐金制木；茯神健脾益气，以充养阳明之脉；合柏子仁养心安神，宁心除烦。

案10 下焦虚寒，冲任二气不交，经漏不止案

十四岁室女，无温热药之例。视色夺，脉弱，下焦未寒先冷，经事淋漓，是冲任二气不交。冬宜藏阳，用温摄升阳。

人参、鹿茸、甘杞子、小茴香、紫石英、归身、麋茸、潼蒺藜、蛇床子。（《碎玉篇·下卷》）

【赏析】

《素问·脉要精微论》云："微其脉不夺色夺者，此久病也。"色夺，即虚损衰败之象；脉弱亦为气血虚弱之征。薛氏认为此类月经淋漓为下焦虚寒，冲任二气不交所致。虑其未曾用过温补之品，故处以温摄升阳之法。方中人参大补元气，补五脏之虚，以疗虚损，且气旺有促复阳；鹿茸、麋茸为血肉有情之品，温肾助阳，合人参大补元精，为薛氏温补奇经常用组合；配以潼蒺藜（沙苑子）、蛇床子加强温补肾阳之功；枸杞子善养肝肾之阴，益精养血，有阴中求阳之意；紫石英、小茴香温经散寒，以暖冲任；当归身养血调经，补中寓通。诸药合用，直入奇经，诚如《徐批叶天士晚年方案真本》所言"温以摄下，阳自渐升"。

案11 初潮贪凉，冲任受损，经漏不止案

室女经初至，必自畏热。因热求凉，致伤冲任，经漏不已。血色凝滞，腹中痛得按始缓，是从前经至失调所致。和血脉之中，必佐阴中之阳。

人参、鹿霜、紫石英、肉桂、甘杞子、归身、潼蒺藜、小茴香。（《碎玉篇·下卷》）

【赏析】

女性月经初潮，天癸至，太冲脉盛，气血充沛，故必自畏热；若因热贪凉，阳气受损，伤及冲任，致使寒凝血脉，瘀阻胞宫，则漏下不止；腹中痛，得按始缓，亦为虚寒之象。治宜温补冲任，调和气血。方中鹿角霜、肉桂、沙苑子温肾助阳，以暖冲任，药入奇经；人参甘温，健脾益气，气旺有促复阳；枸杞子、当归滋阴养血，兼以和血，补中寓通，合大队温阳药配伍，有"阴中求阳"之意；小茴香、紫石英温肾暖肝，散冲任之寒。

案12 天癸当绝，冲任脉衰，久漏成带案

天癸当绝，今屡次崩漏，乃冲任脉衰，久漏成带。延绵之病，且固其下。

乌贼骨、小生地、鲍鱼、茜草、阿胶、续断。(《扫叶庄医案·卷四》)

【赏析】

经云："女子七七任脉虚，太冲脉衰少，天癸竭，地道不通，故形坏而无子。"冲任二脉起于胞宫，若二脉虚衰，冲任不固，则天癸当绝未绝，久漏成带。诚如王叔和《脉诀》所言："崩中日久为白带，漏下时多，肾水枯也。"治宜温固冲任。方用四乌贼骨一藘茹丸化裁。鲍鱼、生地黄、续断补肾填精，以固其下；阿胶养血止血；乌贼骨收涩止血，兼以温肾助阳；茜草活血化瘀，防血止留瘀。诸药合用，直入奇经冲任，补中有行，涩中寓通，标本兼顾。此证类似于更年期功血，临证时可参。

案13　暴怒致阴泄阳升之血崩案

五旬因怒暴崩，继而气冲脘闷呕吐。此阴既走泄，阳升郁冒，最多暴厥。

乌鸡(一双，炙)、阿胶、湖莲、生地、茯神、天门冬、女贞子、川石斛、麦冬、甜北参，胶丸服。(《扫叶庄医案·卷四》)

【赏析】

经云：怒则气上，怒则气逆。暴怒伤肝，致使肝失疏泄，肝郁气逆，郁而化火，热伤冲任，迫血妄行，则"暴崩"；足厥阴肝经挟胃属肝，若肝气上冲，横逆犯胃，致胃失和降，则脘闷、呕吐；肝气上冲，血随气逆，又兼暴崩失血，肝阴不足，无以制阳，阳亢于上，故"最多暴厥"。方用乌鸡补益肝肾，滋阴清热；阿胶甘平，滋阴补血，兼以止血；两者均为血肉有情之品，药入奇经，以固冲任；生地黄、天冬、女贞子、川石斛、麦冬、北沙参滋阴清热，养肺、胃、肾三脏之阴，以利肝气之平降；莲子甘涩，健脾益气，益肾涩精；茯神宁心安神，合莲子充养脾胃，以助气血生化有源。

案14　郁勃阳升，八脉不和，下少固摄之崩漏案

昔年多是痰饮方法。今问病原，全属郁勃阳升，八脉不和，下少固摄有崩漏之累。但未询起居，未诊色脉，难定方药，恐难见效。

鹿霜、苁蓉、潼蒺藜、香附、艾叶、归身、甘杞子、小茴香、茯苓，益母膏丸。(《碎玉篇·下卷》)

【赏析】

病人早年病痰饮，多用行消之法，现郁勃阳升，八脉不和，阳升于上，下焦奇经失于固摄，则有崩漏之累。虽未询起居，未诊色脉，仍揣度以温摄奇经之方治之。方中鹿角霜、肉苁蓉、沙苑子温肾助阳，药入奇经，以固下焦；当归身、枸杞子益

精养血，兼以和血，引血归经；香附、艾叶、小茴香温经散寒，行气和血；益母草活血化瘀，利水调经；茯苓甘淡，健脾渗湿通阳，引药入奇经八脉。

案15 小产未复，奇经虚损之血崩案

小产未复，继为血崩二次，腹中刺痛，带下不已。当固冲任，使络血生聚，可望经调。

鹿角霜、当归身、紫石英、炒黑小茴香、沙苑蒺藜、枸杞子、炒黑蕲艾。（《扫叶庄医案·卷四》）

【赏析】

《丹溪心法·崩漏》云："妇人崩中者，由脏腑伤损，冲任二脉气血俱虚故也……不能制约其经血，故忽然而下。"小产后，冲、任、督、带脉受损，下焦不固，故血崩、带下不已；离经之血阻于少腹、胞宫，则腹中刺痛。治宜温固冲任。方中鹿角霜补肾助阳，收涩走散之精气，兼以止血；紫石英质重，温肾阳，暖胞宫，镇守下焦；沙苑子、枸杞子温补肝肾，二药合用，入奇经，固冲任，为薛氏治奇经病常用组合；小茴香、蕲艾炒黑，既增其辛温走散之性，通行络脉，又兼以温经脉、收涩止血；配以当归身养血和血，调摄冲任。

案16 产后下焦虚损，奇经不固之崩漏案

形冷惊怕，旬日经淋漏注，心怔悸若悬旌，自七八年产后致病。夫肝主惊，肾主恐，产病先虚在下，奇经不为固束。急急温补固摄，仍佐通药，其力可到八脉。

紫石英、茯苓、人参、乌鲗骨、鹿茸、炒枸杞子、沙苑蒺藜。（《扫叶庄医案·卷四》）

【赏析】

产后冲任虚损，下焦不固，失于统摄经血，故经淋漏注；肝主惊，肾主恐，下焦肝肾虚寒，精血乏源，血不养心，故形冷惊怕、心悸怔忡如若悬旌（形容心悸怔忡如挂在空中随风飘荡的旌旗）。治宜温补固摄，少佐通药。方中鹿茸、紫石英、沙苑子、枸杞子温补肝肾，药入奇经；人参甘温，益气健脾以统摄血液；乌贼骨收敛固涩，以止经漏；茯苓甘淡，合人参以增健脾之力，合紫石英安神定悸，亦能淡渗下行，滑利冲任，补中寓通。诸药合用，直达奇经八脉，固涩之中佐以通利，温补之余无壅滞之弊，诚如叶天士所言："涩剂不能取效，必用滑药引导。"

案17 血崩损伤未复，奇经虚损，五液枯槁，阳不交阴案

血崩，损伤未复，操持家政，形质神思未得安宁。上年夏秋漏带淋浊，不特肝肾，脂液告竭，奇经与诸络无血存蓄。气冲犯胃，脘膈刺痛，胁肋高突。更推下焦寒冷，腰围拘束，两足麻木，履地痿软，二便窒塞。五液枯槁，阳不交阴，有关性命。据说尝药一年，从未稚效。有一医者，用沉香降气，不知血枯液燥香燥忌进。至于姜桂，亦非失血所宜。姑以血肉之品，参入人参。若春和温煦，草木藉以资生。

人参、沙苑、芝麻、小茴香、甘杞子、苁蓉、归身、羊肉肾。（《碎玉篇·下卷》）

【赏析】

该案病人血崩之后，气血俱虚，冲任受损，又未加休养调理，反而操持家政，以致形体、心神未得安宁。上年夏秋之季，又因漏带淋浊之故，致使下焦亏虚，不仅肝肾受损，体脂、津液亏乏，奇经八脉与诸经络亦无血存蓄。由于津亏血少，冲任不利，气冲于上，故见胃脘不适；肝肾不足，血虚失濡，络脉空虚，不荣则痛，则见脘膈疼痛、胁肋高突；腰为肾之外府，下焦肝肾受损，奇经气血亏虚，则见畏寒、腰围拘束不舒；气血不足，无以濡润经脉、肢体，则见两足麻木、下肢痿软；津亏液少，窍道失润，则见二便窒塞。由此可见，此案病机当属奇经受损，气血亏乏，五液（指汗、涕、泪、涎、唾，这里应泛指体液）枯槁，阳不交阴。若不加及时治疗，甚则有性命之忧。

薛氏认为姜桂之品辛温燥烈，易耗气伤血，非失血之人所宜，常于血肉有情之品中参入人参，以益气养血，滋补奇经。方中羊肉肾甘温，为血肉有情之品，补肾益精，药入奇经；人参健脾益气，益气生血，盖有形之血难以速生，借以无形之气以充有形也；沙苑子甘温，主入肝、肾二经，补肾固精，兼具涩性，为补肾涩精之要药；枸杞子甘平，平补肝肾，益精养血，合当归身、芝麻补血和血，以充精血；肉苁蓉咸温，主入肾与大肠二经，合羊肉肾补肾阳、益精血，合当归身、芝麻润肠通便；配以小茴香温经散寒，通利奇经。诸药合用，以血肉有情之品益精养血，参入益气之人参，气血互生，犹若春和温煦，草木借以资生。

带下病案

案1 八脉空虚，上热下冷，带下变色案

八脉空虚，冲气上逆，上热下冷，肉瞤筋惕，带下变色，晨必瘕泄，非滋阴清热所宜。

菟丝子、沙苑、茯苓、桑螵蛸、杜仲、湖莲。（《碎玉篇·下卷》）

【赏析】

胞脉者，隶属于肾。奇经八脉气血空虚，下焦不固，加之肾为水火之宅，相火无以内守，随冲气上逆，故上热下冷；任脉虚损，失于制约，精微白浊随阴门而下，故带下；气血不足，经脉失养，则见肉瞤筋惕；下焦肾阳不足，火不暖土，脾阳不升，水谷下趋，故晨必瘕泄。本案病机重在八脉虚损，下焦不固，上热下冷，虽见带下变色，然并非阴虚内热所致，不能妄用滋阴清热之法。方中菟丝子、沙苑子、桑螵蛸温补肾阳，收涩固精；杜仲甘温补肾，以温壮督脉；茯苓健脾益气，渗湿止泻，合莲子肉以涩肠止泻。诸药合用，入奇经，固下焦，止带下。此案未写舌脉，若舌红、苔黄，带下色黄，万万不能选用此方。

案2 阴虚奇经损伤之带下案

带下，眩晕，心嘈热，背恶寒，经来渐迟，属阴虚奇经损伤。三十五岁。

细生地黄、茯神、续断、牡蛎、阿胶、生仲、柏子仁、湖莲肉。（《扫叶庄医案·卷四》）

【赏析】

此案病机为阴虚奇经损伤。阴虚内热，暗耗阴津，带脉受损，无以制约，故带下黄稠或兼现杂色；虚火上扰清阳，则眩晕；内扰心神，则心烦嘈热；八脉受损，督脉失于温煦，故背恶寒；阴虚灼伤经血，血行迟滞，冲任不利，故月经推迟。治宜滋阴清热，清补奇经。方中生地甘寒入肾，下滋肾水，上制心火；杜仲、续断补肝肾，强筋骨，以固八脉；茯神、柏子仁养心安神，以除嘈热；牡蛎滋阴潜阳，兼以重镇安神；阿胶、莲子肉健脾养血，以充奇经之气血，莲子肉兼以收涩固精，以止带下。

案3　多产致奇经虚损，五液走泄，带下不止案

多产，奇经诸络津液走泄殆尽。年届花甲，反患淋带，大便日见枯涸，少腹形膨脝胀。血液既去，气散不收。

炒枯肾气汤，日服一帖。(《碎玉篇·上卷》)

【赏析】

女人多产，体气已惫，奇经八脉诸络患病，五液走泄，殆尽而枯。现年已六十，反患淋漏带下，大便日见枯涸，少腹形膨脝胀，血液难生，气散不收，下焦关闸已撤，日饵温补，苟延残喘而已，故日服炒枯肾气汤一剂。盖真气真精已衰，大补亦不甚周全耳，实乃权宜之法。

案4　奇经虚损，阳微阴浊，瘕泄带下案

寡居独阴无阳，下焦常冷，瘕泄带下，腰髀入夜痛甚，自觉肠腑膨胀，而胸次似高突，腹形未见膨满。凡诸腑皆阳，阳微必阴浊来聚。初夏曾定温通奇经法，原效，夏秋时邪暑湿客病贻延，痛复如昔。立冬后十日诊。

议：人参、川椒、小茴香、鹿茸、补骨脂、茯苓、归身、熟附子、胡芦巴，蒸饼煮糊为丸。(《扫叶庄医案·卷四》)

【赏析】

该案带下证之病机属奇经虚损，阳微阴浊来犯，带脉失约，寒湿下注。腰为肾之外府，带脉环循腰间一周，若肾阳不足，无以温煦四肢百骸，则见腰腿疼痛、下焦常冷；肾阳为一身阳气之根本，寡居独阴无阳，肾阳亏虚，火不暖土，脾运化失职，寒湿下注于肠腑，则见瘕泄；阳微无以温化水湿，湿邪内停，故言"阳微必阴浊来聚"；湿性黏腻，易阻气机，若寒湿侵犯筋骨，可见腰腿周身冷痛，若影响胃肠之和降，则见肠腑膨胀。然胸次似高突，腹未膨满，可与癥病相鉴。治宜温通奇经，温则散奇经之寒，通则除寒湿之滞。

初夏时节用此法有效，然夏秋之季，复感暑湿，故诸症加剧，此次就诊仍沿用前法。方用人参、鹿茸、补骨脂温肾助阳，药入奇经，为薛氏常用组合；胡芦巴、熟附子温肾助阳补火，兼以散寒止痛；川椒、小茴香辛热温通，温经散寒止痛；茯苓甘淡，健脾益气，淡渗利湿，兼以通利奇经；当归身养血行血。

案5　八脉空虚，带下色红案

脉右数，左濡，腰髀酸软，带下淡红色，两足带冷，此属八脉空虚。

人参、茯神、杜仲、建莲肉、鹿霜、甘杞子、苁蓉、桑螵蛸，河车膏捣丸。（《碎玉篇·下卷》）

【赏析】

《诸病源候论·带下候》云："带下者，由劳伤过度，损动经血，致令体虚受风冷，风冷入于胞络，搏其血之所成也……冷则多白，热则多赤。"该案脉右数主热，左濡主湿，然两足不温、带下淡红，故湿重热轻。薛氏认为此属八脉空虚。冲、任、督脉皆起自胞宫，而胞脉隶于肾，若八脉气血空虚，任脉不固，脾湿下注，则见带下；精亏日久化燥生热，或湿郁日久化热，均可见带下色淡红；腰为肾之外府，下元不足，则腰腿酸软、两足不温。治以温涩奇经之法。

方中人参、茯神健脾益气，渗湿泄浊，兼以通利冲任；杜仲、鹿角霜、肉苁蓉温补下元，以固八脉；枸杞子滋阴养血，填精补肾，以入奇经；桑螵蛸、莲子肉涩精止带，兼以补益脾肾；并佐以河车膏捣丸服用，以增温补奇经之功。此案脉象虽数，然未用常规健脾清热祛湿之法，而用温涩奇经之法，是薛氏治疗带下病的一大特色。

案6 脏阴内损，累及八脉，复感秋燥，带下不止案

女，四十九岁，天癸当止，谓阳明脉衰，冲脉力怯，不司抬采。诸络之营血聚集血海，按月经行，此向老皆然也。自秋热致伤，客邪亦不甚重，已见带淋。此肌麻血阻，内伤之势渐露。况所患甚于腰腹，明眼医者当推脏阴内损，理必累及八脉，有形之血既去，无形之气掀起飞舞，诸窍百骸攻逼肆虐。即身中之阳气独行，不得真阴来眷恋耳。熟地五味滋收，原无大害，然不入奇经，犹如溃散卒伍自相沙中。偶语耳论古法，介属潜阳咸下，引酸内收，或佐微苦微润。盖肝恶刚喜凉，肾宜温喜暖，古之复方也。

鹿霜、知母、天冬、女贞子、山萸肉、龟板、黄柏、茯神、旱莲草。（《碎玉篇·下卷》）

【赏析】

经云："五七，阳明脉衰，面始焦，发始堕；六七，三阳脉衰于上，面皆焦，发始白；七七，任脉虚，太冲脉衰少，天癸竭，地道不通，故形坏而无子也。"今病人虽已七七，诸络之营血尚能聚集血海，月事时下，看似未见"阳明脉衰，冲脉力怯"的迹象；然外感轻微秋燥，就见带淋崩漏之症，此"脏阴内损，累及八脉"，内伤之势显露，五脏精血亏耗，无形之气攻逼诸窍百骸，遂见崩漏，乃阴不制阳，阳无所附耳。治宜调补肝肾精血。须用咸味介类龟甲滋阴潜阳；酸味山茱萸入肝肾而内收，或佐微苦微润之天冬、女贞子、旱莲草、知母、黄柏，坚之、濡之，滋阴补肾，兼收敛止血；鹿角霜温阳补血；茯神安神以涩精。

本案妙处有二，一者不用熟地黄、五味子等滋腻药，薛氏认为其"不入奇经"，

可知其治妇科诸疾，尤重奇经八脉辨证及用药；二者气味配伍用药，颇耐寻味。薛氏指出"肝恶刚喜凉，肾宜温喜暖"，即补肝宜凉润，补肾宜温涩，明此道理，方能领会方中龟甲、天冬、女贞子、旱莲草、知母、黄柏与鹿角霜、山茱萸的配伍，即"介属潜阳咸下，引酸内收，或佐微苦微润"以调补肝肾。

不 孕 案

案 1　肝肾虚损，八脉不和之不孕案

脉络少血，气聚形象升降而动，起居如惊，跗肿，乏力登高，久已未育，乃下焦肝肾虚损，累及八脉。

甘杞子、鹿胶、归身、白石英、苁蓉、巴戟天、杜仲、紫石英，为末，羊肾捣丸。（《碎玉篇·下卷》）

【赏析】

该案病机为下焦肝肾虚损，奇经八脉气血衰少。肾藏精，肝藏血，母子相生，精血同源，若下焦肝肾虚损，精血乏源，冲任虚衰，胞宫寒冷，故无以摄精成孕，如同"寒冰之地，不能生草木；重阴之渊，不长鱼龙"；肾在志为恐，肾虚失于调摄精神，则起居如惊；若无以充养筋骨，则脚肿、登高乏力。治宜温补奇经。方中鹿角胶、羊内肾为血肉有情之品，填精补肾；肉苁蓉、巴戟天、杜仲温肾助阳；紫石英、白石英温肾暖胞；枸杞子滋肝肾之阴，平补肾精肝血，"阴中求阳"，使阳得阴助而生化无穷；当归身养血和血，补中寓通，补而不滞。诸药合用，入奇经，治虚损，暖冲任，八脉和，方可种子。

案 2　八脉交损之继发不孕案

少年怀妊恶阻，误药殒胎，十余年后不孕育。每经来周身经络即痛，少腹瘕触寒热皆至，乃八脉交损。八脉之治，非转展不效。

紫河车、归身、阿胶、紫石英、小茴香、蕲艾、茯苓、鹿角霜、枯黄芩，益母草膏丸。（《扫叶庄医案·卷四》）

【赏析】

少年时患妊娠恶阻之证，误用药物伤及胎元，致使十余年后无法受孕。现月经来潮时周身疼痛，伴有寒热交作，薛氏认为此属奇经八脉受损，脉络不和。瘕属气聚，聚散无形，气血失和，故少腹瘕触疼痛；奇经虚损，络脉不和，无以濡养经脉，则经来周身疼痛；冲为血海，任主胞胎，八脉交损，下元亏虚，故无以种子坐胎。治宜温补奇经，调和气血。方中紫河车、阿胶、鹿角霜为血肉有情之品，温阳补肾，益精养血，以补奇经之虚损；紫石英、蕲艾、小茴香温肾暖胞；当归身养血调经，

兼以和血；茯苓健脾益气，甘淡渗利，引补药入奇经；黄芩苦寒，清泄里热。配合益母草膏为丸，活血调经。

案3　瘀阻胞宫，冲任不利之不孕案

十五年未产，瘕聚心痛，气冲，乃冲脉受病。

香附、茯苓、小茴香、蓬术、川贝、葱白。（《碎玉篇·下卷》）

【赏析】

15年未生育，薛氏认为此属冲脉受病。然以方测证可知，其不孕之根由在于瘀阻胞宫，冲任不利，气血不通，致使父母之精难以媾和成胎。虽言瘕属气聚，癥属血瘀，然两者常相互为见，气滞可致血瘀，血瘀亦可加重气滞。若气血瘀滞心脉，可见心痛；阻于冲任，可见气冲。故本案用行气活血之法，以除瘀阻，畅冲任。方中香附行气疏肝，调司冲任；小茴香、葱白辛散温通，开达气郁，兼以暖胞宫；莪术破血行气，消癥化积；川贝母、茯苓化痰除湿。

案4　奇经虚损，八脉不和之不孕案

未育十年。据说经将至，周身脉络牵掣不和，腹中不舒。若用力烦劳，即起寒热。是为奇损。当安怡怡悦一年。络血得宁，八脉自苏，否则劳怯不救。

鹿霜、归身、香附、茯苓、甘杞子、沙苑、小茴香、南楂。（《碎玉篇·下卷》）

【赏析】

冲为血海，任主胞胎，本案不孕之病机为奇经虚损，冲任亏虚，无以摄精成孕。经前气血下注冲任，二脉气血壅滞，故经将至时周身脉络牵掣不和，腹中不舒；若烦劳太过，阳气虚则恶寒，气虚无以固表，卫气失于温分肉，亦可见恶寒；若阳气向外浮越，则发热。此皆为奇经虚损之象。薛氏建议注重调摄身心，勿劳累，并保持愉快心情一年，否则易发为劳怯，即虚劳之证。用温补奇经之法，以调摄冲任，养精种子。方中鹿角霜、沙苑子、枸杞子温补肝肾，益精养血，以补冲任之虚，药入奇经；香附、当归身疏肝行气，养血和血，以畅行气血；茯苓、山楂益气健脾，消食和胃，兼以通利冲任；小茴香温经散寒，温通胞脉。故全方在温补奇经的基础上，配以行气和血之法，诚如薛氏所言"络血得宁，八脉自苏"。

案5　体质偏热，阴血亏虚，阴弱阳浮之不孕案

质偏于热，阴液易亏。女人肝为先天，月事虽准，而里少乏储蓄，无以交会冲脉，此从不孕育之因由也。凡生气阴血，皆根于阳，阳浮为热，阴弱不主恋阳，脊

背常痛。当从督任二脉治。

鹿胎、当归、桂圆肉、桑螵蛸、元武板、茯苓、枸杞子、细子芩。(《扫叶庄医案·卷四》)

【赏析】

《碎玉篇·下卷》载："质偏于热，阴液最亏。女人以肝为先天，经水微少，储蓄无几，不能交会冲脉，此从不孕育之根由也。凡生气与阴血皆根于阳，阳浮为热阴弱不能恋阳。脊背常痛，当从督任治。鹿胎、甘杞子、桑螵蛸、龙眼肉、白归身、茯苓。"与此案类似，参见"月经过少案"案3。元武板（即龟甲）滋阴潜阳，充任脉；黄芩苦寒，制浮阳，清里热。可互参。

妊娠诸病案

妊 娠 案

妊交三月。

苏梗、炒白芍、茯苓、砂仁末、生谷芽、广皮。

丸方：生地黄、天门冬、制首乌、川石斛、桑叶、阿胶、胡麻、女贞子、茯神，蜜丸服。（《扫叶庄医案·卷四》）

【赏析】

《诸病源候论》云："妊娠三月名始胎，当此之时，血不流，形像始化。"妊娠3个月，胎儿初成形，有赖母体气血之充养。方中紫苏梗、砂仁末、陈皮理气安胎；生谷芽消食和中，健脾开胃；茯苓益气健脾，以助气血生化之源；炒白芍益阴养血，柔肝缓急止腹痛。

"丸者缓也"，重在滋阴养血，填精补肾，防热扰冲任，以致胎元不固。生地黄、天冬、川石斛、女贞子、制何首乌填精补肾，滋阴清热；阿胶、胡麻仁甘润，益精养血；桑叶清肺润燥，凉肝平肝，防血虚化燥，肝风内动；茯神健脾益气，宁心安神。

妊娠恶阻案

胎前以立基为要。恶阻呕吐酸水，是热化，与安胃调气。

人参、半夏、川石斛、竹茹、茯苓、生姜。（《碎玉篇·下卷》）

【赏析】

本案病机为胃虚有热，气逆上冲。素体脾胃虚弱，妊娠后气血下注胞宫以养胎元，冲气趁此上逆犯胃，胃失和降，故恶心呕吐；若脾虚日久，湿邪内停，郁久化热，则吐酸水。治宜安胃调气，仿金匮橘皮竹茹汤化裁。方中人参益气补中，以养后天脾胃；石斛甘寒，益胃生津，兼清胃热；竹茹清热化痰，和胃止呕；半夏、茯苓、生姜有小半夏加茯苓汤之意，燥湿化痰，降逆止呕。全方共奏益气清热，降逆和胃之功。

胎 漏 案

自乳伤阴，巅胀，失血，怀孕三月，法当养阴固胎。

人参、条芩、石莲、阿胶、白芍、桑寄生。(《碎玉篇·下卷》)

【赏析】

本案因自乳伤阴，阴无以制阳，虚热伤及冲任，扰动胎元，致使胎元不固，故妊娠 3 个月时阴道出血；足厥阴肝经与冲任相系，又上达巅顶，阴虚阳亢，内扰厥阴肝木，故巅顶胀痛。治宜养阴固胎。方中黄芩、石莲苦寒坚阴，清热安胎；阿胶、白芍、桑寄生补益肝肾，养血固冲，兼以止血安胎；人参益气健脾，以助气血生化之源，使气旺有助载胎。

胎动不安案

案1 气血虚弱，冲任匮乏之胎动不安案

安胎。

人参、生杜仲、苏梗、茯苓、砂仁末、川续断、广皮、建莲肉。

丸方：乌骨鸡、鹿胶、女贞子、生地黄、茯苓、乌鲗骨、旱莲草、枸杞子、湖莲肉，胶丸服。(《扫叶庄医案·卷四》)

【赏析】

母体气血虚弱，冲任匮乏，无以固摄滋养胎元，故胎动不安。治宜补气养血，固肾安胎。方中人参、茯苓、莲子肉健脾益气，气旺有助载胎；生杜仲、川续断补益肝肾，固本安胎；紫苏梗、砂仁末、广陈皮行气和胃，理气安胎。

丸方重在滋阴养血、固冲止血以安胎。乌骨鸡、鹿角胶、生地黄、枸杞子补益肝肾，滋阴养血以固冲任；女贞子、旱莲草即二至丸，养阴止血；茯苓、莲子肉健脾益气，以助气血生化之源；乌贼骨咸涩，收涩止血以安胎。

案2 胎热之胎动不安案

内热，胎不安。

人参、石莲、纹银、茯苓、青苧。(《碎玉篇·下卷》)

【赏析】

《景岳全书·妇人规》云："凡胎热者，血易动，血动者，胎不安。"热邪直犯冲任，伤及胎元，则胎动不安；若热迫血行，可见阴道出血。治宜清热凉血安胎。方中人参、茯苓健脾益气，气旺有助固冲任；石莲、纹银、青叶苎麻（即青苧）清热安胎。

注：纹银即纯银。李时珍在《本草纲目》中记载，银有"安五脏、安心神、止惊悸、除邪气"等保健功效，认为"生银，辛、寒、无毒"，可以治疗妊妇腰痛、胎动欲坠。现已不用。

案3　肝脾不和之胎动不安案

培土安胎，则邪自除。

人参、归身、白芍、陈皮、川连、牡蛎、吴萸。（《碎玉篇·下卷》）

【赏析】

脾胃为后天之本，气血生化之源。若气虚血弱，冲任乏源，无以养胎，故胎动不安，甚则滑胎。土虚则木乘，法当培土安胎，兼以调肝。方中人参益气健脾，培土安胎；血为气之宅，配以当归身、白芍养血和血，令血聚养胎；陈皮开胃醒脾，理气燥湿，防湿困脾土；川黄连、吴茱萸与白芍同用，有戊己丸之义，泻火补土，有助清热安胎，又可调和肝脾；牡蛎收敛固涩，止血安胎。

滑　胎　案

每交三月胎殒，是肝脏内怯，症见脊椎尻垂，腰痿酸弱。肝肾奇经虚不摄用，孙真人法。

阿胶、白芍、桑寄生、冬葵子、生地、归身、艾炭、春砂仁。（《碎玉篇·下卷》）

【赏析】

肝肾同居下焦，胞脉者，隶属于肾，肝为血海，调司冲任。若肝肾亏虚，奇经受损，冲任不固，故每至妊娠3个月，胎儿内殒；脊背尾椎疼痛，自觉坠胀，腰膝酸软，均为肝肾亏虚，失于充养筋骨所致。治宜补益肝肾，养血安胎。方中桑寄生补肝肾，强筋骨，益精血，安胎；阿胶、白芍、生地黄、当归身、艾叶炭，有胶艾汤之意，养血和血，固冲安胎；砂仁开胃醒脾，理气安胎。

本案已有胎动不安，用冬葵子这等甘寒滑利之品似有不妥。叶天士《眉寿堂方案选存》载："凡交三月胎殒，是肝阴内怯，任脉不司担任。今见症脊椎尻垂，腰酸痿弱，肝肾奇经虚不固摄，议用孙真人法。阿胶、当归、生地、寄生、艾炭、白芍、子芩、砂仁。"该案中用子芩清热安胎，并无冬葵子，本案中加之疑为舛误。

堕 胎 案

案1　劳损堕胎案

因劳胎损一月。

人参、当归身、茯神、白芍、枣仁、桂心。

膏方：人参、当归身、沙苑蒺藜、鹿角霜、桂圆肉、茯苓、淡苁蓉、枸杞子，熬膏服。(《扫叶庄医案·卷四》)

【赏析】

妊娠期间，因劳累过度，耗伤气血，损及冲任，以致胎元不固。治宜温补奇经，益气养血安胎。方中人参大补元气，气足有助载胎；当归身、白芍益阴养血，以养冲脉；茯神、酸枣仁补养气血，兼以安神；桂心温肾助阳，以固胞胎。

膏方：人参、当归身气血双补，以养胎元；沙苑子、鹿角霜、淡苁蓉、枸杞子温补肝肾，益精养血，药入奇经，以固冲任；龙眼肉、茯苓益气健脾，养心安神。

案2　劳损气泄，阴阳两损之堕胎案

遇劳气泄胎堕，胎去下焦先空，足冷腰脊皆痛，阴阳两损。但以温养补之，怀孕即止。

归身、肉桂、白芍、茯神、人参、沙苑蒺藜、枸杞子、雄羊内肾。(《扫叶庄医案·卷四》)

【赏析】

《格致余论·胎自堕论》云："阳施阴化，胎孕乃成。血气虚损，不足荣养，其胎自堕。"若因劳累，耗气伤血，不足以养胎，致使下焦胎元不固，则胎堕。堕胎之后，血亏气耗，下焦空虚，奇经受损，阳气失于温养，故双足、腰背冷痛，此为阴阳两损。治宜益气养血，温养补之，直至怀孕，方可停止。方中人参大补元气，益气健脾，以助气血生化之源；肉桂、沙苑子、雄羊内肾温阳补肾，入奇经，暖下焦；当归身、白芍、枸杞子益阴养血，诸药合用，气血阴阳并补；配以茯神益气健脾，养心安神，兼以通利冲任，引药入奇经，补而不滞。

小 产 案

三月小产，宜凉营固下。

雄乌鸡一只，青蒿汁熬膏；生地黄、阿胶、天冬、知母、白芍、子芩、建莲、桑寄生。（《扫叶庄医案·卷四》）

【赏析】

妊娠 3 个月，或因摄生不慎，或因感受温热时毒，致使热邪入里，扰动冲任血海，损伤胎元，致使小产。治宜凉营固下。方中雄乌鸡滋阴清热，补益肝肾，以固下元；配以青蒿汁，清解血分之热；生地黄、天冬、白芍滋肾水，养肝阴，退虚热；阿胶、桑寄生补益肝肾，益精养血，兼以止血，以固冲任；知母苦寒质润，清热不伤阴；黄芩清热泻火，凉血止血；莲子肉益气健脾，以助气血生化之源，兼以收涩固精。

半 产 案

半产，是下热先虚，血少内风鼓动，眩晕，腰椎不和，胃弱恶心，勿与温燥。

生地、甘杞子、阿胶、川石斛、天冬、甘菊炭、女贞子、茯苓。（《碎玉篇·下卷》）

【赏析】

《医学心悟》云："半产者，小产也。或至三五月而胎堕；或未足月而欲生，均谓之小产。"此类小产，薛氏认为是下热先虚。热邪内扰，损伤冲任，无以养胎，故半产；半产后，血亏伤阴，致使阴亏于下，阳亢于上，内风鼓动，故头目眩晕；下焦冲任、胞宫受损，气虚血弱，失于濡养，故腰椎不和；冲任隶于阳明，冲任虚羸，阳明脉弱，阴亏血少，胃失和降，挟冲气上逆，故胃弱恶心。治宜清固下焦，滋阴潜阳，勿与温燥。方中生地黄、女贞子滋肾养肝，内清虚热；枸杞子、阿胶益精补血，兼以止血，以固冲任；川石斛、天冬甘寒质润，益胃生津，滋阴清热，以降虚火；甘菊炭性寒，清肝热，平肝阳，以止眩晕，炭炒兼以收涩止血；茯苓益气健脾，以充脾胃，兼以渗湿泄浊，通利冲任，引药入奇经，使诸药补而不滞。

子 悬 案

寒少热多，即先厥后热之谓。热甚，胎攻冲心而痛。盖胎在冲脉，疟邪四末渐归胃系，冲脉属阳明管辖。上呕青黑涎沫，胎受邪迫，上冲攻心。总是热邪无由发泄，内陷不已，势必堕胎。且协热自利，外邪从里而出，有不死不休之戒。方书保胎必固阴益气，今热势壅塞，参胶地属反为热邪树帜矣。前以纯苦气寒，取其急过，上焦阳明胃与厥阴肝两治。今则用酸苦泄两经之邪热，外以井泥固胎。

川连、川椒、白芍、草决明、黄芩、乌梅、石莲肉。(《碎玉篇·下卷》)

【赏析】

《妇人大全良方·卷十二》云："妊娠胎气不和，怀胎迫上，胀满疼痛，谓之子悬。"子悬又名胎上逼心，指妊娠期间胸胁胀满，甚或喘急、烦躁不安者。妇人孕后，气血下注胞宫，以养胎元，故常气虚血弱，若调摄失宜，不慎感受温热之邪，致使邪热下迫冲任，扰及胎元，胎受邪迫，上冲攻心，则心胸疼痛；冲为血海，任主胞胎，冲脉隶属于阳明管辖，若冲气挟胃气上逆，胃失和降，邪热灼津为痰，甚则伤及血络，故上呕青黑涎沫；热多寒少，即先四肢厥冷后发热，此为营卫阴阳失和，枢机不利，阴阳之气无以顺接所致。若邪热无由外泄，反内陷不已，伤及冲任，损及胎元，则势必堕胎；若伴下利，肛门灼热等症，此皆为邪热从里而出之象。

方书言保胎之法，当固阴益气，然今邪热壅塞，充斥内外，若用人参、阿胶、熟地之类，温燥滋腻，易助长热势；若纯用苦寒之品，内泄火热，则易化燥伤阴，寒滞胞宫，均属太过。故治从阳明胃与厥阴肝，用酸苦之法以泄两经之热。

方中白芍酸苦微寒，主入肝经，养肝血，柔肝急，益阴敛气；乌梅配川椒，两者皆入厥阴、阳明经，前者酸涩收敛、固肠止泻，后者辛热走散，少用温肝散寒、暖脾止泻，二药配用，一涩一温，能涩肠止泻；黄芩、黄连、石莲肉苦寒，清热燥湿治协热下利，实乃仲师之法；草决明苦寒清泄，平抑肝阳，以降气逆。纵观全方，有乌梅丸、黄芩汤之意，酸苦合用，以泄阳明、厥阴之热，坚阴敛气；辛苦合用，寓有辛开苦降之法，以复气之升降，降冲气之逆；寒温同调，以除热多寒少如疟状。外用井泥，清热解毒以安胎。

子 肿 案

胎气日长，诸经气机不行，水谷变化水湿，不肯从膀胱而下，横渍肌肤为肿，逆奔射肺咳呛，气冲夜不得卧。阴阳不分，二便不爽，绵延经月，药治难效。当刺太阳穴，使其气安产。

桂木、杏仁、茯苓、左牡蛎、干姜、五味子、泽泻。（《碎玉篇·下卷》）

【赏析】

《医宗金鉴·妇科心法要诀》云："头面遍身浮肿，小水短少者，属水气为病，故名曰子肿。"孕后胎体渐长，致使诸经气机不畅，气行则水行，气滞则津停。若脾气壅滞，失于运化，或肺气不利，失于通调水道，致使水湿内停，横渍肌肤，则发为浮肿；若水湿逆奔射肺，肺失肃降，则咳呛、甚则夜不得卧；若水湿阻于窍道，则二便不利。治宜行气利水，并针刺太阳穴，以疏理气机，通络止痛。方中桂枝辛散温通，行气通脉，甘温助阳，化气行水，兼以平冲降逆，以降上逆之水气；杏仁降利肺气，平喘止咳，以利水之上源；茯苓、泽泻甘淡渗利，通利小便，使水湿从小便而去，茯苓亦可健脾益气，以助脾之运化；干姜、五味子温肺化饮，兼以收敛肺气；牡蛎咸寒质重，化痰散结，以降气逆。

子 淋 案

怀孕子淋，多热在下焦，产即当愈。仍心热嘈，腰酸骨软。阴亏生热，主乎养肝阴矣。

稽豆皮、生地、续断、茯神、湖莲肉、阿胶、天门冬。（《扫叶庄医案·卷四》）

【赏析】

《诸病源候论》云："淋者，肾虚膀胱热也。"孕后精血下聚养胎，肝肾阴亏，虚火内生，下移膀胱，致使膀胱气化不利，故小便淋漓涩痛；虚火上扰心，则心热嘈杂；肾主骨，腰为肾之外府，肝肾阴亏，失于濡养，则腰酸骨软。治宜滋阴清热，润燥通淋。方中稽豆皮、生地黄、天冬甘寒滋阴清热，以润窍道；阿胶甘平，益精养血，平补肝肾；续断补益肝肾，强筋健骨，兼以安胎；茯神利湿通淋，滑利窍道，兼宁心安神；配以湖莲肉益气健脾，使利湿不伤正，祛邪不动胎。

妊娠发热案

怀妊五月，昼夜身热。据述病起恶阻呕吐，吐止热来。思五月足太阴司胎，木火犯中，营卫自怯，必致胎不育长。滋养血液，佐以清肝胆气中之热。

小生地、白芍、麦冬、阿胶、条芩、胡黄连。（《扫叶庄医案·卷四》）

【赏析】

《备急千金要方·妇人门》云："妊娠5个月，足太阴脉养……足太阴内输于脾，五月之时，儿四肢皆成。"妊娠5个月当属足太阴脾主司妊养胎儿，然妇人患恶阻呕吐，久吐伤津，胃阴受损，阴不足无以制阳，加之木火犯中，故昼夜身热；肝脾不和，脾之运化失职，气血乏源，久则必致胎不育长。治宜滋阴养血，佐以清肝胆之热。方中生地黄、白芍、麦冬滋阴清热，柔肝敛阴；阿胶甘平质润，为血肉有情之品，养血补血；胡黄连入肝经血分，善退虚热；黄芩苦寒，善清肝胆之热，盖肝体阴用阳，肝血不足易致肝木化火。

妊娠腰痛案

案1 妊娠感寒，寒凝经脉之腰痛案

怀妊而患时病，古人重在保胎。今喜暖恐寒，气升则厥，气坠欲便，腰腹绕痛，大虑胎堕，辛香柔温之剂冀其厥止。

鹿霜、归身、苁蓉、柏子仁、小茴香、甘杞子、沙苑、云茯苓。（《碎玉篇·下卷》）

【赏析】

妊娠期间患时令病，重在保胎。现喜暖恐寒，为感受寒邪之象；寒性收引凝滞，易伤阳气，若气机升降失调，阳郁温煦失职，则厥冷；若损及中阳，中气下陷，则气坠欲便；腰腹绕痛为冲任受损，胎堕前兆。处以辛香柔温之剂，辛香之品能散能行，发散外寒，以除时令病邪；柔温之剂能温暖奇经，以固胎元，又防辛温香燥太过伤及气血。方中鹿角霜、肉苁蓉、沙苑子温肾助阳，以暖胞胎，药入奇经；枸杞子、当归身、柏子仁甘润平补，益精养血，补益肝肾；小茴香辛香温燥，温经散寒；茯苓甘淡，健脾益气，淡渗利湿，引药入奇经。

案2 肝肾亏虚之妊娠腰痛案

怀妊三月，腰痛，急固肝阴。

生地、生仲、白芍、阿胶、川断、青苎丝。（《碎玉篇·下卷》）

【赏析】

妊娠3个月，腰痛，此为胎堕前兆。肝肾同居下焦，肝司冲任，肾系胞胎，若肝肾阴亏，虚火内生，热伤冲任，损及胞胎，则易发为堕胎，故急固肝肾之阴。方中生地黄甘寒，滋肾养肝，内清虚热；白芍酸寒，益阴养血，柔肝敛阴；杜仲、续断补肾安胎；阿胶甘平，滋阴补血；青苎丝（青苎麻）甘寒，善清肝经之热，兼有止血安胎之功。全方以寿胎丸化裁，补肝肾安胎是也。

妊娠痢疾案

怀妊，为热迫致伤胎气，乘虚邪陷。夏秋疟痢，病经月余渐渐转剧，全属里证。阴伤邪留，显然重候。

生地、阿胶、银花、山楂、槐花、川连。（《碎玉篇·上卷》）

【赏析】

妊娠期间，感受时热病邪，邪热内迫，伤及胎气，长夏多湿，邪热挟湿乘虚内陷，湿热搏结于肠腑，气血失和，肠络受损，故发为痢疾。病经月余，阴伤邪留，逐渐加剧，全属里证，实为重候。治宜养阴清热，泻火解毒，邪正兼顾。方中金银花辛凉，清热解毒，兼以透邪外出；生地黄、阿胶滋阴养血止血；黄连、槐花苦寒，清热燥湿，泻火解毒，凉血止血以止痢；山楂行气活血，调畅气血，以除血分之滞，"无积不成痢"，山楂又兼消食除积之功。

产后诸病案

产后痢疾案

案1　产后湿热痢疾案

产后下痢。

川连、白芍、延胡索、生川大黄、广木香、山楂肉、归尾。(《碎玉篇·下卷》)

【赏析】

痢之为病，有寒热之分，以方测证，此属湿热痢疾。产后阴血亏虚，外邪乘虚陷里，湿热互结于肠腑，血败肉腐，酿为脓血便。方用河间芍药汤化裁，清热燥湿，调气和血。诚如《素问病机气宜保命集》中云："泻而便脓血，气行而血止，行血则便脓自愈，调气则后重自除。"川黄连清热燥湿，厚肠止痢，以治痢疾之本；白芍缓急止痛，养血和营，止下痢腹痛后重以治标；延胡索、广木香行气导滞；生大黄泄热导滞，又兼活血之力；当归尾养血和血，调畅气血；山楂肉消食化滞。诸药合用，使肠中湿热积滞随大便而去。

案2　产后气血亏虚，脾胃不和之痢疾案

痢因冷热，脾胃不和，产后下虚，利主阴伤，故升阳为忌。

桔梗、神曲、木香、延胡索、生山药。(《碎玉篇·上卷》)

【赏析】

产后气血俱虚，脾胃元气未复，若外感风寒，或内伤湿滞，寒湿下注于肠腑，气血壅遏而发为痢疾。治宜温补脾胃，行气化滞，若兼见脱肛，首选补中益气汤一类。然产后下焦亏虚，奇脉受损，阴亏于下，又兼泄利，更伤阴分，故不宜用柴胡、升麻、黄芪等升阳之品，以防阴亏阳亢于上而生变证。方中生山药脾肾双补，既益气健脾，又固肾涩精；木香、延胡索、桔梗行气活血，调畅气血；神曲消食化滞，通导积滞。

产后血晕

新产阴气下泄，阳易上冒。日晡至戌亥，阳明胃衰，厥阴肝横，肝血无藏，气冲扰膈，遂至神乱昏谵。若恶露冲心，立危而已，焉有天明再苏之理，回生丹酸苦，达下焦血分，用过不应，谅非瘀痹。想初产汗淋发热，凡外感风寒邪从外解，此热炽皆乱，即仲圣所谓新产之郁冒也。倘失治，必四肢牵掣，如惊如风痫，立见危殆。议从亡阳汗出谵语例，用救逆法。

桂枝、牡蛎、浮小麦、龙骨、桑叶、南枣。(《碎玉篇·下卷》)

【赏析】

产后失血，下焦阴亏，阳气无所依附，故阳易上冒。日晡至戌亥为阳明经当令之时，阳明为多气多血之经，产后失血，无以充养阳明经脉，阳明胃衰，厥阴肝木乘虚横逆犯胃，可见心胸满闷、恶心呕吐；肝主藏血，体阴用阳，血不足无以养肝，肝气上逆，气冲扰膈，上攻心肺，遂致神乱昏谵。若见恶露冲心，心下急满，神昏口噤，不省人事，即为危旦之候。回生丹酸苦，达下焦血分，但用之无效，恐非瘀阻气闭之证。

《金匮要略·妇人产后病脉证治第二十一》云："新产妇人有三病，一者病痉，两者病郁冒，三者大便难……新产血虚，多汗出，喜中风，故令病痉；亡血复汗，寒多，故令郁冒；亡津液，胃燥，故大便难。"想及新产妇人汗、淋、发热之证，凡外感风寒，邪从外解，而此内热炽盛，气血皆乱，即仲圣所谓新产之郁冒也。倘若失治，伤津亡血，经脉失养，必四肢牵掣，如惊如风痫，立见危殆。以亡阳、汗出、谵语为例，仿仲景桂枝甘草龙骨牡蛎汤，用平冲救逆之法。方中桂枝温通心阳，平冲降逆；牡蛎、龙骨质重沉降，镇潜心阳；浮小麦质轻走表，固表止汗，养心敛阴；桑叶甘苦，平肝潜阳；南枣益气健脾，调和药性。

注：回生丹可参见《万病回春·卷六》：由大黄、苏木、红花、黑豆、当归、川芎、熟地黄、白茯苓、苍术、香附、乌药、延胡索、桃仁、蒲黄、牛膝、白芍、甘草、陈皮、木香、三棱、五灵脂、羌活、地榆、山茱萸、人参、白术、青皮、木瓜、高良姜、乳香、没药组成。

恶露上冲案

恶露冲上，大虑昏厥。
泽兰、楂炭、延胡索、川贝、茺蔚子、香附、广皮。(《碎玉篇·下卷》)

【赏析】

《血证论·产血》云："下血少而晕者，乃恶露上抢于心，心下急满，神昏口噤，绝不知人。"产后胞宫瘀血不下，恶露上冲抢心，故神昏，不省人事，四肢厥冷。治宜活血逐瘀，以除胞宫之滞，使恶露下行。方中泽兰、山楂炭、延胡索、茺蔚子活血通经；香附、陈皮辛香行气以助行血；丹溪先生云"血晕因气血俱虚，痰火泛上……"，故用川贝母润肺化痰。

产后恶露不行案

案1　血瘀内阻胞宫之产后恶露不行案

产后恶露全无，少腹疼痛，时时昏冒，是谓血厥。夫气血之帅也，理血先理气，气行则血行。

肉桂、乌药、香附、当归尾、桃仁、红花、木香、青皮。(《碎玉篇·上卷》)

【赏析】

《景岳全书》云："血厥之证有二，以血脱血逆皆能厥也……血逆者，即经所云'血之与气并走于上'之谓，又曰'大怒则形气绝而血菀于上'之类也。夫血因气逆，必须先理其气，气行则血无不行也。"本案血厥属后者，若产后恶露全无，胞宫气血瘀滞，不通则痛，则少腹疼痛；若瘀阻气逆，上冲攻心，则时时昏冒。治宜行气活血。方中香附、当归尾、桃仁、红花、木香、青皮辛香走窜，行气活血，"理血先理气，气行则血行"；肉桂、乌药辛温行气，散寒除滞，"血得热则行，得寒则凝"。

案2　肝络郁滞之产后恶露不行案

自产后五日，恶露渐少，遂卒然右胁下痛引少腹，手不可按，身体不能转侧，此乃卧着于右太早，致败血横行入络。痛甚神迷昏乱，皆瘀腐浊气，上冒胞络矣。此属产后重病。夫通则不痛，议宣通脉络之壅。

黑豆皮、西琥珀末、生蒲黄、乳香、苏木、益母草、五灵脂。(《扫叶庄医案·卷四》)

【赏析】

产后过早右侧卧睡，致败血横行入于肝络，气血瘀滞，不通则痛，则右胁下痛引少腹，手不可按，身体不能转侧；若瘀血浊气上逆，扰及心神，则见神迷昏乱，此属产后重病。治宜行气活血，宣通脉络之壅。方中生蒲黄、五灵脂有失笑散之意，活血祛瘀，理气散结；西琥珀末活血通经，散结消癥，兼以重镇安神；乳香、苏木、益母草行气活血，通经下瘀；黑豆皮滋阴养血，防逐瘀伤血。

产后骤脱案

产后骤脱，参附急是挽阳固气方法。但损在阴分，其头痛汗出，烦渴，乃阳气上冒。凡开泄则伤阳，辛热则伤阴，皆非新产郁冒治法。遵读仲景书，明本草意为是。

生地黄、茺蔚子、牡蛎、阿胶、山楂炭。(《碎玉篇·下卷》)

【赏析】

产后骤脱之证，多用参附汤一类以益气固脱，回阳救逆。然若损在阴分，阴血大虚，阳气上冒，重者神昏谵语，轻者头痛烦渴；而汗为心之液，心阳不能内潜，腠理开泄，则汗出不已。若用开泄之品则伤阳气，辛热之品则伤阴血，当治以滋阴潜阳，凉血固脱之法。本案不同于仲师产后郁冒，故非小柴胡汤所宜。方中生地甘寒，滋阴清热，凉血止血；茺蔚子辛凉，顺气活血，凉肝清热，以"疗血逆大热，头痛心烦"；牡蛎咸寒质重，滋阴潜阳，重镇安神，敛阴止汗；阿胶滋阴养血，兼以止血；山楂炭收涩止血，合茺蔚子兼以活血行气，阴血和则气自降。

产后腹痛案

案1 血瘀内阻胞宫之产后腹痛案

产后腹痛，脉数促，不能伸瘀流入络结，为小肠痈。

失笑散加桃仁、蓬术、归尾。(《碎玉篇·下卷》)

【赏析】

产后腹痛亦称"儿枕痛"，由于产后瘀血内停，阻于冲任、胞络，不通则痛，故少腹疼痛。而小肠痈，原指发于小肠间的内痈，《疡科心得集》云："小肠痈者，少腹肿而硬，按之则痛……"故此案应属产后少腹疼痛之实证，未必已成小肠痈。方用失笑散加减，以活血化瘀，散结止痛。方中五灵脂甘温，入肝经血分，活血通脉，散瘀止痛；蒲黄甘平，活血通经，祛瘀止痛；桃仁、莪术味苦通泄，破血行气，散瘀消癥；当归尾行气活血，兼以养血，使祛瘀不伤正。

案2 产后气血亏虚，奇经虚损之腹痛案

产后失调，蓐劳下损，必映奇经。心腹痛，寒热，脊酸腰瘘，形肌消烁殆尽。若缕缕而治，即是夯极。凡痛宜通补，而宣通能入奇经。病人年廿四岁。

沙苑蒺藜、炒黑小茴香、人参、鹿茸、当归身、炒黑杞子。

又方：人参三钱、熟地五钱、紫石英一两、肉桂心七分，后加枸杞三钱。（《扫叶庄医案·卷四》）

【赏析】

产后气血耗伤，若调摄失宜，损伤奇经，易发为蓐劳。气虚血弱，推动无力，血液运行不畅，则心腹疼痛；下焦空虚，若不慎感寒，则易出现寒热如疟之症；脊背为督脉循行之处，腰为肾之外府，若奇经受损，失于充养，则见脊酸腰瘘、形体消瘦。故治宜温通奇经，用通补之法以止痛。方中沙苑子、人参、鹿茸、炒黑枸杞子温肾助阳，益气养血，以温补奇经，为薛氏治奇经病常用组合；炒黑小茴香、当归身辛散温通，活血行气，补中寓通，引药直入奇经。

又方：人参甘温，益气健脾，大补元气；熟地黄、枸杞子补益肝肾，益精养血，诚如内经所言"形不足者，温之以气；精不足者，补之以味"；紫石英、肉桂心辛热温通，走下焦，温肾助阳，暖胞宫，兼以温通血脉。此方重在温补奇经，上方侧重通补奇经，临证时可参。

产后腹膨案

产后腹膨，淋带瘕泄。

人参、附子、鲗骨、茯苓、干姜、艾炭。（《碎玉篇·下卷》）

【赏析】

产后气虚血弱，下焦空虚，奇经受损。若带脉失约，精微湿浊下注，则见淋带；若脾肾亏虚，失于温化水液，湿浊下注大肠，则见瘕泄；若水湿内停，气机受阻，则见腹部膨隆。治宜温补脾肾，兼以收涩固精。方中人参益气健脾，附子温肾暖脾，脾肾双补；茯苓甘淡，渗湿泄浊，合人参健脾益气；干姜辛热，温中祛寒，温化水湿，诚如仲景所言"病痰饮者，当以温药和之"；乌贼骨、艾叶炭，收涩固精，止泻止带，标本同治。

产后胁痛案

产后胁痛，咳呛。

鹿角霜、甘杞子、柏子仁、归身、沙苑、天冬。（《碎玉篇·下卷》）

【赏析】

以方测证，产后奇经受损，阴血亏虚，肝不藏血，阴虚肝旺，疏泄失职，故胁肋疼痛；木火刑金，虚火灼肺，肺气上逆，则咳呛。治宜清补奇经，滋阴养血。鹿角霜、沙苑子、枸杞子补益肝肾，益精养血，入奇经；柏子仁味甘质润，滋阴养血补肝；天冬甘寒，滋阴润肺，清降虚火以止咳嗽；当归身养血和血，止咳逆上气。

产后身痛案

产后身痛，少腹瘕。

归身、白芍、桂木、紫石英、香附、小茴香、茯苓，羊肉膏为丸。（《碎玉篇·下卷》）

【赏析】

产后奇经八脉亏虚，营卫失和，腠理不密，若不慎感寒，外邪乘虚入里，稽留于经络、关节，气血运行不畅，不通则痛，故身痛、少腹瘕聚。治宜温经散寒，活血通脉。方中当归身养血和血，善行血中之滞；羊肉味厚气温，为血肉有情之品，益精养血，诚如内经所言"精不足者，补之以味"；二药合用有当归生姜羊肉汤之意，共奏温里补虚，散寒止痛之功；白芍酸寒，益阴养血，柔肝缓急止痛；桂枝辛甘而温，温通血脉，合白芍调和营卫；紫石英质重走下，温肾暖胞，散奇经之寒；小茴香、香附辛香温通，行气疏肝，散寒止痛；茯苓甘淡，性滑利，渗湿健脾，引药入奇经。

产后汗证案

案1　产后肝肾阴血亏虚，奇脉不固之汗证案

产后血去阴伤，肝肾先亏，致奇脉不主自固。阴既不守，阳泄为汗。多惊多恐，

神气欲散。此摄阴固液有形，岂易速旺。古人必曰封固，曰镇纳，皆为此而设。

人参、桂枝、炙草、蜀漆炭、龙骨、附子、煨姜。（《碎玉篇·下卷》）

【赏析】

《素问·阴阳别论》云："阳加于阴谓之汗。"产后失血伤阴，此为阴气虚，肝肾受损，奇脉不固，阴不内守，阳气独发于外，推动津液外泄，阳加之于阴，故汗出；汗为心之液，汗出过多，心阳受损，心神不得内敛，故多惊多恐、神气欲散。摄阴固液之法可益阴敛汗，然气随汗泄，阳气耗散，久则必生亡阳之变，此法难以速旺。故用仲景桂枝去芍药加蜀漆牡蛎龙骨救逆汤化裁，以重镇摄纳，敛气定惊，固表止汗。方中桂枝、炙甘草辛甘化阳，以复心阳；人参、附子、煨姜益气温阳，以制阳气外浮，固表止汗；龙骨质重潜敛，定惊安神，收涩止汗；蜀漆炭化痰祛浊，防痰浊扰心。

案2　产后阴虚阳浮之汗多、寒热案

产漏后汗多，寒热。

龙骨、白芍、炙草、牡蛎、南枣。（《碎玉篇·下卷》）

【赏析】

产后气血亏虚，又兼漏下，更伤阴血，血为气之宅，阴血不足，无以载气，阳气外浮，则见寒热；气失固摄，腠理不密，津液外泄，则汗多。治以收涩止汗，益阴养血。方中龙骨、牡蛎味涩能敛，收敛止汗，又质重沉降，能镇潜浮阳；白芍、南枣、炙甘草益阴养血，以充阴血。诸药合用，标本并治。

产后疟病案

因疟而产，产后仍疟，营虚邪陷，疟不肯已。议和营托邪，一定成法。

桂枝、龟甲、归身、鹿霜、牡蛎、半夏。（《碎玉篇·下卷》）

【赏析】

《素问·疟论》云："此皆得之夏伤于暑，热气盛。藏于皮肤之内，肠胃之外，此荣气之所舍也。"产前患疟病，其邪舍于营气，深伏膜原，藏于半表半里，邪正交争，故寒热交作；产后体虚，营血亏虚，疟邪深陷，无以外达，日久则气机郁滞，血脉瘀阻，津聚成痰而疟母，故言"疟不肯已"。治宜和营托邪。方中桂枝辛甘温通，解肌和营；龟甲、鹿角霜温肾助阳，滋阴潜阳，药入奇经，以固下焦；当归身养血和血，为血中气药，善行血中之滞而不伤血；牡蛎、半夏燥湿化痰，软坚散结。

产后血劳案

胎前疟热伤阴，产后下焦之阴更损，冲任脉不下固。气冲咳逆，呕，午后潮热，子后汗泄，皆阴虚损及阳位。夏令大热发泄，络空胁痛，失血。虽颇纳谷，大便溏泄。蓐劳下损，渐干中上，故延绵不愈之疴，医药无效。

炒熟地、芡实、湖莲、五味子、茯神、乌鲗鱼骨。（《扫叶庄医案·卷四》）

【赏析】

产前患疟热之邪，伤及阴分，产后耗气伤血，下焦亏虚，阴伤更甚，致冲任不固，奇脉受损。阴亏于下，阳亢于上，气冲上逆，肺气不降，而见咳嗽气逆；胃失和降，则见呕恶；阴虚内热，热迫津泄，故午后潮热、产后汗泄；夏季暑热亢盛，迫津外泄，汗多伤阴，气随津耗，遂致气阴两亏，络脉气血空虚，故而胁肋疼痛，重则热迫血行而见出血；虽能纳谷，然大便溏泄，此为脾胃受损，运化失职，水湿下注于肠腑所致。产后气血亏虚，本是下焦受损，然病久未愈，渐伤脾胃，致脾肾双亏，故而延绵难愈，医药无效。治宜温补脾肾，益气养血，中下二焦并治。方中炒熟地味甘滋腻，滋阴补血，填精益髓，以充下焦；莲子肉、芡实、茯神益气健脾，涩精止泻，兼以养心安神，以实中焦；五味子酸收、乌贼骨咸涩，二药合用，收涩固精，止汗止泻，防精气耗散。

产后下焦阴亏案

案1　产后下焦阴亏，阳升风动，上盛下衰案

产后下焦阴亏，焦烦思虑，阳升内风皆动，上盛下衰，久延为厥。

石决明、小生地、茯神、龟板、阿胶、天冬、白芍。（《扫叶庄医案·卷四》）

【赏析】

产后下焦阴亏，无以制阳，阳升风动，上盛下衰，久则成厥；阴虚内热，扰动神明，故焦烦思虑。治宜滋阴潜阳。方中生地、天冬、白芍滋阴清热，滋水涵木；龟甲、石决明质重沉降，滋阴潜阳，平抑肝阳；阿胶质润甘平，益精养血，合白芍养肝血，柔肝敛阴；茯神健脾宁心，安神除烦。

案2 产后下焦阴亏瘕聚案

产后下焦先亏，少腹有形升触，上干而病。此聚之证，病在冲任奇脉，与轻柔之剂。

归身、小茴香、沙苑、紫石英、甘杞子、柏子仁、茯苓。（《碎玉篇·下卷》）

【赏析】

产后下焦亏虚，奇经受损，气血运行失和，故少腹有形。此属瘕聚，而非癥病，不宜用破血逐瘀、化痰消癥等法，以防徒伤正气，损及冲任，故与轻柔之剂。方中当归身养血和血，畅达气血，补中寓行；小茴香辛散温通，行气散寒，温肾暖肝；沙苑子、紫石英温肾助阳，补肾固精，温补奇经；枸杞子、柏子仁益精养血；茯苓甘淡渗利，健脾益气，滑利冲任，引药直达病所。

产后血虚案

产后血虚，阴伤骨热。大凡实火可用清凉，虚热治以温补。药取味甘气温，温养气血，令其复元。但产伤之证，蓐劳病根，理肝肾必佐入奇脉为当。

人参、甘杞子、胡桃、紫石英、茯苓、苁蓉、归身，河车膏。（《碎玉篇·下卷》）

【赏析】

产后血虚，伤及阴分，热在血分，故骨蒸潮热。热有虚实之别，实者治以寒凉，清热泻火，"热者寒之"；虚者治以温补，益气养血，"虚则补之"。然产后耗气伤血，下焦亏虚，奇脉受损，故治蓐劳之证，益肝肾之中必用补奇脉之法。方中人参益气健脾，大补元气；胡桃肉、肉苁蓉、紫石英补肾助阳，益精固肾，温固下焦；紫河车咸温，为血肉有情之品，益精养血，诸药合用，直入奇经，为薛氏治奇经病常用组合；枸杞子、当归身益精养血，兼以行血，滋而不腻，补而不滞；茯苓甘淡，益气健脾，兼以渗湿泄浊，滑利冲任，引药入奇脉。诚如经云："形不足者，温之以气；精不足者，补之以味。"是为治虚损病之总纲。

产后厥证案

产后厥证，下虚为多。怕风寒，面浮肿，肌肉如虫行，肢纵腹泻。此为虚风，议和八脉。

甘杞子、鹿霜、沙蒺藜、杜仲、白归身、菟丝饼、茯苓、小茴香、艾叶、红枣，

煎汤和蜜丸。(《碎玉篇·上卷》)

【赏析】

产后下焦亏虚,奇脉受损,气血不足,无以养肝,而致肝风内动,此为虚风。重者肝阳上亢,气血逆乱发为暴厥,轻者无以濡养经脉,而见肢体震颤瘛疭;风性善动不居,若风袭经络,则肌肉如虫行;奇脉八脉气血空虚,失于温养,卫外不固,则怕风寒;若失于温化水湿,水泛肌肤,或下注于肠,则面浮肿、腹泻。治宜温补奇脉。方中鹿霜、沙苑子、杜仲、菟丝子温肾助阳,入奇脉,暖胞宫,固下焦;枸杞子、白归身、红枣滋阴养血,兼以和血,有"治风先治血,血行风自灭"之义;小茴香、艾叶温经散寒,温通血脉,以利奇脉;茯苓甘淡,健脾渗湿,滑利冲任,引药入奇经。

产后失明案

新产血去过多,陡然失明。经言:液脱者目不明。

熟地、归身、白芍、甘杞子、黑料豆、桂圆、阿胶。(《碎玉篇·下卷》)

【赏析】

《内经》云:"气脱者,目不明……液脱者,骨属屈伸不利,色夭,脑髓消,胫酸,耳数鸣。"意指五脏六腑之精气,上注于目,若阳气脱则目不明,本案所言"液脱者目不明"是为贻误。然产后伤血过多,致使精微气血无以上濡于目,亦可致失明。经云:"肝受血而能视",故治宜补益肝肾,益精养血。方中熟地、当归身、白芍有四物之义,补肾填精,养血和血;枸杞子、阿胶、龙眼肉甘平,补益肝肾,益精明目;黑料豆滋阴养血,平补肝肾。诸药合用,补肝血,填肾精,肝肾并补,精血互化。

儿科医案

哮 喘 案

案1　幼儿饮邪聚络之哮喘案

　　幼年哮喘，是寒暄失时，食味不调，致饮邪聚络。凡有内外感触，必喘逆气填胸臆，夜坐不得卧息，昼日稍可展舒，浊沫稀涎，必变脓痰，斯病势自缓。发于秋深冬月，盖饮为阴邪，乘天气下降，地中之阳未生，人身脏阳未旺，所伏饮邪与外凉相召而窃发矣。然伏于络脉之中，任行发散、攻表、涤痰、逐里、温补，与邪无干，久药不效。谓此治法，宜夏月阴气在内时候，艾灸肺俞等穴，更安静护养百日。一交秋分，暖护背部，勿得懈弛。病发之时，暂用汤药，三四日即止。平昔食物，尤宜谨慎，再经寒暑陶溶，可冀宿患之安。发时背冷气寒，宜用开太阳逐饮。

　　青龙法。(《扫叶庄医案·卷二》)

【赏析】

　　本案论及哮喘病因、主症、治法（内服、外治）、病后调护等诸多内容，值得临证参考。哮喘多因寒温失宜、饮食不调等致饮邪聚络，不过外感内伤之别。症见喘逆不得卧，昼日稍减，浊沫稀涎，渐至脓痰。秋深冬月多发，盖饮为阴邪，同气相求，伏饮易于招致外寒。饮邪伏于络脉，常用之法不外发散、攻表、涤痰、逐里、温补。若上述诸法不效，更应重视药后调护，外可冬病夏治，以艾灸肺俞等穴，安静护养，入秋即暖护背部，病发暂用内服汤药。平素饮食尤宜谨慎，无论寒冬暑月，皆不可过食寒凉生冷之品。病发之时见背冷气寒者，知是太阳寒水，宜用开太阳逐饮之法。背为阳，太阳经所过之处，背冷气寒为外寒里饮之征，选用青龙法。此青龙乃小青龙之义，取解表散寒、温肺化饮之功。方中麻黄、桂枝辛温发散外寒，麻黄宣肺平喘，桂枝温阳化饮；干姜、细辛温肺化饮，辛散并助麻、桂解表散寒；外寒、伏饮俱易伤肺，故以芍药敛阴涩津，防上四药辛燥伤津；又用五味子收敛肺气，止咳平喘，防四味辛散耗气；半夏辛开散结化痰。

　　笔者认为，小青龙汤是治疗寒饮的常用方，射干麻黄汤较之小青龙汤用药略温和，临证可视病情需要选择使用。

案2　幼儿寒湿哮喘轻证案

　　稚年哮喘不得卧，与大方。内饮外饮不同，若非寒热，外塞肺系，定然浊沫阻痹。流行之气不宜苦寒辛热之治，淡薄滋味适其寒湿。

威喜丸噙化。(《碎玉篇·下卷》)

【赏析】

本案为小儿哮喘的证治。薛氏认为小儿哮喘不宜药味众多。内饮、外饮治法不同，下元虚冷，寒湿内停，外塞肺系，上为哮喘、吐涎沫，下必尿如米泔。此时不宜过用苦寒辛热，淡薄滋味通阳利小便有助祛除寒湿。威喜丸出自《太平惠民和剂局方·卷五》，取黄蜡、去皮白茯苓等量，以后者为末，熔黄蜡，搜为丸，如弹子大(作块，用猪苓同于瓷器内煮二十余沸，取出晒干，不用猪苓)。用治男子元阳虚惫，精气不固，溺后余沥不尽流，小便白浊，梦寐频泄；妇人血海久冷，白带，白漏，白淫，下部常湿，小便如米泔，或无子息等。服用时空腹细嚼，令满口生津，徐徐咽服。以小便清为度。

薛氏于本案中阐释了其惯用茯苓的基本法度，"流行之气不宜苦寒辛热之治，淡薄滋味适其寒湿"。轻者，甘淡之茯苓一味，足以通阳利小便以除寒湿；甚者，可加用辛温之桂枝，温阳化饮；下元虚冷者，更加辛热之鹿茸、鹿霜等温补下元。

案3 幼儿伏饮成哮案

少年背冷夜喘，此为伏饮成哮。痰饮属阴邪，乘夜阳不用事窃发。以辛甘淡微通其阳。

桂枝、炙草、米仁、茯苓、姜皮。(《扫叶庄医案·卷二》)

【赏析】

本案为"伏饮成哮"的证治。患儿"背冷夜喘"，盖背为阳，痰饮为阴邪，阴邪自旺于阴时，乘夜阳气不用之时，痰饮作祟，阴乘阳位，胸阳不振，故背冷；肺气宣降失司，则夜喘。治宜"辛甘淡微通其阳"，取"辛甘发散为阳"、甘淡渗利痰饮之义。方中桂枝、炙甘草取之仲师"桂枝甘草汤"，辛甘振奋胸阳；薏苡仁、茯苓甘淡渗利湿浊，通利小便，与桂枝同用，温阳化饮；"病痰饮者，当以温药和之"，姜皮辛散温通，温散水气。全方用药辛甘淡渗，"微通其阳"，体现了"夫短气有微饮，当从小便去之"之义。

神 昏 案

　　未病形容先瘦，既病夜热早凉，犹然行动逗留，未必真重病伤寒也。据说八九日病来小愈，骤食粉团腥面，当宗食谷发热。损谷乃愈，失治腹痛泄泻，食滞阻其肠胃，火腑不司变化。究其病根，幼稚体具纯阳，瘦损于病前亦。阳亢为消烁，仲圣谓瘅疟者但热不寒。本条云阴气先绝，阳气独发。灼热烦冤，令人消烁肌肉。未尝设方，但日以饮食消息主之。西昌主以甘寒生津，重后天胃气耳。洞泻既濒，津液更伤。若寒多饵热仍不已，暮夜昏谵，自言胸膈拒痛，腹中不和。此皆病轻药重，致阴阳二气残惫。法当停药，与谷，进凉甘寒，解其烦渴，方有斟酌。鼻煤唇裂，舌腐，频与芩连，热不肯已。此病轻药重，致流行之气闭结不行，壅遏不通。其热愈甚，小便颇利，便必管痛。三焦蒙闭，神昏瘛疭有诸。

　　连翘、竹叶、杏仁、射干、川贝、菖蒲。(《碎玉篇·下卷》)

【赏析】

　　本案论及瘅疟的证治。病人平素阴虚，虽病夜热早凉，但行动、精神状态尚可，揣测病不甚重，八九日有向愈之势，却因食复，食滞胃肠，症见腹痛洞泻，加重津液损伤。若病人寒证明显治以热药，仍旧病势不解，暮夜昏谵，自言胸膈拒痛，腹中不和。此皆病轻药重，致阴阳二气残惫，急需停药，用凉甘寒以解烦渴。鼻煤唇裂、舌腐俱为湿热伤阴之像，频与苦燥之芩连，必致阴伤更甚，热不肯已。三焦气闭，壅遏不通，故其热更甚，水道不利，小便涩痛，甚者热闭伤津，可见神昏瘛疭。治宜宣畅三焦，清热利湿，化痰开窍。方中以连翘、竹叶清轻宣散，透热转气；连翘辛寒清热解毒，解气分郁热；竹叶清心利水，水道通畅则湿热下行；杏仁宣肺布津；射干、川贝母清化痰热；石菖蒲化痰开窍。全方三焦畅，湿热去，痰浊消，自无神昏窍闭之虑。

痫病案

案1　幼儿痫厥（痰厥）案

幼稚痫厥，风火痰为多。诊得脉缓，春夏昼午病发，视其形色体质，亦非实热。宗薛氏星附六君，然必禁忌腥浊一年可愈。

星附六君，用竹沥、姜汁为丸。（《碎玉篇·上卷》）

【赏析】

本案属痫厥（痰厥）证治。薛氏认为痫厥者以风、火、痰三因最为多见。本案即痰厥，因其脉缓，责之脾虚生湿；春夏昼午病发，但视其形色体质，排除实热，当无高热面赤等征象，故辨为痰浊挟风上扰所致。治宜健脾燥湿，化痰息风。以薛氏星附六君为主方。星附六君，以南星、白附子燥湿化痰，息风止痉；六君健脾燥湿。用竹沥、姜汁为丸，增其化痰之效。然虑该患儿多属脾虚痰湿体质，虽用药健脾燥湿以治本，尚不能完全依赖药物，平素宜清淡饮食，厚腻肥甘腥臭之品易生湿生痰，故须禁忌腥浊一年。

案2　幼儿痫厥，厥阴上冲案

痫厥日发，少腹痛，稚年气亏，厥阴上冲乱其神明，卒倒无知。

桂枝、干姜、川椒、白芍、乌梅、川连。（《碎玉篇·上卷》）

【赏析】

痫厥日发，少腹痛，属厥阴受邪；稚年气亏，阴乘阳位，厥阴上冲乱其神明，故卒倒无知。厥阴之为病，寒热错杂为常见病机，治宜温补肝肾，平调寒热。方中桂枝、干姜、川椒辛温（热）温补肝肾，桂枝温阳散寒兼平冲降逆之功，以防厥阴上冲；乌梅、白芍酸味入肝，柔肝和里，缓急止痛；川黄连苦寒与干姜寒热平调。全方似有仲师厥阴篇乌梅丸之义。

疳 证 案

案1　幼儿疳气（疳积轻证）案

断乳太早，食物能进，少运。五疳积聚，皆是脾胃郁热内蒸，稚年胃口最薄，不宜日饵汤药。每日早上用肥儿丸一粒，米汤下。以和脾胃清热为主。（《碎玉篇·下卷》）

【赏析】

疳证，中医儿科四大要证（痘、麻、惊、疳）之一，为小儿常见病。多因喂养不当，或因多种疾病的影响，导致脾胃受损，气液耗伤而形成的一种小儿慢性病证。病机属性以虚为本。胃主受纳腐熟，脾主运化输布，使水谷之精微化生气血，濡养全身。脾胃不健，生化乏源，气血不足，故临床可出现面黄肌瘦、毛发枯黄、饮食异常、大便不调等疳证之象。脾胃病变有轻有重，初起病情尚轻，仅表现脾胃不和、运化失健的证候，称为疳气。

本案因断乳太早，脾胃健运不及，久则成疳积。薛氏认为五疳积聚，皆是脾胃郁热内蒸所致，治宜和脾胃清热为主，方用肥儿丸。因年幼服汤药不便，予丸药甚好。肥儿丸功擅健脾消积，方中肉豆蔻温中和脾胃；木香、槟榔行气导滞；炒神曲、炒麦芽消食和胃；使君子杀虫消积；胡黄连清脾胃郁热。予丸药意欲和缓平补，故仅每日早上用肥儿丸一粒，米汤下。

案2　幼儿脾胃不和，郁热内起之疳积案

脾胃不和，郁热内起，五疳之证。

川连、藿香、茯苓皮、厚朴、陈皮、木通。（《碎玉篇·下卷》）

【赏析】

"疳者甘也"，谓其病由恣食肥甘厚腻所致；"疳者干也"，是指病见气液干涸，形体干瘪消瘦为临床特征。前者言其病因，后者言其病机和症状。由于本病起病缓慢，病程较长，迁延难愈，严重影响小儿生长发育，甚至导致阴竭阳脱，卒然而亡。五疳，为五种疳证的合称。《小儿药证直诀》曰："疳证有五，谓五脏所受，故得其名。"即心疳、肝疳、脾疳、肺疳、肾疳。另《诸病源候论·卷十八》谓："五疳，一是白疳，令人皮肤枯燥，面失颜色；二是赤疳，内食人五脏，令人头发焦枯；三

是蛲疳，食人脊膂，游行五脏，体重浮肿；四是疳蟨，食人下部，疼痒腰脊挛急；五是黑疳，食人五脏，多下黑血，数日即死。"可兹参考。本案脾胃湿滞，郁热内起，治宜燥湿运脾，行气消积。方中川黄连清热；藿香化湿和中；茯苓皮祛湿健脾；厚朴行气燥湿消积；陈皮健脾和胃，行气燥湿；木通清热利湿。全方共奏燥湿运脾，行气消积之功。

案3　幼儿湿热口疳案

湿蒸气热，上浮口疳。

威喜丸，银花汤送下。(《碎玉篇·上卷》)

【赏析】

《素问·气交变大论》曰："岁火不及，炎火乃行……民病口疮"，口疮，亦称口疳，指小儿疳积日久，阴液亏耗，虚火内炽所引起的口腔黏膜溃疡。小儿脾胃不足易于生湿，湿多下趋，然久则化热，湿蒸气热则发为口疳。治宜健脾渗湿为要，方用威喜丸配银花汤。前者淡渗运脾，如《成方便读》所言："诸症皆从虚而不固中来，治之者似宜纯用敛涩之剂……则又宜分消导浊。茯苓、黄蜡二味，一通一涩，交相互用，性皆甘淡，得天地之至味，故能调理阴阳，固虚降浊，以奏全功耳"；银花汤清上浮之热。两方同用，清上渗下，使热清于上，湿渗于下，共奏分消之势。

案4　幼儿过食致疳积案

过食，疳膨。

干蟾丸，砂仁煎汤送。(《碎玉篇·下卷》)

【赏析】

本案为过食致疳积的证治。因暴饮暴食，损伤脾胃，气血生化不足，症见腹大黄瘦，此即疳膨。治宜消积化食，健脾和胃，用砂仁煎汤送服干蟾丸。干蟾丸有三，《太平圣惠方》卷八十七、卷九十三，《医宗说约》卷五分别收录，三方用药不尽相同，对比三方，窃以为后者的可能性更大。《医宗说约·卷五》之干蟾丸，用虾蟆、食蛆（或虾蟆、食蛆俱烧存性）、广陈皮、甘草、蓬莪术、厚朴、枳实、连翘、香附、山楂、神曲、莱菔子、龙胆草、青皮子、川黄连、白术、槟榔，能消积化食，健脾和胃，长肌肉，驱蛔虫。主五疳五痢，泻蛔虫，脏腑虚弱，身体羸瘦，发竖焦黄，小便浊色，肚腹膨胀。

注：《医宗说约》系清初一部较通俗、综合性医书。由蒋示吉撰于1663年，蒋氏乃古吴（今江苏吴县）人，与薛雪同乡。

痞 满 案

　　自停狠药，日有向愈之机。胃困则痞满，不欲食。今虽未加餐，九窍不和，都属胃病。

　　麦冬、蔗汁、杏仁、梨汁。(《碎玉篇·下卷》)

【赏析】

　　"自停狠药，日有向愈之机"，可知其胃阴已伤，故困顿不降；进而气机失常，受纳欠佳，遂见"痞满，不欲食"。脾升胃降，升降不利，自然九窍不和，治当养胃益阴，以复脾胃功能。麦冬甘、微苦，微寒，养肺胃之阴的要药，于方中可养胃阴；杏仁苦，平，润燥降逆，降气润肠，使肠腑通降则肺胃之气可降；蔗汁入肺、胃，清热生津，下气润燥，补肺益胃；梨汁味甘酸而平，与蔗汁同用，润燥益胃之力更甚。

腹 痛 案

案1 幼儿中虚挟滞之腹痛案

幼稚，夏季不食，腹痛泻积，交冬未愈。忆今四五月久雨，潮湿之蒸，皆令脾胃受伤。半年来虚中留滞，当疏补兼投。食物冷滑肥甘须忌。

人参、麦芽、茯苓、生益智仁、白芍、炒山楂、广皮、焦术、砂仁，神曲浆和丸。(《扫叶庄医案·卷二》)

【赏析】

湿邪内外相引，皆令脾胃受伤，久则虚中挟滞，治宜攻补兼施，治疗期间当禁食生冷肥甘油腻滑利之品。方中人参、焦白术、茯苓益气健脾除湿；"三仙"(麦芽、山楂、神曲) 消食和胃；广陈皮、砂仁行气化湿；白芍、广陈皮、焦白术取"痛泻要方"之义，柔肝理脾；生益智仁最有深意，功擅温脾止泻摄唾，用于脾寒泄泻、腹中冷痛、口多唾涎甚为合拍。

本案颇重时令与疾病的关系，亦示人以临证规矩。患儿夏季起病，交冬未愈，而起病之前，"四五月久雨"，湿邪内外相引，薛氏认为皆令脾胃受伤，可见临证当从"天人合一"观，将中医学"整体观念"有效地应用于临床。

案2 幼儿食积腹痛微利案

稚年食牛肉不运，腹痛，微利不爽。

保和丸，稻柴，煎汤送。资生丸，干荷叶，煎汤送。(《碎玉篇·下卷》)

【赏析】

小儿脾胃尚娇嫩，勉强进食难消之品，脾胃受累，肠腑不利，故腹痛，微利不爽。证属食积胃脘，治宜消食和胃，方用保和丸或资生丸。保和丸见于《丹溪心法》，方中山楂、神曲、莱菔子消食和胃；陈皮、半夏行气和胃；茯苓健脾渗湿止泻；连翘清热散结有助消食。《证治准绳·类方·卷五》引缪仲淳方资生丸，白术、人参、白茯苓、白扁豆、白豆蔻、炙甘草、莲肉、薏苡仁、干山药、芡实健运脾胃，除湿止泻；橘红理气和胃；山楂肉、神曲、麦芽面消食和胃；川黄连清热燥湿；泽泻利水渗湿；桔梗宣肺有助水湿布散；藿香芳香化湿，又兼和胃之功。功奏健脾开胃、消食止泻，用于脾虚不适、胃虚不纳、神倦力乏、腹满泄泻。

　　两方比较，资生丸补益之力更著，除湿止泻的功效也优于保和丸，故治食积轻者可用保和丸，脾虚食积甚者优选资生丸。

案3　幼儿肝木乘脾之腹痛案

　　稚年五疳，数年不愈，脾胃愈损，必肝木来乘。已有惊恐筋牵，皆欲成五痫矣。其腹中冲逆为痛，即木克土之象。用钱氏使君子丸未有大效，用制肝实脾疏腑方。

　　川楝子、厚朴、胡黄连、使君子、黑糖油、生白术。(《扫叶庄医案·卷三》)

【赏析】

　　疳积久则脾胃愈损，必致肝木乘土。临证见惊恐筋牵，可知有成五痫之势；小儿腹中冲逆为痛，即为木克土之象。薛氏首用钱氏使君子丸未有显效，再用制肝实脾疏腑方以纠正土虚木乘、肠腑壅滞之机转。制肝实脾疏腑方用川楝子、厚朴、胡黄连、使君子、黑糖油、生白术六味，其中川楝子疏肝行气，如前所述，薛氏认为五疳积聚，皆是脾胃郁热内蒸所致，川楝子苦寒之性，可兼治疳积郁热；白术健脾益气，补脾胃之虚；两者同用，制肝实脾，补泻兼施，共为君药；厚朴助川楝子行气，又监制其寒凉太过；使君子杀虫消积；胡黄连退虚热、除疳热，又可兼治湿热泻痢，为疳积常用药；黑糖油由禾本科草本植物甘蔗的茎经压榨取汁炼制而成，能补中气，补血养肝，温筋通络，疗虚进补，可起益气健胃、温补心肺的作用。

腹 满 案

吐涎腹满，是阳明被厥阴来乘，少年虫病最多。仲圣谓之，胃虚其立法，必佐泄木宣通，非守中之补。

人参、乌梅、川椒、干姜、白芍、川楝子。(《碎玉篇·下卷》)

【赏析】

本案为虫证腹满的证治。"厥阴之为病，消渴，气上撞心，心中疼热，饥而不欲食，食则吐蛔，下之利不止。"参考乌梅丸，仲师认为虫积久则胃虚木乘，故不欲食兼腹满、腹痛，中阳不足常自吐涎。其立法，不能仅仅局限于补中，尚需佐以泄木宣通之品。方中人参、干姜、川椒辛甘温同用，温补中阳；乌梅、白芍酸收柔肝缓急止痛；川楝子行气止痛，与川椒同用又兼杀虫之效。历代医家皆谓脾胃虚寒者不宜使用川楝子，但"方有合群之妙用"，与川椒等辛温、辛热之品同用，势必监制其寒凉之性。笔者临证多用炒川楝，醋炒使其更具疏肝止痛之效，也可缓和其药性。配伍、炮制对药物功效的影响不可小觑。

对比前案（"痫病案"案2）痫厥腹痛，薛氏方用桂枝、干姜、川椒、白芍、乌梅、川连。两者皆六药，有干姜、川椒、白芍、乌梅相同，唯前案用桂枝、川连，本案用人参、川楝子。虑其前案有阴乘阳位，痰浊上泛，故以桂枝平冲降逆，川连苦降浊邪；而本案腹满为痞证，以人参治虚痞，川楝子行气消痞，可知其用药之讲究。

泄 泻 案

　　稚年纯阳体质，疟痢是夏秋暑湿热病。阅述几年调理，都以温补得效，但幼科必推钱仲阳方法，幼稚致伤，全在脾胃。脾阳少运，湿聚泄利，温暖脾阳，运行祛湿，亦属至理。若骨脂、附子温肾，稚年恐未宜久进。今年太阳寒水司天，太阴湿土在泉，雨湿太过，阳气最伤，大忌苦寒。

　　暂服方：钱氏益黄散。

　　附方：干蟾、川连、白术、茯苓、青皮、鸡内金、人参须、薏米仁、神曲、泽泻，炼蜜丸，炒米汤下。

　　附凉风方：全蝎、僵蚕、天麻、川黄连、生甘草、胆星、犀牛黄、麝香，金箔为衣。（《扫叶庄医案·卷三》）

【赏析】

　　本案为小儿脾虚泄泻的证治。薛氏调治小儿受钱乙影响最深，认为："幼科必推钱仲阳方法，幼稚致伤，全在脾胃。"虽然稚年纯阳体质，疟痢是夏秋暑湿热病，但临证多以温补见效。"脾阳少运，湿聚泄利，温暖脾阳，运行祛湿，亦属至理"，但补骨脂、附子之补火生土之品不得久用，以防助火升焰之弊。本案患病期太阳寒水司天，太阴湿土在泉，雨湿太过，易伤阳气，治疗上不宜苦寒更伤中阳，遂以钱氏益黄散调理。钱氏益黄散方用陈皮（十两），丁香（一两），青皮、诃子肉、甘草（各五钱），每服末二钱。用治小儿脾虚不实、米谷不化、滑肠滞颐者。胃主受纳，脾主消磨，故能纳而不能化者，责之脾虚；滑肠者，肠滑而飧泄也；滞颐者，颐颔之下多涎滞也，皆土弱不能制水之象。故方中重用陈皮辛香快脾；丁香补火生土；甘草甘温补土；诃子收涩去滑；青皮辛温力峻，快膈平肝。共奏温脾助阳止泻之功。

　　本案附方应为泻止善后方。

　　若脾虚泻痢久则肝乘，见风动惊挛等症，可考虑凉风方息风止痉。

　　"今年太阳寒水司天，太阴湿土在泉，雨湿太过，阳气最伤，大忌苦寒"，亦是薛氏将五运六气灵活运用于临床的明证。

便 溏 案

童稚泻血便溏，有三四年。面黄形瘦，五疳之证起于五味，杂沓肠胃生热。若不慎口，延劳不治。

川连、白芍、胡黄连、山楂、使君子、焦白术、茯苓、枳壳、芜荑、乌梅肉。（《碎玉篇·下卷》）

【赏析】

本案为胃肠湿热之泻血便溏的证治。患儿病便溏三四年，必致脾胃大亏，迁延日久遂面黄形瘦，形成五疳。川黄连、胡黄连清热燥湿，厚肠止痢，胡黄连又兼清虚热之功，善治小儿疳积；白芍甘缓安中止痛，酸收敛阴和营；山楂消食活血，与白芍同用助其行血；焦白术、茯苓健脾除湿止泻；枳壳行气宽肠，与白芍、山楂同用，体现了治痢之大法"行血则便脓自愈，调气则后重自除"；使君子、芜荑杀虫消积；乌梅肉涩肠止泻。全方攻补兼施，共奏清热燥湿，调和气血，健脾消积之功。

薛氏不忘强调此类病证饮食调护的重要性，认为若"不慎口，延劳不治"，可知服药期间当禁忌生冷、油腻、腥臭之物，以免影响脾胃功能恢复。

臌 胀 案

案1　幼儿过食伤脾，腹膨络阻案

稚年过食伤脾，腹膨络阻，精气不能上注，目暗不明，不赤痛。非风火客邪，荆防羚连何用，与和中疏滞宣通理气。

香附、大腹皮、莱菔子、焦山楂、六神曲、厚朴。(《碎玉篇·下卷》)

【赏析】

本案乃过食伤脾，致腹膨络阻的证治。因精气不能上注，故伴见目暗不明，又因无赤痛，排除风火客邪所致。目暗不明，即眼暗。《诸病源候论·卷二十八》谓："夫目者，五脏六腑阴阳精气，皆上注于目。若为血气充实，则视瞻分明；血气虚竭，则风邪所侵，令目暗不明。"本案并未以杞菊地黄汤滋补肝肾，也明确指出非外感风热，故以荆防羚连疏散或平息皆不适宜。患儿"过食伤脾"，治当调理疏通后天为要，遂与和中疏滞宣通理气之品。方中香附、大腹皮、厚朴皆宣通理气之品，莱菔子、焦山楂、六神曲乃和中疏滞常用药。六药同用，共奏和中、疏利脾胃之效。

臌胀系指肝病日久，肝脾肾功能失调，气滞、血瘀、水停于腹中所导致的以腹胀大如鼓、皮色苍黄、脉络暴露为主要临床表现的一种病证。本病在古医籍中又称"单腹胀""臌""蜘蛛蛊"等。臌胀为临床上的常见病，属临床重证，治疗上较为困难。西医学的肝硬化、腹腔内肿瘤、结核性腹膜炎等形成腹水，出现类似臌胀的证候，可参照臌胀治疗。

案2　幼儿脾虚气滞挟湿兼表寒之腹胀案

稚年渴乳进谷，脾胃气馁少运，腹膨，目黳，是为五疳。夏月中土司令，久病投以补气，恰合调其脾胃。近日呕吐泄泻身热，乃寒暄失调，食不易化。小溲既少，腑气不和。余幼科久疏，忆钱氏每以调中为主，而驱邪都主轻法。深虑脾土伤，则延惊痫耳。

藿香、焦白术、广皮、益智仁、泽泻、川朴、扁豆、茯苓、炒山楂。(《碎玉篇·下卷》)

【赏析】

本案为小儿脾虚气滞挟湿兼表寒的五疳证治。稚年过早进谷，脾胃气馁少运，气机阻滞则腹膨，清阳不升则目瞀。夏月脾土司令，久病必致脾气受损，投以补气以调其脾胃。患儿因寒暄失调而见呕吐、泄泻、身热、食不消化，应为外感风寒，内伤湿滞证。湿滞脾胃，升降失常，故呕吐、泄泻；外感风寒，邪正交争，故身热；脾胃气滞，湿邪困顿，故食不消化；小溲既少，亦责之气机郁滞，腑气不和，膀胱气化不利。脾土受伤，迁延恐致惊痫。薛氏忆儿科前辈钱乙"每以调中为主，而驱邪都主轻法"，故本案以和中行气、除湿调中为主，解表为辅。本方似有藿香正气散之义。方中藿香解表化湿和中；焦白术、扁豆、茯苓健脾除湿止泻；广陈皮、川厚朴行气燥湿，消胀除满；益智仁"敛摄脾肾之气"（《本草经疏》），功善温脾开胃止呕吐；泽泻甘寒，利水渗湿，能利小便而实大便，泄热以除"身热"；炒山楂消食和胃。全方解表和中，行气化湿，遵循了钱乙调中为主，祛邪为辅的治则。

案3　幼儿脾虚湿困之腹胀案

纯阳之体，脉来小濡，腹大按之不坚。脉象非阳，自说食时不适，都伤在脾。法当辛温通补。

人参、广木香、川朴、茯苓、益智仁、煨姜。（《碎玉篇·下卷》）

【赏析】

本案为脾虚湿困的证治。小儿乃纯阳之体，脉见濡象，脾湿已生；湿困脾胃，故腹大；按之不坚，可知脾伤已现；脉象非实证，病人自述食时不适，考虑郁伤在脾。法当辛温通补。方中人参益气健脾；茯苓健脾渗湿；广木香芳香醒脾，行气导滞；川厚朴乃消胀除满要药，兼燥湿之力；益智仁、煨姜温补脾胃。全方用药甘温或辛温，温、补、通三法并施，补中有通，补不碍邪。

茯苓一味，薛氏多用。薛氏用药多平和，少用苦寒辛热之治，淡薄滋味的药味多见，认为这类药能"适其寒湿"，并广泛应用于内、外、妇、儿各科。薛氏儿科病案中常见益智仁，多数情况下并非用其补肾缩尿，而是取其温补脾胃之功，因小儿先天不足，或后天摄养不当，或疾病耗损，多伴脾胃虚损，常见升降失司之吐泻、摄纳无力之涎唾多等症，用益智仁甚为合拍。

案4　幼儿寒湿伤中之腹胀案

寒冷伤中，肚膨。

藿香、陈皮、青皮、木通、川朴、枳实、炒山楂、茯苓。（《碎玉篇·下卷》）

【赏析】

本案寥寥六字，论及寒湿伤中致腹胀的证治。因寒冷伤中，脾阳受损，湿浊内生，阻滞气机，故肚膨。治宜行气化湿。方中陈皮、青皮、川厚朴、枳实行气化湿，使气行湿去；藿香芳香化湿和中；木通味苦燥湿，善通利，虽药性寒凉，于大队香燥之品中其寒性被制，有"去性取用"之义；炒山楂、茯苓健脾和胃，除湿助运，脾胃健运，脾湿自去。全方共奏理气健脾，化湿和胃之效。

参考前案，薛氏对行气用药颇严谨。脾胃气滞者，多用入脾、胃、肠的陈皮、厚朴；而青皮、枳实，两者皆破气药，非气滞甚者不用；气滞因寒湿者，多加用藿香、茯苓；因脾虚者，多加用人参、茯苓。

案5　幼儿湿郁脾伤之腹胀囊肿案

阳气少宣，六腑不和，湿郁土伤，腹大囊肿，既无表证，理宜分利。若农人开渠，使水湿由下窍而走。且少年阳质，非肾阳衰惫，水从下泛滥，用肾气汤丸之比。幼科不宗仲阳先生脏补腑通之义，治无头绪矣。

四苓散加川朴、椒目、草果、牡蛎。(《碎玉篇·下卷》)

【赏析】

脾伤湿郁，症见腹大囊肿，因无表证，仅限内湿，治宜前后分利，使水湿由下窍而走，方用四苓散加味。水肿当辨清在脾在肾，本案小儿乃纯阳之体，湿郁土伤责之于脾，非肾阳衰惫之阳虚水肿，故不用肾气丸之类。四苓散由《伤寒论》之五苓散去桂枝而成，方中泽泻、茯苓、猪苓利水渗湿，使湿浊从小便而出；白术健脾燥湿，配茯苓健脾除湿之力更著，防止渗利太过而伤正；四药补泻兼施，便有脏补腑通之义。再加川厚朴、椒目、草果行气燥湿；牡蛎一药颇耐寻味，《本草纲目》认为本品有"治虚损、壮阳、解丹毒、补男女气血、令肌肤细嫩、防衰老"之功效，方中用之，一者可补虚，用于小儿身体虚弱，二者也防诸药渗利太过。

"幼科不宗仲阳先生脏补腑通之义，治无头绪矣"，再次印证，薛氏儿科受钱乙之脏腑辨证影响颇深。小儿五脏多虚，六腑多实，治疗上更宜补脏通腑。

遗 尿 案

幼稚淋痛癃闭，热证居多。询其起病，因遗溺屡受仆责，惊恐强忍，肝胆气郁不宣。半年不愈，五苓八正不得频施矣。

龙胆草、黑山栀、稆豆衣、麝香、芦荟、丹皮、归尾、琥珀。（《碎玉篇·下卷》）

【赏析】

本案为小儿热淋的证治。薛氏认为幼儿淋痛癃闭，热证居多。小儿常因遗溺屡受仆责，惊恐强忍，肝胆气郁不宣，久则内伤化热，治宜清热利水通淋。但病程超过半年不愈，则不宜久用五苓散、八正散之类的方剂，恐其渗利多度重伤其阴阳。治宜清肝胆湿热，兼活血通淋止痛。方中龙胆草清肝胆实火、利肝胆湿热，为泻肝之良药；黑栀子苦寒，清热泻火，通泻三焦，导湿热下行，使湿热之邪从小便而出；芦荟苦寒，清热凉肝，泻下通便，使邪热从大便而出；稆豆衣甘平，入肝、肾经，养血平肝，善清肝热；麝香开窍活血，散结止痛，与琥珀同用，通窍活血、通淋止痛之力更著；牡丹皮善清相火，肝胆气郁化火尤宜，与当归尾同用，凉血之余又能活血散瘀止痛。全方清肝胆湿热，兼活血通淋止痛。

血 证 案

案1 幼儿阳盛补阳之吐血案

年十三时，自食鹿胶，吐血，继用龟胶而愈。缘自幼阳盛，升补督脉非宜。（《碎玉篇·下卷》）

【赏析】

本案为误食补阳药而致吐血的证治。患儿未满二八，因自食鹿胶而吐血，系阳盛之体，过用补阳而致阳升血溢。治宜补阴以调和阴阳，故继用龟胶而愈。

鹿胶温阳补血益精，病人13岁时，自食鹿胶而吐血，自幼阳气偏盛，此后患病不宜过度升补督脉，可见薛氏辨证用药也颇重视病人体质差异。

案2 幼儿病后食蟹致吐血案

稚年秋月，时病愈后食蟹，遂致吐血，当先清其蟹毒。

白藕肉、川贝、茯苓、银花、生草、绿豆皮。（《碎玉篇·上卷》）

【赏析】

本案讨论解蟹毒的方法。患儿大病初愈后食蟹，遂致吐血，当先清其蟹毒。蟹肉鲜美，秋月食用甚佳，其味咸性寒，有清热、化瘀、滋阴之功，但食用不当也易中毒。方中白藕肉凉血止血；金银花、生甘草、绿豆皮清热解毒；川贝母清热润肺；茯苓渗利下行，有助引血下行。全方用药偏凉，并未食用民间常用解鱼蟹毒的生姜或紫苏，究其原因，揣测生姜、紫苏虽善发汗解表，行气宽中，能解蟹毒，但两药药性辛温升散，恐其有助血行，加重出血。

痰 饮 案

案1　幼儿阴虚痰厥案

稚年阴精未充，知识太早，不自固束。下焦气升，痰黏神愦，惊惕筋牵，是痫厥之证。冲任不固，内风掀越。为父母者当严庭训，勿令放佚，酿成五痫终身之累。

生地、天冬、龟板、龙骨、牡蛎、阿胶。（《碎玉篇·上卷》）

【赏析】

本案论及阴虚痰厥的治疗。患儿年幼，阴虚风动，故见痰黏神愦，惊惕筋牵，发为痫厥之证。方中生地色黑，入肝、肾，养肝肾之阴；阿胶血肉有情之品，助生地滋阴养血，补肝肾，填阴精之不足；天冬养肺肾之阴，以助金水相生；龟甲、龙骨、牡蛎三甲并用，滋阴潜阳，防虚阳僭越。

薛氏同时也特别指出为父母者应严格家庭教育，避免孩子因生活放纵而加重阴精损耗，酿成五痫终身之累，可知后天保养甚为重要。

案2　幼儿肺阴不足，虚火灼络之痰中带血案

气过辛散，肺气散越，稚年痰血。益胃阴以供肺。

白扁豆、大麦冬、茯神、北沙参、肥玉竹。（《扫叶庄医案·卷一》）

【赏析】

病人平素肺阴亏虚，阴不制阳，肺气散越，气逆于上，加之阴虚内热，虚火灼伤肺络，故病痰中带血。胃与肺关系密切，就脏腑功能而言，两者皆以降为顺；就经络循行而言，手太阴肺经环循胃口；就脏腑关系而言，两者为母子关系。肺阴不足多责之于胃阴不足，故薛氏治疗本案之痰血，通过益胃阴以供肺。方中大麦冬、北沙参、肥玉竹皆为养肺胃之阴的要药；白扁豆健脾助运，茯神健脾宁心，二药同用，可防前药滋腻碍胃。方中并未加用止血药，推知本案症见痰中带血，出血必不甚多。

汗 证 案

形瘦，腹中有形，五心烦热，盗汗。虽是童真，久延疳劳。

焦白术、山楂炭、砂仁、陈皮、鸡内金、川朴、胡黄连、白芍、茯苓、使君子。

（《碎玉篇·下卷》）

【赏析】

本案论及虫积盗汗的证治。患儿形瘦，腹中有形，应属虫病久稽；素禀阴虚，虫积阴虚更甚，故见五心烦热、盗汗。虽是小儿，久延必致疳积。方中焦白术、茯苓健脾；鸡内金、山楂炭消食和中；砂仁、陈皮、川厚朴行气导滞以助消积；胡黄连、白芍敛阴退虚热；使君子杀虫消积。

从本案可知，临床汗证（自汗、盗汗）并不能全盘以虚、实定论，多数情况下病人就诊时已是虚实夹杂，病因较为复杂，应仔细分析，辨证施治。

虚 损 案

幼科损证，逢夏热骨痿，议用虎潜坚阴。

虎潜，用猪脊髓丸。（《碎玉篇·下卷》）

【赏析】

本案论及虚劳骨痿的证治。患儿逢夏热骨痿，责之暑热伤阴，故用虎潜丸坚阴。虎潜丸出自《丹溪心法》，方中用熟地、龟甲、黄柏、知母滋阴降火；更加锁阳、虎骨（现多用狗骨代）、白芍等，增其补肝肾、强筋健骨之功；加猪脊髓补肝肾，填精益髓为丸。用治肝肾不足，阴虚内热之骨痿，必见腰膝酸软、筋骨痿弱、步履乏力，或伴眩晕、耳鸣、舌红少苔、脉细弱等症。

疟 病 案

稚年三日疟，太阴脾伤为多，食欲忌进腥膻，劫邪继以升阳。

草果、生白术、陈皮、川朴、常山、姜汁。(《碎玉篇·下卷》)

【赏析】

本案论及小儿三日疟的证治。薛氏认为小儿三日疟的形成以太阴脾伤为多，饮食上应禁忌腥臭，以免劫邪继以升阳。方中草果辛温燥烈，芳香辟浊，温脾燥湿，除痰截疟，与常山同用除痰截疟之力更佳；生白术燥湿健脾助运；陈皮辛燥，行气降逆和胃止呕，与川厚朴配伍，行气燥湿和胃，畅中州湿阻之滞，以除痞满；姜汁解常山之毒，又可防其致呕。

古人云"无痰不成疟"，草果、常山善祛痰而截疟，为治疟之要药。适用于各种疟疾，尤以治疗间日疟、三日疟为佳。常山截疟多酒制用，方中配陈皮、姜汁能减轻其致吐的副作用。

肛 漏 案

先天最薄，精气难充，幼年情念已萌，不足素见，此为内损，且肛疡成漏，纳谷已少。医治咳嗽痰血，清凉肺药图治。日就其尪羸而已，先进调中，以希加谷，续伤投补。

黄芪建中汤。（《碎玉篇·下卷》）

【赏析】

本案论及气血阴阳俱损的肛瘘证治。患儿先天精气不足，加之幼年情念已萌，精气更伤，现因气血不足，肛疡久不愈合而成漏，纳谷减少，气血生化不足，遂致肺虚久咳，痰中带血。前医治其咳嗽痰血，不辨成因，唯以清凉肺药图治，气血阴受伤之余又增阳损，必致气血阴阳俱虚。故治疗上先进调中，纳谷增加后寄望建立中阳，生化气血，续伤投补。方以黄芪建中汤温中补气，和里缓急。以黄芪大补元气，又兼托脓生肌以助肛疡愈合；小建中汤温补中焦，建立中气，阴阳（气血）并补。

外科医案

疮 疡 案

案1 寒凝血络之疮疡案

病起冬月，始于腰间肤膜，既经消散。凡静坐良久，皮里膜外若有牵绊不适之状。想凝着之寒，已入营分血络。当此壮年不愈，气血日薄，有痈疡累瘁矣。

麝香、川乌、乳香、全蝎、地龙、没药。(《碎玉篇·下卷》)

【赏析】

本案论及寒凝血络所致疮疡的证治。病人冬月感寒致腰间生疮，虽基本消散，但久坐后皮里膜外若有牵绊不适之状，责之于凝着之寒，已入营分血络。治宜散寒活血通络，以免久不愈合，暗耗气血。方中麝香辛香走窜，通行十二经脉；川乌散凝着之寒；"久病入血"，故以乳香、没药活血行气止痛；"久病入络"，故用全蝎、地龙通经活络。全方共奏散寒活血通络之功，使入阴分之凝寒外散，使营分血络和调。

案2 湿伤脾阳之疮疡案

长夏湿邪，伤太阴脾阳，发疮不尽，其气浮肿，腹胀。议宣通腑气。

生白术、大腹皮、厚朴、生牡蛎、茯苓皮、泽泻、广皮、木防己。(《扫叶庄医案·卷二》)

【赏析】

本案论及因湿生疮的证治。长夏应脾，湿邪最盛，湿为阴邪，易伤太阴脾阳，愈发生湿，故见发疮不尽；湿邪浸淫肌肉，故见浮肿；湿阻气机，故见腹胀。治宜宣通腑气。方中生白术益气健脾燥湿；大腹皮、广陈皮、厚朴行气导滞以消腹胀；生牡蛎、茯苓皮、泽泻利水渗湿以消浮肿；木防己苦、辛，寒，功善祛风湿，止痛，利水消肿，本品苦以燥湿，寒以清热，故可用之治疗湿疹疮毒。考本案湿邪偏盛，临证可以汉防己代木防己。

案3 疮家湿疟案

疮家湿疟，忌进表散。

苍术白虎汤加草果。(《碎玉篇·上卷》)

【赏析】

本案论及疮家湿疟的证治。疮家湿疟，系久受阴湿，湿邪伏于体内，因触冒外邪而诱发，其临床表现有恶寒发热、汗出、一身尽痛、四肢沉重、呕逆脘闷、脉缓等。本案用苍术白虎汤治疗，当有身热胸痞、汗多、舌红苔黄腻的湿热见症。苍术白虎汤出自《类证活人书》，方中石膏、知母清热泻火，粳米、甘草益胃护津，以白虎辛凉重剂，清阳明之热，由肺卫而解；加苍术、草果温燥行散脾中重滞之寒湿。

疮家湿疟，忌进表散。疮系血脉间病，血脉必虚而热，然后生疮。既成疮之后，疮疡流出的脓液又系血液所化。因此，疮家血液本虚，患湿疟后若再发汗必致更耗血液。

案4　湿热疮疖久延痹劳案

疮疖，是湿热壅着气血而成，久则中气不运，二便不爽，郁热肠胃，腹满欲痛，痹积之证，久延痹劳。

川连、桔梗、楂肉、莱菔子、蓬术、木香汁，小温中丸同煎。(《碎玉篇·下卷》)

【赏析】

本案论及疮疖的形成、证治及预后。疮疖是湿热壅着气血而成，气血运行不畅，久则中气不运，症见二便不爽，郁热肠胃，腹满欲痛。痹积之证，久延易致痹劳。方中川黄连清热燥湿；桔梗、木香行气化湿；山楂肉、莱菔子消食和胃；蓬莪术破气消积；与小温中丸(《丹溪心法》卷三) 同用，方似越鞠丸去栀子，加针砂而成。以苍术、川芎、香附、神曲燥湿运脾，行气活血，消食和胃；针砂为制钢针时磨下的细屑，味辛、酸、咸，性微寒，具有镇心平肝、健脾消积、补血、利湿、消肿之功效，主治惊悸癫狂，血虚黄肿，泄泻下痢，尿少水肿，风湿痹痛，项下气瘿。小温中丸燥湿和中，行气解郁，助上药清热燥湿、调和气血之力。

案5　疮疡反复发作案

春夏发疮已十年。内因之湿，本乎脾胃，忌口可愈。

生白术、油松节、苡仁、白蒺藜，研末，水泛丸。(《碎玉篇·下卷》)

【赏析】

本案论及疮疡反复发作的证治。病人每年春夏发疮，责之内因之湿，究其本源在脾胃，运化失宜则湿邪丛生，忌口可愈。治宜健脾祛湿，令湿无由生。生白术健脾燥湿，薏苡仁健脾渗湿，两者同用，健脾除湿之力更甚；白蒺藜平肝、祛风、止痒；油松节味苦、辛，性温，入肝、肾经，擅祛风除湿、通络止痛，与白蒺藜同入肝经，助其祛风止痒。全方标本同治，补泻兼施，集健脾、除湿、祛风、止痒于一体。

案6　疮疡久不愈合兼中虚案

溃疡不合成漏，脂液渗出，脉络空流，内风暗动。攻胃则呕逆吞酸，腹痛泄泻，不食，津液不升，舌苔焦黑。内外兼病，难治之疴。

人参、陈皮、乌梅、川椒、干姜、茯苓、白芍。(《碎玉篇·下卷》)

【赏析】

本案论及溃疡久不愈合兼中虚的证治。病人溃疡不合成漏，脂液渗出，脉络空流，内风暗动。疗疮疡，用药峻猛损伤脾胃，致脾胃升降失司则呕逆吞酸、腹痛泄泻；运化乏力则不食；津液不升则舌苔焦黑。内外兼病，溃疡久不愈合又兼中虚，为难治之疴。病机多虚实夹杂，治宜攻补兼施。方中人参益气补中；陈皮理气和中；乌梅味酸收敛，促进创口愈合；川椒、干姜温中祛寒；茯苓健脾渗湿；白芍酸收敛阴和营，与陈皮同用可调和气血，与乌梅同用促进收敛生肌，又可防川椒、干姜温燥太过。

案7　湿热痈疡痛溃案

纳食主胃，运化主脾，痈疡痛溃，卧床不得舒展，脏腑气机呆钝。外科守定成方，芪术归地不能补托，气血反壅滞于里，出纳之权交失，且是症乃水谷湿气下垂而致，结于足厥阴手阳明之界。若湿热不为尽驱，藉补托以冀生肌，养贼贻患，焉克济事。

川石斛、槐花、寒水石、茯苓、银花、晚蚕沙。(《碎玉篇·下卷》)

【赏析】

本案论及痈疡痛溃的证治，强调疮疡已溃不能恪守成方，仍须辨证施治。因脾胃为中焦气机枢纽，痈疡痛溃，病人长期卧床，脏腑气机壅滞。外科素有"消、托、补"的治则，如果不详加辨证，守定成方，一味用芪、术、归、地等补气补血之品托补，反致气血壅塞于里；脾胃出纳、升降失司，薛氏认为疮疡溃破因于"水谷湿气下垂，结于足厥阴手阳明之界"。治疗当以清热祛湿为主，借补托以冀生肌，养贼贻患，于事无补。方中川石斛，《神农本草经》将其列为上品，谓其"味甘平，主伤中，除痹，下气，补五脏虚劳羸瘦，强阴，久服厚肠胃，轻身延年"，善生津养胃，滋阴清热，养胃阴之效甚佳；茯苓淡渗利湿，和脾阳；槐花、寒水石、金银花清胃热；晚蚕沙味甘，性温，入肝、脾、胃经，具祛风除湿、和胃化浊、活血定痛之力。全方共奏清热祛湿，调和脾胃之功。

案8 阴阳不和，疮疡日久不敛案

少年欲萌未遂，阴火直升直降，疡久成漏，脂液暗灼。宜停课读，以养心神。

人参、沙苑、麋茸、归身、甘杞子、生杜仲。(《碎玉篇·下卷》)

【赏析】

本案论及少年阴阳不和、疮疡日久不敛的证治。病人正值少年，少阴不足，阴不制阳则虚火妄动；阳不制阴则津液凝聚，疡久成漏，脂液暗灼，阴火直升直降。故宜暂停功课，调养心神，以助交通心肾，和调阴阳。方中人参养心气、安心神；沙苑子、麋茸，一补肾阴，一补肾阳，补肾固精止遗；当归身、枸杞子养血安神，枸杞子平补肝肾阴阳；生杜仲补肾壮骨。全方补养安神，调和阴阳，全无外科收敛生肌之品，以治本为主。

案9 脾湿浸淫，四肢湿热疮案

湿热疮发四肢，当健中运湿，佐以风药。

黄芪、白芷、丹皮、防风、白蒺藜、桑枝。(《碎玉篇·下卷》)

【赏析】

本案论及四肢湿热疮的证治。脾主四肢，湿热疮发四肢责之于脾湿浸淫，治当健中运湿，佐以风药胜湿。方中黄芪健中运湿；白芷、防风祛风胜湿；牡丹皮除热；桑枝性平，祛风湿，利关节；白蒺藜即刺蒺藜，功善祛风止痒，脾湿肝乘，本品又有平肝疏肝之效，与桑枝、牡丹皮等品皆入肝经。

案10 湿滞经络，气郁化火为痈案

湿滞经络，气热怫郁成痈，势必脓溃。然客在气分，不可骤与血药。

苡仁、连翘、川贝、射干、通草、银花、茯苓。(《碎玉篇·下卷》)

【赏析】

本案论及湿滞经络，气郁化火为痈的证治。湿滞经络，故用薏苡仁健脾祛湿为君；茯苓淡渗健脾助薏苡仁除湿；连翘、金银花辛寒质轻，清热解毒，清轻宣散，善清气分之热；连翘乃"疮家圣药"，消痈散结之力颇著，为痈疽疮疡初起、阳证的常用药；川贝母、射干清化郁热，化痰散结；湿邪易阻滞气机，而通草善通利，通气以助散气分郁热。

薛氏明确指出"气热怫郁成痈，势必脓溃，然客在气分，不可骤与血药"。观上方可知，方中用药以金银花、连翘等清气分药为主，虽有通草这等通利药，却也是

作用于气分，通阳利小便，令热有去路，断无入血分药，自无脓毒走窜之弊。

案11　湿热疮痍兼痹痛案

湿着必阻游行之气，但热不寒，疮痍不尽其邪，骨节痛，肢末肿。从仲景湿温，例苍术白虎汤。（《碎玉篇·上卷》）

【赏析】

本案论及湿热疮痍兼痹痛的证治。湿为阴邪，易阻气机，气郁化热而成湿热痹证，故见但热不寒、骨节痛、肢末肿等症，系湿热闭阻关节所致。治从仲景湿温病，方用苍术白虎汤清热除湿。方中石膏、知母清热；粳米、甘草益胃护津；苍术主入太阴经，除湿之力甚著。全方清热除湿以止痹痛。湿温用苍术白虎汤，临证把握湿、热两点病机，便可拓展本方的临床应用范围，适用于外感或内伤疾病。

案12　夏季热病疮痍兼气急嗽血案

夏季热病，身发疮痍，热必挟湿，脘膈饱闷，气急，虽然咳嗽吐血，终非滋阴腻药所投。

苏子、桔梗、苡仁、川贝、桑皮、橘红、茯苓、百合。（《碎玉篇·下卷》）

【赏析】

本案论及夏季热病疮痍的证治。因夏季起病，热多挟湿，故症见身发疮痍；湿阻气滞，故脘膈饱闷；气逆于上则气急，甚者咳嗽吐血。证非阴虚火旺所致，尤其本证兼夹湿浊，故治疗上不可妄投滋阴腻药。方中紫苏子降气化痰止咳；桔梗宣肺止咳，与紫苏子宣降同用，调畅气机，虽未言及剂量，仍可推知以紫苏子降气为主，以防加重咳嗽吐血，若出血多者，当去桔梗不用；薏苡仁健脾除湿；川贝母清热润肺，化痰止咳；桑白皮清肺热止咳喘；橘红理气化痰；茯苓健脾渗湿，湿聚成痰，茯苓与薏苡仁同用，可杜绝生痰之源；百合润肺止咳，与川贝母同用，有助止咳嗽吐血。全方共奏降气润肺，化痰止咳之功。

案13　阴虚之人肺热痈疡案

行走吸热，热自上受，肺热下移大肠，阴虚之质，阳坠成疡。有诸清养金水以治其源，务在寂静，莫专于药功。

麦冬、金银花、黑豆皮、甜北沙参、川石斛。（《扫叶庄医案·卷四》）

【赏析】

本案论及阴虚之人肺热痈疡的证治。病人乃阴虚阳盛体质，今感受热邪，"温邪上受，首先犯肺"，肺热下移大肠，遂热盛肉腐成疡。治宜清养肺阴以治其源，药物治疗的同时宜保持心境平和，内外兼顾。方中麦冬乃养肺阴之要药，又可清虚热；金银花清热解毒，是治疗痈疽疮疡阳证的要药；甜北沙参、川石斛助麦冬养阴清热；黑豆皮色黑入肾，滋肾水以助金水相生。

案14　酒毒湿热久蕴之疮痍案

性嗜烧酒，酒毒湿热，自肠胃经腑蒸搏肌肤腠理。疮痍遍及肢体，经年久蕴不解。法当局方凉膈散，攻其无形之热。

薄荷、竹叶、黑栀、桔梗、连翘、黄芩、生甘草。(《碎玉篇·下卷》)

【赏析】

本案论及湿毒疮痍的成因及证治。病人长期嗜酒，酒毒湿热壅于肠胃经腑，发于肌肤腠理，故见疮痍遍及肢体，经年不愈。治宜清热解毒，清上泄下，方用《局方》凉膈散，攻其无形之热。方中重用连翘，有清热解毒，消痈散结之功，取其质轻升散，清宣肌肤腠理之热毒；薄荷辛凉宣泄，助连翘清热散邪；"诸痛痒疮，皆属于心"，方用竹叶清心除烦，利小肠而导热下行，三药同用，有"火郁发之"之义；黄芩泻火解毒，善清肺热；黑栀子通泻三焦，泻火解毒，引火下行；桔梗"舟楫之剂"能载药上行，宣肺引经以利诸药外达肌表清热散邪；生甘草清热和药。全方清上泄下，令热有去路。

本案在凉膈散的基础上去大黄、朴硝、白蜜，推测热毒不甚，尚未与胃肠结实，故去调胃承气汤；反之，若热毒甚，或已有阳明结实，可选用原方。以笔者经验，辨证选用《局方》凉膈散，对于皮肤科疮疡、痤疮等疾病的治疗都有很好的疗效。

案15　疮疡溃破，久不愈合案

疡溃无脓，劳怒则血，裂出刺痛。诊脉濡弱，望色枯瘁，显是内伤虚证。余非外科，姑以色脉相参定议，若说交春翻裂，未敢附和。但劳动嗔怒，必加证剧。常服养营汤，自然有效。

人参养营汤去姜、枣。(《碎玉篇·下卷》)

【赏析】

本案论及疮疡溃破后久不愈合的证治。病人虽疮疡已溃，但并未成脓，劳动嗔怒则破裂出血并刺痛，脉见濡弱，其面色枯槁，可知系内伤虚证。治宜人参养营汤，期补养气血托补之法以敛疮生肌奏效，去姜、枣旨在减其温热之力。

案 16　肺痿久咳并肌燥疮痍案

右脉虚大，色夺形瘦，肌燥疮痍，咳嗽经年，曾经失血。是津亏气馁，由精劳内损。但理胃阴，不必治咳。

《金匮》麦门冬汤去半夏。（《扫叶庄医案·卷一》）

【赏析】

本案论及肺痿久咳并疮疡的证治。病人咳嗽经年，多致肺气阴两伤；又曾经失血，阴伤更甚；气津皆不足无法润泽肌腠，故见右脉虚大，色夺形瘦，肌燥疮痍。此津亏气馁，由精劳内损所致。肺痿一病，"其病在肺，其源在胃"，故治疗上但理胃阴，不必治咳，实乃治本之举，方用《金匮》麦门冬汤养阴润肺以止咳嗽、合皮毛。重用麦冬养肺胃之阴，退虚热；人参、大枣、粳米、甘草益胃生津，系"培土生金"之义；去半夏深得仲师之旨，观《伤寒》《金匮》，凡见津亏之证，必去辛燥之半夏可知。

案 17　肾阴不足，虚火妄动之疮疡案

真阴未充，冬失藏聚；春阳初动，阴火内灼。成疡溃脓，更伤血液。浮阳上熏，咳呛，神烦不宁，至晡而甚。治在少阴。

生地、龟板、川黄柏、天冬、川石斛、云茯苓、陈阿胶。（《碎玉篇·上卷》）

【赏析】

本案论及肾阴不足，虚火妄动所致疮疡的证治。病人肾阴不足，冬失藏聚，春阳初动，阳气升发，阴不制阳，故阴火内灼；虚火腐败血肉，成疡溃脓，更伤血液。浮阳上熏，肺气上逆，故而咳呛；热扰心神，故神烦不宁；虚热旺于申酉时，故至晡而甚。治在少阴，须补肾水而降虚火。方中以生地滋阴清热；龟甲滋阴潜阳；川黄柏苦寒坚阴；天冬养肺肾之阴，金水相生；川石斛滋养胃阴，先后天互补；陈阿胶血肉有情之品，大补肝肾之阴；云茯苓淡渗健脾，防诸药腻滞。全方直接或间接补益肾阴，体现了五脏一体观，值得后学者效仿。

案 18　阴阳不和，疮疡日久不敛案

知识之年，情欲易动，阴火直升直降，疡久成漏。乃内连脏腑之络，脂液渗泄，不得收合。此外治无益，姑停课诵之扰动神气，闲坐嬉悦以调之，纳食肌肉，可得久恃。

人参、当归、沙苑蒺藜、大麋茸、枸杞、生仲。（《扫叶庄医案·卷四》）

【赏析】

本案可与前案(《碎玉篇·下卷》 "少年欲萌未遂,阴火直升直降,疡久成漏……") 互参,论及少年阴阳不和、疮疡日久不敛的证治。病人正值少年,少阴不足,阴不制阳则虚火妄动;阳不制阴则津液凝聚,疡久成漏,脂液暗灼。阴火直升直降,故以内补为主,宜暂停功课,愉悦心神,纳食增肌,培补正气以敛疮生肌并助鼓邪外出。方中人参养心气、安心神;沙苑子、大麋茸,一补肾阴,一补肾阳,补肾固精止遗;当归、枸杞子养血安神,前者养血活血,后者平补肝肾阴阳;生杜仲补肾壮骨。全方补养安神,培补气血阴阳,全无外科收敛生肌之品,以内补、治本为要。

瘰 疬 案

案1 阴虚鼻渊并频发瘰疬案

鼻为肺窍。方书治鼻渊，不外藏、辛、散。然鼻气通于脑，脑为髓之海，阴虚之人尝多。是症诊脉细数，形羸瘦，瘰疬不已。显然阴亏虚损，与填阴和阳法。

熟地、天冬、麦冬、牡蛎、山萸肉、阿胶。(《碎玉篇·下卷》)

【赏析】

本案论及阴虚鼻渊并频发瘰疬的证治。薛氏总结古方治鼻渊，不外藏、辛、散。因鼻气通于脑，脑为髓之海，多虚证，阴虚之人常见。病人脉细数，形羸瘦，皆阴虚之候；阴虚灼津成痰，故瘰疬不已。证属阴亏虚损，故与填阴和阳法。方中熟地补肾填精益髓；天冬、麦冬养肺肾之阴，金水相生；牡蛎滋阴潜阳，软坚散结以消瘰疬；精血同源，乙癸同源，故用山萸肉、阿胶补肝肾之阴。全方滋阴和阳，阴阳并调，以滋阴治本为主。

案2 肝虚痰疬案

肝虚痰疬，结在项下。

海石、香附、连翘、夏枯草、土贝母、天花粉、青黛、金银花。(《扫叶庄医案·卷四》)

【赏析】

本案为肝虚痰疬的证治。肝虚疏泄不及，脾滞不运，痰湿即生，治宜化痰散结，泻火软坚。方中海浮石主入肺经，味咸无毒，功善清肺火，化老痰，软坚；香附行气解郁；连翘、金银花清热解毒，消痈散结；夏枯草苦、辛、寒，入肝、胆经，善清肝泻火、消肿散结，是治疗痰疬的常用药；土贝母苦、微寒，有散结、消肿、解毒之功，可助夏枯草清热散结；天花粉清热泻火，生津止渴，排脓消肿，于方中清热化痰散结；青黛清肝泻火解毒，防虚火灼津而生痰。全方化痰散结，泻火软坚，痰疬可消。

案3 忧思郁怒，气积肝胃之瘰疬案

瘰疬起于忧思郁怒，气积肝胃两经。

夏枯草、连翘、川贝、郁金、乳香、山慈菇、橘叶、茜草、瓜蒌、陈皮、没药、两头尖。(《碎玉篇·下卷》)

【赏析】

本案论及瘰疬的病因及证治。瘰疬系忧思郁怒，气积肝胃两经所致。情志不畅可致肝气郁结，气郁一者可致郁久化火，郁火易灼津成痰；二者可致津液凝聚而生痰。治宜疏肝行气解郁，清热化痰散结。方中夏枯草入肝经，清热泻火，软坚散结；连翘辛寒，善清气分郁热，清热解毒，消痈散结；忧思伤肺，川贝母清热润肺，化痰散结；山慈菇清热解毒，消肿散结；气滞则血瘀，陈皮、郁金、乳香、没药、橘叶疏肝行气活血，消肿止痛；茜草活血化瘀，与行气活血药同用有助消肿止痛；瓜蒌清热化痰，宽胸理气；两头尖祛风湿，消痈肿。

发 斑 案

案1　气分郁热发斑案

斑见躁闷，狂妄无汗。

黄连、淡豆豉、黑山栀、黄芩、葱白、石膏，地浆水煎。(《碎玉篇·上卷》)

【赏析】

本案论及气分郁热发斑的证治。温热病邪传变甚速，虽是气分郁热，亦可波及血分而见发斑；郁热扰心故见烦躁、憋闷，甚则狂妄；气郁，热闭于内，故无汗。治宜清宣郁热为主。方中黄连清心除烦；淡豆豉、黑栀子即《伤寒》栀子豉汤，清宣气分郁热；黄芩清胸膈郁热，既助黄连清心胸之热，又助栀子清气分之热；葱白味辛升散，通阳以助栀子豉汤宣散郁热；石膏辛、甘、大寒，更助清气分之热；地浆水味甘性寒，据《本草纲目》记载："地浆解中毒烦闷，解一切鱼肉果菜药物诸菌毒"。其制作方法为掘地三尺左右，在黄土层里注入新汲的水，搅混，等澄清后取出的水就是地浆水，本方中用之，当取其阴寒之性，助力全方清热之功，本品药房中已难觅得，故临床少用。

案2　热毒发斑，尚未结实案

斑如锦纹，身热烦躁，内无结燥。

生地、犀角、竹叶、黑栀、元参、黄连。(《碎玉篇·上卷》)

【赏析】

本案论及热毒发斑但尚未结实的证治。热毒深陷营血分，动血耗血，故色赤如锦纹；热毒扰及心神，故身热烦躁；热毒尚未与胃肠积滞相结，故内无结燥，大便尚通利。叶天士谓"入营犹可透热转气，入血就恐耗血动血，直须凉血散血"，故治宜清营凉血解毒以消斑，佐以透热转气，使邪热转出于气分而解。方中犀角咸寒入营血分，善清营凉血解毒，兼散瘀消斑；生地清热凉血止血，兼滋阴；玄参凉血解毒，助生地滋阴清热；黄连清心泻火解毒；竹叶清心除烦，质轻升散，有透热转气之义；黑栀子泻火解毒，导热下行。全方营血两清以清热消斑。

案3 营分热毒发斑案

斑紫且多，邪伏于营，脘膈不爽，以幽香开之。

至宝丹，银花汤送下。（《碎玉篇·上卷》）

【赏析】

本案论及热入营分所致发斑的证治。邪热伏于营分，已见动血之症，故斑紫且多；脘膈不爽，推知有痰浊阻滞气机，甚者蒙蔽心窍，故以幽香开宣。方用至宝丹清热解毒，豁痰开窍；银花汤送服，助其芳香辟浊、清热开窍之力。

案4 营血亏虚，斑疹不透案

营虚，斑不肯透，咽喉痛，吐脓血。议金匮法。

升麻、归身、赤芍、川椒、鳖甲。（《碎玉篇·上卷》）

【赏析】

本案论及营血亏虚，斑疹不透的证治。因营血亏虚，正气不足，无力鼓邪，故斑不外透；热毒壅聚，故咽喉痛；热毒腐败血肉，故吐脓血。热毒深陷血脉，宜用金匮阳毒治法，取清热解毒、活血化瘀之功，方选升麻鳖甲汤化裁治疗。本方重用升麻，借其质轻升散之力以达透邪解毒之功，故《本经》谓其"主解百毒"；鳖甲既可行血散瘀，又可领诸药入阴分以入络搜毒；川椒既可解毒止痛，又可领诸药出阳分而透邪。三药同用，似有先入后出之妙，共透邪解毒之功。已知营血亏虚故用归身养血活血，赤芍清热凉血、活血化瘀，二药同用，补中有散，防血止留瘀。本方于升麻鳖甲汤中去雄黄、甘草之解毒，揣度因已有营虚，可减雄黄攻伐之力，防甘草壅滞之弊。

瘾 疹 案

案1　风湿瘾疹案

风湿相搏，风盛则瘾疹。

浮萍、藿香、厚朴、归尾、赤芍、山楂、天虫、延胡。（《碎玉篇·上卷》）

【赏析】

本案论及瘾疹的病因及证治。风湿相搏，浸淫血脉，郁于肌肤腠理，湿盛则湿疹，风盛则瘾疹。后者主因于风，风性善变主动，故疹出时隐时现，瘙痒为其主症。治宜祛风胜湿止痒。方中浮萍，其体轻浮，其性清燥，系祛湿热之药，能清热透疹，祛风止痒；天虫即僵蚕，与浮萍同用，助其祛风止痒之力；藿香、厚朴，一芳香化湿，一行气化湿，两者同用，主司除湿之功；"治风先治血，血行风自灭"，故配以理血之当归尾、赤芍、山楂、延胡索活血化瘀，赤芍又兼清热凉血之力，延胡索又兼行气祛风止痛之功。全方共奏祛风、除湿、止痒之力。

案2　阴虚风动之瘾疹案

脉数，日暮瘾疹透发，瘙痒裂血，此热伏血分，当阴时而至。惊悸心恐，失血已非客气有余。议清养肝阴，以息木火内风。

鲜生地、粉丹皮、陈阿胶、黑芝麻、冬桑叶、首乌。（《碎玉篇·上卷》）

【赏析】

本案论及阴虚风动的瘾疹证治。肝阴虚，内热已成故脉数；日暮瘾疹透发、瘙痒裂血，可知热已入血（阴）分，故瘙痒阴时更甚；病人阴血已伤，故惊悸心恐。治宜清养肝阴，以息肝风。方中鲜生地清热凉血滋阴；牡丹皮清热凉血活血；陈阿胶入肝肾，养血润燥；黑芝麻补肝肾、润五脏、益气力、长肌肉、填脑髓，助阿胶养血润燥以止痒；冬桑叶疏散风热，清肺润燥，清肝明目，有助清热润燥，疏风止痒；何首乌入肝、肾，功擅养血滋阴，祛风止痒。方中诸药皆入肝经，清肝热，养肝阴，足以息肝风以止痒。

案3　血分郁热之瘾疹案

血脉既热，外冷袭腠，气血不和，凝滞肌肤，遂现瘾疹。平日调理忌食腥浊，发时凡痛多冷痹痒，由热熏渺小之恙。久发欲除其根，用凉膈散。愈时用和血息风，古称治风先理血，血行风自灭。

薄荷、连翘、黑山栀、赤芍、生甘草、白桔梗、淡子芩。

接服丸方：首乌、茯苓、三角胡麻、归身、松节、地肤子，稽豆皮汁泛丸。（《碎玉篇·上卷》）

【赏析】

本案论及热郁血分所致瘾疹的病因病机及治疗。病人或因饮食厚腻，或因七情郁结导致郁热浸淫血脉；复感外寒，气血不和，郁于肌肤，遂现瘾疹。发时若疼痛明显，肌肤麻木瘙痒，责之于热熏肌腠。若久发，方用凉膈散，并以和血息风善后，此即"治风先理血，血行风自灭"之理也。平日调理须忌食腥浊。方中连翘、薄荷清轻宣散，清上焦郁热；黑栀子、淡子芩泻火解毒，导热下行；白桔梗、生甘草宣肺清热；赤芍清热凉血。善后方用和血息风法，何首乌、三角胡麻、当归身养血润燥；茯苓淡渗除湿；松节、地肤子祛风止痒；稽豆皮汁养阴润燥以息风。

案4 上中二焦火热郁滞之瘾疹腹痛案

发疹腹痛。

凉膈散去硝、黄，加滑石。（《碎玉篇·上卷》）

【赏析】

症见"发疹腹痛"，方用凉膈散去硝、黄，加滑石，可知上中二焦火热郁滞故见"发疹"；"腹痛"应为大实痛。治宜清上泄下。本案可与前案互参，方用凉膈散宣散血分郁热；去凉膈散之硝、黄，恐其峻猛伤中；加滑石通利下窍以清热利湿。

案5 湿热壅滞三焦之瘾疹案

湿郁气阻，疹发。

飞滑石、茯苓皮、射干、木防己、茵陈，槟榔磨汁。（《扫叶庄医案·卷三》）

【赏析】

本案论及湿热并重的湿疹或瘾疹的证治。湿为阴邪，易阻气机，湿热郁于血分，故疹发。治宜清热除湿，宣畅气机，方用甘露消毒饮化裁。热毒郁于肌表肺卫，壅滞气血易致咽喉肿痛，射干可清利咽喉，宣上；茯苓皮淡渗利湿，畅中；飞滑石、茵陈清热利湿，渗下；木防己利水消肿；槟榔行气导滞。全方宣上、畅中、渗下，共奏清热利湿，宣畅三焦气机之效。

案6　外寒内热之瘾疹案

疹在暴冷而发，肌表头面不透，是外蕴为寒，内伏为热，肺病主卫，卫为气分，两解为是。

麻黄、甘草、牛蒡、射干、桔梗汁、枳壳汁、杏仁、石膏。(《碎玉篇·上卷》)

【赏析】

本案论及瘾疹卫气同病的证治。病人骤然感受风寒而发瘾疹，肌表头面疹出不畅，责之于外寒内热，寒邪郁遏热邪，卫气同病。当两解为是，治宜外透内清。方中麻黄、石膏、杏仁、甘草即麻杏甘石汤，清热解表，卫气两解；牛蒡、射干解毒利咽，清宣肺卫之邪；桔梗汁、枳壳汁一宣一降，有利肺之开合。全方外透内清，卫气同治。

瘙 痒 案

寝食如常，自上年失血之后，巅顶及周身肌肤，发疥瘰瘙痒，春发冬瘥。以和血平调方。

三角胡麻、制何首乌、金银花、桑叶、浙甘菊、炒黑杞子，红枣肉为丸。(《扫叶庄医案·卷一》)

【赏析】

本案论及血虚瘙痒的证治。病人既往有失血史，继而巅顶及周身肌肤，发疥瘰瘙痒，春发冬瘥，系血虚，值春季阳气升发之时肝阳化风，冬季阳气潜藏而病瘥。治以和血平调方养血疏风。方中三角胡麻养阴润燥；制何首乌养血祛风；金银花、桑叶、浙甘菊清热有助凉肝息风；炒黑枸杞子补养肝肾精血；红枣肉助诸药养血。全方滋养阴血，平肝息风，则瘙痒自止。

痔 疮 案

案1　劳怯忧思，肛疡成漏案

课诵烦心，情怀忧虑，五志之阳，郁勃少伸，直升直降，遂发肛疡。久而成漏，最难复为。劳怯必开怀怡悦，用药全以胃气为主。

人参、蒸白术、茯神、陈皮、炙甘草。（《扫叶庄医案·卷一》）

【赏析】

本案论及五志过极所致肛疡久漏的证治。多因烦恼忧虑，郁滞胃肠，遂发肛疡。久而成漏，宜综合治疗，心理疏导使之开怀怡悦，药物治疗全以扶助胃气为主。方用异功散益气健脾，行气除湿。方中人参益气健脾和胃；蒸白术益气健脾燥湿，助人参扶助胃气；茯神健脾渗湿助白术之力，又宁心安神，使情绪愉悦；陈皮理气燥湿和胃，是补中有行，补而不滞；炙甘草益气和中，助人参、白术、茯神健脾，甘缓调和诸药。

案2　中阳不足之痔血肠风案

痔血肠风，湿热居多。今诊脉弱，喜食茶叶。中停积滞，调补难施。跗膁浮肿，走动乏力。议温养下焦，兼以升清浊。

人参、茯苓、炮姜、附子、葛根、升麻、白术、甘草，姜枣汤泛丸。（《碎玉篇·上卷》）

【赏析】

本案论及痔血肠风的多发病因及证治。薛氏认为该病病因以湿热居多，但本案病人平素喜食茶叶，为寒凉苦降之品，易伤脾阳，故诊见脉弱，跗膁浮肿，走动乏力。治宜温养下焦，兼以升清浊。方中人参、白术、茯苓、甘草补脾益气；炮姜、附子温助中阳；葛根、升麻皆入阳明胃经，升举清阳；姜、枣调和脾胃。

案3　液损络虚之痔血案

痔血粪前后皆有，用力齿龋缝血，足冷及膝，大便燥艰，此属五液损伤，络虚所致。

炒焦当归、炒黑枸杞子、炒松熟地黄、五味子、淡苁蓉。(《扫叶庄医案·卷四》)

【赏析】

本案论及五液损伤，络虚出血的证治。病人痔血粪前后皆有，用力则齿龈缝血，不能以肠风、脏毒（近血、远血）简单概括；足冷及膝可知阳气不足以温煦；大便燥艰提示肠道阴液匮乏。责之五液损伤，络脉空虚使然。方中当归养血和血，炒焦后有助止血，引血归经；炒黑枸杞子养肝血以充盈络脉，助肝调节血量；炒松熟地黄滋阴养血；淡苁蓉补肾阳，益精血；五味子收涩止血。

案 4 · 血热之痔血案

痔血与肠红不同，心中嘈杂，营分有热，非温蒸补药所宜。

生地、地榆、槐米、银花炭、柿饼炭、白芍。(《碎玉篇·上卷》)

【赏析】

痔血指内痔而大便带血者。《诸病源候论·痔病诸候》曰："因便而清血随出者，血痔也。"其血多鲜红，多见于大便干燥难下时，伴有排便肛门疼痛症。肠红首载于《鸡鸣录·后阴病》，亦为大便出血，多责之湿毒瘀热留注大肠或脾阳不振统摄失司。尤其后者多见血色暗淡，脘痞腹胀，难于饮食，舌淡苔白，脉沉细，治宜健脾温中以摄血，用黄土汤、归脾汤等方。

本案论及痔血的证治，并指出区别于肠红，痔血热在营血分，不宜使用腻滞补药，理应清热凉血止血。方用生地、地榆、槐米（槐花）清热凉血止血，生地兼滋阴，地榆、槐花尤善治痔血；金银花清热解毒，炭用止血；柿饼炭清热止血；白芍养血敛阴，和营泄热。全方凉血止血，清热和营。

肛 漏 案

案1　肛疡久漏，真阴五液俱损案

肛疡成漏年余，真阴五液俱损，纳食在胃，传至小肠而始变化。因咳痰不出，呕食乃已，喉痛失音，涎沫吐出，喉中仍然留存，明明阴火闪烁，蒸变液为涎沫。若见咳哑，徒清金润肺，日就其凶。

猪肤汤。(《碎玉篇·下卷》)

【赏析】

本案论及肛疡久漏，真阴五液俱损的证治。胃主受纳，小肠主受盛化物，病人病肛疡日久，真阴五液俱损，必干咳少痰或无痰；胃阴不足必致反胃呕食；阴液匮乏，虚火灼津，故喉痛失音，涎沫吐出。若见咳哑，不加辨证，一味清金润肺，实为助纣为虐。猪肤汤出自《伤寒论》，用治少阴病，下利咽痛，胸满心烦。方中猪肤即猪皮，甘凉咸润，可以滋阴益血，滋润皮肤，能引少阴之虚火下达；加白蜜甘凉，滋阴润燥，调脾胃，通三焦，泽肌肤。

案2　肛疡漏脓，精血暗伤案

肛疡漏脓，精血暗伤。补下，佐坚阴除热。

人参、胡黄连、茯苓、熟地、沙参、芡实。(《碎玉篇·下卷》)

【赏析】

本案论及肛疡漏脓，损伤精血的证治。病人肛疡脓漏日久，腐败血肉，气下垂，精血伤。治宜补下流，滋补肝肾精血，并佐坚阴除热之法。方中人参益气；茯苓健脾渗湿；熟地滋阴养血；沙参养阴清热；胡黄连坚阴除热；芡实益气除湿，益肾固精。全方平补气血，坚阴除热以助生肌敛疮。

肛门下坠案

案1 久痢伤肾，肛门下坠案

久痢伤肾。肛坠，食不消化，行动气冲欲喘，本怯无疑。

石刻安肾丸。（《碎玉篇·下卷》）

【赏析】

本案论及久痢伤肾的证治。病人久痢，中气下陷故肛门下坠；肾主前后二便，泻痢日久累及肾阳，火不暖土故食不消化；行动气冲欲喘，责之于下元不足，肾不纳气。治宜温补下元，补火暖土。

石刻安肾丸成方有多个，唯《普济方·卷二二四》方之石刻安肾丸功在补下元，仅作参考。方中重用苍术燥湿运脾以治痢；川椒、补骨脂、胡芦巴、炒茴香、续断温补下元，助阳止痢；陈皮醒脾和胃，行气导滞，助苍术健运脾胃；川楝子行气疏泄，助陈皮理气，寒凉之性与川椒、补骨脂等同用又防其温燥太过。

案2 老人下元亏损，肛门下坠案

老人下元亏损，二便不和，都是肾病。肛坠下，血下之关闸，医谓脾气下陷，讵知肾恶燥烈。

人参、五味子、山萸肉、女贞子、墨旱莲、炙甘草。（《碎玉篇·上卷》）

【赏析】

本案论及老人下元亏损，二便不和的证治。如前所述，肾主二便。老人精血亏少，下元虚损，二便不调，都属肾病。医见肛坠、下血，多认为是"脾气下陷"，却不知，也有责之下元亏损者。凡此类，治宜补益精血，调补下元。方中人参、炙甘草益气健脾，补后天助先天；山茱萸、五味子温补，收敛气精；女贞子、墨旱莲滋阴补肾，收涩止血。全方补、涩同用，标本兼顾。

薛氏将山茱萸与人参同用，亦是沿用徐大椿之法，补敛元气。山茱萸为近代河北名医张锡纯所常用，他认为山茱萸味酸性温，大能收敛元气，振作精神，固涩滑脱，可谓温补肝肾之佳品。

案3　肾虚肛门下坠兼痰饮案

夫肾为胃关，皆肾虚不司收纳，元海气逆，水化痰饮矣。

早上用八味丸减桂加五味子，以收肾气散越；午后服异功散，健中安胃。都气丸四服。（《扫叶庄医案·卷二》）

【赏析】

本案论及肾虚肛坠的证治。肾为胃关，肾虚胃关不开故胃口极弱，肛门下坠，频频欲便。薛氏认为此肛坠病不在脾而在肾，肾虚不能收纳，阳虚不能蒸腾气化，痰饮遂生。治宜温肾摄纳，辅以健中助运。早上用八味丸温补肾阳，减桂加五味子以收肾气散越；午后服异功散，用四君子益气健脾养胃，加陈皮理气和中以健中安胃。辅之以都气丸助肾摄纳。

脱 肛 案

湿热下注，脱肛泻血。近日痛下水沫，体质不受燥热药。

川连、白芍、乌梅、寒水石、益元散、黄芩。(《碎玉篇·上卷》)

【赏析】

本案论及湿热下注，脱肛泻血的证治。病人湿热下迫大肠，损伤血络，故致泻血，久致脱肛；近日痛下水沫，更是津液耗伤，阴津不足自不能耐受燥热药。治宜清热燥湿，凉血止泻。方中川黄连、黄芩苦寒清热燥湿，厚肠止痢；白芍涩津敛液，安中止痛；乌梅生津，涩肠，止泻；寒水石清热泻火，《神农本草经》谓之"主身热，腹中积聚邪气，皮中如火烧，烦满，水饮之"，《本经逢源》亦云"水石，治心肾积热之上药，《本经》治腹中积聚，咸能软坚也；身热皮中如火烧，咸能降火也。《金匮》风引汤，《和剂局方》紫雪，皆用以治有余之邪热也"，本品于方中助芩、连清热之力，又无苦燥伤阴之弊。益元散中滑石味甘淡性寒，质重而滑，淡能渗湿，寒能清热，滑能利窍，既能清心解暑热，又能渗湿利小便；甘草味甘性平，能益气和中泻火，与滑石配伍，使小便利而津液不伤，且可防滑石之寒滑重坠以伐胃。朱砂甘寒，有毒，归心经，寒能清热，重能镇怯、镇心安神。三药配用，共奏清热利湿之功。

阴囊肿胀案

　　寒热疟作未愈，过食寒冷果品，邪从下陷，囊茎俱肿，小水仍利，与小柴胡汤。柴胡、草果、半夏、茯苓、青皮、川朴。(《碎玉篇·下卷》)

【赏析】

　　本案论及湿热郁遏膜原、寒热疟食复的证治。湿遏膜原，则寒热如疟，必兼舌苔腻白，口不知味。今病人寒热疟未愈，复因过食寒冷果品，邪从下陷，囊茎俱肿，但小便尚通利，治宜仍以和解为佳，与小柴胡汤。方中柴胡外透内清，轻宣透邪、清泄里热；吴又可认为"厚朴破戾气，草果除伏邪"，二药辛香行气燥湿，与柴胡同用，使邪气溃败、速离膜原；半夏、茯苓疏利水道，祛除水湿；青皮助厚朴破气，使气行湿去。本案热轻寒重，故去黄芩不用，以辛苦淡渗为主。

阴缩囊纵案

　　勉强摇精，阴缩囊纵，不但形体伛偻，肛门脐窍皆为收引，咽喉似垂，食物减少。由精血之伤，有形最难克复。少阴厥阴脉，俱循咽，开窍于二阴。既遭损伤，其气不及充注于八脉，故症悉见拘束之状。上年曾进柔剂阳药，服药后头巅经脉皆胀，耳窍余鸣。想脏阴宜静可藏，试以乘舆，身怖必加局促不安，宜乎升阳动药之不灵交。夫少阴内脏，原有温蒸诸法。厥阴相火内寄，恶暖喜凉。仿丹溪滋阴潜阳法。

　　生地、秋石、远志、柏子仁、茯苓、知母、龟板、阿胶。（《碎玉篇·上卷》）

　　【赏析】

　　本案论及肝肾不足，阴缩囊纵的证治。可与"内科医案"阳痿案之房劳阳痿囊纵案（《扫叶庄医案·卷一》）互参。病人平素房劳过度，肝肾精血受损，故阴缩囊纵，形体伛偻，肛门脐窍皆为收引，咽喉似垂，纳食减少。治宜补肝肾之阴，仿丹溪滋阴潜阳法。方中生地滋阴补肾；龟甲滋阴潜阳；阿胶血肉有情之品，助生地、龟甲补肝肾之阴；秋石、知母滋阴清热；远志、柏子仁调补心肾，开窍安神；肾为水脏，易生湿浊，茯苓淡渗肾浊，又兼健脾之功。

睾丸肿痛案

案1　风热疫毒侵袭少阳之睾丸肿痛案

春令少阳甲木司职，颐肿方愈，即发睾丸肿痛。仍是温邪内袭少阳，不上即下耳，勿从疝门例用辛香。

桑叶、连翘、赤芍、黑栀、牛蒡子、桔梗。（《碎玉篇·下卷》）

【赏析】

本案论及风热疫毒侵袭少阳所致睾丸肿痛的证治。春令少阳甲木司职，风热疫毒郁于肌表，发于头面，遂致颐肿。颐肿方愈，旋即见睾丸肿痛，仍是温邪内袭少阳，祛邪不彻故下袭。切勿寒热不辨，妄用辛香之品。治宜疏散风热，清热解毒。方中桑叶、连翘、牛蒡子质轻升散，疏散风热，连翘又兼清热解毒之功；温热之邪易袭阴分，赤芍清热凉血、活血散瘀，有助消肿止痛；黑栀子清热泻火，善泻气分郁热，与赤芍同用，气血兼顾；桔梗"舟楫之剂"，载药上行，开宣肺气，有助诸药疏散肌表温热之邪。

案2　寒凝肝络之睾丸肿痛案

睾丸痛，先左后右。初春寒威，乘下虚入肝络，客邪凝坠为疝。理必宣通托邪，与平素服饵温补。别温护其下，此病可以不发。

桂木、山甲、韭白汁、土炒小茴香、归身、伏苓。（《碎玉篇·下卷》）

【赏析】

本案论及寒凝之睾丸痛的证治。病人病起于初春，寒凝肝络，客邪凝坠为疝。肝升于左肺降于右，故疼痛先左后右。治宜宣通肝络，托邪散寒，同时强调平时调理亦应温补。方中桂木、土炒小茴香、韭白汁通阳散寒；穿山甲通经活络，于方中宣通肝络；当归身养血散寒；茯苓淡渗通阳利小便。全方共奏散寒通络之功，寒凝络阻之寒疝自能消散。

案3　肝经湿热下注之睾丸肿痛案

湿热下注，少腹拘急，睾丸肿大。

龙胆草、川楝子、延胡索、赤芍、橘核、滑石。(《碎玉篇·下卷》)

【赏析】

本案论及湿热疝的证治。湿热下注于厥阴经,浸淫筋脉,故病少腹拘急疼痛,睾丸肿大。治宜清热利湿,疏肝理气。方中龙胆草大苦大寒,入肝经,清利肝经湿热,为泻肝之药;滑石清热利湿,通利下窍,助龙胆草之力;川楝子、延胡索即金铃子散,行气、疏肝、散结、止痛,尤善疗肝经气滞作痛;橘核行气疏肝,散结止痛;赤芍清热凉血,活血化瘀,助金铃子散行气活血,消肿止痛。全方清热利湿,疏肝理气,体现了治疗湿热疝的基本大法。

案4 下焦寒湿浸淫之睾丸肿痛案

下焦水冷,睾丸偏大。

附子、川椒、大茴香、芦巴、川乌、川连、吴萸,为末,黑豆汁泛丸。(《碎玉篇·下卷》)

【赏析】

本案论及下焦寒湿所致睾丸偏大的证治。寒湿水冷浸淫下焦,厥阴经受邪,厥阴经"绕阴器,抵少腹",故见少腹偏坠,睾丸偏大。此病位属下焦,治宜散寒除湿,温补下元。方中附子、川椒、大茴香、胡芦巴、川乌、吴茱萸皆为辛热之品,温阳散寒,辛燥除湿,皆入肝肾,俱有温补肝肾之功;川黄连苦寒反佐,防诸药辛燥太过。全方散寒除湿,温补肝肾,实为标本兼顾之法。

疝 气 案

案 1　太阴浊气壅滞之疝气案

当脐坚硬，上下气不相通，此浊阴聚。阿魏温润，泄秽通阳，故肠中浊气频出，但结于足太阴经。

炒黑川椒、茯苓、生淡干姜、葱白、炮黑附子、胡芦巴。(《扫叶庄医案·卷四》)

【赏析】

本案论及太阴浊气壅滞之疝气的证治。病人太阴浊气壅滞，故脐部坚硬，胀满不通。阿魏温润，杀虫，去臭气，破癥积，下恶气，泄秽通阳，故肠中浊气频出，可知浊气结于足太阴经，责之于脾。治宜温中祛寒，辛散通阳为要。方中炒黑川椒、炮黑附子、胡芦巴温肾暖脾；生淡干姜温中祛寒；茯苓淡渗通阳；葱白辛散通阳有助散结。全方补火暖土，温阳散寒，通阳散结。

案 2　厥阴浊气壅滞之疝气案

地气混矣，拟以前方 (指淡吴茱萸、川楝子、橘核、干姜、肉桂、炒白芍、青木香、荔枝核、炒乌梅。编者注) 去白芍、青木香，加入牛膝、泽泻、胡芦巴、小茴香、橘核、荔枝核。(《扫叶庄医案·卷四》)

【赏析】

《素问·阴阳应象大论》云："清阳为天，浊阴为地。地气上为云，天气下为雨，雨出地气，云出天气。""地气"多潮湿，即浊气、阴气；"地气混矣"，即浊气壅塞。治宜散寒止痛，行气疏肝。拟方淡吴茱萸、干姜、肉桂、胡芦巴、小茴香温里散寒止痛；牛膝补益肝肾，强壮筋骨；橘核、荔枝核辛温，行气疏肝散结；川楝子性寒，助橘核、荔枝核行气疏肝之余，又防诸药温燥太过；炒乌梅酸收入肝，舒缓筋脉，一者有助止痛，二者涩津敛液，防诸药辛燥伤津；泽泻微寒入肾与膀胱，泻利肾浊，防诸药温涩太过。全方补中有敛，敛中有泻。

案 3　肝郁气滞之疝气案

肝疝证也。

淡吴茱萸、川楝子、橘核、干姜、肉桂、炒白芍、青木香、荔枝核、炒乌梅，后加七疝丸。(《扫叶庄医案·卷四》)

【赏析】

本案论及肝疝证的证治。本证以肝郁气滞为主，治宜行气疏肝为主，兼以温散。方中淡吴茱萸、川楝子、橘核、青木香、荔枝核行气疏肝；炒白芍、炒乌梅味酸入肝，味涩收敛，养肝体，助肝用，助辛散诸药疏肝，增止痛之功，又防诸药劫肝阴；干姜、肉桂温中祛寒，肝、脾、肾兼顾，散阴经寒凝，共奏行气疏肝散寒之功。后加七疝丸善后，皆以温散收功。

案4　寒入膜原引发宿疝案

寒入膜原，宿疝举发，疏滞清胃，泄肝止痛。

川朴、川楝子、延胡索、青皮、青木香、橘白、小茴香。(《碎玉篇·下卷》)

【赏析】

本案论及寒入膜原引发宿疝的证治。病人素有寒疝，今感寒引动宿疾，责之厥阴受寒，寒凝气滞。治宜疏滞清胃，泄肝止痛。方中川厚朴、川楝子、延胡索、青皮、青木香、橘白皆辛香行气之品，疏肝、泄肝为主；加小茴香散寒止痛。以方测证，仍以肝气郁滞为主，寒凝为辅，故全方大队行气疏肝泻肝之品，少佐以温散之味。

案5　老人寒凝气滞之疝气案

寒入阴脏之络，结为气疝。痛则胀，升气消，绝无踪迹。老年下元已虚，不可破气攻疝。温养下焦，尿管胀或阻溺。今议温下佐通，仿香茸丸。

鹿茸、韭子、大茴香、蛇床子、归身、覆盆子、青盐、麝香。(《碎玉篇·下卷》)

【赏析】

本案论及气疝的病因病机及证治。气疝成因责之于寒入阴脏之络，寒凝气滞是为病机，故症见少腹胀痛。若老人下元已虚，常见尿管胀或小便不畅，断不可破气攻疝，治宜温养下焦，佐以通阳利小便，仿香茸丸。方中鹿茸、韭菜子、大茴香、蛇床子温补肾阳；当归身养肝血助肝用；覆盆子补肾固精；麝香辛香走窜，通行十二经脉以散阴脏之凝寒滞气；青盐咸味入肾，引诸药入下焦发挥温养之力。

案6　寒疝，睾丸偏痛案

寒疝，睾丸偏痛。

橘核、吴萸、川楝子、木香、荔核、乌药、延胡索、香附。(《碎玉篇·下卷》)

【赏析】

本案论及寒疝的证治。寒为阴邪，易袭厥阴经，寒主收引凝滞，一者见痛证，故睾丸偏痛，多冷痛；二者易阻滞气机，故可见胀痛。治宜散寒止痛，行气疏肝。方中橘核、荔枝核行气止痛，暖肝散寒，系治寒疝、气疝的常用药对；吴茱萸、川楝子、木香、乌药、延胡索、香附以入肝经为主，行气疏肝，散结止痛。

案7 久疝，浊阴上攻案

久疝坚硬上攻，周身冰冷，显然一团浊阴上干。冷汗如油，须防阳脱。子和辛香破气难用，与驱浊救阳一法。

炮附子、炒川乌、生干姜、吴茱萸、雄猪胆一枚、冲入。

接服：橘核、川楝子、炒川椒、炮黑川乌、炮黑附子、青木香、炒黑舶茴香。（《扫叶庄医案·卷四》）

【赏析】

本案论及久疝的证治。病人周身冰冷、冷汗如油，责之浊阴上干，虚阳欲脱。治宜驱浊救阳一法，先行回阳，再行散寒行气之法。当此危机时刻，薛氏主张不宜使用张子和之攻法，不可见疝即用辛香破气之品，以防残阳暴脱。方中炮附子、炒川乌大辛大热，温阳散寒；生干姜温中祛寒，与附子、乌头同用，回阳救逆；吴茱萸散寒止痛；雄猪胆咸寒，作反佐之用。诸药同用，辛热驱浊救阳。待阳气回复后续服橘核、川楝子、炒川椒、炮黑川乌、炮黑附子、青木香、炒黑舶茴香等温阳行气之品。

案8 壮年久疝，冲任已伤案

两年久病，决非风寒暑湿。据述腹鸣不和，左胁坚硬，直至少腹睾丸。子和七疝，主肝为多。男子恣欲，伤及冲任亦多。是病辛香流气，壮年可用。

黑栀、小茴香、青皮、广木香、茯苓、泽泻、川楝子、橘核。（《碎玉篇·下卷》）

【赏析】

本案为久疝的证治。《内经》有七疝之称，名为"厥疝""冲疝""瘕疝""狐疝""癃疝""癀疝"、"癩疝"。病人疝气日久，可排除风寒暑湿所致。现腹鸣不和，左胁坚硬，直至少腹睾丸，诸症皆在肝经所过之处。薛氏引子和之论，认为此病责之于肝的为多。且男子纵欲房劳，伤及冲任亦多，冲任隶属肝肾。壮年之人可从肝论治，所用方药辛香走窜，壮年可用，老者恐劫耗阴津。方中小茴香、橘核暖肝散寒；青皮、广木香、川楝子行气疏肝止痛；肝郁则克伐脾土，故见腹鸣不和，遂用茯苓、泽泻健脾除湿；黑栀子通泻三焦，通利气道有助青皮等行气，通利水道有助茯苓等行水。全方暖肝散寒，行气止痛为主，兼健脾利水以扶土抑木。

案9 阳微阴浊痹阻之寒疝案

脉沉迟，疝冲瘕聚，收引拘束痛甚。是阳微阴浊痹阻，议以刚药。

三建汤。（《扫叶庄医案·卷四》）

【赏析】

本案论及阳微寒疝的证治。病人寒邪在里，故脉沉；寒邪伤阳，阳气不能鼓动脉道，故脉迟；寒凝气滞，遂见瘕聚；寒主收引凝滞，故伴见收引拘束痛甚。是案病机为"阳微阴浊痹阻"，治宜散寒行滞，以刚药指标为主，方用《局方》三建汤。方以天雄、附子、大川乌组成，川乌祛寒湿，攻寒痰；附子补下焦之虚阳；天雄补上焦之虚阳。三药同用，温壮元阳，温中固下。

案10 阳虚疝瘕案

脉微涩左弦，跗臁麻冷，走动无力，少腹微满，睾丸日肿。察神呆色衰，畏风怕寒，阳虚疝瘕，难愈之疾。

人参、炒黑枸杞子、茯苓、茴香、熟附子、当归、川椒。（《扫叶庄医案·卷四》）

【赏析】

本案为阳虚疝瘕的证治。病人阳虚生寒，失于温养，故脉微涩左弦，跗臁麻冷，畏风怕寒；阳气不足，精神不旺，故走动无力，神呆色衰；阳虚气滞，津液失于蒸腾气化，故少腹微满，睾丸日肿。内生之寒，温必兼补，用辛热甘温法，温补肝肾之阳。方中人参、炒黑枸杞子补气养血，温补肝肾；茯苓甘淡利水通阳；茴香、熟附子、当归、川椒温阳散寒。全方用药总以温补阳气为要。

案11 土虚木伐之疝气案

脉形已小，痛移左右，由阳明虚，厥阴来侮。重按痛缓。

人参、生川椒、茯苓、细辛、舶茴香、附子。（《扫叶庄医案·卷四》）

【赏析】

本案为土虚木伐之疝气的证治。阳明为燥土，脉形多大，今脉形已小，责之阳明渐虚；厥阴伐土，故少腹疼痛，痛移左右；阳明已虚，故重按痛缓；厥阴受寒，揣测应得温痛减。治宜扶土抑木，散寒止痛。方中人参、茯苓健脾和胃以扶土助运；生川椒、细辛、舶茴香、附子散寒止痛，温散厥阴寒邪。此舶茴香即大茴香，辛温，入肝、肾、脾、胃经，功擅温阳散寒、理气止痛，多用于寒疝腹痛、肾虚腰痛、胃寒呕吐、脘腹冷痛，是临床上治疗寒疝的要药。

案 12　寒入膜络之积疝案

七疝，肝病为多。有声响，属气疝。寒入膜络，积疝。坚硬下坠，中年不可从子和法，用八味加大茴香、胡芦巴。积疝因寒而剧，脊骨痛及尻髀，伤主奇经。考古治疝，多主辛香流气。今每痛必坠，泄气无用，与升阳一法。

鹿茸、茴香、生姜、羊肉、归身。(《碎玉篇·下卷》)

【赏析】

本案论及气疝与积疝的鉴别及积疝的证治。《儒门事亲》谓"诸疝皆归肝经"，薛氏治疝，多沿用子和法，但临证也须辨证，且视病人体质用药。有声响，属气疝；寒入膜络，属积疝。《景岳全书》载"治疝必先治气"，今病人疝气坚硬下坠，每痛必坠，此为气陷之证。若治以辛香，更是耗气，故薛氏指出"中年不可从子和法"，治宜升阳一法，同仲师当归生姜羊肉汤。方中鹿茸、羊肉温阳补血；茴香、生姜温里、散寒，升阳；当归身养血活血，助诸药温补之力。此处升阳必不同于东垣之升麻、柴胡，当甄别。

案 13　老人阳微阴聚之虚疝案

七疝肝病为多，子和辛香流气，丹溪分利湿热，皆治其有余偏盛。今七旬老年，下焦阳已衰微，浊阴聚而为胀，据说安卧自息，已非实证。暖肾真，少佐泄肝，是通阳驱浊方法。

人参、熟附子、舶茴香、茯苓、金铃子、川椒。(《扫叶庄医案·卷四》)

【赏析】

本案论张子和、朱丹溪治疝之异以及虚疝的证治。前者辛香流气，后者分利湿热，皆治其有余偏盛。病人年过七旬，元阳已衰，浊阴凝聚而为疝气膔胀，安卧则可自行还纳，已非实证。治宜暖肾阳，少佐以泄肝之品。方中人参补气、熟附子温阳，此即"辛热甘温法"，两者同用温补肾中阳气；舶茴香、川椒辛香温阳散寒，行气止痛；茯苓淡渗通阳；金铃子行气泄肝，与诸辛香温热药同用，寒性被制，行气散结之力更著。诸药同用，即薛氏温阳泄肝，通阳驱浊之法。

案 14　气疝攻冲兼肠红案

气疝攻冲，兼有肠红，从丹溪法。

黑山栀、川乌、青木香、川楝子、小茴香。(《碎玉篇·下卷》)

【赏析】

本案为气疝兼肠红的证治。前者因于肝气郁滞,后者责之热伤肠络,治宜泄热、行气、疏肝,从丹溪法。方中黑栀子泄热,令热退血宁以疗肠红;川乌、青木香、川楝子、小茴香行气疏肝散结,令气顺疝消以平攻冲。

案15 肝肾精血不足之劳疝案

色悴,脉芤,下焦疝瘕。是冲任病,乃肝肾精血不足致损耳。

精羊肉(熬膏)、茯苓、淡苁蓉、真沙苑蒺藜子、炒黑枸杞子、当归、小茴香,胶丸散。(《扫叶庄医案·卷四》)

【赏析】

本案为劳疝的证治。病人肝肾精血劳损,不能上荣于面,故色悴;无法充盈血脉,脉道空虚,故脉芤;下焦精血亏虚,阴虚气郁故病疝瘕。"虚则补之",治宜补益肝肾精血为主。方中精羊肉、阿胶血肉有情之品,温补肝肾;炒黑枸杞子、当归、沙苑子补肝肾,益精血;茯苓淡渗通阳,健脾助运;淡苁蓉、小茴香温阳散寒。诸药配伍,大补肝肾精血,以治本为要。

案16 疝气兼滑精案

疝宜辛香流气,精滑多以固涩,两病治法不同。畏冷力怯,以柔温通补冲任。

归身、大茴香、茯苓、蛇床子、苁蓉、韭子、青盐,研末,羊肾为丸。(《碎玉篇·下卷》)

【赏析】

本案应为疝气兼滑精的证治。"治疝必先治气",宜用辛香之品;精滑多责之肾虚不摄,治以固涩之味。现两者兼而有之,治法相悖,畏冷力怯,用药宜柔,温通调补冲任为上。方中当归身温润养血;大茴香、蛇床子、肉苁蓉、韭菜子温补肝肾,调理冲任;茯苓淡渗通阳,兼祛肾浊;青盐咸味入肾,引经;羊肾协当归身,助诸药温补肾阳之力。

案17 老人肾阳亏耗,水道不利之疝气案

疝属肝病,子和每用辛香泄气。老人睾丸偏水液,溺有淋是下元已亏,固真理阳犹恐不及。

鹿茸、川椒、炒黑韭子、补骨脂、小茴香为末,羊肾作丸。(《碎玉篇·下卷》)

【赏析】

本案为疝气证属肾阳亏耗的证治。病人年事已高，下元已亏，肾虚不能主水，膀胱气化失司，水道不利，故见睾丸潮湿、小溲淋漓涩痛。治疗仍以温补元阳为主。方中鹿茸、川椒、炒黑韭子、补骨脂、小茴香温壮肾阳，温化寒湿；羊肾引诸药入肾，助其温补之力。

案18　肝寒疝气偏坠缩痛案

疝坠于右，筋缩痛连少腹，寒主收引。议进温通，入厥阴之络。

川乌、橘核、川楝子、小茴香、甲末、乳香，为末，韭白汁丸。（《碎玉篇·下卷》）

【赏析】

疝坠于右，筋缩痛连少腹，此为厥阴经受寒，故治宜温通筋脉，行气通络。方中川乌即可散寒止痛，又可行气疏肝；穿山甲末通经活络；小茴香助乌药散寒止痛；橘核、乳香、川楝子行气散结；韭白汁通阳行气。诸药共奏温通筋脉，行气通络之功。

案19　湿热凝聚作胀之疝气案

少腹疝瘕，冲年不晓因由，起于夏月，渐加腹胀。夏季脾胃司令，水谷未运，或当怫郁，致肝木郁勃，热蒸气结，犯克中土，使湿热凝聚为胀。虽非情欲致病，已属内伤。延绵一载未瘥，非速愈之病矣。

川楝子、炒黑小茴香、青木香、芦荟、炒橘核、黑山栀、炒黑山楂肉、青皮。（《扫叶庄医案·卷四》）

【赏析】

本案为湿热疝气的病因病机及证治。病人少腹疝瘕，起于夏月。夏季湿气当令，或情志怫郁，致肝郁化火，克伐中土，使湿热凝聚为胀。多因于内伤，治宜调理肝脾功能，清热利湿的同时行气泄肝。方中川楝子行气疏肝，泄热散结；炒黑小茴香、青木香、炒橘核、青皮助川楝子行气疏肝散结；芦荟、黑栀子寒凉清泄肝热，助川楝子泄热；炒黑山楂肉活血消食助运，脾运则湿无由生。

案20　肝经湿热之癞疝案

湿热入肝，而为癞疝。

桂枝木、川萆薢、晚蚕沙、茯苓皮、川黄柏、海金沙、青黛。（《扫叶庄医案·卷四》）

【赏析】

本案为湿热癫疝的证治。病由肝经湿热下注所致，揣测应有阴囊肿硬重坠、阴囊潮湿、黄汗等症，治宜清肝利湿为主。方中川草薢、茯苓皮利水渗湿，分清别浊；晚蚕沙甘温，燥湿和胃化浊；川黄柏、青黛清肝经之热；海金沙清热利湿；湿热易痹阻经脉、血脉，桂枝木辛散温通，通利经脉、血脉，又可监制方中寒凉清热药凉遏之弊。

案21　浊阴凝聚肝脉，犯胃生痰之疝气案

述小腹之右，入暮有形如梗，按之而痛。此为疝瘕肝病，乃浊阴凝聚，必犯胃气。大半夏汤有祛痰扶胃之功，必加泄浊和肝，勿令致胀满。

人参、茯苓、炒小茴香、青木香、半夏、炒橘核、川楝子。（《扫叶庄医案·卷二》）

【赏析】

本案为浊阴凝聚肝脉所致疝气的证治。病人小腹之右，入暮有形如梗，按之而痛，可知是浊阴之邪。肝病犯胃，治宜大半夏汤祛痰扶胃；因病位在肝，故另加泄浊和肝之品。方中人参、茯苓、半夏健脾扶胃，祛痰泄浊；炒小茴香、青木香、炒橘核、川楝子行气疏肝散结。全方祛痰扶胃治本，泄浊和肝以治标，标本兼顾，疝气胀满可散。

案22　下虚，宿疝举发案

下虚，宿疝举发，忌进辛香破泄，按长沙公归姜羊肉汤。

当归、羊肉、青盐、生姜、小茴香。（《碎玉篇·下卷》）

【赏析】

当归生姜羊肉汤，出自《金匮要略》，具有温中补虚，散寒止痛之功效。原主治产后腹中疗痛，现也用之治疗腹中寒疝，虚劳不足寒疝腹中痛及胁痛里急者。"此方攻补兼施，故并治寒疝虚损"（魏念庭《金匮要略方论本义》）。本方证是以血虚内寒为主要病机的病证，症见腹中绵绵作痛，喜温喜按，或有胁痛里急、面白无华、唇舌淡白、脉虚缓或沉细等。方中"当归、羊肉兼补兼温，而以生姜宣散其寒。然不用参而用羊肉，所谓'精不足者，补之以味'也"（徐彬《金匮要略论注》）。因下虚，故以当归养血而行血滞，生姜散寒而行气滞，又主以羊肉味厚气温，补气而生血，气温血散而痛止矣。

案23 体虚寒疝案

虚质，肝络受寒为疝。议温养，入营和血。

桂心、小茴香、归身、茯苓、冬葵子、桂枝、橘核。(《碎玉篇·下卷》)

【赏析】

本案为体虚寒疝的证治。治宜温阳散寒，入营和血。方中桂心、小茴香温阳散寒止痛；当归身养血和营；茯苓、冬葵子淡渗通阳利小便，茯苓又兼健脾补虚之功；桂枝温经散寒，通利血脉；《本草汇言》谓橘核"疏肝、散逆气、下寒疝之药也"，其味苦温而下气，所以能入肾与膀胱，除因寒所生之病也，疝气方中多用之，于本方中行气散结，疏肝通络。

案24 湿阻气胀，疝瘕欲结案

右胁下痛入少腹，阴囊肿大，便利觉热，小溲不爽。动怒肝胆气郁，肠胃谷气聚湿，湿阻气胀，欲结疝瘕，故痛。

川楝子、小茴香、茯苓皮、青皮、橘核、青木香、大腹皮、炒延胡索。

又照原方去延胡，加厚朴、山栀、茵陈。

又用更衣丸。(《扫叶庄医案·卷四》)

【赏析】

本案为气疝证属肝郁气滞湿阻的病因病机及证治。因动怒肝胆气郁，厥阴经"绕阴器抵少腹""布胁肋"，故右胁下痛入少腹；肠胃谷气聚湿，湿阻气胀，故阴囊肿大；久则湿郁化热，故便利觉热，小溲不爽。治宜行气疏肝散结，兼以清利湿热。方中川楝子、小茴香、青皮、橘核、青木香、大腹皮、炒延胡索皆行气疏肝、散结止痛之品，大腹皮又兼利水消积之功；茯苓皮淡渗利水，令湿浊从小便而出，又有健脾助运之功，防湿浊再生。

复诊，上方"去延胡，加厚朴、山栀、茵陈"，增原方祛湿清热之力，并用更衣丸，令湿热"前后分消"。

更衣丸源于《先醒斋医学广笔记》，主治肝火上炎，肠热便秘，目赤易怒。方中仅用药二味，芦荟苦寒，泻下通便，兼清肝火；朱砂性寒，有重坠下达之功。相伍为用，可使胃关开启，肠胃积热所致之秘结霍然而除。柯韵伯云："古人入厕必更衣"，故名"更衣丸"。

案25 肝肾亏虚之癫疝案

阅病原，是肝肾虚，结为癫疝。但子和七疝主方，半属辛香开泄。既有盗汗、遗精、失血、咳嗽等症，辛香非宜，变温柔通补法。

蒺藜、补骨脂、紫胡桃、鱼胶、青盐、茯神、柏子霜，雄羊肉肾煮丸。（《扫叶庄医案·卷四》）

【赏析】

本案为肝肾亏虚之癫疝的证治。薛氏多次提及张子和治疗七疝之药多为辛香开泄之品，但临证如有气血津液滑脱之证，如盗汗、遗精、失血、咳嗽等症，皆不宜使用辛温香燥之品，宜取温柔通补法。方中蒺藜（沙苑子）、补骨脂、紫胡桃、鱼胶、雄羊肉肾温补肝肾；茯神入心，洁古张氏谓"风眩心虚非茯神不能除"，如心气虚怯、神不守舍所致惊悸怔忡、魂魄恍惚、劳怯健忘、盗汗遗精，俱宜温养心神，非此不能也；柏子霜是柏子仁经炮制所得，其作用与功效与柏子仁相当，只是因去掉了油脂，故其润肠通便作用减弱，故无便溏者用柏子仁，便溏者用柏子霜，本品养心安神、敛汗，可疗惊悸怔忡、失眠健忘及盗汗等；青盐味咸入肾引经，性寒可防诸药温燥之性，以达温柔通补之义。

案26 肝肾浊阴凝聚之疝气案

浊阴聚则为胀，疝坠则大便秘，便通则腹形胀大。肾肝之病，治宜宣通阳气。

安息香、炮生川乌头、炮黑川椒、淡干姜、舶茴香、炮生黑川附，蒸饼浆，捣和为丸。（《扫叶庄医案·卷四》）

【赏析】

经云："清阳出上窍，浊阴出下窍""清气在下，则生飧泄；浊气在上，则生䐜胀"。今浊阴聚则为胀，疝坠腑气不通则大便秘，便通浊气在上则腹形胀大。病在下焦，责之肝肾，治宜宣通阳气，令清阳在上，浊气在下。方中安息香味辛、香，平，无毒，可芳香开窍，又兼行气活血之功，常用于心腹疼痛、产后血晕之症；炮生川乌头、炮黑川椒、淡干姜、舶茴香、炮生黑川附子皆辛热之品，性热可温补肝肾之虚，味辛发散可宣通阳气。

不 育 案

案1　水亏火炎，精气不充之不育案

初春脉动而不鼓，亦收藏之司浅矣。当壮年未育，晨吐咸痰，皆水亏火炎，精气不充之象。胃旺能纳谷，当专理下焦，不必以痰为虑。

牛骨髓一具，隔水熬；羊骨髓（熬去渣）、海参胶、淡菜胶、线鱼胶、龟鹿胶、熟地、菟丝子、芡实、覆盆子、金樱子、家韭子、茯苓、五味子、建莲、远志肉、制首乌。（《扫叶庄医案·卷一》）

【赏析】

《素问·脉要精微论》曰："春日浮，如鱼游在波。"《素问·玉机真脏论》谓："春脉如弦。"且脉象以有胃气为顺，胃气寄旺于四季，随季节的不同在脉象上表现出相应的变化，如《素问·平人气象论》"春胃微弦"，均反映了脉象随季节变化而变化的季节规律性。现病人初春脉动而不鼓，乃秋冬收藏不足，初春升发无力；壮年未育，晨吐咸痰，皆水亏火炎，精气不充之象；但纳谷如常说明胃气尚足。当专理下焦肝肾。方中牛骨髓、羊骨髓、海参胶、淡菜胶、线鱼胶、龟鹿胶皆血肉有情之品，温补肝肾；熟地、制何首乌补肾填精，滋阴养血；菟丝子、家韭子平补肝肾之阳；茯苓、建莲健脾助运；远志肉调补心肾，开窍化痰；芡实、覆盆子、金樱子、五味子补益先后天脾肾，收敛精气，涩精安神。

淡菜即海产贻贝的肉，性咸温，味淡，为补肝肾、益精血之佳品，可用于头晕、盗汗、遗精、阳痿、腰痛、脚弱、脱发、妇女崩漏带下等虚弱病证。唐宋时期便有淡菜的记载。《临证指南医案》肝风门沈案、胡案即用淡菜配伍地黄、阿胶、白芍、山茱萸、茯苓滋养肝肾，平息肝风；同书眩晕门田案用淡菜胶配龟甲胶、阿胶、熟地、山茱萸、茯苓、石斛滋补阴血、息风定晕；虚劳门蒋案、朱案、金案也用淡菜，并且在金案中指出："重镇以理其怯，填补以实其下，血肉有情，皆充养身中形质，即治病法程矣"。其滋养阴血与龟鳖同功，但力缓，宜多服久服。

案2　先天肾阳不足，肝风挟痰上扰之不育案

六旬又五，从未生育，先天坎阳未旺。所赖后天水谷精华，藉以形充气沛。男年八八，天癸向衰，形体似壮，其气已弱。向来味厚温补，与体质相宜。近因痰多

火动，药力未能收纳及下，反为助痰妨胃之累。虚风暗旋，原非客感。冬藏未富，春木蠢动。风来肝肾，阴阳不交使然。木必凌土，而纳食不化，陡然便溏矣。再论痰饮，莫详仲景，由水液上泛者治肾，食减不运者治脾。今肝木生风，致麻痹渐软，亦当培土制木。

早服四斤丸，夜服茯苓饮。（《扫叶庄医案·卷二》）

【赏析】

本案病人年过花甲却从未生育，先天肾阳不足所致。形充气沛，全赖后天水谷精华充养。经云：男子"八八天癸竭，精少，肾脏衰，形体皆极"，故天癸向衰，形体似壮，其气已弱。加之平素味厚温补，近日痰多火动，温补药物反助痰碍胃，遂致风痰上扰而见头旋，可知其是内伤而非外感，源于肝肾不足，阴阳不交，肝阳生风，挟痰上扰使然。肝木克伐脾土，故见纳食不化、便溏。薛氏认为仲师已详述痰饮证治，"水液上泛者治肾，食减不运者治脾"。此案当培土制木，宜早服四斤丸，夜服茯苓饮。四斤丸源自《太平惠民和剂局方》，主治肝肾不足，风寒挟湿外侵，腰膝筋骨酸痛，脚弱少力，行步艰难，筋脉拘挛，不能屈伸。方中木瓜敛津、舒筋、除湿；肉苁蓉、炮附子补肾助阳；牛膝、虎骨除湿，补肝肾强筋骨；天麻平肝息风以定旋。茯苓饮可见于多处，其中《圣济总录》卷一五一以白茯苓、桂枝温阳化饮，通阳利小便；当归、芍药补肝柔肝；甘草与芍药同用缓急舒筋，与茯苓、桂枝同用有助扶土抑木，甘缓调和诸药。

案3　肾中精气不充之不育案

间生子不育，自觉形体不为跷捷，阴中之阳不足，精气未能充固。莫言攻病，务宜补益。夫生化之源在乎水中有火。

斑龙丸三两，匀十剂服。（《碎玉篇·上卷》）

【赏析】

病人间生子不育，自觉形体不甚矫健，此乃阴中之阳不足，精气未能充固。治宜补益肾中阴阳，水中有火方能主司孕育。选方斑龙丸，由鹿角胶、鹿角霜、菟丝子、熟地黄、柏子仁组成，善治虚损，理百病，驻颜益寿。方中鹿角胶、鹿角霜、菟丝子、熟地黄皆肾经血药，功能大补精髓；柏子仁入心而养心气，又能入肾而润肾燥，使心肾相交，心志旺而神魂安，精髓充而筋骨壮，故能祛病益寿。全方滋阴补火，阴阳并补。

五官科医案

目 痛 案

眼胞湿烂，目痛羞明，客游途次风寒，业已化热，平昔嗜酒，湿热内结，与苦辛寒。

薄荷、淡子芩、赤芍、米仁、茯苓、杭甘菊、桑叶。(《碎玉篇·下卷》)

【赏析】

本案系湿热体质之人，初感风寒，进而化热所致风湿热目痛的证治。病人平昔嗜酒，易于生湿化热，加之客游途中感受风寒，内外相引，故病眼胞湿烂，目痛羞明。治宜"与苦辛寒"，意在苦寒清热除湿，辛寒清宣风热。方中薄荷、杭甘菊、桑叶辛寒疏散风热，清肝明目；淡子芩苦寒清热燥湿；薏苡仁、茯苓淡渗清利脾胃湿热；湿热常致阴血凝滞，有动血之弊，故以赤芍凉血活血。

胞睑下垂案

案1 脾胃气虚之胞睑下垂案

眼眶上下，脾胃之脉循行，垂不开阖，太阴脾络已倦，甘补多服为宜。

於术、归身、甘杞子、广木香、桂圆、杭甘菊、黄芪、炙草。（《碎玉篇·下卷》）

【赏析】

眼眶上下，脾胃之脉循行，今脾气不升，则胞睑下垂。治以甘补，大补脾胃之气为宜，方药仿补中益气、归脾之义。方中黄芪大补脾胃之气，合炙甘草甘温补气之力更甚；脾胃功能不足则气血化生乏源，故合当归身补气养血；方中"於术"即白术，属菊科多年生草本植物的块茎，因产于临安市境内於潜而得名。"於术"素有"北参南术"之称，具有补脾益气、化湿利水、消积止泻、固表止汗、祛寒暖胃、增进食欲之功效，对心腹胀痛、头痛、肾炎、风湿和呕等也有食疗效果，于方中可增黄芪益气健脾之功；当归身与枸杞子、龙眼肉同用又可助后者养血之力；广木香行气导滞，使补中有行，补而不滞，又兼芳香醒脾之效。

方中杭甘菊值得深究，一般药用菊花主要为白菊、黄菊、野菊三大类，功能相近却又有不同。白菊和黄菊都有疏散风热、平肝明目、清热解毒的功效。滁菊、贡菊归属于白菊，白菊花长于平肝明目，常配黄芩、栀子、夏枯草，治肝火上攻之头痛眩晕；黄菊花常用于疏散风热，常配桑叶、连翘、薄荷等，治风热感冒或温病初起；野菊花味甚苦，清热解毒、凉血消痈的力量较强，常与金银花、紫花地丁合用，治疮疡疔毒、热赤肿痛。在药性应用上，有"降火用滁菊，明目用贡菊，清咽用杭菊，消炎用野菊花"的俗语口诀。临证在处方中见杭甘菊、杭菊者，习惯上予以黄菊花，可兹参考。

案2 中虚肝郁之胞睑下垂案

自说本来无病，饮药酒反病，遍尝寒热温凉，致伤胃口。近加丧子，目督胞垂。无治病捷径，且与疏肝散。

桑叶、黑耘、橘叶、香附、丹皮。（《碎玉篇·下卷》）

【赏析】

病人因饮药酒致伤胃口，又加丧子必致肝失疏泄，进而出现目督胞垂。视病情缓急，无治病捷径，且与疏肝散调肝，而后再考虑补中调脾胃。方中橘叶、香附疏肝理气解郁；桑叶味苦甘，寒，入肺、肝经，具有清肝养肝、疏散风热、清肺、明目等效，今人多用之治肺系疾病，却不知其轻灵，有疏肝、清肝、养肝之效；牡丹皮善泻阴分伏火、泻相火，方中用之清泄肝经郁滞之火。黑耘，揣度应为黑芸豆，学名菜豆，蝶形花科菜豆属，味甘平，性温，古籍载其具有温中、利肠胃、止呃逆、益肾补元气等功用，可助方中诸药调补脾胃。

目暗不明案

案1 久病气热攻冲，目暗不明案

高年目暗不明已久，血络空虚，气热乘其隙，攻触脉络。当夜痛剧，是热气由阴而上。不比外感客邪，医用温散攻坚诚大谬矣。

羚羊角、连翘、丹皮、归身、橘叶、夏枯草。(《碎玉篇·下卷》)

【赏析】

病事日久，血络空虚，气热乘虚攻冲脉络，故见痛剧。此非外感客邪，不宜温散攻坚，当清热泻火、养血通络主之。方中羚羊角清泄肝热；连翘、夏枯草清热泻火散结；牡丹皮泻血分之热；当归身养血；橘叶理气通络。诸药多为入肝之品，虑此气热为肝郁化热，且肝经入目，乃可见气热攻冲目系。

案2 肝血不足，疏泄失司之目暗不明案

左目暗，经先期。

石决明、女贞子、白芍、柏子仁、生地、桂圆、天冬、茯神。(《碎玉篇·下卷》)

【赏析】

"肝升于左"，左目暗、经先期，虑肝阴血不足，疏泄失调所致。治宜滋阴补肝，养血安神。方中石决明重镇降逆，清肝明目；女贞子滋补肝肾之阴；白芍补肝阴，养肝体助肝用；柏子仁入心、肝，补养安神，滋阴润燥；生地、天冬滋阴补肾，滋水以涵木；龙眼肉、茯神助柏子仁养血宁心安神。肝经入目，肝开窍于目，肝阴充沛方能濡养其窍；肝体阴用阳，肝阴足则疏泄复常，月事方能如期而至。

目赤案

案1 风热目赤案

风热内壅，目赤肿痛。辛散结，苦泄热主治。

荆芥、连翘、黑山栀、杭甘菊、草决明、蝉蜕。（《碎玉篇·下卷》）

【赏析】

外感风热，肺卫受邪，必有外感病史，初起或兼见发热恶风寒之症；风热内壅，化火上攻，故见目赤肿痛。治宜辛散苦泄法以散结泄热。方中连翘辛寒，清热散结，既可疏散风热，又有清热解毒之功，重用以增其解毒之力；黑栀子清热泻火解毒，经云："诸痛痒疮，皆属于心"，栀子可助连翘清心经客热；杭甘菊、草决明皆入肝经，清热明目；蝉蜕辛凉，疏散风热，明目退翳；荆芥辛、微温，疏风散邪，于大队寒凉药中防诸药寒凉之弊，又助开腠散邪，增解表之力。

案2 瘀热目赤肿痛案

怕热羞明，内眦赤痛，辛解不效，议与苦寒，兼和瘀滞。

川连、酒大黄、归尾、连翘、草决明、黄芩。（《碎玉篇·下卷》）

【赏析】

病人怕热羞明，内眦赤痛，但辛解不效，恐非外感所致。"热者寒之"，议与苦寒，热盛易壅滞气血，故寒凉清热同时兼和瘀滞。方中川黄连、黄芩、连翘清热解毒；草决明清肝明目；酒大黄清热活血；当归尾助酒大黄活血祛瘀之力。本方清热为主，祛瘀为辅。热易与血结成瘀，无论有无瘀滞端倪，可考虑未病先防，先安未受邪之地。

耳聋耳鸣案

案1 病后阴伤之耳聋案

病后耳聋，微呛，喉中不甚清矣，是阴不上承，阳挟内风，得以上侮清空诸窍。大凡肝肾宜润宜凉，龙相宁则水源生矣。

人参、阿胶、白芍、茯苓、珠菜、生地。(《碎玉篇·下卷》)

【赏析】

病人病后阴亏，阴不上承，阳挟内风，上侮清空诸窍，故耳聋；微呛，喉中不甚清责之于痰浊上泛。薛氏认为肝肾阴亏，用药宜润宜凉，龙雷相火平静如常则水源自生。方中人参、白芍、生地皆味甘凉润之品，补肝肾之阴；茯苓淡渗健脾，有助痰浊消除；阿胶、珠菜（淡菜）补肝肾，益精血。全方凉补肝肾之阴，实为治本之法。

案2 少阴不足，少阳不和之耳聋案

肾开窍于耳，胆脉绕出耳后。经以肾藏液三合，胆藏汁三合。烦劳大过，液耗汁干，少阴少阳，枢机不利，遂有失聪之状。中年有此，液少风动使然。

磁石地黄汤。(《扫叶庄医案·卷一》)

【赏析】

失聪一证，临证多责之于肾，因肾开窍于耳，然本证或因于虚，或因于实，或虚实夹杂，仍须仔细辨证。肾藏液，胆藏汁，加之足少阳胆脉绕出耳后；今烦劳太过，液耗汁干，致少阴不足而少阳不和。经云"少阳为枢"，少阳枢机不利，故见失聪之症。老年见失聪，多与少阴不足有关；但中年见此证，多因于液少风动。治宜滋阴补肾，运转枢机。方用磁石地黄汤，以地黄汤滋阴补肾，填精益髓；磁石平肝潜阳，镇惊安神，补肾纳气，聪耳明目，《名医别录》谓本品"养肾脏、强骨气、益精除烦"。《圣济总录》就曾载磁石酒治耳聋耳鸣。

案3 肾不纳气之耳聋案

喜暖畏冷，阳气弱，少护卫。近日耳闭失聪，非外邪客侵，由乎气不下纳所致。

先用镇逆导引主之。

磁石、萸肉、菖蒲、牛膝、茯苓、熟地、远志、五味、龟甲。(《扫叶庄医案·卷一》)

【赏析】

病人平素肾阳不足，失于温养故喜暖畏冷；肾不纳气故耳闭失聪。治宜先用镇逆导引主之，辅之以温补肾阳。方中磁石重镇潜降，聪耳明目，为主药；石菖蒲开窍化浊，助磁石疗耳闭；龟甲滋阴潜阳；熟地、山茱萸调补肝肾；牛膝补肾活血，助磁石重镇降逆下行之力；茯苓、远志、五味子安神开窍。

案4 肝肾阴伤，内风勃升之耳聋案

耳鸣眩晕，心悸，寐醒汗出。身汗从牙宣失血所致。此皆肝肾致伤，内风勃升也。

生干何首乌、冬桑叶、茯神、黑芝麻、天冬肉、甜北沙参，蜜丸，秋石汤送下。(《扫叶庄医案·卷一》)

【赏析】

本案乃牙宣失血致阴血受损，累及肝肾的证治。耳鸣眩晕乃肝肾阴虚，髓海失养，肝风内动使然；阴血不足不能充养心体故心悸；寐醒汗出责之于阴血受损，阴不敛阳。上述诸症，皆因肝肾致伤，内风勃升所致。治疗上宜补益肝肾治本为要。方中生干何首乌、冬桑叶、黑芝麻补肝肾阴血；茯神一味，《别录》谓之"疗风眩、风虚、五劳、口干；止惊悸、多恚怒、善忘；开心益智，养精神"，洁古张氏谓"风眩心虚非茯神不能除"，故用茯神有"疗风眩"之功；天冬肉、甜北沙参养阴之力无有出其右者。全方共奏补益肝肾精血之功。秋石汤系用石膏浸入童便中制成，现多用人中白浸去咸臭，晒干，研成粉，再加白及将水拌和，制成方块。具有滋阴退热之功，适用于骨蒸劳热、咽痛、口疮等阴虚内热证。本方以之送服诸药，以增其补阴之效。

案5 肺热耳聋案

耳为肾窍，又为肺穴。肺有伏热，亦能耳聋。况阴既大亏，肺金不复生水。可知今若投以浓味救阴，必然先阻胃气。莫如以轻清者，先救肺阴生水脏为妥。

扁豆、朱砂、鲜骨皮、鲜稻穗、麦冬、橘红，上六味煎汤频频与服。(《碎玉篇·下卷》)

【赏析】

耳为肾窍，耳鸣耳聋临证多责之于肾；薛氏指出耳又为肺穴，肺热亦能导致耳聋；且肾阴亏虚，亦可因肺金不生肾水招致。治疗上不可一味投以浓味救阴，恐其腻滞碍胃。此时应取轻清药味，补肺阴，令金水相生而间接补肾阴。方中鲜地骨皮甘寒，清肺降火，善清肺中伏火；麦冬甘、微苦，微寒，滋阴清肺，系养肺阴之要药；扁豆健脾除湿，鲜稻穗益气养胃，二药同用培土以生金；橘红理气醒脾，防甘凉养阴之品腻滞碍胃，亦防甘温补气之品壅塞，于方中令补中有行，补而不滞；朱砂甘、微寒，本品有小毒，宜小用其量，归心经，有镇心安神之效，现已不入煎剂，笔者认为可用磁石代之。

案6　中气不足之耳鸣案

耳为宗脉所聚，以窍言之属水，以声言之属金，以经言之手足少阳俱会其中。兹脉来软弱，形色少充，耳鸣倦怠。病后气弱未复，九窍不利，都属胃病。议补中法。

人参、茯苓、炙甘草、陈皮、白芍、於术。(《碎玉篇·下卷》)

【赏析】

薛氏于本案概述了耳与脏腑经络的联系，为后学者广开思路。简而言之，从脏腑而言，耳与肺、肾、脾胃联系紧密；从经脉而言，手足少阳俱会于耳中。病人脉来软弱，形色不泽，耳鸣倦怠，皆中气虚弱，清阳不升之候。责之于大病久病后中气虚弱，九窍不利。治宜补中益气之法，方用四君子加味。方中人参、白术、茯苓、炙甘草益气健脾补中；陈皮理气健脾和胃，助四君子健脾补中，又防甘温壅滞；白芍敛阴和营，使气有所依附，与陈皮同用，气血并调。

案7　风动耳闭案

风动耳闭，经气逆行，鼓动听户，嘈嘈作风雨声。

白蒺藜、苏梗、半夏、菖蒲、连翘、白茯苓、桑叶。(《碎玉篇·下卷》)

【赏析】

耳闭有外感内伤之别，风动亦须辨别属外属内。今经气逆行为风，风性主动，故病人耳膜鼓动，声音嘈杂似风雨声。薛氏虽未明言此风之内外，但以方测证，当属兼而有之，或外风引动内风，或内风招致外风。治宜宣散、平息兼顾，以轻宣为主。方中连翘、桑叶疏散风热，善清肺卫之风热；白蒺藜平肝祛风，内外兼顾，两擅其功；石菖蒲通利耳窍；紫苏梗、半夏行气降逆；白茯苓淡渗下行，助紫苏梗、半夏之力。

案8　阴虚阳亢之耳鸣案

瘦人禀属阴亏，耳鸣眩晕，是内风阳气之震。磁石制肝阳上吸，质重镇纳归肾。然必少用填补于甘酸味厚之药为合法。用之不效，乃补摄力轻所致。

熟地黄、天门冬、龟板、紫胡桃肉、山萸肉、磁石、麦冬、五味、阿胶、芡实。各碾末，炼蜜和为丸。每早服六七钱。(《扫叶庄医案·卷一》)

【赏析】

瘦人禀赋阴亏，肝阳偏亢，肝风内动，故耳鸣眩晕。治宜补益肝肾，滋阴摄纳。方中熟地黄、龟甲、二冬、山萸肉、阿胶味厚之品补肝肾之阴，龟甲兼有滋阴潜阳之功；紫胡桃肉补肾固精，合龟甲、磁石重镇潜阳之品，助肾元镇纳；五味子、芡实甘酸收敛摄纳。全方补摄合方，标本兼顾。薛氏认为磁石质重降逆，既能制肝阳上吸，又能镇纳归肾，是治耳鸣眩晕之常用药，但须在大补肝肾之阴的前提下使用，且用量不宜过大。用之不效，乃补摄力轻所致，宜加大剂量。

鼻 渊 案

面部为流行阳气之所，诸窍相贯。前年鼻窒流水，余以鼻窍应肺。肺为柔金，恶寒怕热，议用茶调散。以肺邪治法宜辛，辛则通窍。茶苦气轻，不比芩、连直折，即《内经》苦辛泄肺清窍之义，继而见效。嗜鼻，辛夷、细辛、冰片、麝香，一皆辛香开窍。既开复闭，必因复感客气。至于耳聋脑痛，不独在肺一经。可知询脑痛在夜，是厥阳上干，宜从阴亏治本。其昼日失聪，当疏少阳。阳明留热，以六淫客邪久从火化耳。

六味丸加知母、磁石、川黄柏；另用皂角末嗜鼻，取涕。(《碎玉篇·下卷》)

【赏析】

本案论及鼻渊、耳聋脑痛的证治。"头为诸阳之会"，诸窍相贯。病人往年鼻塞流水，薛氏以鼻窍应肺，用茶调散辛散通窍，并辛香开窍之品辛夷、细辛、冰片、麝香嗜鼻收功，同时指出此治法的出处，源于《内经》苦辛泄肺清窍之义。而对于耳聋脑痛的认识，薛氏提出"不独在肺"。若脑痛在夜，是孤阳上越，责之阴亏而致虚阳僭越，宜从阴亏治本；若昼日耳聋，当疏利少阳枢机；若阳明留热，以六淫客邪久从火化，治当清热泄下。方用六味丸加知母、磁石、川黄柏，另用皂角末嗜鼻治疗应属前者，即从阴亏治本。知柏地黄丸滋阴降火，加灵磁石平肝潜阳、安神镇惊、聪耳明目、纳气平喘。于本方中配滋阴降火药防厥阳上干，本品聪耳明目，是治疗耳聋脑鸣之常用药。

另用皂角末嗜鼻，皂角主要归肺与大肠经，善通肺肠之气。又因肺开窍于鼻，故皂角能通鼻窍。取其药末少量涂于鼻孔，有刺激黏膜引起剧烈打喷嚏之效，因可通利鼻部气机，故可治鼻炎、鼻塞不通等。肺主一身之气，鼻气通，全身气机也调畅，古今诸多嗜鼻方皆用于苏醒神志，如《医学心悟》中的嗜鼻散中就有皂角。

口疮案

案1　阴虚虚火上炎之口疮案

能食知味，病不在上中。口糜，舌络紫绛，喉痛，腹热，小溲甚少，都因肝肾先亏，热伏于里，阴伤阳越，汗从此泄。

知母、生鸡子黄、细生地、黄柏、上阿胶、黑豆皮。

接服大补阴丸中加入阿胶。（《扫叶庄医案·卷一》）

【赏析】

薛氏认为，"能食知味，病不在上中二焦"。今因肝肾先亏，阴虚内热，虚火上炎，故而口糜，舌络紫绛，喉痛，腹热；虚热迫津，故汗从此泄，小溲甚少。治宜补肾滋阴降火。方中生鸡子黄、阿胶血肉有情之品，滋阴补肾；细生地、黑豆皮色黑入肾，助鸡子黄、阿胶补肾；知母、黄柏滋阴降火。取效后可接服大补阴丸加入阿胶，药物组成基本同上方，唯成药服用更方便，亦是久服缓补之义。

案2　长夏脾胃气阴不足之口疮案

当夏四月乃气泄之候，热盛元虚。营卫本乎脾胃，不耐夜坐，舌心糜腐，吸则气短，似不接续，中焦喜按始得畅，遂目睛胞垂，四肢微冷。从前调理，每以温养足三阴脏，兼进气血充盈，病减七八。时值长夏，脾胃之气泄。中虚，最防客气内侵。是质重之补，宜缓而养胃生津，宁神敛液，仍不可少俟。秋深天气下降，仍以早上进丸药一次。

人参、天冬、枣仁、建莲、茯苓、炙草、知母、川石斛，熬膏丸。

临晚时服膏滋药。熟地、黄芪、五味子、远志、茯苓、炙甘草、人参、白归身、甘杞子、桂圆。（《碎玉篇·上卷》）

【赏析】

舌心属中焦，长夏中虚湿客，遂舌心糜腐；"营卫本乎脾胃"，若气血亏虚，则病人气短难以接续，中脘喜按；眼睑属脾，脾气不足可见目睛胞垂；气虚失于温养故四肢微冷。温养肝肾脾，兼补气血，病情减。时值长夏，热盛元虚，易伤气津。中虚，最防客气（湿气）内侵。治宜益气生津，健脾养胃，辅之以宁神敛液。方中人参、茯苓、炙甘草益气健脾养胃；建莲益气健脾，补肾固精，助参、苓、草补益之力；天冬、知母、川石斛养阴生津；酸枣仁养血安神。长夏脾胃亏虚，临晚时服补益膏滋药以滋养气血，调补安神。熟地、白归身、枸杞子、龙眼肉养血；黄芪、茯苓、炙甘草、人参补气；五味子、远志、龙眼肉涩津补养安神。

口臭案

三焦郁勃之热，因劳心而炽，口臭难饥，便燥。以苦辛暂用。

藿香叶、炒竹茹、黑山栀、白豆蔻、杏仁、广皮。(《扫叶庄医案·卷一》)

【赏析】

本案乃三焦郁热之口臭案。因劳心而火盛，累及三焦，一者气道不畅而气郁热炽，二者水道不利而津液凝聚，故病湿热，湿热熏蒸，遂见口臭；湿热困滞脾胃，故不知饥，大便燥。治宜以苦辛暂用，燥中焦湿、透气分热。方中藿香叶芳香化湿和中，系疗口臭之要药；炒竹茹清热和胃化痰；黑栀子清热泻火，通泻三焦；白豆蔻宣畅中焦；杏仁宣利上焦，与广陈皮升降同用调畅气机。苦燥辛散，湿热尽除，口臭自消。

附录　薛雪生平及学术思想介绍

一、生平与学术渊源

（一）生平事略及著作

薛雪，字生白，号一瓢，又号扫叶老人、槐云道人、磨剑道人，晚年自称牧牛老朽。生于公元1681年（清·康熙二十年），卒于公元1770年（清·乾隆三十五年），清代江苏吴县（今江苏省苏州市）人，原籍山西河津，祖上迁居江苏吴县，家居苏州南园俞家桥，在此筑"扫叶庄"。薛氏出身书香门弟，其曾祖为著名诗画家，家学渊源。薛雪自幼天性聪颖，刻苦好学，少年学诗于同郡名儒叶燮，"所著诗文甚富"，与当时文坛名流如沈归愚、袁枚等交好，常有诗酒往还。工于画，善画兰竹而名于世。善于拳勇，常随身携铜杖一枚，号"铜婢"，为击技练身之器。薛氏生性孤傲自高，淡泊名利，乾隆初举鸿博，两征不就。

薛氏不仅长于诗画，还精于医学。对于医学之研究，孜孜不倦，广搜博采，触类旁通，通晓医理，治疗每奏奇效，与当地名医叶天士先生齐名。据《清史稿》称薛氏"于医时有独见，断人生死不爽，疗治多异迹""与叶天士先生齐名，然二公各有心得，而不相下"。薛生白与叶天士在学术上有所分歧，这本来是正常的，但后人却将"扫叶庄"与叶天士联系起来，如《苏州府志》称"雪生平与叶桂不相能，自名其所居曰扫叶庄以寓意"。其实"扫叶庄"之名，有两个含义，与叶天士毫无关系。一是系薛生白著《周易粹义》时，其书稿屡定屡更，芟汰疵类，好似扫去落叶，旋扫旋生，说明薛生白治学之严谨；另一个意思，所居南园树木葱郁，常为落叶封径，行人迷踪，常需童仆扫去落叶，是因特定的地理环境赋以儒雅的文学色彩。沈德潜曾作《扫叶庄记》一文，说得甚为详细。后人谓薛生白之"扫叶庄"，意在攻击叶天士，又编出叶天士有室名"踏雪斋"，寓意攻击薛生白，皆偏听庸人戚戚口舌，不足为凭。

薛氏通晓内、外、妇、儿各科，医术精湛，治病多神验，擅长治疗温病，尤其是湿热性质温病。据传是因为薛母多病湿热，薛氏遂研读《内经》《难经》经典著作及各家学说，潜心研究湿热病证，并"或阐发前人，或据己意，随所有得，随笔数行"而著温病名著《湿热病篇》。相传其医学著作主要有《医经原旨》《日讲杂记》《扫叶庄医案》《三家医案合刻》，其中的薛案74则，以《湿热病篇》流传最广。

（二）学术渊源

薛氏精于内、外、妇、儿，尤擅温病，究其学术，可谓源于岐黄，宗于仲景，旁采各家。他在《内经知要》序中称："要知此道之源，出自轩皇君臣，以羲皇一划之旨，终日详论世人疾病之所以然，垂教天下后世以治法之所当然。而药物则又出乎炎帝，躬行阅历，察四时山川水土之宜，考五金八石之性，尝水陆草木之味，以定其有毒无毒，寒热温平，攻补缓解之用。相传各有遗书，轩皇者曰《素问》、曰《灵枢》，炎帝者曰《本草》。"因此，在薛生白的眼里，为医者若不熟知医药之根源，终不能成为良医。

薛氏在《日讲杂记》中又说："在《易》先天图，乾在上在南，后天图，乾在下在西北，与《内经》之旨正合，体用互呈，生成共著，人体一小天地，岂不信哉？《系辞》释先天圆图云：数往者顺，知来者逆。'数往者顺'即后天之用，五行相生之谓，《内经》人寿可得百年之说也。'知来者逆'，即反五行之相克为相生，轩岐治病之秘旨也。从后天图位逆到先天图位，便是金丹大道，攒簇五行作用。余尝言人须得半个神仙身分，方当得起'名医'二字，实非浪语。"

"治病必求于本"，薛氏认为："医经充栋，不越于阴阳，诚于体之脏腑、背腹、上下、表里，脉之左右尺寸、浮沉数迟，时令之春夏秋冬，岁运之南政、北政，察阴阳之微，而调其虚实，则万病之本，咸归掌握，万卷之富，只在寸中，不亦约而不漏，简而可据乎。"（清·唐大烈《吴医汇讲》）他在诊断上，能断病如神，在治疗上，能应手而愈。薛生白的好友袁枚，曾多次亲眼看见他治病如此神效，对他的医术极口推重。薛生白则说："我之医，如君之诗，纯以神行，所谓人在屋中，我来天外是也。"（清·顾震涛《吴门补乘》卷5）

湿温病名源于《难经》"伤寒有五，有中风，有伤寒，有湿温，有热病，有温病"，为薛氏深入研究温病湿热病证奠定了基础。薛氏治疗湿热倡导三焦分消，重视脾胃的思想，可从北宋名医庞安时的《伤寒总病论》"病人尝伤于湿，因而中暍，湿热相搏，发为湿温，病苦两胫逆冷，腹满又胸，头目痛，妄言，治在足太阴，不可发汗……"探得渊源。《湿热病篇》第37条云："湿热证，壮热口渴，自汗，身重，胸痞，脉洪大而长者，此太阴之湿与阳明之热相合，宜白虎加苍术汤。"白虎加苍术汤的运用，可以说是源于宋代医家朱肱的《伤寒类证活人书》。《湿热病篇》第8条云"湿热证，寒热如疟，湿热阻遏膜原，宜柴胡、厚朴、槟榔、草果、藿香、苍术、半夏、干菖蒲、六一散等味"，其对膜原的观点以及所拟方剂，着实源于吴又可《温疫论》膜原的论述及达原饮的组方思想而又有所创新。另外在《湿热病篇》第34条云："湿热证，七八日，口不渴，声不出，与饮食亦不却，默默不语，神识昏迷，进辛香凉泄，芳香逐秽俱不效，此邪入厥阴，主客浑受，宜仿吴又可三甲散，醉地鳖虫、醋炒鳖甲、土炒穿山甲、生僵蚕、柴胡、桃仁泥等味。"可见薛氏受吴又可学术影响之深。

在《扫叶庄医案》《碎玉篇》等医案中，薛氏就辨证或治法或方药，自揭其出处，如此既可知其学术渊源，又可使后学明晰思路。如本书温病医案中"汗出而喘，无大热者，与张长沙法。麻杏石甘汤"（《碎玉篇·下卷》）的效法仲景，"暑热伤气，秋燥上加，亦令伤气。舌干，咽痒欲呛，胃气不充肌肤，已曾失血。兼保阴液为宜，拟用：喻昌清燥救肺汤减人参"（《扫叶庄医案·卷一》）直接点出俞嘉言的清燥救肺汤，等等，如此例子，不胜枚举。

可见，薛氏不论是内伤杂病还是温病，是在前人的基础上，既有继承，学有渊源，又结合自己丰富的临床经验有所创新，才成为一代大家，尤其是对温病湿热病证的因、机、证、疗的论述，厥功至伟。

二、主要学术思想

（一）治病之要，先究体质

中医体质学说是以中医理论为主导，研究各种体质类型的生理、病理特点，并以此分析疾病的反应状态、病变的性质和发展趋向，指导预防和治疗的学说。体质因素与发病有很大的相关性，个体体质的特殊性，往往导致对某种致病因子或疾病的易感性。疾病的性质和病理过程，与病人的体质关系密切。清代医家治病多注重体质，如石芾南："欲诊其人之病，须先辨其人之气质阴阳"（《医源》）；叶天士："凡论病先究体质、形色、脉象，以病乃外加于身也"（《临证指南医案》）；章虚谷："治病之要，首当察人体质之阴阳强弱，而后方能调之使安"（《医门棒喝》）。薛生白也是非常强调体质在中医诊疗中的重要作用，他提出："拙见论病先究体质""凡看病必究体质，如通套混治"（《扫叶庄医案·卷二》）。

首先根据体质求病因。如："形瘦体质，不为湿害，经言瘦人以湿为宝也。盖课颂动心，谋虑必由肝胆，君相皆动，气升血溢，诸经气皆升举，凡安静怡悦稍安，情志怫郁病加，皆内因之恙，且劳心曲运神机，去酒色致伤两途，神气无形，精血有形也。生地、丹参、远志、枣仁、麦冬、柏子仁、天冬、桔梗、当归、五味、茯神、元参。"（《扫叶庄医案·卷一》）本案开端即以体质辨证，病人形瘦，瘦人多火，火易伤阴，阴虚火旺之证自然非湿邪致病，实系用心谋虑过度，火性上炎，耗其阴气，系"内因"所产生的疾病无疑。根据这种情况，一则须宁神静虑，返观内守 不可劳心；二则须戒酒远色，酒色于阴虚体质者为害甚烈；三则无形之神气生于有形之精血，当滋阴补心，清热安神。方取天王补心丹去人参，因人参甘温，甘温助气，气属阳，阳旺则阴愈消也。

其次根据体质明病性。如："中年麻木筋胀，阳气已衰，内风自动，最怕痹中，脉微色萎，宜温补通阳。生黄芪、生白术、炙甘草、熟附子、南枣肉、老生姜，后加人参。"（《扫叶庄医案·卷一》）中年人产生麻木症，本案未用血药，一派温补通阳之品，其辨证即据病人"阳气已衰"之体质。阳气已衰，阴寒加之，阳气不得布达，必见麻木筋胀；阳气虚馁，不能充灌四肢，最易偏废不用；脉微色萎，为元阳亏损，阴寒盘踞之明征。所用药乃《金匮要略》白术附子汤加黄芪。白术附子汤温补脾肾、暖水培土、调营卫、和脾胃，加黄芪通阳气、活血脉，后加人参补五脏之阳，均防痹中之举。

三是根据体质定病位。《湿热病篇》有："湿热证属阳明太阴经者居多，中气实则病在阳明，中气虚则病在太阴。"如："脉沉缓，目黄舌白，呕恶，脘腹闷胀，此冷暖不和，水谷之气酿湿，太阴脾阳不运，周行气遂为阻，法当辛香温脾，宣气逐湿，用冷香饮子。草果、藿梗、半夏、茯苓皮、厚朴、广皮、杏仁、茵陈。"（《扫叶庄医案·卷三》）病人脉沉缓，属寒湿之体，湿困太阴之阳，病位在中焦足太阴脾，治以冷香饮子温运脾阳。

四是根据体质审病势发展。《湿热病篇》中有病轻的"湿在表分""湿在肌肉"；重的"湿热侵入经络脉隧中""湿热蕴结胸膈"；危的"邪灼心包，营血已耗""邪入厥阴，主客浑受"的不同，虽与邪气的强弱有关，但起决定作用的仍是体质因素。如："邪陷入里，疟变为痢，古称经脏两伤，方书都以先解外，后清里。拙见论病先究体质，今素有血症，且客游远归，从阴虚伏邪，是用药须避温燥劫阴矣。鼻燥龈血，舌绛干润，阴液有欲尽之势，奈何？邪热内迫，有油干熰灭之危，医见病治病，不审肌如甲错，脉细尺不附骨，入夜烦躁不寐。议以护阴，急清阴中之邪热。生鸡子黄、黄柏、清阿胶、白头翁、北秦皮、小川黄连、细生地。"（《扫叶庄医案·卷二》）本案是颇为危重的阴虚痢疾。薛氏把握了病人的阴虚体质取护阴清热之法，白头翁汤与黄连阿胶汤合方（生地易芍药，去黄芩）治之。

五是根据体质选方用药。薛氏强调治病要根据体质灵活选方用药，如："夏秋痢疾，大率水土湿热致病，用药都主苦寒攻消清火最多，但体质久虚，带淋经漏，当痢起经带交炽，因时病累及本病，未宜香连槟朴大黄大泄之剂矣。良由下焦不固，利必亡阴。小肠气郁，粪垢欲出，痛坠不爽，此宣通垢滞，又必顾护阴气。凡看病必究体质，勿通套混治。细生地、炒银花、炒黑砂糖、炙黑甘草、稆豆皮、炒楂肉、炒白芍。"（《扫叶庄医案·卷二》）痢疾发于夏秋，假若体质壮实，通因通用，调气和血自然可苦寒攻消清火。但本案却是体质久虚，带淋经漏无不伤阴，又兼痢下，"时病累及本病"，两头夹攻，本来羸弱之体，自然承受不了，已到仓廪不藏、下焦不固地步，亡阴几乎呼之欲出，虽有垢滞，木香、黄连、槟榔、厚朴、大黄之类岂可浪投？毫厘差谬，性命攸关。薛氏所选七味药物，益阴养血而不滞，宣通垢滞而不破，清热解毒非苦寒，和中助脾味多甘。

（二）临床诊疗，重视运气

运气学即五运六气学说，中医运气学说是中国古代研究天时气候变化以及天时气候变化对生物影响的一门学说，它是在中国古代历法、天文、气候、物候等科学基础上发展起来的。疾病的发生往往与五运六气密切相关，古有"不知五运六气，遍检方书无益"之说法，足见五运六气知识在中医诊疗过程当中的重要性。薛生白非常重视运气学说，在他的医案中不乏使用运气学说指导临床辨证的案例。如："今年天运寒水，地气湿土，春夏雨湿泛潮，郁勃秽浊之气，人在气交之中，口鼻触受，直走胃络募原，分布上下。如此证初病头胀，痞闷呕恶，必舌白。病全在气分，为里中之表，芳香逐秽，淡渗逐痰……且医药初用即泻，暑必挟湿也。消之不降，清之不应，此湿邪乃是无形，医治却是有形。今诊脉小涩，舌干口渴，不能汤饮，胸次软而涩，仍有呕逆之状。当温脾阳以运湿，仍佐辛香，可望其效。草果、桂枝木、茯苓皮、厚朴、广皮、木防己。"（《扫叶庄医案·卷三》）薛氏结合当年运气，认为寒湿之气外袭是导致疾病发生的原因，进而采用温运脾阳、芳化湿浊的治疗方法。再如发于丁巳年的二则医案，一则"丁巳风木，不及春半，阳未生旺，议养阳方法，人参、熟於术、生智仁、茯苓、广皮、干姜"；另一则为"丁巳风木司天，春木气震，胃土受侮，嗳气呕食。上年多以辛通得效，阳气因病致伤。姑以小半夏汤和胃，佐吴茱萸驱浊，半夏、茯苓、干姜、吴茱萸"（《扫叶庄医案·卷二》）。以上两案均发于厥阴风木主令之年，均有肝病累及胃土的病理，而治疗时并不是机械运用，而是结合辨证，前者重在温阳益胃，后者重在和胃降浊，可见薛氏临证中的灵活变通，我辈应细心体会。

（三）湿热病证，三焦分治

薛氏对湿热病的辨证论治，说理透彻，条分缕析，无论处常处变，皆有法可循，其治湿温经验，备受世人推崇。

首先其阐明了湿热病发生发展的规律。薛氏认为："湿热之邪从表伤者十之一二，由口鼻入者十之八九。"说明了湿热病是感受了湿热之邪而致病，湿热之邪入侵肌体主要感邪途径为口鼻，其次是肌表。湿热病的发生，有内外湿邪相引为病的特点。薛氏指出"太阴内伤，湿饮停聚，客邪再至，内外相引，故病湿热"，阐明了湿热病形成为内外因两方面：内因在于脾胃内伤，运化失常，内湿停聚；外因在于湿热邪气，"同气相召"，内外湿邪相合为病。湿热病的病变中心在中焦脾胃，因"阳明为水谷之海，太阴为湿土之脏""胃为戊土属阳，脾为己土属阴，湿土之气同类相召"，故"湿热病属阳明太阴经者居多"。湿热病的病理转化与病人体质差异有关，如"中气实则病在阳明，中气虚则病在太阴"的不同。薛氏对湿热病的发病机制进行了系统而全面地论述，为湿热病的辨证论治奠定了基础。

其次薛氏制定了三焦分治湿热法则。三焦者，决渎之官，具有疏通水道，运行水液的作用，是水液升降出入的通道。湿性重着黏滞，易阻滞气机。湿热为患每涉及三焦，三焦受阻，气机不畅则水液运行功能失职，湿必滞留不去，湿热相互搏结，胶着不化，使病势缠绵，难于速去。故薛生白认为："热得湿而热愈炽，湿得热而湿愈横"，治疗应把握湿热两分，祛湿清热的原则。"湿多热少，则蒙上流下""湿热俱多，则下闭上壅而三焦俱困矣"。故治法应"当三焦分治"，则"湿热两分，其病轻而缓"。湿阻三焦，病位不同，其治法亦各异。邪在上焦，治宜宣开，重在治肺；邪在中焦，治当畅中，重在运脾和胃；邪在下焦，法当渗下，重在膀胱气化。薛氏治湿热注重三焦分治，根据邪在上焦、中焦和下焦的不同而设立相应的治法，这种治温思路，对后世指导临床实践有重要意义。

三是薛氏重视湿热病后期调理。湿热病后期，其病理特点是邪退正虚之象，此时若延治或治不合法，则余邪复盛而导致疾病复发。薛氏比较重视后期调理，根据不同情况提出了一系列病后调理之法。如："湿热证，数日后脘中微闷，知饥不食，湿邪蒙绕三焦。宜藿香叶、薄荷叶、鲜荷叶、枇杷叶、佩兰叶、芦尖、冬瓜仁等味。"薛氏认为"此湿热已解，余邪蒙蔽清阳，胃气不舒"；用五叶芦根汤轻清芳化，祛除余邪，余邪一除，正气复来。又如："湿热证，十余日，大势已退，唯口渴，汗出，骨节痛，余邪留滞经络，宜元米汤泡於术，隔一宿，去术煎饮。"此为"病后湿邪未尽，阴液先伤""以元米汤养阴逐湿"，寓祛邪于扶正中。若"湿热证，按法治之，诸症皆退，惟目瞑则惊悸梦惕，余邪内留，胆气未舒，宜酒浸郁李仁、姜汁炒枣仁、猪胆皮等味。"薛氏认为：此为湿热余邪留滞肝胆，胆热内扰，肝魂不安，上扰于心所致；用酒浸郁李仁泄邪下行，姜汁炒酸枣仁养肝安神，猪胆皮清泻肝胆之余邪，标本兼顾，邪去正复。

（四）内伤杂病，重视奇经

奇经八脉是任脉、督脉、冲脉、带脉、阴跷脉、阳跷脉、阴维脉、阳维脉的总称。《难经·二十七难》说："凡此八者，皆不拘于经，故曰奇经八脉。"其具有沟通十二经脉之间的联系和对十二经气血蓄积渗灌等调节作用。奇经八脉理论源于《内经》，然而后世医家对其应用较少。自金代张元素提出药物归经理论、重视脏腑辨证之后，后世医家也多是运用该理论对于脏腑经络用药有所发挥。至清代始有医家运用奇经八脉理论分析病证，指导治疗，如叶天士的《临证指南医案》不乏这方面的例子。

薛生白也是运用《内经》理论，结合自己的临床实践，将奇经八脉理论广泛用于各科杂病如胃痛、遗精、虚劳、妇科疾病等等，尤其是虚劳和妇科疾病的辨证治疗，丰富了中医辨证治疗手段。如："据说胃痛空哕已久，冬月寒热七十余日，是时柴胡颇效，但宿病缠绵，必属内损。怕风怯寒，为阳虚；暮夜汗出，为阴损。经言：阳维阴维为病，苦寒热苦心痛是也。从奇经治。人参、鹿茸、鹿霜、甘杞子、归身、茯苓、牡蛎、潼蒺藜。"（《扫叶庄医案·卷二》）"素有遗精，疟来而遗止。阴中之阳，既因邪得深入留连。述寒热起由足跗臁，阳维失护，少阴内怯，不得以表里混治。人参、归身、炙草、鹿茸、桂木、生牡蛎。"（《扫叶庄医案·卷三》）以上两案从阴维阳维论证。"形冷惊怕，旬日经淋漏注，心怔悸若悬旌，自七八年产后致病。夫肝主惊，肾主恐，产病先虚在下，奇经不为固束。急急温补固摄，仍佐通药，其力可到八脉。紫石英、茯苓、人参、乌贼骨、鹿茸、炒枸杞子、沙苑蒺藜。"（《扫叶庄医案·卷四》）"奇脉空虚，腹中瘕痛，温补佐以宣通，其力可以入八脉。鹿茸、生紫石英、禹余粮、大茴香、归身、炒黑枸杞子、生杜仲粉、同州蒺藜、补骨脂。"（《扫叶庄医案·卷四》）以上两案为从八脉统而论之者。而"冲卫为病，气逆而里急，青皮、金铃肉、淡吴茱萸、橘核、元胡、乌梅、沉香、代赭石"（《扫叶庄医案·卷四》）；"带脉横围于腰，维脉挟内外踝而行，劳伤受寒，脉络欹斜，不司拥护，而为瘕疝。麻木不仁，非小病也，久而痿痹，废弃淹淹。当归身、生於潜术、淡苁蓉、肉桂、鹿角霜"（《扫叶庄医案·卷四》）；"质偏于热，阴液易亏，女人肝为先天，月事虽准，而里少乏储蓄，无以交会冲脉，此从不孕育之因由也。凡生气阴血，皆根于阳。阳浮为热，阴弱不主恋阳，脊背常痛，当从督任二脉治。鹿胎、当归、桂圆肉、桑螵蛸、元武板、茯苓、枸杞子、细子芩"（《扫叶庄医案·卷四》），以上诸案从奇经角度，条分缕析，虚实异治，通补兼施，可见薛氏对奇经辨证的应用娴熟有度。

（五）寒热温凉，重视温通

薛生白是温病大家，因此，容易让人产生薛氏用药偏于寒凉的想法。然而对《湿热病篇》学术思想的深究，可知薛氏是非常重视脾胃，尤其是重视脾胃阳气。而且从其用药来看，不是见热清热，而是多以芳香、苦温、淡渗甚至温补来通阳化气，祛湿清热。如"诊脉缓软涩，胃脘不爽，欲暖，夜来腹胀，吐痰酸水，口鼻吸冷，损及中阳。暂用冷香饮子方，宜缓进参、术。藿梗、草果仁、附子、广皮、厚朴、茯苓"（《扫叶庄医案·卷三》），以温通中阳、芳化湿浊立法；再如"脉沉缓，目黄舌白，呕恶，脘腹闷胀。此冷暖不和，水谷之气酿湿，太阴脾阳不运，周行气遂为阻。法当辛香温脾，宣气逐湿，用冷香饮子。草果、藿梗、半夏、茯苓皮、厚朴、广皮、杏仁、茵陈"（《扫叶庄医案·卷三》），从辛香温脾、宣气逐湿论治。两则医案虽然证候各异，但辨证均不离脾阳不运，治疗亦均以温通中阳、辛香芳化为主，足见薛氏对温通之法的重视。

除治疗湿热温病外，重视温通的学术思想同样反映在杂病的治疗中。如对痰饮的治疗薛生白认为"痰饮一证，头绪甚多"，然无不关乎脾肾。尝谓："脾阳鼓运，水谷之气何以化湿变痰，肾阳潜藏，斯水液无以上泛而为痰喘。"提出了"总以外饮治脾，内饮治肾为要法"的原则，使用白术、陈皮、补骨脂、益智仁、川椒温肾暖脾，下气消痰，行阳以退阴。在论及妇科证治时，亦非常重视温通之法，多数医案均治以温通为主或辅以温通用药。常用川椒、桂枝、肉桂、当归身、小茴香、大茴香、鹿角霜、沙苑蒺藜等药物。温通用药的思路几乎贯穿于疝病所有医案当中，或温理气机，或温柔通补，或通阳驱浊，或宣通阳气。一方面，反映出薛氏论治疝病喜用温通；另一方面也反映疝病病机与寒凝经脉有着密切的关系。除此而外，薛氏在治疗虚劳时注重健运中阳、温补肾阳，喜用大小建中汤、八味肾气丸等；在填补下元时注重柔剂温通；在治疗痿痹时注重通补并用。

总之，温通思想贯穿薛氏医案的始终。所以，仅以"温病学家"的视角评价和看待薛雪，则难免会失之偏颇，有失公允。

三、主要临证经验

（一）湿热病证临证经验

1. 邪在上焦，治宜宣开

即宣肺化湿，是用芳香宣透或微苦而辛之品，通过宣畅肺气，使"肺为水之上源"的功能恢复，津液得以上下输布，湿邪消除。病在上焦者，湿邪主要影响肺气宣发肃降功能。卫外失常的病变，为病变初期，如《湿热病篇》原文第 2 条："湿热证，恶寒无汗，身重头痛。湿在表分，宜藿香、香薷、羌活、苍术皮、薄荷、牛蒡子等味。"为阴湿伤表之候，治宜藿香、香薷、羌活、苍术皮、薄荷、牛蒡子等芳香辛散之品，宣化湿邪，气机得宣，湿则自化。若湿热浊邪蒙闭上焦气分，如原文第 31 条："湿热证，初起壮热，口渴，脘闷懊恢，眼欲闭，时谵语，浊邪蒙闭上焦，宜涌泄。用枳壳、桔梗、淡豆豉、生山栀。"薛氏认为"眼欲闭，肺气不舒也；时谵语者，邪郁心包也"，须"高者越之""引胃脘之阳，而开心胸之表"。治宜轻清透邪，宣开上焦。用生栀子、淡豆豉、枳壳、桔梗轻清宣气，轻开上焦之气，气机调畅，气化则湿亦化，湿化热亦清。再如第 10 条："湿热证，初起发热，汗出胸痞，口渴舌白。湿伏中焦，宜藿梗、蔻仁、杏仁、枳壳、桔梗、郁金、苍术、厚朴、草果、半夏、干菖蒲、佩兰叶、六一散等味。"虽论湿在中焦，但薛氏用苦温之杏仁，开宣肺气，气化则湿化；配合桔梗、枳壳，宣降肺气，升降气机，使水道通调，给湿邪以去路，达到"启上闸，开支河，导湿下行，以为出路"的目的。

总之，肺主一身之气，主宣发肃降，通调水道，为水之上源，辛开轻宣肺气，气机宣畅，使外湿得泄，内湿得下。

2. 邪在中焦，治当畅中

湿热病以中焦脾胃为病变中心，湿滞中焦，脾胃运化转输功能失职，故可见脘痞、呕恶等症状。但湿性黏滞，其病程长，变化多，应据其湿热偏重有别而论述，如湿邪极盛困阻中焦而尚未化热者，治宜"辛开"理气，以燥化中焦脾胃之湿浊，又分为芳香辛散化湿和苦温燥湿。如《湿热病篇》原文第 8 条"湿热证，寒热如疟，湿热阻遏膜原，宜柴胡、厚朴、槟榔、草果、藿香、苍术、半夏、干菖蒲、六一散等味"和第 10 条"湿热证，初起发热，汗出胸痞，口渴舌白。湿伏中焦，宜藿梗、蔻仁、杏仁、枳壳、桔梗、郁金、苍术、厚朴、草果、半夏、干菖蒲、佩兰叶、六一散等味"。药用厚朴、草果、半夏、干菖蒲等辛开理气，苦温燥湿，湿化则气机得开，气机得畅，又可以助湿邪之化，湿化气畅，津液得以上输下布。若湿重于热、湿热伏于中焦者，治以辛温芳香化湿为主，佐以清热。药用杏仁、桔梗、枳壳轻宣上焦肺气，"气化则湿亦化"；藿香、佩兰、菖蒲、白豆蔻、郁金芳香化湿，运脾畅中；苍术、厚朴辛苦温以燥湿健脾行气；草果、半夏辛温以燥湿化痰除秽；六一散淡渗清热利湿。以及第 13 条"湿热证，舌根白，舌尖红，湿渐化热，余湿犹滞，宜辛泄佐清热，如蔻仁、半夏、干菖蒲、大豆黄卷、连翘、绿豆衣、六一散等味"中，"湿渐化热，余湿犹滞"者，治宜"辛泄佐清热"，即"燥湿之中，即佐清热"。药用白豆蔻、菖蒲辛散化湿，半夏燥湿降气，连翘、绿豆衣清泄热邪，大豆黄卷、六一散清热利湿。如"太阴之湿与阳明之热相合"、热重于湿者，治以"清热散湿"，用白虎加术汤清热化湿。

总之，脾胃居于中焦，是三焦气机升降的枢纽，宣通三焦气机当以调理脾胃，畅中焦脾气为先。

3. 邪在下焦，法当渗下

利湿法是用甘淡之品以通利水道，渗泄水湿，使湿邪从小便而出。适用于湿热下注，小肠泌别失职，症见便溏、尿赤。如《湿热病篇》原文第 11 条："湿热证，数日后，自利溺赤，口渴。湿流下焦，宜滑石、猪苓、茯苓、泽泻、通草等味。"此为"湿流下焦"，引起大肠传导失司，小肠泌别失职，膀胱气化失司，故见自利、溺赤、口渴。"故独以分利为治"，即治当分利湿邪为要，宜淡渗利湿，分利湿热，"湿热两分，其病轻而缓"。用猪苓、茯苓、泽泻淡渗利水；滑石、萆薢、通草清热利湿，因势利导，导湿热从小便而去。湿热一解，诸症自消，即所谓"治湿不利小便，非其治也""利小便所以实大便"。

4. 脾肾阳虚，温阳化湿

薛生白在《湿热病篇》中还运用温阳法以逐湿邪。如原文第 25 条："湿热证，身冷脉细，汗泄胸痞，口渴苔白。湿中少阴之阳，宜人参、白术、附子、茯苓、益智仁等味。"即用大热之品救助阳气，适用于湿邪伤阳而致脾阳虚或脾肾阳虚之证。薛氏选用人参、白术健脾益气；脾阳根于肾阳，脾之运化，须借助肾阳的推动，薛氏又用附子、益智仁温热之性扶少阴之阳助以逐湿。

薛氏治湿四法，概括了治疗湿邪的基本大法，许多治湿方剂的药物组成也离不开这四种治法，因而掌握了治湿四法，也就通晓了治湿的一般规律，临床上选方用药则有章可循。

（二）痰饮喘咳经验

薛生白治疗痰饮喘咳医案主要见于《扫叶庄医案·卷二》，薛氏宗仲景"病痰饮者，当以温药和之"，擅用经方，灵活化裁。

1. 开太阳逐饮法

太阳主表，为诸经之藩篱。若内有"饮邪聚络"，复感外寒，互相搏结，则太阳闭而不开。"脉沉，背寒，咳嗽吐稀涎，夜不得卧。此为伏饮，遇冷即发。小青龙汤去麻辛。"痰多呈"浊沫稀涎"。太阳不开则饮邪不去，故薛氏常取小青龙汤开太阳以驱饮邪。谓："方用麻、桂以达表散邪，半夏以涤饮收阴，干姜、细辛以散结而分邪，甘草以补土而制水，用芍药、五味之酸收，以驭青龙兴云致雨之力，翻波逐浪，以归江海，斯在表之邪从汗解，在内之邪从内消。"若症见"脉沉，背寒"，可用小青龙汤去麻、辛治之。

2. 温通太阳法

下焦真阳素虚，感寒后少阴寒饮上泛，症见"背寒为饮，凡遇冷或烦劳，喘嗽气逆，聚于胸膈。越日气降痰厚，其病自缓。年分已多，与金匮法。桂苓五味甘草汤"(《碎玉篇·下卷》)。若湿重者，加薏苡仁；不能纳食者，加南枣；其人形肿者，加杏仁；阴寒甚者，加细辛。

3. 越婢法

"咳嗽在先，肺病，近日冷风外受，气闭声音不出，舌边赤，带黄苔，风寒已变为热，议：越婢汤加米仁、茯苓"(《碎玉篇·下卷》)宜用本法，方选越婢汤加薏苡仁、茯苓治之。若系饮酒聚湿，久酿痰饮，蕴而生热，复因阳气虚衰，入夜喘逆冲举，有妨卧寝者，亦可用本法"宣上郁热，以通痰饮"，方选桂苓五味芍姜汤合木防己汤去人参治之。

4. 辛开淡降法

"聚饮膈上，辛开淡降而已"，激射于肺，喘逆吐涎沫者，宜用本法。方选苓桂术甘合二陈汤加减，药取茯苓、桂枝、炒熟半夏、炒橘红、紫苏子、泽泻、姜汁治之。胸胁痛者，加郁金、白芥子。"老年水入涌出，阳微伏饮"，用大半夏汤加姜汁。

5. 理气泄饮法

"温邪挟饮上逆，肺胃不主宣降，咳逆身热，胠胁痹而不舒，素有肝邪，升多降少。以理气泄饮为治"者，宜用本法，药取旋覆花、瓜蒌仁霜、橘红、杏仁、冬瓜皮、紫苏子。

6. 温中化饮法

"脉濡，中宫阳不主运，湿浊聚痰，不饥不渴不食"，宜用本法。方取苓桂术甘汤之意，药用茯苓、桂枝木、草果、广皮、厚朴、炒谷芽，温运中阳、燥湿泄浊化饮。

7. 温阳化气法

"痰饮皆阴浊，乘阳微浊攻为呕吐，胃气伤，不主纳食。"肾阳不足，浊饮必上攻而为喘咳，甚则呕吐痰涎，宜用本法。方选真武汤以驱浊饮醒阳。

8. 温补肾阳法

老年肾阳虚亏，"交冬背冷喘嗽，必吐痰，胃脘始爽。今六十四岁，已属向衰，喜暖怕寒，阳虚已露"者，"不宜搜逐攻劫，当养少阴肾脏"，宜用本法。方选肾气丸去牛膝、肉桂，加沉香、五味子。

(三) 奇经辨证妇科疾病的经验

薛氏妇科医案主要见于《扫叶庄医案·卷四》，共收妇科病案 60 则，专从奇经论治者达21则之多，剖病透剔深刻，独重调理奇经，遣药精当中肯，颇多真知灼见，足以启迪后人。

1. 温卫和营法治疗阳维失护

"阳维失护，自觉背脊烘热，汗则大泄出不止，汗过则周身冰冷畏寒，且不成痱，痱则气冲心跳，汗亦自止，以阴不内守，阳不护外主。"药用鹿茸补益元阳，人参、当归身充养气血，桂枝、白芍调和营卫，柏子仁、茯神、牡蛎安神敛心液。

2. 温补收涩法治疗带脉虚寒

"带脉横围于腰，维脉挟内外踝而行，劳伤受寒，脉络欹斜，不司拥护而为瘕疝，麻木不仁，非小病也，久而痿痹，废弃淹淹。"以鹿角霜、肉桂温养收涩带脉，当归、肉苁蓉、白术补肝肾除寒湿。

3. 降气镇坠法治疗冲气上逆

"冲卫为病，气逆而里急。"治宜疏调肝肾滞气，以泻其下，平冲降逆。青皮、金铃肉、橘核、延胡索疏肝理气止痛，吴茱萸以暖肝寒，乌梅酸敛以泄肝护阴，沉香、代赭石以镇其上，上下调适，厥气自平。

4. 滋阴固涩法治疗冲任虚损

"天癸当绝，今屡次崩漏，乃冲任脉衰，久漏成带，延绵之病，且固其下。"用生地、阿胶、续断滋养充填以止血，取《内经》四乌贼骨一藘茹丸去雀卵，腥燥固涩以收带。

5. 温养滋阴法治疗督任亏虚

"质偏于热，阴液易亏，女人肝为先天，月事虽准，而里少乏储蓄，无以交会冲脉，此从不孕育之因由也，凡生气阴血，皆根于阳，阳浮为热，阴弱不主恋阳，脊背常痛，当从督任二脉治。"方以鹿胎温煦养阳补督，龟甲滋阴潜阳充任，当归、桑螵蛸、枸杞子、龙眼肉、茯苓补益肝肾，黄芩监制浮阳。

6. 温补宣通法治疗奇经虚中夹实病

"产后失调，蓐劳下损，必殃奇经，心腹痛寒热，脊酸腰痿，形肌消烁殆尽，若缕缕而治，即是夯极，凡痛宜通补，而宣通能入奇经。"鹿茸、人参、熟地、枸杞子滋育温养，小茴香、当归、桂心辛温通络。痛宜通补，舍此便犯虚虚实实之戒。薛氏说："温补佐以宣通，其力可以入八脉。"

7. 温补通固法治疗奇经虚寒

"形冷惊怕，旬日经淋漏注，心忪悸若悬旌，自七八年产后致病，夫肝主惊，肾主恐，产病先虚在下，奇经不为固束，急急温补固摄，仍佐通药，其力可到八脉。"以人参、鹿茸、枸杞子、沙苑子温补肝肾奇经，紫石英潜镇，乌贼骨固摄，茯苓宁神兼淡渗。固涩佐以通利，塞而无壅，补而不滞。